U0381629

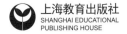

上教人文
医学人文

当代瘟疫

INFECTIONS AND INEQUALITIES

〔美〕保罗·法默 著　姚灏 译

传染病与不平等

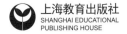

上海教育出版社
SHANGHAI EDUCATIONAL
PUBLISHING HOUSE

献给苏源熙 [①]

献给我们二十年的友谊

---

① 苏源熙（Haun Saussy），芝加哥大学比较文学系和东亚语言文明系校级教授，曾担任美国比较文学学会会长，主要著作包括 *The Problem of a Chinese Aesthetic, Great Walls of Discourse and Other Adventures in Cultural China* 等。——译注

目录

平等一旦被消灭，最可怕的混乱就接踵而来。……人们不可能对如此悲惨的境地和压在他们身上的灾难自始至终都没有思考。[1]

让-雅克·卢梭，1755

不平等对健康造成的影响，已经向我们展示出这些存在于我们社会中的结构性因素，究竟给人们带来了多么沉重的后果。公平能够延长人们的平均寿命，但比它更重要的是，公平能够提高我们的社会生活质量。不平等的代价，不仅仅是经济利益的损失。此外，种种迹象都表明，不平等将会造成巨大的经济负担，进而削弱整个社会的竞争力。

理查德·威金森[2]，1996

---

① 译文引自［法］让-雅克·卢梭著：《论人类不平等的起源》，吕卓译，中国社会科学出版社 2009 年，第 62—63 页。——译注（全书页面注无其他标注的均为译者注，不再另作说明。）
② Richard Wilkinson，英国著名社会流行病学家及左翼政治活动家，诺丁汉大学的社会流行病学荣休教授，著有 The Spirit Level、The Inner Level 等。

平装本前言

炭疽¹这个词会让我们联想到"细菌战"。但倘若你知道,我们并不敢肯定人们是否曾在细菌战中使用过炭疽,那么这种联想恐怕就显得相当站不住脚。²*今年七月,有个六岁的女孩来到我们诊所,她半边脸肿得像个皮球,右眼完全无法睁开。当她出现在我们诊所的时候,我想到的绝非"细菌战"这三个字。当时,我们身处海地乡下。在那里,一场迥异的"细菌战"的号角已经吹响。那天,浮现在我脑海中的是"瘟疫"二字。足够肯定的是,在那个村子里,还有另外一名年轻女性,也同样感染了这种皮肤炭疽,就在她的右侧胸壁上。这种疾病,海地当地人把它叫作 charbon①,而在老版的教科书里,它则有着"恶性脓疱"这样的名字。她们来到诊室后没多久,我们就给她们用上了青霉素,她们最终都痊愈了。

当天稍晚时分,诊所里的医务人员聚在一起,开了个会。就在几天前,我们刚诊断过一例炭疽,而且,那个病人也来自同一地区。似乎,

---

*　在我写下这些话之后,只过去一年,美国、欧洲及世界上的其他好多地方,就发生了炭疽信件事件,导致了数起死亡,并在民众中引发了巨大恐慌(主流媒体使用的是"歇斯底里"这个词)。但我想,这一史无前例的事件,恰恰证明了 *Infections and Inequalities: The Modern Plagues* 这本书所提出的一个观点,那就是:投资公共卫生基础设施以及实现更广泛的全球健康公平,仍是我们应对——或许甚至是预防——生物恐怖主义(bioterrorism)的最佳方式。事实上,在调查这起事件(其始作俑者至今仍未可知)的艰难过程中,我们好几位最最优秀的公共卫生领导者都提出了这一观点。
(炭疽信件事件指 2001 年发生在美国的炭疽攻击事件,当时有人把含有炭疽杆菌的信件寄给了美国的数家新闻媒体办公室以及两名民主党参议员,导致五人死亡,17 人被感染。——译注)
①　海地语,意为"石炭"。

我们将要面对的越发像是一场疫情。到了第二天早晨，我又进一步了解到，不久前在那个村庄，刚有个年轻男子死于 charbon。"怎么会这样？"我向告诉我这个消息的女人打听道，"因为他没钱来这里看病"。然而，从他们村庄到我们诊所，如果坐小卡车的话，花费不足四美金。是的，没错，炭疽已经在当地蔓延开来。而且，它已经夺去了一条生命。

要是这种事发生在美国，那可能一通电话早就已经打到国民警卫队那里。可在海地，任何有关疫情通报的政府响应程序都没有启动，就像此前发生过的几起疫情一样。就在五个月前，我们刚见过几例流行性脑膜炎，其中的第一例患者是个小婴儿，他得了暴发性紫癜，皮肤上满是醒目的紫斑。当时，他已经休克了。虽然他到了诊所后没过几分钟，我们就给他用上了抗生素。可在我想方设法给他找血管扎针的时候（哪怕可以找到一根还能扎针的血管也好），他就离开了人世。当时，他的母亲就站在我们边上，号啕大哭。

然而，这个婴儿的离世，还只是前兆，接着又出现了另外三例脑膜炎球菌感染，但万幸的是，这三例病人都活了下来。由于脑膜炎奈瑟球菌具有传染性，所以我们给病人的家属也开了利福平，这种抗生素可以在细菌发生体内播散之前，就把细菌给消灭掉。利福平通常是用来治疗结核病的，几乎没什么严重的不良反应，只有一点很神奇，就是它会让尿液、眼泪及其他体液变成橙红色。照顾这些脑膜炎病人的医护人员也都预防性地用上了利福平。但因为病人实在太多，所以我自己的尿液到最后也变成了橙红色，这样大约持续了一个月光景。但至于我是否流过橙红色的眼泪，我就记不太清了。

某些具有传染性和潜在致命性的疾病，若是暴发疫情，在不同地方，往往会引起非常不同的官方响应。在海地，即便炭疽和流行性脑膜炎的疫情已经板上钉钉，政府也不会启动什么调查程序。为此，公共卫生官员往往饱受谴责。最近，我就向这样一位官员抛出了如下的问题：
"你为什么不去调查下疫情呢？"结果，他却回答我说，即便他能弄到一
辆吉普车，他也没钱给车加油。而另一边的美国呢？虽然生物恐怖主义
还只是存在理论上的某种可能性，它却已经让政府动用了数以亿计的美
金，搞各种研究，开各种会议。可在公共卫生层面，这些研究和会议的
重要性却相当值得怀疑。[3] 在防范和应对生物恐怖主义方面，美国政府
无疑是动用了大量资源。1999 年 1 月，克林顿总统就向国会提交了一份
包含了 100 亿反恐经费的预算案，而在这 100 亿当中，14 亿会被用于
应对生化攻击。与 1997 年相比，这一数字翻了一番。当时，克林顿发
表讲话，宣布启动该计划。在他艰涩难懂的讲话中，他指出："我们要
研发的那些东西，如果真的研发出来，肯定是'没有市场'的，而且永
远都不会'有市场'，但我们还是要全力把它们研发出来。"[4] 与这些只
存在于幻想之中的疫情相比，那些的的确确正在发生着的疫情却被人们
给忽视了。就在最近的一篇社论中，科恩及其同事说道："现如今，市
面上出现了不少针对生物恐怖主义的反恐计划，可这些计划的支持者却
实在是犯了大错。与其把钱花在反恐计划上（这些计划既不明智，又存
在风险），我们要做的应该是建立起某种国家及国际层面的公共卫生体
系，从而有效减少、监测并应对疾病的自然暴发以及化学物质的渗漏。
这样的话，即便真的发生了生恐攻击（其可能性实则极低），这些系统
也能够起到化险为夷的作用。"[5]

　　传染病与不平等：在富裕国家，飘荡着的生恐战争的幽灵引发了种
种偏执的妄想，而且为官方所认可。然而，这一幽灵却根本无迹可寻。
而在穷困国家（它们紧紧地依附于富裕国家），那些的的确确发生着的
疫情却将无数穷人置于死地。另外，对于这些疫情，我们被严肃地告知
要去努力开发出更加便宜、更加符合"成本有效性"的治疗方式。对

于我们这些工作在海地这类地方的人来说，也许最好的情况就是期盼那些发生在穷人身上的疫情哪天可以被视作"影响到美国安全利益的问题"[6]，从而可以拿到涓滴经费的支持。

我在这本书的第一版中曾做出过若干预言，可我在重新审视它们的时候却怎么也得意不起来。哎，它们如今全都成了现实。如果你想在当下成为一名预言家，那么就去预言如下这桩事儿吧：穷人终将继续困厄下去，哪怕是在如今这种太平盛世。就说说结核吧。在《当代瘟疫：传染病与不平等》这本书里，我做了这样一个大胆的预言：虽然结核很容易就能治好，但它依旧会继续吞噬穷人的生命；而新出现的耐药菌株也依旧会继续蔓延。对于前者，我想以多米尼克为例。多米尼克是个 26 岁的男人，住在距离诊所很远的一个村庄。这本书第一版的第八章中，我曾写到，在海地中部地区，我们开展了一项系统性的、基于社区的结核病项目，因此，在那里，已经很少有人会死于结核。但在那些我们的项目覆盖不到的地方，结核病就像过去几百年那样，依旧在当地肆虐着。就在差不多一个月前，多米尼克来到我们诊所，形容枯槁，神情憔悴，皮肤苍白，胡子蓄得老长。我写道：他看起来就像是个基督。当时，多米尼克已经几乎无法呼吸。虽然他说他生病"才只五个月"，可他的胸片却显示，他的左肺已经完全毁损了。开始治疗后没过多久，他就去世了。当时，他在跟他母亲说话，话还没说到一半，他就死掉了。我认识到，哪怕我见的病人越来越多，心中那种因看到病人治疗得太晚无法救治而产生的痛楚也不会减弱半分。哪怕我知道多米尼克只是数以万计死于结核的人之中的一个，我的苦痛也不会有任何减少。当时，我要是还在用利福平进行预防性治疗，那想必我就会看到橙红色的泪水究竟是什么样子。

再说说我的第二个预言——对于利福平和异烟肼（两种最强效的抗

结核药物）有耐药性的结核菌株会继续蔓延下去——我们全然不需要
把自己的视线转向俄罗斯或利马北城①，也就是这本书里提到的"MDR-
TB（耐多药结核病）"②热点地区；我们也不需要去翻看最新的全球监
测数据，这些数据呈现给我们的只是另一幅悲凉图景。在这些地区，还
有其他地区，结核菌的耐药率正在攀升。[7]我们看到，即便是在海地这
样一个据说很少有 MDR-TB 的国家（因为在那里，利福平直到最近才
开始被常规使用），这一预言也已经成真。在《当代瘟疫：传染病与不
平等》出版后，我们在海地中部③新修了一所专门收治结核病的医院，
而如今，这家医院已经收满了罹患 MDR-TB 的年轻人。他们是从全国
各地转介过来的，因为其他医院（包括部分远比我们有钱的医院）已经
决定不再收治 MDR-TB 患者，因为这种疾病就像艾滋病那样，治疗成
本太高。但是，MDR-TB 毕竟还是不同于 HIV 或埃博拉，前者是由空
气传播的。所以，你不必拥有预言家的魔力，也可以做出如下预言：这
种疾病倘使不加治疗，终将在家庭成员之间传播。

　　就举下约瑟夫一家的例子。要不是因为 MDR-TB，约瑟夫一家可以
说是再典型不过的中下阶层家庭。他们一家人口众多，全挤在加勒弗-
费耶斯（太子港这座肆意扩张的城市中的一个贫困街区）的一幢小房子
里。约瑟夫夫人在首都太子港的街上卖杂货；她的丈夫则是建筑工人，
在外面打零工。虽然他们的生活按任何标准来说都能算是贫困，但他们
家毕竟还是有些期待，比如，期待家里的八个孩子都有学可上，甚至期
待其中的一两个可以找到工作。

---

① 利马为秘鲁首都，分为旧城和新城，其中旧城即位于利马的北部地区。
② MDR-TB（耐多药结核病）是至少对异烟肼和利福平这两种最为有效的抗结核药物没
有反应的结核病。
③ 海地中部包括了海地的中央及东部地区，是海地首都太子港所在地。

　　孩子里最有才华的就是让。1997 年的时候，他还是个 21 岁的学生。按照让的说法，他们家的麻烦都开始于他的咳嗽。最初，他喝了点草药茶，想以此来治疗他的持续性干咳。可后来，他咳得越来越厉害。这时候，他就不得不去怀疑自己得的或许并非简单的感冒。在他生病的第二个月，他开始出现腰背痛和发热。于是，他去了太子港的结核病医院。"并不是因为我觉得自己得了结核才去那里的，"最近，我们坐在新医院门前的壁架上，他如是回忆道，"完全不是的。我会上那里去，纯粹只是因为我知道那里能给我拍张胸片。"然而，让确实感染了结核。那天，医生给他用上了四联抗结核方案，其中不仅包括利福平，还包括另一种需要肌肉注射的药物，那就是链霉素。"我已经在好好地吃药了，"他焦虑地说道，"可我还是止不住地咳嗽。"

　　到了那年年末，让咯了一次血，这让他更为不安。见着鲜红色的血从嘴巴里咳出来，这个小伙子——当然还有他的家人——可被吓得不轻。"我知道我的病情在恶化，所以我去看了肺科医生。"这名专科医生很是疑惑，他不知道为什么在让最初的治疗方案中会有链霉素，因为绝大多数包含利福平的治疗方案都不会使用注射制剂的药物。在 1998年 1 月，他把让转到了国立结核病疗养院。在那里，让的痰涂片呈强阳性，这意味着在他的痰液里有大量的结核分枝杆菌。为了进一步治疗，他被收治入院了。

　　让在医院里住了差不多三个月。这段时间，他接受了直接督导下治疗 ①，用的还是和他以前一样的药物。但在住院期间，他的痰涂片还

---

① 为了提高结核病治疗依从性、减少耐药菌株产生，世界卫生组织在 1993 年提出了加强结核病控制的新方案，即直接督导下短程药物治疗（directly observed treatment short-course，简称 DOTS），要求痰涂片阳性的结核病人在开始治疗后的最初至少两个月内接受直接督导下的服药。

是继续保持阳性。"我很泄气,我不想再吃药。我觉得这些药物帮不了自己,我已经吃药吃了一年多了,可我的痰涂片还是阳性。所以,我就把药给停了,停了个把礼拜,然后跑去看草药郎中(doktè fey)。"草药郎中给让开了几味由树皮和树叶调制而成的草药,据说可以治好"结核病和其他肺病"。但让的症状还是迁延不愈,当他再次出现咯血的时候,他又回到了疗养院。这次,医生还是给他开了相同的一线药物,包括利福平和异烟肼。他回忆说,那段时间,他被安排住进了开放式病房,同其他患者住在一起。他知道,这些患者中,不少都已经出现了耐药。"他们当中,没有一个人的病情在往好的方向发展。"让回忆说,"他们开始谈论其他疗效更好的药物,可他们也说,政府要么没这些药,要么就是不会把这些药发给他们。"

那些药物(卡那霉素、环丝氨酸、乙硫异烟胺和环丙沙星)比起利福平和异烟肼来说,价格更贵,毒性更强,而且疗效也更差。因此,一般情况下,患者是没理由要去用这些药物的,除非他们不幸罹患了MDR-TB。在这种情况下,这些所谓的"二线"药物往往就成了治愈疾病的唯一希望。让的父母知道了这些药物的名字,从肺科医生那里拿到了一张处方。然后,他们就马不停蹄地开始变卖家当(家具、牲畜还有一小块田地),只为了能买到这些药物。"我开始在疗养院里服用(二线)药物,而且很快,我(的痰涂片)就转阴了。到了7月,我就出院回家了。但在用了这些药物五个月后,我的父母就再也没钱买更多的药物了。所以,我只好停药。而我的痰涂片就又复阳了。"

不久之后,让就开始夜夜发热,汗流不止。他不停地咳嗽,整日活在咯血的恐惧之中(他在疗养院住院期间获知,这一症状可能预示着死亡即将到来)。但让说,当时的情况还不是最糟糕的,更糟糕的还在后头。"虽然我不再咯血,可到了10月左右,我的姐姐玛丽丝也开始咳嗽,然后就开始咯血。"约瑟夫的兄弟姊妹们一个接一个地病倒了：在大姐玛丽丝之后，就是迈琳（好多年来，她都罹患镰状细胞贫血），接下来则是年纪最小的克诺尔，而到最后，谢拉也开始咳嗽。

约瑟夫的兄弟姊妹们一个个地开始接受一线药物治疗，可大家的症状通通都不见改善。"我觉得糟透了，"让悲伤地说道，"我的病越来越重，可我心里主要还是内疚。我后来才知道，他们得的都是耐药结核病，这也是为什么他们在用了药物以后不见好转的原因。我知道，这都是我的错。"

由于约瑟夫家的孩子在用了一线药物后都不见好转，所以，负责给他们注射链霉素的护士就把他们转回了最初给让做出结核病诊断的那家非政府机构。"她知道，我们的治疗失败了，"让回忆道，"而且她知道，我们得的是 MDR-TB。但她说，政府是不会给 MDR-TB 患者采购药物的，政府只会采购一线用药。所以，她就把我们转介给了（非政府机构）。"在那里，让做了痰培养，做了药敏试验。"我从未拿到过结果。我每隔几周就去一次，可他们老是叫我过几周再来取报告。"

让的病情再次恶化。反反复复的咯血和咳嗽害他变得失眠而又紧张。那些日子，他每天早晨总是在黎明破晓前就醒转过来，当然，这个的前提还是，他当晚运气够好，睡着了。他变得相当瘦弱，而且又憔悴。他的姊妹们知道，让的心情非常低落。"他很自责，觉得是他害我们所有人生病的，"迈琳说，"我们劝过他，可他愣是不听，还是相当自责。"

但让没有放弃。"我曾听说，这个国家的某个地方能治好我们的疾病，但我不相信。更奇怪的是，这地方居然在荒郊野岭，要知道即便是太子港的大医院都没有药能发给我们，除非你自掏腰包。所以，我就只好自求多福。"

1999 年 10 月，让坐着一辆载满了人的卡车（海地人称之为"公共交通"）离开了海地中部。他挤在乘客中间，一路上咳个不停，呼吸急促，引来了其他乘客的注意。来到诊所以后，他没跟我们任何从事 MDR-TB 诊疗工作的人说话。"一上午时间，我就到处转悠。"他后来回忆说。显然，他很是喜欢这里的一切，因为到了 11 月，约瑟夫的所有兄弟姊妹都来到了我们这家好救星诊所（Clinique Bon Sauveur），在接受过必要的实验室检查之后，他们都开始接受 MDR-TB 治疗。两个月内，他们所有人的痰涂片都转阴了，而且在治疗八个月后，痰涂片仍是阴性。

我还要补充一点，那就是这家结核诊所的所有服务都是免费的。要是我们跟病人说，你们生的病（正如同折磨约瑟夫家的那种）治疗费用太高，所以没法得到治疗，结果会怎么样呢？更坦率地说，其实绝大多数富裕国家都已经立法要求 MDR-TB 必须得到治疗，可如果病人太穷，出不起治疗费用，结果又会怎么样呢？在后面的章节中，我会讲述一些案例，这些案例分外鲜明且残酷地向我们呈现出，无所作为——或者更常见的情况是，虽然有所作为，可所为之事或者无用或者有害，比如一再使用错误的药物——给家庭带来的沉痛代价。很明了的一桩事情就是，家里但凡有一个人得了传染病，就会迅速让一处狭小的居所——或一间牢房——变成耐药活菌日夜轰炸的地方。在这样的家庭里，所有人都可能会被传染，这被称为"普遍感染"。[8]

另外，这样的双重标准还将导致其他代价。其中之一便是给照护者们带来的困境：在全世界各种地方，我们遇见了许多医生、护士，他们都对这样一件事感到相当不适，有时甚至很苦恼，那就是——他们迫于"成本有效性"原则而不得不降低照护的标准。比方说，给 MDR-TB 患者开具无效的一线药物，或是"异烟肼终身服用"的处方，在许多人看来，这都违背了医患之间的社会契约。[9]对于许多人（不论是医疗行业内还是医疗行业外的人）来说，MDR-TB 患者给所有参与救治过程的人都提出了道德上的要求。

这些患者也同样给那些参与公共卫生项目的人提出了更高的要求。治不好带有传染性的 MDR-TB 患者，也就意味着耐药菌株会继续播散。人们已经提出了许多关于 MDR-TB 传播的观点，但这些观点，与其说是基于证据，不如说是基于意识形态。正如我在这本书里所预言的那样，由于资源稀缺与既得利益的存在，在耐药微生物传播问题上，人们提出了许多不切实际的、过分自信的想法，像是"可变适应度"或"传染性减弱"这样的想法。这些想法其实很是站不住脚，可为了佐证某些观点，人们过分夸大了这些想法的重要性，结果竟是得出了这样的推论：即便不去治疗活动性感染①，MDR-TB 疫情也终究会"自己平息"。当我们提出要求，想看一看耐药菌株的传染性弱于普通菌株的数据，我们看到的却只是一项来自墨西哥农村地区的小型研究。[10]另一方面，关于 MDR-TB 已经在贫民窟、医院以及监狱中大规模流行的证据，虽然俯拾即是（本书及其他文章都对此做过综述[11]），却没有得到应有的重视，因为许多 MDR-TB 患者也都同时感染了艾滋病毒——对于结核杆菌来说，艾滋病毒的存在就仿佛是如虎添翼。这些想法，如果不是自鸣得意，也只能说是一厢情愿，更别提它们还会导致错误政策的出台。

如果我们无法针对 MDR-TB 问题开展有效干预，如果我们在穷人的疫情问题上不愿意投入必要的资源，那么，我们对于结核病防治——

---

① 病灶处在活动期、具有潜在传染性的感染。

甚至是对于普遍意义上的公共卫生——所付出的努力都将成为竹篮打水一场空。在许多地方，像是约瑟夫家的孩子们那样的病人，经常得不到治疗；即便是得到了治疗，他们所得到的治疗方案也根本无法治好他们的疾病。在秘鲁，人们用了好几年时间，才把错误的治疗方案给纠正了过来，这些方案虽然是由国际专家所制定的，却行不通，原因是那些专家不情愿改变他们的观念罢了。俄罗斯的情况则更是江河日下，从这本书最后的注释里，就可以略窥一二。不符合规范的照护（这些照护办法还都是获国际权威认可的）让很大一部分已经出现耐药性的患者都用错了药物，结果就是：在极端贫困的海地中部地区，那些登记在册的患者只有差不多一半治愈了。[12] 但无论我们是否办了错事，这似乎都不是特别重要。对于远在俄罗斯的那些囚犯，谁又会为他们流下眼泪？当那些不正当、非理性的诊疗意见为普罗大众所知道的时候，气恼甚至是愤怒便如潮水般涌来。对于专家来说，谦逊总是很少见，他们也不大可能会流下眼泪，无论是什么颜色的眼泪。有人猜测，囚犯们的眼泪有些可能也是橙红色的，没有什么理由，只是因为他们许多人都感染了耐利福平的结核菌株。

那么，在资源匮乏的地区，面对 MDR-TB，我们究竟该怎么做呢？在《当代瘟疫：传染病与不平等》这本书写成以后，这个问题已经成了20 世纪公共卫生领域最重要的难题之一。到目前为止，那些评论性文章大多只是空话连篇，少有数据支持。正如第二章所预言的那样，在存在既得利益的情况下，针对新出现的结核菌耐药性所展开的动态分析，很难做到清晰透彻。而意识形态方面的立场，又会不时导出某些过分自信的论断，罔顾其他证据的存在。但同时，要想推进新的循证治疗策略，以期阻遏 MDR-TB 的传播，也并非没有可能，我们已经在秘鲁的城市贫民窟以及海地农村的违建住宅区做过诸多尝试。[13] 但如果我们想要让这些策略在更大范围内得以执行，就离不开世界卫生组织以及其他卫生政策制定机构的全球性领导。[14]

我们可以拿出许多理由来论证这些野心勃勃的计划的正当性，比如患者们有此需求，比如我们需要去预防疾病的持续传播，又比如我们需要去纠正过去曾经犯下的临床及政策差错。但或许，最雄辩的理由还是得去想想差异化的照护标准能给穷人带来怎样巨大的影响。在这样一个全球化的时代，人们已经越来越不可能做到自己活着却对于他人的苦难熟视无睹。然而，科学与技术的成果却没有得到公平的分享。如果我们希望阻遏 MDR-TB 的持续传播，那么，全球健康公平就必须在未来的时日里成为结核病防治政策的核心要素。

对于 HIV 来说，我们也看到了差不多的情况——《当代瘟疫：传染病与不平等》这本书也力图呈现出这一点。关于艾滋病，我在这本书的第一版中同样做了些预测。这一新型病原体的传播也恰如我们所预测的那样迅速，同样迅速的还有这一病原体在穷人中的聚集性传播。要知道，在发达国家，HIV 的发病率正在逐年下降，而全世界超过 95% 的新发病例都出现在发展中国家。[15] 到目前为止，接近 80% 的艾滋病累积死亡病例都发生在非洲这一世界上最贫穷的大洲。[16] 在这本书的最后一章，我还做了这样一个预言：海地的农村病人很快就会开始寻求新的抗病毒"鸡尾酒疗法"。阿德琳·默森已经与 HIV 斗争了超过十年，她的体重也因此跌到了 80 磅以下。可即便如此，她还是没有寻求任何的药物治疗。相反，她的父亲所寻求的是打一口棺材的钱：在 1999 年 11 月，他愣生生地觉得阿德琳已经活不了太久。但我们并没有给阿德琳打一口棺材，而是三药联用，给她上了抗 HIV 鸡尾酒疗法。自 11 月 29

日开始治疗，到 2000 年 1 月，阿德琳的体重增加了 26 磅。她知道，在所谓的"资源匮乏地区"（这个称呼可够委婉的）使用这些药物存在着很大的争议。如今，她把她所有的时间都贡献给了我们诊所（我们诊所距离她老家并不很远）的"HIV 公平计划"。[17]"如果药物的价格太高，那一定是有原因的。"她在最近的一次会议上如是说，"既然科学创造了它们，那科学就必须找出一条路，让这些药物能为穷人所用，因为我们才是罹患艾滋病的主要群体。"

参与国际艾滋病大会并不会让阿德琳变得更加乐观，因为关于"有限资源"的论述已经在这里占据了绝对主导的地位。我是在南非德班而不是在海地农村撰写的这篇前言，这或许还挺合时宜的，因为外面就是第 13 届国际艾滋病大会[①]的现场，盛况空前。这座可爱的海滨城市比起其他许多地方都要繁荣得多，而如今这里却充满了紧张气氛。这倒也并不奇怪，因为在全世界，我们在艾滋病防治方面已经投入了数以亿计的经费，可如今这一疾病却仍旧在流行。恰恰就是在那些最需要开展艾滋病预防工作的地方，我们的工作却失败了。对此，任何利害相关方只要足够坦诚都不会加以否认。无以否认的还有如下这些事实，也正是这些事实将我们带到了德班这里：

（1）HIV 正在向贫困及边缘人群聚集，而绝大多数 HIV 感染者都生活在所谓的发展中国家。[18]

（2）财富正在向权势者聚集，而绝大多数权势者都生活在工业化国家。[19]

---

① 国际艾滋病大会是全球规模最大的艾滋病会议，由国际艾滋病学会组织召开，也是世界上针对某项全球卫生问题的最大型会议。1985 年，首届国际艾滋病大会在美国亚特兰大召开。起初大会每年举行一次，从 1994 年起改为每两年举行一次。

（3）自从温哥华艾滋病大会[①]（这届大会有个雄心勃勃的主题，叫作"同一个世界，同一个希望"）以来，许多新的治疗手段已经被研发出来。由此，HIV 也已经由某种细胞免疫机制的致命性瓦解（这种瓦解不可避免是致命性的）转变成了某种慢性疾病。[20]然而，这些治疗手段的好处却被某些工业化国家给独占了，可是生活在这些工业化国家的感染者却只占到全球感染者的十分之一不到。

（4）针对 HIV 的一级预防[②]——当然还有二级预防[③]——已告失败，尤其是在非洲大陆。换句话说，我们不仅在预防 HIV 传播方面失败了，而且在预防 HIV 感染者疾病进展方面也失败了。[21]

随着这些趋势越来越牢固地被确立下来，人们在思想上也出现了某种非常明显的倾向性，那就是把疾病治疗当作是第一世界的权利，而在发展中国家，人们则大多希望"艾滋病相关活动"仅被限定在预防领域。就拿世界上最大的用于发展中国家的艾滋病基金举个例子吧。美国国际发展署通过"家庭健康国际"（简称 FHI）项目给发展中国家的艾滋病防治工作资助了上亿美金的经费。迄今为止，这些经费中的绝大部分都用在了预防性的干预项目上，而这些项目在穷人中的效力还有待验证。[22]当然，也有例外，那就是从最近开始，也有一些经费开始资助缓和治疗措施（有时候也被委婉地叫作"基于社区的治疗"）或针对特定机会性感染的低成本预防措施。

说到这里，读者们可能会得出结论说，我正在攻讦针对 HIV 的预

---

① 即 1996 年在温哥华举办的第 11 届国际艾滋病大会。

② 一级预防又称为病因预防，是在疾病尚未发生时针对致病因素（或危险因素）采取措施。

③ 二级预防又称为"三早"预防，即早发现、早诊断、早治疗。

防或公共卫生措施。但这么说是有失公允的。其实，我想呼吁的是：我们应该付出双倍的努力，来改进现有的预防措施（包括疫苗研发工作），并设计出更为有效的教育措施。但是，要让预防工作发挥出它们最大的效果，我们就必须把它们纳入一个更为系统的行动方案中去，从而满足大家对于疾病治疗以及对于更广泛意义上的健康公平的需求。说实在的，我们早就应该承认既有的预防措施的局限性了。

比起对于感染者的治疗，早期预防是更为经济的。可是，我们目前的预防工作还存在着许多的局限性。如此一来，如果我们还停留在只是关注预防工作，那结果又会如何呢？第一，我们会错失那些已经受到感染或已经身患疾病的人的需求，而他们的人数很快就要突破一亿。[23] 这些人也许是父母，是农民，是医生，是老师，是工厂工人，也正是他们构成了我们所熟稔的社会之基本结构。第二，要是我们任由艾滋病在那些疾病负担很重的国家恣肆发展，那么当地老百姓的寿命也会显著缩短——而且已经出现了。[24] 艾滋病孤儿①的数量正在攀升。若是做一冷静的分析，那么艾滋病孤儿的数量到 2010 年估计将达到 4000 万——而且这里统计的还只是非洲这一个大洲。[25] 这些孩子不得不自力更生，而他们中的许多人最后都不得不开始从事性工作，或是走上犯罪歧途，又或是当了兵，卷入当地的战争之中。他们绝大多数人都会在穷困潦倒中走完自己的一生。而且，要是我们作壁上观、无所作为，他们中许多人同样可能死于艾滋病的魔爪。这一疾病已经着实害死了太多非洲人，其人数甚至是战争罹难者的十倍还多。[26] 第三，其他疾病也会接踵而至。在撒哈拉以南的非洲及其他地区，HIV 已经导致结核发病率大幅上升。

———————————

① 父母因罹患艾滋病而去世的儿童。

在南非这个富裕国家，结核发病率是那些穷得多但尚未受到 HIV 明显影响的国家的两三倍。[27]

第四，如果我们只关注预防，那么医学界与科研界可能就无法被充分调动起来，从而作为我们的盟友一起参与应对这场灾难性的疫情。在一级和二级预防方面，医学界与科研界往往觉得自己能力不足、捉襟见肘。对于那些渴望在贫困国家工作或是为了贫困国家的利益而工作的临床医生和实验室科学家来说，如果让他们把全部的剩余精力都只用在"信息、教育与传播"工作上，那实际上是埋没了这些愿意伸出援助之手的高水平人才的能力。由此，我们也就缺乏了临床和科研能力，而这两种能力对于我们来说是非常必要的。第五，我们将会看不清当下艾滋病预防策略的局限性。关于这些策略的效力，最振振有词的反驳意见就是：在许多国家，HIV 发病率都在急遽攀升。我们终于诚实了起来，开始认识到我们的这一失败——身陷这场疫情之中已经整整 20 年。单单靠健康教育是不够的，而且很矛盾的是，在某些地方，"健康教育的存在反倒好像让避孕套使用率变得更低了"[28]。最近有篇综述值得注意，其中观点也很坦率："有点让人感到惊讶的是，即使到了艾滋病疫情的第二个十年的尾巴上，我们仍旧没有足够好的证据来说明一级预防是有效的。"[29]

我们本不需要 20 年才等到这种坦率，导致这种延迟的原因之一是：许多社会科学家本可以提供更为及时的批判性评估，可他们却太忙了，忙到没时间来抢夺这块蛋糕。在这本书的某些章节中，我还会继续论证这一观点。每当我们做出不尽合理、言过其实或是夸夸其谈的论断，我们其实都在侵蚀社会公众对于医学与公共卫生的信心。比如，"教育是唯一的疫苗"这一论断就既不准确也不明智：既然我们无法论证认知干预对于预防贫困人口这一全球风险群体中的 HIV 感染是高度有效的，那么单单依靠这些方法来进行预防当然就是不甚明智的。

那么，既然提到这个问题了，就请允许我多说两句，提出几点主张，这些主张皆肇始于这样一种论断，那就是：我们必须超越那些软弱无力的预防项目，设计出一揽子全球性的 HIV 防治策略，在这些策略里，既需要包括卓有成效的预防干预，也需要包括对既已感染者的治疗。显然，如下这些主张也同样是适用于耐药性结核病的：

1. 不应该认为治疗只是富裕国家的特权

对此，我可以搬出许多理由，其中有些理由会在下文进行具体考察。但在这里，我想要强调的是一个让人心痛的事实：尽管北美和欧洲的艾滋病死亡人数出现下降（这一可喜的趋势与治疗手段的有效性不断提高密切相关），[30] 非洲及世界其他地区的艾滋病死亡人数却仍旧在上升。到这个十年快结束的时候，超过 95% 的因艾滋病而出现的死亡将发生在资源匮乏地区。[31] 有效但是成本高昂的治疗手段只会让这种聚集趋势进一步恶化，除非"全球健康公平"已不再只是一个口号。

那我们该如何行动起来呢？或许，首先要做的就是倾听那些 HIV 感染者的心声。他们的人数足足有 4000 万，且都是些年富力强、仍在成长的人。他们从未告诉我们，要我们把所有的艾滋病相关工作都限定在预防领域。他们也从未提醒我们，抗逆转录病毒治疗不符合成本有效性原则。他们也从未论辩过，成本高昂的治疗性干预措施对于贫困地区来说是"不可持续的"，对于这个世界上的低科技地区来说不是"恰当技术"。他们说的往往是这些话的反面，因为这些赤贫之人在提醒我们：神圣不可侵犯的市场机制是不会为全球健康公平服务的。[32] 如果你觉得当下很时髦的新自由主义经济政策可以有利于那些既已感染 HIV 的人

（这种观点普遍存在于国际金融机构之中），请拿出数据来给我们瞧瞧。如果你觉得富裕国家 HIV 发病率——以及艾滋病死亡人数——的下降不会导致相关新药及疫苗研发基础研究经费的减少，也请拿出数据来给我们瞧瞧。可是，这样的数据却压根就不存在。如果存在的话，新的抗结核药物（这些药物是极其需要的）也就不会被当作"孤儿药"[33]，这真是极大的讽刺，因为结核病同艾滋病一样，仍旧是当今世界因传染病而导致成人死亡的首要病因。

2. "成本有效性原则"不应成为衡量公共卫生干预措施的唯一标准

市场功利主义是一头奇怪的野兽，因为它似乎可以容忍各种不同类型的低效率，只要它们能给那些对的人——也就是那些特权者——带来好处。但如果我们的目标是疗愈或减轻赤贫者的苦难，那我们就不得不付出艰辛的努力来为某些东西（这些东西过去也曾被视为公共产品）提供资金。如果你觉得，在一个企业福利至上的世界里，任何服务于赤贫者的、成本高昂的干预措施有可能赢得认可，那么就请拿出数据来给我们瞧瞧。可当我们想要在贫困地区推广抗逆转录病毒治疗的时候，斥责之声却接踵而至。可是，结核病的例子却再一次向我们指出，成本有效性原则在传染病领域是存在缺陷的：虽然利福平会导致泪水变成橙红色，可它却是目前发展中国家符合"成本有效性原则"的结核病治疗手段的重要组成部分。然而，就在几十年前，《英国医学杂志》上面的一篇社论还说，考虑到利福平的高昂价格，它是"不可能被用于发展中国家的，尤其用于常规治疗"[35]。对于那些决意要为赤贫者提供高质量照护的人来说，当你们在面对那些"什么符合成本有效性原则而什么又不符合"的自信论断时，请带着几分怀疑。

3. 发展中国家的艾滋病研究必须要考虑"社会正义"这一要素

很明显，许多研究者对穷人们有关我们项目优先事项的激烈批评充耳不闻。可是，当我们在同一个研究项目里同时使用第一世界的诊断方法（用于数据收集的病毒载量和基因组检测）与第三世界的治疗方法（只治疗某些机会性感染或性传播疾病，却任由HIV恣意进展）时，我们又在想些什么呢？听上去这些穷苦的人就好像是极好的实验室小白鼠，而不是患者。如果那些呼吁HIV药物应该更廉价甚至免费的新闻报道引起了我们的某种共鸣，那它一定是因为我们内心深处的某种东西让我们认识到，在这种情形中存在着根本性的不公平。在国际公共卫生领域，人们普遍认可互惠互利的必要性，可当我们一面要求大家为了更大的社会利益而参与研究，另一面又任凭穷人几乎无法从这些研究结果中获益的时候，这听起来就有些虚伪。

另外，艾滋病患者此时此刻就需要得到有效的治疗，而且他们的数量还在不断增长。究竟是哪些人在为此冲锋呢？哎呀，恰恰不是国际卫生专家以及负责相关工作的官员，而是艾滋病活动家以及非政府组织。[36] 后者的工作具有根本层面的补救性质，也就更适合用于解决这一问题，因为他们的工作想要回应的是普遍存在的对于社会正义的需求。如果我们在听到"社会正义"这四个字时感到有些尴尬，那我们就应该造出另外一个同样意思的词。但如果你想为那些缺失了社会正义的基础研究（即便是那些最基础的研究）辩护的话，那么就请拿出数据来。社会正义这一维度必须纳入所有要以赤贫者的血液、汗水或是泪水作为研究样本的人类研究之中。

4. 我们需要更有效的预防策略

无数个有关艾滋病的"知识、态度和行为"调查以及由此产生的艾滋病教育项目并没有实现它们的目标。我这么说不是要反对艾滋病教育，完全不是的，公众教育（尤其是年轻人教育）是我们的公民责任，是我们生而为人的一部分。但是，如果你想说，在某些社会状况决定了HIV感染风险的地方，认知训练可以从根本上改变这种风险，那么也请拿出数据来。我们知道，一个人感染HIV的风险并不取决于他（她）是否知道病毒是如何传播的，而是取决于他（她）能否做出自由的决定，而贫穷则是限制自由的重要因素。实际上，无论一个人是否知道HIV的传播途径又或者对HIV有着怎样的"文化信念"，性别不平等和贫穷都是导致HIV感染的更为重要的因素。[37] 有一点已经相当明了，那就是：许多感染HIV的人其实知道该如何保护他们自己（如果认知因素确实曾经占据了穷困人口HIV预防项目的核心位置），可他们最后还是感染了病毒。除非我们发明出有效的可以由女性控制的预防策略（不论它是微生物杀灭剂还是其他什么东西）以及有效的疫苗，否则我们所做的任何事情都无法证明，艾滋病教育可以替代有效的治疗，或是可以消弭后者的必要性。这些真知灼见直到最近才开始得到大家认可，可这着实已经太晚。[38]

5. 我们再也无法接受任何有关"有限资源"的论调了

我们一次次地听到这样的论调：我们生活在一个"有限资源的年代"。可是，医生、人类学家以及其他研究者或是公共卫生专家已经不知道多少次反驳这种论调了。这个世界的财富还没有枯竭，只不过那些最需要它的人反倒得不到它。如果你想说，相比过去那些年代（当时，我们对于许多疾病还缺乏有效的治疗手段），我们现在的资源已经更少了，那么请你拿出数据来。为穷人争取社会和经济权利必须成为艾滋病研究及治疗工作的核心之核心。

因此，我们挑战的不仅仅是要让大家注意到这一越来越大的鸿沟，而是要击垮它、剖析它，用尽我们所有能力来弥合它。要实现这一目标，一种办法就是对外释放以下信号：那些关注 HIV 防治并希望与罹患者并肩作战的人们，不愿意作壁上观，眼巴巴看着社会财富越来越多地集中到部分人的手上。一名医生，哪怕他（她）没有接受过任何正规的经济学训练，也不禁质疑：国际金融机构的新自由主义议程是否正在抬高 HIV 的感染风险，尽管这些机构也在为那些敢于治疗赤贫者疾病的人们鼓掌叫好？[39]

另一挑战就是要去"调和"全球研究及治疗伦理，而不是继续妄称富人和穷人生活在两个完全不同的世界。在世界与世界之间，并不存在耸立的高墙，任何有关微生物迁徙①或资本流动的研究项目都能告诉我们这一点。我们的当务之急是为所有涉及 HIV 检测的研究或预防项目开发出治疗策略。正如伍德及其同事所说，即便是"有限度地使用抗逆转录病毒药物都能给南非的艾滋病疫情带来一场丰沛的及时雨"[40]。

倘使要以此种方式来统一治疗和研究工作，那我们就需要药物和诊断方法，需要加大对卫生基础设施的投资，需要缔造新的联合，也需要想出更简便的获取药物的方法，尤其是获取那些使用公共经费研发出来的药物。[41]

最后，我们也需要做一些试点项目，在那些 HIV 负担很重却又无法开展 CD_4 细胞计数或病毒载量检测的地方，倡导使用抗逆转录病毒

---

① 微生物从原宿主转移到新宿主身上的过程。

疗法。我们甚至还需要想得更超前，在那些最需要新药的地方去倡导使用这些新药。基于我们自己研发的直接督导下治疗结核病的经验，我们在海地（这一西半球最贫困的国家）最贫困的农村地区之一开展了这样一个项目。在这个项目里，我们使用了三联抗结核方案，这种方案并不比结核病的短程化疗来得更为复杂；而其他更为简易的治疗方案也很快就能实现。[42] 我们在海地农村开展了"HIV 公平计划"，这一计划并没有取代我们的预防工作，反倒是让后者运作得更为有效。站在这样一个交叉路口，面对着非洲以及其他地区的灾难，有人跟我们说，我们要在治疗与预防之间做出选择，可我们不能这样做。在阻断传播方面（从疫苗试验到改良版的教育项目），我们要走的路还很漫长，只是我们相信，预防工作和治疗工作是紧密联系在一起的，它们就像两块木板，共同支撑起了阻止艾滋病传播发展的平台。

所以，艾滋病治疗为什么没能占据资源匮乏地区艾滋病政策的核心位置呢？因为我们被告知，治疗是"不可持续的"。这又是为什么？因为治疗的成本太高。为了回答这一问题，我们需要看一看药品的生产和销售流程。正如前文所说，制药业从来都是边际利润最高的产业之一。[43] "制药业，"安吉尔在她最近撰写的一篇社论中这么说道，"是高度特权的产业。它从公共经费资助的研究、政府授予的专利以及优渥的减税政策中获利，而且利润丰厚。因为这些原因，也因为它所生产的是对于公共健康极其重要的东西，它不仅应该为它的股票持有者负责，也应该为社会全体民众负责。"[44] 私营企业应该要坚持某种共同的伦理观，并且这种伦理观应该成为它们进入任何国家和国际市场的条件之一。这样，公共经费资助的研究才不会被挪作谋取私利之用，或是被私营企业的利益给绊住了双脚。对于这种共同价值观的呼吁已经在制药公司中引发了恐慌。在决定与哪些科学家合作的时候，有些公司已经开始规避那些手里拿着政府部门（如美国国立卫生研究院）经费的科学家。[45] 这些公司心里很明白，如果在生产抗逆转录病毒药物的时候没有依赖公共经费资助的研究，那么就可以进一步绕开那些想要——无论是多么怯生生地想要——让公共研究服务于公共利益的法律。[46]

那么，究竟什么才是不可持续的呢？不可持续的，其实并非 HIV 的治疗成本；不可持续的，其实是那些反对在高负担地区开展 HIV 治疗的声音。这些声音在道德上是不可持续的，在理性上是不可持续的，在流行病学或社会层面也同样是不可持续的。

如果我们认为治疗标准上的不公平是生活的真理，那我又为什么会对如下这两桩事情感到那么不舒服呢？第一，如今哈佛的医学生——打个比方吧——倘使要在这种地方开展暑期研究，那么就必须随身携带"三联治疗"的药物，虽然说他们暴露于 HIV 的概率很低。第二，来自相同机构的研究者轻蔑地认为，想要治好已经罹病的当地人简直就是"乌托邦"式的幻想，根本就不可持续。

我希望，《当代瘟疫：传染病与不平等》这本书能够通过质疑这些观点还有其他类似的观点（这些观点应许了健康公平的角色将会愈发边缘化的未来），从而在实际上终结它们。我们只有努力提高赤贫者所能享受到的治疗标准，才能避免沦为某种不太受欢迎的角色，那就是学术界的"卡珊德拉"（Cassandra）①，这种角色只会做出疫情即将到来的预

---

① 希腊神话中的特洛伊公主，是阿波罗的祭司，具有预言能力，但因受到诅咒，没人相信她的预言。

言，可是就疫情即将到来这件事却无动于衷。如此一来，那么或许更多人就该流下眼泪了，无论这眼泪是红色的还是透明的，是可怜的几滴还是簌簌不止的热泪。在这期间，如果你对于穷困人口还秉持着双重标准，那么你流的就无异于是"鳄鱼的眼泪"。

写于南非德班

2000 年 7 月 11 日

注释：

1. 特别感谢 Jen Singler、David Walton、Gilles Peress、Haun Saussy 和 Joia Mukherjee 为这篇前言所做出的贡献。

2. 在一篇关于炭疽的公共卫生管理的概述中，Inglesby 及其同事写道，虽然据估计"至少 17 个国家拥有攻击性生化武器……但我们并不清楚其中究竟多少在使用炭疽"（Inglesby, Henderson, Bartlett, et al. 1999, p. 1736）。此外，延续着这篇概述的论点，许多专家都同意，绝大多数团体都缺乏"生产"炭疽的必要技术和资金。然而，官员们却好像依旧在给这样的恐惧情绪煽风点火：关于可能发生的生恐袭击的讨论，也囊括了针对平民与军事应对的准备工作（Fidler 1999）。无论是这种恐惧情绪的程度，还是大家关于这些袭击事件的风险的无知，都昭然若揭。比方说，最近，在佛罗里达，有家医院关门歇业了，就因为当地机场的工作人员发现了一只来自波多黎各的箱子，箱子里装着兽皮，所以，他们就怀疑几位乘客可能接触了炭疽，就把他们送到了那家医院，由那里的医生负责给他们做检查。虽然其中没有一位乘客表现出任何感染炭疽的迹象，虽然一名传染病学专家也说，他们感染炭疽的风险极低，可那家医院还是被封闭了好几个小时（"Anthrax Scare Shuts Hospital in Florida," *Boston Globe*, June 21, 2000, p. A13）。*USA Today* 的 "Health, Education & Science" 版块上一条头条新闻宣布说："新型泡沫剂击败了生化武器"，"一个政府工作小组已经公开了他们最新的一款针对生物恐怖主义的武器"，一种可以"中和"包括"炭疽杆菌（一种因其易制造性与易移动性而广为人知的病原体）"在内的许多物质的化学泡沫剂已经研制出来了。幸运的是，这款泡沫剂"每加仑只需要 10 美金就可以买到，只要有商业公司愿意生产"。（*USA Today*, June 29, 2000, p. 9D）

3. 1999 年，美国的反生恐经费暴增。也就在那一年，约翰斯·霍普金斯大学从国会那里拿到了 1.5 亿美元的"紧急"拨款，成立了一个专门研究此课题的中心。该中心举办了一个议程满满的反生恐会议，会上，研究者们发出了令人胆寒的警告，也"回顾了（有关假设的生恐袭击）让人畏惧的情形"（Marshall 1999, p. 1234）。最近有关反生恐工作及其思考的综述，可参见 Centers for Disease Control and Prevention 2000; Fidler 1999; Fox 1999; Kaufmann, Meltzer, 和 Schmid 1997; Leggiadro 2000。

4. Clinton 1999.

5. Cohen, Sidel, Gould 2000, p. 1211.

6. 美国中央情报局今年发布的一份报告，就传染病及生化武器对于美国安全和海外利益所构成的威胁发出了警告（Central Intelligence Agency 2000）。此外，国家情报委员会的一名高官也在其国会演讲中指出，像是结核、疟疾、肺炎这样的传染性疾病对美国安全构成了威胁，而且在未来的几十年里会继续影响某些与美国利益息息相关的国家的社会和经济发展（Tang 2000）。关于新发传染病与"国家安全问题"，可参见 Henry 和 Farmer（1999）。对于该话题更全面的分析可以参见我们的完整版论文，http://www.sidint.org/new/globalization/presentation.htm。

7. Program in Infectious Disease and Social Change 1999; World Health Organization 2000a.

8. 虽然当今那些不长记性的流行病学家不会立马指出如下事实，即我们没有任何数据可以表明"普遍感染"会随之发生，但他们却忘了另一桩事情，那就是：像约瑟夫一家这样的人（他们从未得到任何有效的抗结核治疗）实际上会被带回"前抗生素时代"。而在那里，有很多证据可以表明：如果家里有一个人得了活动性结核，而且未得到治疗，那么"普遍感染"就会发生。比如，1936 年，朗和赫瑟灵顿调查了亚利桑那州南部的 530 位原住民，结果他们发现，虽然五岁以下儿童仅有 20% 是结核菌阳性的，可是当这些儿童长到成年的时候，真感染率却达到了 100%。他们同时指出，寄宿制学校里原住民感染结核的比例要比日间学校低，这也就意味着，活动性结核更容易在家庭中传播（Long 和 Hetherington 1936）。即便是在"后抗生素时代"，如果我们没能识别出活动性结核，并对其进行治疗的话，那么也会导致新的传播。加拿大的一项开展于 20 世纪 60 年代晚期的研究发现，在那些存在痰涂片阳性结核病患者的家庭中，结核病的感染率从 29%—61% 不等（参见 Rouillon, Perdrized 和 Parrot 1976 的评论）。

9. 在这本书里，我讨论了针对赤贫者的不规范治疗（这些治疗坦率地说都是有害的）。而在 Farmer（1999c）的文章中，这种不规范治疗则被视作某种侵犯人权的行为。*Pathologies of Power: Structural Violence and the Assault on Human Rights*，这本书计划于 2001 年由加州大学出版社出版。

10. García-García, Ponce-de-León, Jiménez-Corona, et al. 2000. 我相信这是一篇非常重要的论文。但我要质疑的是，它虽然构建了未来耐药结核疫情的模型，可这些疫情实则并不发生在农村地区，而是发生在监狱、贫民窟以及——讽刺的是——也发生在医疗机构内部。

11. 关于美国及俄罗斯监狱中的 MDR-TB 问题，可参见 Farmer 1999; Coninx, Mathieu, Debacker, et al. 1999; Portaels, Rigouts 和 Bastian 1999。论文集 *Sentenced to Die? The Problem of TB in Prisons in East and Central Europe and Central Asia*（Stern 1999）也同样指出，在苏联的监狱中，结核病的传播正愈演愈烈。*The Global Impact of Drug-Resistant Tuberculosis* 中的综述也对此进行了讨论（Farmer, Kononets, Borisov, et al. 1999; Mitnick 和 Farmer 1999）。

12. Kimerling, Kluge, Vezhnina, et al. 1999；同样参见 Farmer 1999b。

13. Farmer 和 Kim 1998; Farmer, Furin 和 Shin 2000; Farmer, Kim, Mitnick, et al. 1999; Farmer, Shin, Bayona, et al. 2000.

14. Iseman 1998; Farmer, Becerra 和 Kim 1999.

15. 1999 年，据估计有 540 万人感染了 HIV，其中 400 万发生在撒哈拉以南非洲，80 万发生在东南亚，还有 21 万发生在拉丁美洲及加勒比海地区（Joint United Nations Programme on HIV/AIDS 2000）。在 Farmer, Walton 和 Furin 发表于 2000 年的这篇文章中，我们试图探究 HIV 在穷人中快速聚集的动力学机制。

16. 自从艾滋病疫情开始，直至 1999 年末，全球共有 1880 万人死于艾滋病，其中，1480 万发生在撒哈拉以南非洲（Joint United Nations Programme on

HIV/AIDS 2000）。

17. 这本书的全部版税都会直接捐给 Zanmi Lasante 的 "HIV 公平计划"。

18. Joint United Nations Programme on HIV/AIDS 2000.

19. 关于持续恶化的经济不平等的发生机制及其对全世界穷人的健康所产生的影响，参见 *Dying for Growth: Global Inequality and the Health of the Poor*（Kim, Millen, Irwin 和 Gershman 2000）。

20. Fauci 1999; Cohen 和 Fauci 1998。随着更为有效的治疗手段的问世，在诸如美国这样的工业化国家，艾滋病死亡率自 1990 年代末以来已经出现了迅速下降（参见 Centers for Disease Control and Prevention 1999）。

21. Farmer 和 Walton 2000。

22. AIDSCAP 项目建立在减少 HIV 传播的三大策略之上：（1）健康宣传，鼓励人们避免某些增加感染风险的行为；（2）改进其他性传播疾病（STDs）的治疗与预防；（3）提高避孕套的可及性与正确使用率。这些关键性的技术策略得到了政策制定、行为研究、项目评估、性别项目以及能力建设等工作的支持（Family Health International 1997）。但同时，也有呼声说，要扩大 FHI 的支持范围，以涵盖治疗工作。最近，FHI 就任命了一名 "HIV 治疗协调员"（Eric von Praag, 私人通信）。

23. 我们可以简单算一算。到 1999 年底，据估计有 3430 万成人及儿童感染了 HIV 病毒。单单是 1999 年这一年就新增了 540 万例感染，相当于每天就有 15000 新发感染（Joint United Nations Programme on HIV/AIDS 2000）。

24. 最新的预测数据是让人震惊的：在博茨瓦纳（据估计，那里 36% 的成人都感染了 HIV）。过去 40 年所积累起来的寿命增长只用了十年时间就被完全抵消了：截至 1997 年，那里的人均寿命已经跌至 47.4 岁，相比 1975 年跌幅达 14%（United Nations Development Programme 1999）。在那些 HIV 成人患病率达到 15% 及以上的国家，目前的预测结果显示，在现年 15 岁的男孩中，超过三分之一都将死于艾滋病；而在那些疫情更为严重的国家（比如非洲南部诸国），这一比例将超过三分之二（Joint United Nations Programme on HIV/AIDS 2000）。同样参见 Boerma, Nunn 和 Whitworth 1998; Stover 和 Way 1998。

25. International Federation of Red Cross and Red Crescent Societies 2000. 自从疫情开始到 1999 年底，全球的艾滋病孤儿总数估计达 1320 万，其中 90% 的

艾滋病孤儿生活在撒哈拉以南非洲（参见 Joint United Nations Programme on HIV/AIDS 2000）。

26. 1998 年，20 万非洲人死于战争，而死于艾滋病的则超过 200 万（Joint United Nations Programme on HIV/AIDS 2000）。

27. 南非虽然相对富裕，可是它那里的 HIV 感染率却是世界最高。1998 年，上报的结核病感染比例为每 10 万人口有 326 例（World Health Organization 2000a）；而真实的发病率则估计超过每 10 万人口有 500 例（Weyer, Fourie 和 Nardell 1999）。与之相较，塞内加尔（该国的成人 HIV 阳性率为 1.77%）虽然更穷，但在那里，1998 年的结核病上报患病率仅为每 10 万人口有 94 例（Joint United Nations Programme on HIV/AIDS 2000; World Health Organization 2000b）。

28. Egger, Pauw, Lopatatzidis, et al. 2000，p. 2103；着重号为另加。

29. Mayaud, Hawkes 和 Mabey 1998, p. 831。

30. Moore 和 Chaisson 1999; Palella, Delaney, Moorman, et al. 1998; Mocroft, Vella, Benfield, et al. 1998.

31. Joint United Nations Programme on HIV/AIDS 2000.

32. 在药物研发领域，市场是失灵的。以结核病为例，最新的结核病治疗手段已经是 30 多年前研发的了（t'Hoen 2000）。在过去 20 年间（1975—1996），在全球销售的 1200 余种新药中，不到 1% 是用于治疗热带病的（Trouiller 和 Olliaro 1999）——虽然传染性疾病仍是全世界的主要死因之一：1998 年，全球死亡人数的 25% 是由传染病导致的；而在低收入国家，死亡人数的 45% 是由传染病导致的（World Health Organization 1999）。一篇关于药物研发的综述相当坦诚地指出："药物研发极少是由需求所驱动的。"——新药上市的平均成本约为 2.24 亿美金，而制药公司则宣称，要收回这一成本，是不可能指望那些流行于资源匮乏的贫困国家的疾病的，而且在那些国家，也不存在财产权法，因此无法禁止更为便宜的仿制药进入市场（Trouiller 和 Qlliaro 1999, p. 164）。

33. 美国《孤儿药法案》(Orphan Drug Act, 1983) 将"孤儿药"定义为：一种影响到全美 20 万人以下的且无法通过国内市场销售收回研发成本的药物 (Anonymous 1995)。关于《孤儿药法案》的更多内容，可参见 Asbury 1992。

34. Dye, Scheele, Dolin, et al. 1999; World Health Organization, 2000b; Joint United Nations Programme on HIV/AIDS 2000.

35. Anonymous 1973.

36. 像无国界医生（Médecins Sans Frontières，简称 MSF）这样的组织已经奋战在了为穷人争取有效治疗手段的公平可及性运动的前线（t'Hoen 2000）。MSF 的一位发言人最近说道："全球的艾滋病危机已经给我们提供了一只放大镜，在这只放大镜下面，治疗可及性的不平等昭然若揭，让人心痛……药物不能被仅仅当作商品。药物可及性经常是关乎生与死的问题。然而，在国际贸易中，人们仍旧以与其他消费品相同的方式在管制着药品。"（t'Hoen 2000）

37. 如果你想获知有关这一论点的支持性数据，可参见 Farmer, Connors 和 Simmons 1996，这篇综述汇总了有关女性 HIV 传播及疾病进展的 1000 多项研究及文章。

38. "行为干预领域没有将性传播疾病和艾滋病发病率作为结局指标，仍旧是该领域的一大缺憾。另一缺憾则是我们没能很好地评估基础性的社会结构干预项目。我们无法获知那些未经评估的项目的有效性。有许多证据都表明，压迫是性传播疾病及其他许多疾病的始作俑者之一。"（Aral 和 Peterman 1998, p. 835）Gilson 及其同事在坦桑尼亚开展了一项纳入了两万余名成年人的随机对照试验，评估了对于性传播疾病的治疗在预防 HIV 传播方面的效果。结果，他们发现，对于性传播疾病的治疗可以降低 40% 的 HIV-1 传播率。他们总结道："因此，从社会角度上来说，进行干预所需要付出的代价可能远比不做干预所需要付出的代价低得多。"（Gilson, Mkanje, Grosskurth, et al. 1997, p. 1808）

39. Lurie, Hintzen 和 Lowe 1995。

40. Wood, Braitstein, Montaner, et al. 2000, p. 2095. 这篇文章构建了一个模型，来预测使用抗逆转录病毒疗法对南非艾滋病疫情的影响，结果发现，使用短程抗逆转录病毒疗法进行预防性治疗可以降低 40% 的孕产期 HIV 传播率，进而截至 2005 年可避免 11 万婴幼儿感染 HIV 的发生，而这项工作的成本还不到人均卫生开支的 0.001%。如果采用另一种成本更高的办法，也就是使用三联方案，即便只治疗 25% 的 HIV-1 阳性患者，也可以避免 43 万新发艾滋病病例的出现以及 3.1 年的寿命降幅（Wood, Braitstein, Montaner, et al. 2000）。

41. 比如，AZT（Zidovudine，齐夫多定，抗艾滋病药物）就是使用联邦研究经费研发出来的，3TC（Lanivudine，拉米夫定，抗艾滋病药物）在某种程度上也是。同样参见 t'Hoen 2000 中的相关评论。

42. 不消几个月光景，我们就会拥有一种由三种核苷类逆转录酶抑制剂（AZT、3TC 以及疗效最强的核苷类逆转录酶抑制剂——阿巴卡韦）组成的药片。这种固定剂量组合片剂更容易使用，而且对于耐药病例，还可以继续使用蛋白酶抑制剂和非核苷类逆转录酶抑制剂。在三联方案中使用非核苷类逆转录酶抑制剂（如奈韦拉平）可能要比使用蛋白酶抑制剂风险更大，因为对于非核苷类逆转录酶抑制剂来说，只要一个位点发生突变，就会产生对于整类药物的耐药性；而对于核苷类似物以及蛋白酶抑制剂来说，则需要多个位点发生突变，才能产生临床上有意义的耐药性。（关于奈韦拉平容易出现耐药性的更多信息，可参见 Becker-Pergola, Guay, Mmiro, et al. 2000）

43. 根据 *Fortune* 的一篇报道，1999 年，制药业在边际利润上要远远超过其他所有美国产业，平均回报率高达 18.6%；排名第二的是商业银行，回报率为 15.8%；而其他行业的回报率则从 0.5%—12.1% 不等（"How the Industries Stack Up," *Fortune*, April 17, 2000）。需要注意到排名前十的药企边际利润达到 30%，对此，安吉尔（Angell 2000, p. 1903）指出："如果某个行业的利润要超过美国其他所有行业，而且超过其自身研发成本，那么我们就不能简简单单认为，这一行业是高风险的。"

44. Angell 2000, p. 1904.

45. 在 *New York Times* 最近的一篇文章中，某家药企的发言人相当坦诚地说："这个行业从来就不是公益性质的，它生产产品的目的从来都是为了获取投资回报。"（McNeil 2000, p. 1）有些研究者谴责药企只因为担心某些研究可能产生的结果会降低其药物销售额，而不再资助那些具有重大临床意义的研究（Bodenheimer 2000）。

46. 比如 Bayh-Dole 法案。（即美国的《专利与商标法修正案》，该法案的核心是将以政府财政资金资助为主的知识产权归属于发明者所在的研究机构，从而鼓励非营利机构与企业界合作进行科研成果的转化。——译注）

参考文献

Angell, M.
    2000.   "The Pharmaceutical Industry: To Whom Is It Accountable?" *New England Journal of Medicine* 342 (25): 1902–4.

Anonymous.
    1995.   "Buying into the Orphan Drug Market." *Lancet* 346:917.

Anonymous.
    1973.   "Rifampicin or Ethambutol in the Routine Treatment of Tuberculosis." *British Medical Journal* 4 (892): 568.

Aral, S. O., and T. A. Peterman.
    1998.   "Do We Know the Effectiveness of Behavioral Interventions?" *Lancet* 351 (Suppl. 3): 33–36.

Asbury, C. H.
    1992.   "Evolution and Current Status of the Orphan Drug Act." *International Journal of Technology Assessment in Health Care* 8(4):573–582.

Becker-Pergola, G., L. Guay, F. Mmiro, et al.
    2000.   "Selection of the K103N Nevirapine Resistance Mutation in Ugandan Women Receiving NVP Prophylaxis to Prevent HIV-1 Vertical Transmission (HIVNET-006)." Abstract of the 7th Conference on Retroviruses and Opportunistic Infections, San Francisco, January 30–Feb 2.

Bodenheimer, T.
    2000.   "Uneasy Alliance: Clinical Investigators and the Pharmaceutical Industry." *New England Journal of Medicine* 342 (20): 1539–44.

Boerma, J. T., A. J. Nunn, and J. A. G. Whitworth.
    1998.   "Mortality Impact of the AIDS Epidemic: Evidence from Community Studies in Less Developed Countries." *AIDS* 12 (Suppl. 1): S3–S14.

Centers for Disease Control and Prevention.
    1999.   *HIV/AIDS Surveillance Report* 11 (2).

————.
    2000.   "Biological and Chemical Terrorism: Strategic Plan for Preparedness and Response. Recommendations of the CDC Strategic Planning Workgroup." *Morbidity and Mortality Weekly Report* 49 (No. RR-4): 1–14.

Central Intelligence Agency.
    2000.   "The Global Infectious Disease Threat and Its Implications for the United States." NIE 99-17D, January. www.cia.gov/cia/publications/nie/report/nie99-17d.html (accessed 26 July 2000).

Clinton, W. J.
　1999.　"Remarks by the President on Keeping America Secure for the 21st
　　　　Century." National Academy of Sciences, 22 January. www.white-
　　　　house.gov/WH/New/html/19990122-7214.html (accessed 26 July
　　　　2000).
Cohen, H. W., V. W. Sidel, and R. M. Gould.
　2000.　"Prescriptions on Bioterrorism Have It Backwards. *British Medical
　　　　Journal* 320:1211.
Cohen, O. J. and A. S. Fauci.
　1998.　"HIV/AIDS in 1998—Gaining the Upper Hand?" *JAMA* 280 (1):
　　　　87–88.
Coninx, R., C. Mathieu, M. Debacker, et al.
　1999.　"First-line Tuberculosis Therapy and Drug-resistant *Mycobacterium
　　　　tuberculosis* in Prisons." *Lancet* 353:969–73.
Dye C., S. Scheele, P. Dolin, et al.
　1999.　"Global Burden of Tuberculosis: Estimated Incidence, Prevalence,
　　　　and Mortality by Country." *JAMA* 282 (7): 677–86.
Egger, M., J. Pauw, A. Lopatatzidis, et al.
　2000.　"Promotion of Condom Use in a High-risk Setting in Nicaragua:
　　　　A Randomised Controlled Trial." *Lancet* 355:2101–5.
Family Health International.
　1997.　*Making Prevention Work: Global Lessons Learned from the AIDS Control
　　　　and Prevention (AIDSCAP) Project 1991–1997.* Arlington, Va.: Family
　　　　Health International and AIDSCAP.
Farmer, P. E.
　1999a.　"Cruel and Unusual: Drug Resistant Tuberculosis as Punishment."
　　　　In *Sentenced to Die? The Problem of TB in Prisons in East and Central
　　　　Europe and Central Asia,* edited by V. Stern, pp. 70–88. London: Inter-
　　　　national Centre for Prison Studies.

————.

　1999b.　"Managerial Successes, Clinical Failures." *International Journal of
　　　　Tuberculosis and Lung Disease* 3 (5): 365–7.

————.

　1999c.　"Pathologies of Power: Rethinking Health and Human Rights."
　　　　American Journal of Public Health 89 (10): 1486–96.
Farmer, P. E., M. C. Becerra, and J. Y. Kim.
　1999.　"Conclusions and recommendations." In Program in Infectious
　　　　Disease and Social Change, *The Global Impact of Drug-resistant Tuber-
　　　　culosis.* pp. 169–177. Boston, Mass.: Harvard Medical School and the
　　　　Open Society Institute.
Farmer, P., M. Connors, and J. Simmons, eds.
　1996.　*Women, Poverty, and AIDS: Sex, Drugs, and Structural Violence.*
　　　　Monroe, Maine: Common Courage Press.

Farmer, P. E., J. J. Furin, and S. S. Shin.
2000. "Managing Multidrug-resistant Tuberculosis." *Journal of Respiratory Diseases* 21 (1): 53–6.
Farmer, P. E., and J. Y. Kim.
1998. "Community-based Approaches to the Control of Multidrug-resistant Tuberculosis: Introducing 'DOTS-plus.'" *British Medical Journal* 317 (7159): 671–4.
Farmer P. E., J. Y. Kim, C. Mitnick, and R. Timperi.
1999. "Responding to Outbreaks of MDRTB: Introducing 'DOTS-Plus.'" In *Tuberculosis: A Comprehensive International Approach*, edited by L. B. Reichman and E. S. Hershfield, 2d ed., pp. 447–69. New York: Marcel Dekker.
Farmer, P. E., A. S. Kononets, S. E. Borisov, et al.
1999. "Recrudescent Tuberculosis in the Russian Federation." In Program in Infectious Disease and Social Change, *The Global Impact of Drug-resistant Tuberculosis*, pp. 39–84. Boston, Mass.: Harvard Medical School and the Open Society Institute.
Farmer, P. E., S. S. Shin, J. Bayona, et al.
2000. "Making DOTS-Plus work." In *Multidrug-resistant Tuberculosis*, edited by I. Bastian and F. Portaels, pp. 285–306. Dordrecht: Kluwer.
Farmer, P. E. and D. A. Walton.
2000. "Condoms, Coups, and the Ideology of Prevention: Facing Failure in Rural Haiti." In *Catholic Ethicists on HIV/AIDS Prevention*, edited by J. F. Keenan, J. D. Fuller, L. S. Cahill, and K. Kelly, pp. 108–19. New York: Continuum.
Farmer P. E., D. A. Walton, and J. J. Furin.
Forthcoming. "The Changing Face of AIDS: Implications for Policy and Practice." In *The emergency of AIDS: the impact on immunology, microbiology, and public health*, edited by K. Mayer and H. Pizer. Washington, D.C.: American Public Health Association.
Fauci, A. S.
1999. "The AIDS Epidemic: Considerations for the 21st Century." *New England Journal of Medicine* 341 (14): 1046–50.
Fidler, D. P.
1999. "Facing the Global Challenges Posed by Biological Weapons." *Microbes and Infection* 1 (12): 1059–66.
Fox, J. L.
1999. "Adjusting FDA Policies to Address Bioterrorist Threat." *Nature Biotechnology* 17 (4): 323–4.
García-García, M. L., A. Ponce-de-León, M. E. Jiménez-Corona, et al.
2000. "Clinical Consequences and Transmissibility of Drug-resistant Tuberculosis in Southern Mexico." *Arch Intern Med* 160:630–36.

Gershman J., and A. Irwin.
2000.　"Getting a Grip on the Global Economy." In *Dying for Growth: Global Inequality and the Health of the Poor*, edited by J. Y. Kim, J. V. Millen, A. Irwin, and J. Gershman, pp. 11–43. Monroe, Me.: Common Courage Press.

Gilson, L., R. Mkanje, H. Grosskurth, et al.
1997.　Cost-effectiveness of Improved Treatment Services for Sexually Transmitted Diseases in Preventing HIV-1 Infection in Mwanza Region, Tanzania. *Lancet* 350:1805–9.

Henry C. and P. Farmer.
1999.　"Risk Analysis: Infections and Inequalities in a Globalizing Era." *Development* 42 (4): 31–4.

Inglesby, T.V., D. A. Henderson, J. B. Bartlett, et al.
1999.　"Anthrax as a Biological Weapon: Medical and Public Health Management." *JAMA* 281 (18): 1735–45.

International Federation of Red Cross and Red Crescent Societies.
2000.　*World Disasters Report 2000*. Geneva: International Federation of Red Cross and Red Crescent Societies.

Iseman, M. D.
1998.　"MDR-TB and the Developing World—a Problem No Longer to be Ignored: The WHO Announces 'DOTS Plus' Strategy." *International Journal of Tuberculosis and Lung Disease* 2 (11): 867.

Joint United Nations Programme on HIV/AIDS.
2000.　*Report on the Global HIV/AIDS Epidemic, June 2000*. Geneva: Joint United Nations Programme on HIV/AIDS.

Kaufmann, A. F., M. I. Meltzer, and G. P. Schmid.
1997.　"The Economic Impact of a Bioterrorist Attack: Are Prevention and Postattack Intervention Programs Justifiable?" *Emerging Infectious Diseases* 3 (2): 83–94.

Kim, J. Y., J. V. Millen, A. Irwin, and J. Gershman, eds. *Dying for Growth: Global Inequality and the Health of the Poor*. Monroe, Maine: Common Courage Press.

Kimerling M. E., H. Kluge, N. Vezhnina, et al.
1999.　"Inadequacy of the Current WHO Re-treatment Regimen in a Central Siberian Prison: Treatment Failure and MDRTB." *International Journal of Tuberculosis and Lung Disease* 3 (5): 451–453.

Leggiadro, R. J.
2000.　"The Threat of Biological Terrorism: A Public Health and Infection Control Reality. *Infection Control and Hospital Epidemiology* 21 (1): 53–56.

Long, E. R. and H. W. Hetherington.
1936.　"A Tuberculosis Survey in the Papago Indian Area of Southern Arizona." *American Review of Tuberculosis* 33: 407–33.

Lurie P., P. Hintzen, and R. A. Lowe.
1995. "Socioeconomic Obstacles to HIV Prevention and Treatment in Developing Countries: The Roles of the International Monetary Fund and the World Bank." *AIDS* 9 (6): 539–46.
Marshall, E.
1999. "Bioterror Defense Initiative Injects Shot of Cash." *Science* 1999; 283:1234–35.
Mayaud, P., S. Hawkes, and D. Mabey.
1998. "Advances in Control of Sexually Transmitted Diseases in Developing Countries." *Lancet* 351 (Suppl. 3): S29–S32.
McNeil, D. G, Jr.
2000. "Drug Makers and the Third World: A Case Study in Neglect." *New York Times*, May 21.
Mitnick, C. D. and P. E. Farmer.
1999. "Promise and Peril: TB and MDR-TB in Azerbaijan." In Program in Infectious Disease and Social Change, *The Global Impact of Drug-resistant Tuberculosis*, pp. 85–106. Boston, Mass.: Harvard Medical School and the Open Society Institute.
Mocroft, A., S. Vella, T. L. Benfield, et al.
1998. "Changing Patterns of Mortality across Europe in Patients with Human Immunodeficiency Virus Infection." *Lancet* 352:1725–30.
Moore R. D. and R. E. Chaisson.
1999. "Natural History of HIV Infection in the Era of Combination Antiretroviral Therapy." *AIDS* 13 (14): 1933–42.
Palella F. J., K. M. Delaney, A. C. Moorman, et al.
1998. "Declining Morbidity and Mortality among Patients with Advanced Human Immunodeficiency Virus Infection." *New England Journal of Medicine* 338:853–60.
Portaels F., L. Rigouts, and I. Bastian.
1999. Addressing Multidrug-resistant Tuberculosis in Penitentiary Hospitals and in the General Population of the Former Soviet Union." *International Journal of Tuberculosis and Lung Disease* 3 (7): 582–8.
Program in Infectious Disease and Social Change.
1999. *The Global Impact of Drug-resistant Tuberculosis*. Boston, Mass.: Harvard Medical School and the Open Society Institute.
Rouillon, A., S. Perdrizet, and R. Parrot.
1976. "Transmission of Tubercle Bacilli: The Effects of Chemotherapy." *Tubercle* 57:275–299.
Stern, V. ed.
1999. *Sentenced to Die? The Problem of TB in Prisons in East and Central Europe and Central Asia*. London: International Centre for Prison Studies.

Stover, J. and P. Way.
   1998.   "Projecting the Impact of AIDS on Mortality." *AIDS* 12 (Suppl. 1):
          S29–39.
Tang, D.
   2000.   "Disease Called Threat to Security." *Washington Times,* June 30.
t'Hoen, E.
   2000.   Statement from Médecins Sans Frontières, Campaign for Access to
          Essential Medicines at the Health Issues Group DG Trade, Brussels,
          26 June.
Trouiller, P. and P. L. Olliaro.
   1999.   "Drug Development Output: What Proportion for Tropical Dis-
          eases?" *Lancet* 354 (9173): 164.
United Nations Development Programme.
   1999.   *Human Development Report 1999.* New York: Oxford University
          Press.
Weyer, K., P. B. Fourie, and E. A. Nardell.
   1999.   "A Noxious Synergy: Tuberculosis and HIV in South Africa." In
          Program in Infectious Disease and Social Change, *The Global Impact
          of Drug-resistant Tuberculosis,* pp. 127–148. Boston, Mass.: Harvard
          Medical School and the Open Society Institute.
Wood, E., P. Braitstein, J. S. G. Montaner, et al.
   2000.   "Extent to Which Low-level Use of Antiretroviral Therapy
          Could Curb the AIDS Epidemic in Sub-Saharan Africa." *Lancet*
          355:2095–99.
World Health Organization.
   1999.   *Removing Obstacles to Healthy Development.* Geneva: World Health
          Organization.
   ———.
   2000a. *Anti-tuberculosis Drug Resistance in the World.* Report no. 2: *The
          WHO/IUATLD Global Project on Anti-Tuberculosis Drug Resistance
          Surveillance 2000.* Geneva: World Health Organization.
   ———.
   2000b. *Global Tuberculosis Control: WHO Report 2000.* Geneva: World Health
          Organization.

致　谢

　　任何一本书的写作，都会让作者欠下许多人情，有欠朋友的，也有欠同事的。由于这本书的文章写的主要是患病者，所以我最要感激的就是患者及报道人——这两个互有重叠的群体。对我来说，能照顾艾滋病和结核病患者，是我莫大的荣幸；而没能挽回那些不必要的死亡（比如安妮特·让及书中描写的其他人），则仍旧是我心中最深的愧疚。

　　我绝大多数的患者及报道人都生活在贫困之中，或者已经死于贫困。也许，有人要提出程序上的异议，并质问我：究竟谁是"穷人"？那我想率先对此问题做出回应。对于应用某种阶级分析法的任何人来说，针对穷人的客体化都会存在在所难免的风险。在这本书的文章中，只要有可能，我都会具体化"穷人"的含义。同时，我在使用这一术语时也并非朝三暮四、令人莫测：试图理解重重限制的共性，并不意味着就要去否定个体经验的独特性。当我在海地和秘鲁工作的时候，给我留下很深印象的一点就是，人们经常会用"穷人"这个标签来形容他们自己。这些人国籍不同，性别不同，语言不同，文化也不同；他们相同的只是处于相对的社会底层。也正是这些人，在忍受着本书所描写的疾病的折磨。

　　我也想感谢我的三组同事。我在好救星诊所以及布莱根妇女医院①的同事，不仅在照顾患者方面尽心尽责、全心全意，而且也教会

---

① 布莱根妇女医院是哈佛医学院仅次于麻省总医院的第二大教学医院，也是波士顿长木医学区最大的综合性医院，1980 年由哈佛医学院三家附属医院——彼得·布莱根医院（Peter Bent Brigham Hospital）、罗伯特·布莱根医院（Robert Breck Brigham Hospital）和波士顿妇女医院（Boston Hospital for Women）——合并而成。法默从哈佛医学院毕业后在该院陆续完成了住院医师培训和传染科专科培训，生前曾担任该院的医学教授及全球健康公平部主任。

了我许多关于照护患病者的知识和技能。我尤其要感谢马克西·雷蒙维尔 [1]、费内特·利安德 [2]、让·休斯·杰罗姆、托尼·弗兰西隆、菲洛梅内·杜罗西埃、约翰娜·戴利 [3]、詹姆斯·马奎尔和保罗·萨克斯 [4]，还要感谢爱德·纳德尔 [5]、迈克·伊斯曼、詹妮弗·弗林 [6] 和索尼娅·申 [7]。对于马歇尔·沃尔夫 [8] 在过去十年间给我提供的医学指导（还有就是在我因为自己的愚蠢和对于酸橘汁腌鱼 [9] 的喜爱而几乎要被列入肝移植名单的时候对我所进行的医治），我很难向他表达我的感激之情，

---

[1]　Maxi Raymonville，海地妇产科医生，同时也是 Zanmi Lasante 与海地政府合建的米勒巴莱大学医院（Hôpital Universitaire de Mirebalais）的执行院长。

[2]　Fernet Léandre，海地内科医生，艾滋病及结核病专家，目前是 Zanmi Lasante 的首席项目官。

[3]　Johanna Daily，阿尔伯特·爱因斯坦医学院医学系及微生物学系教授。

[4]　Paul Sax，哈佛医学院教授，布莱根妇女医院传染病科临床主任，美国著名传染病学和艾滋病专家。

[5]　Ed Nardell，哈佛医学院全球卫生与社会医学系教授，主要研究资源欠发达地区的结核病控制。

[6]　Jennifer Furin，传染科医生和医学人类学家，同时也是哈佛医学院全球卫生与社会医学系讲师，长期从事资源欠发达地区的耐药结核及 HIV 治疗。

[7]　Sonya Shin，哈佛医学院全球卫生与社会医学系副教授、布莱根妇女医院全球健康公平部助理医师。

[8]　Marshall Wolf，布莱根妇女医院的著名内科医生，同时也是一名享有盛誉的医学教育家。他自 1972 年起担任布莱根妇女医院的住院医师培训项目主任，在他担任该项目主任一职的 28 年间，共培养了 1200 多名医生，其中许多如今已是大名鼎鼎的人物（如法默）。在他的努力下，布莱根妇女医院的住院医师培训项目成为了全美住院医师培训项目的典范之一，而他本人也被称为"住院医师培训项目主任中的领袖"。此外，他还使住院医师培训项目更多地向女性和少数族裔医生开放。在他接任培训项目主任的时候，布莱根妇女医院在过去 15 年中只招收过一位女性住院医师。而在那之后，该医院已经培养了 400 多名女医生。2015 年，他从临床岗位上退下来，并继续担任布莱根妇女医院医学教育荣休副主席。2019 年，为了纪念马歇尔·沃尔夫为布莱根妇女医院所做出的巨大贡献，布莱根妇女医院转型医学大楼三楼会议中心被命名为"马歇尔·沃尔夫会议中心"。

[9]　秘鲁国菜。

但我还是想再一次道声：谢谢。

在理解"为什么有人生病而有人则没有"这一问题上，我最要感谢的就是哈佛医学院社会医学系。自从我还是个一年级医学生时，那里就是我的智识栖居地，它帮助我掌握了理解上述这一问题所需要的技能。凯博文既有分析上的严谨，又有分析上的诚意，而且他对于新取向和新问题还依旧保持着开放的态度。他既是一位启迪人心的同事，也是一位老师（而且是我碰到的最好的老师）。我同样感激肯·福克斯 ①、玛丽-乔·古德 ②、拜伦·古德 ③ 以及艾伦·布兰特 ④。这一路上，他们一直陪伴在我左右。我还要给丹·费德曼 ⑤ 送去温暖的谢意，感谢他多年来赠予我的金玉良言。

在我既往出版的书中，我已经感谢过那些成为我老师和同事的医学人类学家；我对于他们的谢意，依旧如滔滔江水，连绵不绝。但因

---

① Kenneth Fox，儿科医生，曾担任哈佛医学院全球卫生与社会医学系讲师，并与健康伙伴组织展开合作。

② Mary-Jo Good，著名的比较社会学家与医学人类学家，哈佛医学院全球卫生与社会医学系荣休教授。

③ Byron Good，著名医学人类学家，哈佛大学医学人类学教授。

④ Allan Brandt，哈佛大学 Amalie Moses Kass 讲席医学史教授，曾担任哈佛大学文理研究生院院长，主要著作包括 *No Magic Bullets: A Social History of Venereal Disease in the United States Since 1880; The Cigarette Century: The Rise, Fall, and Deadly Persistence of the Product that Defined America*。

⑤ Dan Federman（1928—2017），美国著名内分泌科医生及医学教育家。他于 1949 年毕业于哈佛学院，1953 年毕业于哈佛医学院，后长期在哈佛医学院及附属医院从事医教研工作，并担任哈佛医学院医学教育院长、美国医师协会主席、美国内科医学委员会主席等职。他为哈佛医学院乃至全美的医学教育改革做出了巨大贡献。1984 年，他在哈佛医学院开创了"新路径"（New Pathways）教学模式，采取以学生为中心、基于问题的学习、由教师带领的小组教学方法，提高医学生的终身自主学习能力，这一模式后成为全美医学院教育的典范之一。此外，他还帮助开创了"遗传内分泌学"这一新兴学科。

为这本书更加算是某种社会医学的实践，所以，我想要向三位几十年如一日奋战在该领域的医生致以最崇高的敬意，他们就是莱昂·艾森伯格[①]、霍华德·希亚特[②]以及朱利叶斯·里士满[③]。在我们这个时代，许多风尚与潮流恰恰都是他们长期在竭力反抗的。我希望，大家都能发自内心地明白，我们中的许多人，都受到了他们理想的启发与鼓舞，仍旧在为了医疗公平而尽心竭力地继续着我们的抗争。我想要给霍华德致以额外的谢意，感谢他艰苦卓绝地为我们的耐药结核患者发声。

这些患者的感染主要是在三家社区机构得到了诊治，它们分别是 Partners in Health（健康伙伴组织）、Zanmi Lasante[④] 及 Socios en Salud[⑤]。这三家机构（我在本书第一章中会对此详加描述）分别位于马萨诸塞州剑桥市、海地中央高原以及秘鲁城市地区，它们成为我们行动的场域，用以预防不平等以疾病的形式临现，或是如果我们没能预防的

[①]　Leon Eisenberg（1922—2009），世界著名儿童精神病学家、社会精神病学家及医学教育家，曾担任约翰斯·霍普金斯医院儿童青少年精神病学系主任、哈佛医学院全球卫生与社会医学系 Maude and Lillian Presley 讲席社会医学与精神病学教授。他率先将临床研究引入了儿童精神病学领域，开展了儿童精神药理学的第一项随机对照试验。此外，他还是一名著名的社会活动家，是"人权医生"（Physicians for Human Rights）组织的积极参与者，后者由其妻子 Carola Eisenberg（同样是一名享有盛誉的精神病学家，曾担任麻省理工学院及哈佛医学院学生长）创建，该组织于 1997 年获得诺贝尔和平奖。

[②]　Howard Hiatt，美国著名医生、医学研究者、医学教育家、人权倡导者，曾担任贝斯·以色列医院（Beth Israel Hospital）内科主任、哈佛公共卫生学院院长，他在布莱根妇女医院创办了全球健康公平部（法默生前曾担任该部门主任一职）。

[③]　Julius Richmond（1916—2008），美国著名儿科医生和公共卫生专家，曾在卡特政府期间担任美国医务总监及卫生部副部长。卸任后，他在哈佛大学先后担任卫生政策教授、卫生政策研究和教育部主任。

[④]　海地语中的"健康伙伴"，是健康伙伴组织在海地的姐妹组织。

[⑤]　西班牙语中的"健康伙伴"，是健康伙伴组织在秘鲁的姐妹组织。

话，则用以治疗这些疾病。在这项工作中，我最要感激的就是汤姆·怀特 ①、金镛 ② 和奥菲莉亚·达尔 ③，他们都对于解决本书所讨论的不平等问题抱有满腔热血。本书中出现的"我们"二字，其背后指代的就经常是他们三位。每一家机构中的同事及朋友（高兴的是——这又是两个互为重叠的群体）让这项工作成为了可能。特别的、挚真的感谢，要送给弗里茨和约兰德·拉方坦夫妇，也要送给玛丽·弗洛尔·奇普斯。Mesi anpil。④ 感谢耶苏拉·皮埃尔和卢恩·维奥的咖啡、鼓励与充满智慧的引导；感谢安妮·海森经常要在半夜三更这种不合适的时间做文件的能力。我还要特别感谢海梅·巴约纳 ⑤ 以及在秘鲁的"结核病团队"，他们承受住了因我们为结核病患者发声而引起的非议。特别感谢杰克·鲁辛 ⑥，他因为自身对于穷人的承诺而付出了生命。

　　迪迪·伯特兰 ⑦ 值得我用一个专门的段落来感谢她。

　　在写作这本书的过程中，我得到了许多人的帮助。其中，我最要

---

① Tom White，美国著名慈善家，1987 年他出资创办了健康伙伴组织。

② Jim Yong Kim，美国著名医生、人类学家及公共卫生专家，毕业于哈佛医学院医学博士—医学人类学博士双学位项目，曾担任世界银行行长、哈佛医学院全球卫生与社会医学系主任、达特茅斯学院院长等职。1987 年，他与法默等人共同创办了健康伙伴组织。

③ Ophelia Dahl，社会正义与医疗倡导者。1987 年，她与法默等人共同创办了健康伙伴组织，目前担任该组织的主席。

④ 海地语，意为"非常感谢"。

⑤ Jaime Bayona，内科医生，同时也是秘鲁 Socios en Salud 的创始人、结核病专家。

⑥ Jack Roussin，牧师，人称"杰克神父"，早年在波士顿的罗克斯伯里（Roxbury，靠近哈佛医学院的一个非裔美国人聚居区）担任牧师。法默读书时，杰克神父为法默及其他经济拮据的学生提供住所，因此，法默很早就认识了他。20 世纪 90 年代初期，杰克神父来到秘鲁利马的棚户区卡拉巴约传教，在看到当地人的卫生条件之后，建议法默能将健康伙伴组织带到秘鲁，后来就有了 Socios en Salud。杰克神父最后因为帮助结核病患者而感染了结核病并去世。

⑦ Didi Bertrand，海地的医学人类学、社区卫生专家，法默的妻子。

感谢的就是梅赛德斯·贝塞拉 ①、卡西斯·亨利 ② 和亚伦·沙科 ③。要是没有他们的鼓励和协助，我是不可能完成这本书的删繁就简、绳愆纠谬的编辑与修订工作的。我也要感谢詹妮弗·弗林、基思·约瑟夫、大卫·沃尔顿和卡罗尔·米特尼克 ④，他们阅读并评议了这本书部分章节的修订版本。关于孟买和纽约哈林区的案例研究，我分别要感谢萨塔克·达斯 ⑤ 和阿尼特拉·皮夫尼克 ⑥。卡罗尔 ⑦ 和诺姆·乔姆斯基 ⑧ 夫妇、夸梅·麦肯齐 ⑨、阮永金（音译）⑩、兰德尔·帕卡德 ⑪、

① Mercedes Becerra，哈佛医学院全球卫生与社会医学系教授，其研究领域为结核病治疗及流行病学。

② Cassis Henry，波士顿的精神科医生，在哈佛大学取得人类学硕士及医学博士，曾担任哥伦比亚大学临床精神医学助理教授，2015 年加入波士顿无家可归者医疗项目（Boston Medical Care for the Homeless Program），目前是一家专门为马萨诸塞州拉丁裔社群提供双语行为健康服务的机构——"希望之家"（Casa Esperanza）的医学主任。

③ Aaron Shakow，哈佛医学院全球卫生与社会医学系讲师，健康伙伴组织的成员。

④ Carole Mitnick，哈佛医学院全球卫生与社会医学系教授，1996 年加入健康伙伴组织，因为受到健康伙伴组织的影响而开始研究如何改善全球结核病的临床管理及项目政策。

⑤ Sarthak Das，目前是亚太领导人疟疾联盟的 CEO、哈佛大学公共卫生学院兼职讲师。

⑥ Anitra Pivnick，医学人类学家，在艾滋病疫情早期尚没有有效药物的年代，她在纽约布朗克斯区（Bronx）参与成立了社区艾滋病防治机构——妇女中心。

⑦ Carol Chomsky（1930—2008），美国语言学家、教学专家，研究儿童语言习得。

⑧ Noam Chomsky，美国著名语言学家、哲学家、认知科学家、社会批评家和政治活动家，被许多人称为"现代语言学之父"，是麻省理工学院荣休教授，至今已出版 150 多本著作。

⑨ Kwame McKenzie，多伦多大学精神医学系教授、医生，是致力于减少健康不平等的多伦多智库韦尔斯利研究院（Wellesley Institute）的 CEO。

⑩ Vinh-Kim Nguyen，医学人类学家、急诊科医生，在蒙特利尔犹太综合医院担任急诊科医生，长期从事艾滋病相关的人类学研究，是蒙特利尔大学公共卫生学院教授及日内瓦国际与发展研究院人类学教授，著有 *The Republic of Therapy: Triage and Sovereignty in West Africa's Time of AIDS*，与 Margaret Lock 合著有 *An Anthropology of Biomedicine*。

⑪ Randall Packard，医学史学家，约翰斯·霍普金斯大学历史系教授，著有 *A History of Global Health: Interventions into the Lives of Other Peoples*；*White Plague, Black Labor: Tuberculosis and the Political Economy of Health and Disease in South Africa*。

李·贝克①和比尔·罗德里格斯给我提供了许多智识上的引导；弗吉尼亚·法默、丽贝卡·沃尔夫、米贾姆·范·埃维克、保罗·格里夫霍斯特、安娜贝尔·麦克奈特和斯蒂芬·布滕威瑟则在参考文献方面给了我弥足珍贵的帮助。我要感谢克里斯汀·福斯加德和斯蒂芬·米切尔给我提供了一个绝佳的居住空间，感谢凯瑟琳·伯特兰·法默进行了文章风格的润色，并且在社会理论方面与我进行了许多启迪人心的讨论。

我最要感谢的就是加州大学出版社，他们给我这样一位医生—作者提供了弥足珍贵的帮助，玛丽·雷诺编辑了这本书的每一行字，而玛丽·塞弗伦斯则让这项工作坚持到了最后。斯坦·霍尔维茨（同样来自加州大学出版社）自从我们初次见面起就与我成了朋友，我期待与之在未来的年月里继续合作。是斯坦鼓励我将这本书的视野进一步放大，从特别案例——海地的艾滋病与结核病——放大到某些由我的工作、也由当代瘟疫的新发（emergence）或再发（reemergence）所引出的更具一般性的问题。此外，也是斯坦鼓励我把那种任何医生在看到患者死于可治疾病时的愤慨写进这本书里。在学术研究当中，情感的位置在哪里？在不必要的苦难面前保持无情感的状态，就真的是"价值中立"吗？或者，这种矫揉造作的"价值中立"，根本就是对于结局不平等之不可避免性的卑躬屈膝？

在这本书付梓出版的过程中，这种富于情感上的、要去阻止不必要的苦难的抗争，已经悲哀地消亡于无处了。乔纳森·曼是本书第一章所描述的那几家组织的坚定支持者，我们会非常想念他的。

最后，我很乐意表达我对于苏源熙深挚的感激。在将近20年的时

---

① Lee Baker，美国文化人类学家、杜克大学文化人类学教授，著有 *From Savage to Negro: Anthropology and the Construction of Race, 1896—1954; Anthropology and the Racial Politics of Culture*。

间里，我们在貌似完全不相干的领域工作。然而，苏源熙却教给我了一个道理，那就是：作为中国文学的批判性读者，与作为医学人类学（或其他任何学科）的批判性读者，并不是完全不相干的。这本书是献给苏源熙的，为我们长久的、温暖的且有教益的友谊举杯庆祝吧。

引　言

医学统计学终将成为我们的测量标准：
我们将掂量不同生命的轻重，然后去看看
到底是哪儿尸横遍野，是在劳动者中，还是
在特权者中。

鲁道夫·魏尔肖 ①，1848 年

是谁杀死了安妮特·让？

在她死去的那天早上，安妮特·让一切都很好，她甚至能去她家小

---

① Rudolf Virchow（1821—1902），德国医生、人类学家、病理学家、作家、政治家，被公认为是"现代病理学之父"。更重要的是，魏尔肖不只是一位杰出的生物医学医生，还是公认的社会医学创始人，他能看到更大的社会力量对于疾病的影响，魏尔肖影响了后来所有从事社会医学研究与实践的人。魏尔肖认为，社会不平等是许多疾病的根源，因此想要消除这些疾病，就必须推动更大范围内的社会与政治变革。他的名言是："医学是一门社会科学，而政治学不过是一种宏观意义上的医学。医学，作为一门社会科学，作为人类科学，有义务指出问题并尝试理论上的解决方案；政治家，作为实践的人类学家，必须找到实际解决问题的方法……知识如果无法支持行动，那就不是真正的知识；行动如果缺乏理解，那就会带有极大的不确定……如果医学要完成她的伟大使命，那么医学就必须进入政治和社会生活……医生是穷人的自然代理人，而社会问题在很大程度上应该由他们来解决。"魏尔肖在社会医学方面的重要著作包括 *Report on the Typhus Outbreak of Upper Silesia*，他在其中指出：我们无法通过给予药物来治疗个别患者或通过对食物、住房或衣物的控制管理来解决疫情，只能通过彻底的行动来促进全人群的进步才能解决疫情。魏尔肖将实验室里的生物医学研究与更大范围内的社会医学研究进行了充分的结合，而这也正是法默等哈佛学派医学人类学家所提倡的生物—社会视角。

屋不远处的一口井，拎着一大桶水回来。在那之前，她已经抱怨自己的"感冒"好几周了，可她觉得还不算太严重，虽然盗汗和纳差已让她不堪其扰。安妮特的哥哥后来回忆，那天早晨，她看起来还挺愉快、"挺正常"的。她给大家沏了咖啡，帮她妈妈给驴子驮上货物，好送往集市去卖。那是 1994 年 10 月的一个阴雨天，海地的雨季瞅着就快走到尽头。

但就在安妮特的哥哥去她家园圃后不久，这个年轻女人便突然咯起血来。一个小男孩，在院子对过，见安妮特的口中喷出一道鲜红色的血柱，然后就倒在了自家小屋的泥土地上。他连忙跑去通知安妮特的三个哥哥。他们拼了命地想叫醒她，却无济于事。只听见这个年轻女人口中发出叽叽咕咕的声响，这便是对于他们害怕的哭声的唯一回应了。仓皇中，哥哥们用床单和树枝给她搭了个担架，可即便是最近的诊所——位于他们山顶园圃下面很远处的多凯村（Do Kay），要把他们已然无法活动的妹妹送往那里，也得花上一个多小时。

半路上，雨开始倾注。陡峭的山路，变得又湿又滑，愈发拖慢了他们的速度。走了三分之二，安妮特又咳出了许多暗红色的血块，然后就不再听到她嘴里叽叽咕咕的声响了。当他们终于来到诊所时，雨下得很大。在一泊淡淡的血迹中，只见安妮特一动不动。而稍大的血块，则凝结在她被雨水浸透的衣服上，不愿融化。那一年，她才不到 20 岁。

当天，我也在诊所。当安妮特的哥哥同另外一个男人扛着他们担架上的"货物"冲进诊所庭院时，我正在大楼门口与一位病人攀谈。一滴滴的血从担架上流下来，滴在铺了瓷砖的庭院地面上。他们沉默着走向我，而我也同样沉默着，搭了搭这个年轻女人的脉搏。对她的诊断，简单而又无悬念，死于结核病所致的大咯血——对于她这个年纪的女人来说，几乎再肯定不过，她当时已经全身冰冷了。她的哥哥们，在一旁默不作声，不知所措，但仍以为希望还在，还有办法。所以，当我宣布安妮特的死亡时，他们一个个地都陷入了巨大的悲痛之中，开始嚎啕大哭。

有个来自多凯村的女人，当时正在诊所里拖地，看到这一幕，也停了下来。当男人们开始哭泣的时候，她撩起围裙一角，擦了擦眼睛，便转身离去。她并不认识安妮特·让或是她的哥哥，但她见过了太多结核病人。她的妹妹，五个孩子的母亲，在1988年10月死于同样的疾病。多年后，她妹妹的孩子之一，也在结核病的并发症中死去，但在那之前，他已经因为使用某种抗结核药物而双耳失聪。

我已经见过太多结核病人了，虽然在多凯村的那个小诊所，我们只是服务于中央高原的一小片地区。但仅仅是在1993年一年，我就诊断了超过400例结核病人，这要比当年马萨诸塞州全州的登记病人总数都多。诊断结核病已经成了我的日常工作。但那天，我还是被那血、那雨，还有安妮特哥哥们的巨大悲痛，震慑到了。

但这个故事，到安妮特的悲惨结局，还未结束。我后来才知道，安妮特的一个妹妹，早年也死于结核；而几个月后，她的一个哥哥马塞林，则带着带状疱疹来到了我的诊所。他——一个农民家的孩子，就像安妮特那样——此前一直在海地首都太子港做别人家的佣人。对于带状疱疹病人来说，这样的工作史往往会提示我们，马塞林很有可能是HIV的早期感染者，而此后的实验室检验也确认了这一猜想。虽然马塞林不像他的妹妹，还算比较幸运，在后来得了活动性结核后，得到了治疗，但他还是把他会死的消息告诉了他家人。

我可以说，安妮特的家人没有——也无法——理解，他们究竟为何会遭遇如此噩运。对于那样一个相亲相爱的家庭来说，失去两个原本很健康的孩子，既无法忍受，也不太公平。而后来马塞林的病也同样如此。对于他们的困惑，他们最终有了自己的假设，而后又得出了自己的结论。他们觉得自己是中了巫术，是有人对他们施了咒，而这个人可能就在他们村里。

在这个村子做了十年医生以后，我已经对村民间的这种对巫术的指控见怪不怪了，我甚至花了好多年时间想理解这些指控。[1] 可相当矛盾的是，我发现，这些指控的主要功能却偏偏就是：帮助他们理解苦难。作为人类学家，我对于这样的分析十分满意。可作为一名医生，我却觉得，把可预防或可治疗的疾病归结为村民间的这些口角，实在是让人不太好受。

作为医生，我坚持认为，在这个时代，不应该有人死于结核，因为结核完全是可治愈的。但同时，结核又是这个世界上导致年轻人死亡的头号传染病。据估计，每年有 300 万人死于结核。[2] 对于许多人来说，这个数字可能是惊人的，他们可能在报纸上看到的更多是埃博拉或是"噬肉菌"，却很少会看到结核。不管是在科研圈子里，还是在大众媒体上，结核已经不再能引起大家太多注意了，因为它影响的往往是这个世界上的穷人。而巴里·布鲁姆 ① 则把话说得更明白，他说，结核"实际上已经被我们忽视了有整整 20 年乃至更长时间了"[3]。

对许多人来说，当他们听到传染病依旧是这个世界上最大的单一死因时，可能会觉得非常惊讶。比如，1995 年，全球估计有 5200 万例死亡，而其中，大约 1730 万例是因为细菌性、病毒性或是寄生虫感染。[4]虽然这些死亡大多数都发生在发展中国家，但传染病依旧是美国穷人的主要死因。一项针对纽约福利金领取者的研究发现，在这些人中，结核和艾滋病的发病率惊人得高：在 1984 年登记的 858 名福利金领取者中，

---

① Barry Bloom，美国著名公共卫生专家、传染病学家，目前是哈佛大学杰出服务教授及 Joan L. and Julius H. Jacobson 讲席公共卫生教授，曾担任哈佛大学公共卫生学院院长。

有 47 人最后得了结核病，84 人被诊断出艾滋病。因此，这项研究也就
告诉我们，对于美国穷人来说，结核和艾滋病的发病率甚至要比许多贫
困国家还高，而且是美国全国发病率的 70 倍。实际上，单单是领取福
利金以及有药物或酒精滥用史这两项，就已经和死亡有着非常强的相关
性了：整整 183 人——是这个队列的 21.3%——都在八年时间里发生了
死亡，而他们的平均死亡年龄甚至小于 50 岁。[5]

传染病与不平等

　　阿马蒂亚·森 [①] 曾经发现，在任何有关平等的批判性论述中，第一
个需要回答的问题就是：到底是"什么方面的平等"[6]？这本书要论述
的就是传染病分布及结局方面的不平等。这本书提出了这样一个问题：
为什么像是安妮特·让和她兄弟姊妹那样的人容易死于传染病（比如结
核、艾滋病和疟疾），而其他人则往往风险要低呢？这本书想讨论的是：
究竟是什么因素造就了这样一些不平等，又是什么因素在维持着这些不
平等。这些不平等在表面上好像是生物层面的，但它们其实主要是由社
会因素所决定的。这本书还想讨论的是：我们的社会会对传染病作何种
反应，是隔离检疫还是巫术指控？

　　这些讨论，让我能够穿梭于许多不同的关于风险与结局不平等的解
释之间，包括官员们的解释与学术界的解释。我想说，关于传染性疾病
的分布与病程，学者们往往会做出"因果论上的妄断"，从而弱化了他

─────────────

① 　Amartya Sen，世界著名经济学家、哲学家，因其对福利经济学所做出的贡献于 1998
年获得诺贝尔经济学奖，目前是哈佛大学 Thomas W. Lamont 讲席校级教授及经济学和哲
学教授。

们为理解传染性疾病所能做出的贡献。这些论断之所以是妄断，是因为它们根本就是错误的，或者是存在误导性的，而且还因为它们分散了我们的注意力，我们本可以开展合适的干预措施来治疗甚至治愈像安妮特·让这样的人。这些妄断，也同样转移了我们对于社会层面疾病的注意力，这些社会层面的疾病加剧了人们生物层面的疾病，而生物层面的疾病往往是可预防的。

本书引用了许多来自海地、美国、秘鲁等地方的数据，希望能对这些妄断加以批判。"新发传染病"领域的文献越来越多了，但我希望，《当代瘟疫：传染病与不平等》这本书，能纠正这些文献中的一些观念，并能作为一个补充。虽然许多研究传染病动力学的人都同意，新疾病的出现，在某种意义上，其实是社会产物，但很少有人分析特定的社会不平等在其中究竟发挥了怎样的作用。然而，这样的不平等，却深刻地塑造了传染病的分布状态，而且也影响了那些患者的健康结局。

HIV也好，结核也好，甚至是埃博拉，它们的暴发都是有相当明显的模式，而且它们所导致的社会反应，也是有模式可循的。这一次次的暴发，都提醒我们，关于疾病新发的模型，必须能够动态变化，是系统性的，而且必须具有批判性，要批判性地对待那些肤浅草率的因果论断，尤其是有些因果论断忽视了社会不平等的致病性。我们的社会，人际连接越来越紧密。在这样的社会里，关于新发传染病的任何批判性论述，必须考虑到一点，那就是宏观社会作用是如何导致个体间的不平等位置的。持有"批判性的认识论"，必须找到，我们的主流分析框架究竟掩盖了疾病发生发展中的什么因素。对待这些疾病新发模型，必须能够将变化与复杂这样两个因素纳入其中，必须有全球性的眼光，同时又能充分意识到地方差异的存在。

面对这样一本批判性论著，读者不可避免地要对我的学科视野产生疑问。虽然我是一名全职的临床大夫（同时也身兼人类学家的身份），但这里的文章既不算是临床论文，也不算是民族志写作。毋宁说，它们是嵌入在医学与人类学的夹缝中，自由穿梭于这样两个不同学科以及包括知识社会学在内的其他一些学科。这样一种故意而为的"学科交叉"，绝不是为了将作者从学科责任中释放出来，而是因为，我非常清楚地认识到，这本书要讨论的疾病风险与结局的不平等，是嵌入在复杂的生物社会现实（biosocial realities）之中的。而要想理解这样复杂的现实，必须采取一种生物社会分析范式，能够自由地旁征博引不管是临床医学还是社会理论的知识，能够将分子流行病学与历史学、民族志研究与政治经济学进行结合。当然了，要实现这样一种融会贯通，说说容易，做起来却很难，正如芬贝格和威尔逊所说，这是流行病学的"圣杯"。[7]

最后，这本书也是一种形式的抗议。我这里所描述的种种健康结局不平等，大部分都是社会分歧的生物学表现。我们本可以——也本应该——规避安妮特·让的死亡，而有效的规避措施也许涵盖了从临床到政治不同的向度。换言之，我的结论就是：我们需要介入，不管是有意还是无意，要去抵抗这世间的错觉或混淆。

人类学与医学的视野缺损

如果以海地为例来重思人类学与医学，会发现在这两门学科里，好像从不缺错觉或意识混乱的例子，至少，选择性忽视的例子是有一大把。具体到视野缺损的实质，则似乎要看这里的人类学家或医生到底是哪一类。不管是人类学还是医学，它们的历史都告诉我们，这两门学科对于压迫（或者更广义来说是人类苦难）以及对于贫困者的疾病，相当缺乏关注。[8]

　　先从人类学开始。就在不久之前，谢珀-休斯在她关于巴西地区饥饿的研究中，如是写道："日常暴力、政治和家庭恐怖，还有疯癫……这对于人类学家来说都是有点过头的词语和主题。"[9]倘使人类学家工作的地方正是电视里所报道的发生饥荒与冲突的地方，那为什么她会这么说？记者笔下的杀戮之地正是几代人类学家得以训练的田野所在。当我们不再谈论"日常暴力、政治和家庭恐怖，还有疯癫"的时候，我们究竟又在谈论什么？我们在谈论许多关于"文化"的东西，而这里的部分问题，恰恰就在这个术语的使用方式上。"文化这一观念，"某位学术权威在1975年一本有关这个主题的书里，赞许地解释道，"将研究者放在了一个与他的研究对象相平等的位置上：因为毕竟'每个人都属于一种文化'。"[10]

　　然而，悲剧就在于：这里的所谓平等，虽然对于人类学家来说很有安慰效果，但完全就是假象。人类学家和他们的报道人，并不是彼此孤立的，也并不平等；他们双方都被不平等关系的全球之网给绊住了脚步。但是，这些假象透露了关键性的误解得以持续存在的重要原因：对于不平等与结构性暴力（通常是跨国力量或至少是区域外力量在本地的表现）的忽视，已经在很长一段时间里破坏了人类学这门学科。

　　在一篇引用极广的文章《与革命擦肩而过》中，奥林·斯塔恩① 分析了一批写作于秘鲁游击战争之前的秘鲁高地民族志作品。这些人类学家，就工作在那些即将起义支持"光辉道路"的村庄，可当时却为什么没能看透那里正发生着的一切呢？斯塔恩效仿萨义德，造了一个新词，叫"安第斯主义"（Andeanism）。安第斯主义者赞赏并强调高地农民与

_____

① Orin Starn，美国人类学家、作家，杜克大学人类学系教授，著有 *Ishi's Brain: In Search of America's Last Wild Indian*。

其印加祖先之间的连续性，他们关心的是生态与仪式，关心的是描写那里的偏远，而不是洞察任何的关联。于是，一整代人类学家都好像与那次革命擦肩而过了：

> 民族志学者通常只会稍加提及那里糟糕的婴儿死亡率、菲薄的收入、过短的寿命、欠佳的饮食和惨淡的医疗状况，这也是常规需要提及的东西，但他们也就止步于此了。固然，秘鲁的农民生活，也是充满了许多欢娱、专长和乐趣，但对于任何仅仅通过阅读伊斯贝尔、斯卡或瑞德玛的民族志作品来了解那些地方的人来说，当他们看到这些数字的时候，想必还是会非常惊讶，而正是这些数字，让其他观察者给阿亚库乔①贴上了"第四世界"地区的标签。那些民族志作品，细致入微地描写了那里的礼物交换、圣人日仪式、婚礼、受洗和工作聚会，但另外一些同样在安第斯地区非常常见的景象，却几乎在他们的叙述里消失了：一个生了脓肿却无处可医的女孩，一个死于产后大出血的女人，一对在他们昏暗的土坯房里为他们猝然离世的宝宝而哭泣的夫妇。[11]

倘若能换以一种更加系统性的视角，去观察秘鲁高地，去观察它与利马及其他地区之间在经济和行政上的种种关联，那他们的这种短视问题或许可以得到纠正。但正如斯塔恩所指出的："想要分析这些经济上的关联，绝大多数人类学家都应付不了，他们大体上还是在'文化'和'社群'的分类框架下工作。"[12]

---

① Ayacucho，秘鲁中部山地城市。

早在十年前，许多人类学的经典民族志作品（包括埃文斯-普里查德、马林诺夫斯基和列维-斯特劳斯的作品）就因为它们目光的短浅而受到了攻讦，但即便到现在，许多人类学研究还是一样在提供许多有关压迫和苦难问题的错误解读，这着实让人揪心。我们经常看到，有些民族志作品将贫困和不平等简化为某种文化上的差异，但前者本是一系列贫困化过程的最终结局。我们去做田野调查，去寻找不一样的文化。结果，我们看到了那里的压迫，嗯，这确实和我们习惯的大学生活不太一样。于是，它们就有了一个名字，叫作"文化"。我们来了，我们也看到了，但我们却得出了错误的诊断。

有人说，这些错误是因为人类学的理论范式，人类学到底在如何"制造它的研究对象"，人类学又在如何书写它的民族志。[13] 如今，绝大多数人都会同意，这些错误也同样离不开人类学家与殖民主义或新殖民主义权力之间的勾连。但回到研究者的个人层面，我们不能说，人类学的视野缺损是因为他们的动机有什么问题，而是像阿萨德所说，是因为我们"对于异文化的观察及书写方法"[14] 出了问题。我们今天认为是老生常谈的那些东西，倘使回到 30 年前，则在人类学中引起了异常激烈的讨论。当时，人们争论的焦点在人类学家的形象问题：人类学家是否已经自甘堕落，沦为权力的奴隶？但这些争论却没能触及霸权所导致的那些更微妙的影响。我在这本书里就想提出，关于这些问题的迷思与困惑，经常是服务于霸权利益的，虽然研究者们可能本心不坏。

这些对人类学的批判到底在多大程度上成立，是可以讨论的。也许，十多年前，马尔库斯和费彻尔就已经把话说得很明白，他们说："我们的意识已经变得更具有全球性与历史性：现在，对异文化的深入探索，等于把它们放置在与西方社会并存的时空之中，等于把它们视为我们世界的一个部分，而不是把它们视为出自完全的异己文化，被我们引以为反观自身的镜子或替代物的体系。"[15]① 也许，在这当下，已经有不少学生在研究，比方说，像是安妮特·让这样的女性困境。也许，有些富布莱特学者，已经拿到资助，要去研究最近的政治和经济政策对拉丁美洲及非洲穷人健康结局的影响。但我不认为，我们正在砸倒已经洞开的大门，毕竟在海地工作并解决那里的艾滋病及结核病问题依旧是富于教益的。

在我阅读人类学的头些年里，我自然也"与革命擦肩而过了"。但还有什么比在海地工作更能补救这一切的呢？我是1983年春天去的那里。去的时候，我自己心里已经想好了不少可以研究的问题，而每个问题的提出，都是想"为理论做出些贡献"。但慢慢地随着时间推移，我却产生了许多全然不同的问题，这些问题也正是本书想要探讨的。在我长达十年的研究、阅读以及写作的过程中（其中自然好多是与来自全世界各地的同事一块儿完成的），我开始注意到，在许多有关艾滋病和结核病的社会科学著作中，都存在着一些让人不安的因素。[16] 比如，在面对某些显然是与贫困和不平等相关的性行为或艾滋病结局时，我们笔下谈论的却是关于文化差异的离奇表现。在有关艾滋病的早期人类学著作中，献牲、兽奸、仪式化同性恋、割痕礼、仪式信仰，都是随处可见的概念。这里的问题是，这些概念均与HIV的传播或是艾滋病的结局没有任何可见的相关性。相反，这些说法后来发现都是无稽之谈。但在那之前，这些说法已经造成了许多不好的影响，这也正是本书的某些章节想要讨论的问题。

这种将结构性暴力和文化差异混为一谈的做法，蚀坏了许多有关艾滋病的论述，尤其是那些关注穷人——也就是这一疾病的主要受害者的

① 译文引自［美］乔治·E.马尔库斯、［美］米开尔·M.J.费彻尔著：《作为文化批评的人类学：一个人文学科的实验时代》，王铭铭、蓝达居译，生活·读书·新知三联书店1998年版，第188—189页。

论述。还有一种趋势也与之相关，就是有些人在夸大易感人群的主体性。然而，这种夸大在很多时候却无异于对于他们的谴责。[17] 关于艾滋病，我们已经讨论了太多在地因素及在地行动主体的影响，包括本土观念及所言说的动机。但如果只是停留在讨论态度或者观念，我们能解释 HIV 的分布问题吗？我在海地工作了超过 15 年，我不再会对海地艾滋病感染者的心理因素多加讨论，我甚至十分怀疑，对于他们心理层面"易感倾向"的分析，根本就是方向上的错误。然而，关于海地不断变化的社会状况及其与艾滋病的关系，关于不平等之实质及贫困之结构（这已日益成为某种全球性过程），关于这些因素是如何改变了人们的性存在及性行为，我却有很多话可以说。而关于海地在艾滋病防治上到底是如何缺乏资源，我则有很多话必须要说。因此，当我看到这些话题在社会科学及临床医学的话语中竟然就如此地消失了，这岂非一件大不幸之事？

那么，医学的盲点又在哪里呢？如果说人类学家在海地工作还面临着许多理论及方法上的困境的话，那医生的工作乍看一下似乎要容易许多。在一定意义上，这话不错。首先，我们要看到，患者与医生的二元结构，简化了大量事实。就像古谚里讲的，医生的忠诚，总是属于他（她）的患者。因此，医生也就不太需要去关心社会理论：这样的忠诚既可以属于一名年老、超重、罹患冠心病的美国商人，也可以属于一名孱弱，咳嗽，才 20 多岁就要死于结核病和营养不良的海地女性。[18] 我想说的是，医生有权照护这两类患者，而在这两类患者中，温暖体贴的医患关系都是可能出现的，而且也是有必要的。此外，临床交流过程中的暖意（这也正是该行业的活力所在），对于许多"远离经验"的经济学、政治学及社会学模型来说，也起到了非常好的矫正作用。

然而，我还想补充的一点是，虽然这也许并不适用于所有患者，但北美的男性冠心病患者通常要比海地的女性结核病患者活得更长。再说一遍，北美的男性冠心病患者通常要比海地的女性结核病患者活得更长，句号。前者，即便是那些没有医保的人，也要比后者更容易获得最优质的医疗资源；确实是这样，也许很少有海地农民曾接受过肺结核或者其他重性疾病的最佳治疗——哪怕一次。[19]

对于优质医疗来讲，温暖的医患关系肯定是不可或缺的，而对于生物医学文献的熟练把握，也同样是不可或缺的。现代医学所取得的巨大成就（也许仍有许多潜力尚待开发），在很大程度上，是植根于它对生物科学的重视。在看到现代医院里如此大量的药物和诊断工具之后，没有人会怀疑，过去这100年，我们在基础研究上投入的大量资源带来的回报。任何能够自信地开具出某种新药的医生，都不可能会怀疑双盲对照试验的价值。但是，对于这些工具的狭隘或是盲目的使用，却正是医生为什么无法看到疾病背后的宏观影响因素的原因之一。这些宏观层面的致病因素，曾是社会医学的研究重点，正如鲁道夫·魏尔肖及其他人在他们的作品中提醒我们的那样：

> 魏尔肖早就明白［而我们作为他的后人却不曾明白］：如果医学的目标是促进公众健康，那么它就必须同时关注影响健康的生物以及社会因素。然而，现实却不是如此。在生物医学已经发展到前所未有的高度的时候，我们对于疾病的社会根源［魏尔肖已经如此明确地讲过］的忽视却让我们成了一条腿走路的瘸子。[20]

医生同样需要思考贫困与不平等问题，因为它们会影响到任一群体内部疾病与死亡的分布，因为它们会决定谁能够——而谁又无法——享受到医疗服务，尤其是在一个按服务付费的医疗系统之中。简言之，但凡是将患者带到医生面前（或是让患者远离医生）的力量，但凡是导致疾病而后又导致诊断与治疗的过程，都与一系列宏观层面的社会因素息息相关。在思考影响人群健康的因素时，医生所面临的诊断困境，与人类学家所面临的分析困境，并无二致。

所以，作为医生，如何才能将这样一些视角融入他们的临床实践之中呢？我认识的好多最优秀的医生，他们既没时间也无意愿去思考这样一些更加宏观的社会性问题。在这样一个医学知识爆炸的时代，又面对越来越繁重的行政任务，这些医生已经（或是感觉自己已经）被手边忙不完的活儿给榨干了——他们要去看生了急病的患者，又或者要去减轻慢性病患者的痛苦。相比这本书里要讲的医学模式，我想，这些患者可能也确实是更喜欢目前这样的医学模式的。谁在生了病以后会希望自己的医生因为其他人的问题而分了心？

如果我们生活在一个乌托邦世界，那么，目前这样一种模式也许已经足够了，因为有人会去确保优质医疗人人可享；因为有人会去巩固医疗照护的标准，会去监控我们社会中那些导致疾病的因素；因为有人会去确保，医疗照护的目标在更宽泛的含义上就是促进社会中所有成员的全面发展。

然而，我们却生活在这样一个世界。这个世界上，既有像海地这样的国家，又有像美国这样的国家。这个世界上，既有曼哈顿哈林区，又有曼哈顿下东区。这个世界上，既有巴黎，又有金沙萨。这个世界上，既有伦敦，又有孟买。然而，我们所生活的世界，并不是完全由国界线划分，对此，没有什么例子比 HIV 的分布更能说明问题了，正如我在以前的文章里写道：

> 那根连接着海地与北美城市的纽带，有其历史根源，而且仍在持续变化。这一纽带既是经济层面的，又是情感层面

的；既是政治层面的，又是个体层面的。为什么这项关于海地
农村艾滋病问题的研究要反复将自己的视线拉回到海地城市和
美国？原因之一就在于：将这些地区分隔开的边界，其实是非
常模糊的。艾滋病的大流行，已经释放了一个很强烈的信号，
那就是：即便偏远如多凯村的地方，也与一个更大的网络相联
系。这个网络里既有太子港，又有布鲁克林；既有巫毒巫术，
又有化学治疗；既有占卜术，又有血清学；既有贫困，又有富
裕。确实，HIV 的性传播向我们有力地证明了这些联系的显著
性——及其更为复杂的紧密性。[21]

对于其他疾病（比如结核病）来说，这些结论同样是成立的。如果
我们说，发生在数以万计营养过剩的北美人身上的冠心病，与发生在营
养不良的海地女性身上的结核病，从社会成因的角度来讲，其实是相互
关联的，这是毫无争议的。

我们这个社会，让美国以及美国之外的好多人，既面临着疾病的风
险，但又被剥夺了享受医疗服务的权利。实际上，生物医学所取得的巨
大成功，在很多情况下，都进一步加剧了医疗不平等。任何时候，只要
有了新疗法（不管它是抗结核药物，还是蛋白酶抑制剂），而新疗法又
无法被那些最需要它们的人轻易获得的时候，医疗不平等就一定会加
剧。也许，魏尔肖也正因为预料到了 20 世纪后期的科技发展，才高声
疾呼：医生必须成为"穷人的自然代理人"。

在任何存在医疗不平等的地方，医生或是其他疗愈者都有责任对与贫
困相关的问题做出回应。这些问题不应该留给保险行业或制药行业的领导
来回答，他们关心的不是如何缓解人们的痛苦。除非医生会开始关心其他
类型的问题了（比如：谁会生病？他们又为什么会生病？谁会成为患者？

谁可以享受到足够的医疗服务？如何解决风险与结局的不平等?)，否则，他们将至少和那些"与革命擦肩而过"的人类学家一样目光短浅。

关于因果关系

要想回答这些问题，我们所需要的远远不只是观察细致的现象学，虽然它是好的民族志与好的临床医学的基石。自 12 世纪以来，大量研究都告诉了我们一个非常简单的道理，那就是穷人比富人要更容易生病，这个道理在富裕国家与贫困国家都成立。[22] 在 1969 年发表的一卷关于贫困与健康问题的论文集中，我们可以读到如下的论述："相比 [美国的] 其他人群而言，贫困人口的健康状况显然要差很多，而且他们的总体死亡率 [不管是全年龄死亡率，还是年龄别死亡率，而且尤其是传染性疾病所致的死亡率]、婴幼儿死亡率和重大疾病患病率都要高出不少。"[23] 最近的一篇综述也指出，越来越多的研究得出一个相同的结论：

> 关于 [社会经济地位] 与健康之间的相关性，有一个特征非常重要，那就是：这种相关性是普遍存在的，而且随着时间的推移，是长期存在的。这种相关性几乎可见于所有的健康指标，比如：年龄调整死亡率 [不管是全因死亡率，还是特定病因死亡率]、急性病严重程度、严重感染性疾病发病率、几乎所有慢性病的患病率和严重程度，还有残障和活动受限的相关指标。[24]

但对于这些健康结局的不平等，我们如何能够给予精确的解释呢？在写到美国穷人的时候，瑞安毫不含糊地说道："事实很清楚：他们的健康状况很糟。原因也很清楚：健康需要花钱，而他们没有钱。"[25] 在瑞安说出这些话之后的年头里，我们逐渐了解到：贫困与健康之间的关系，其实是相当复杂的。[26] 但这里所说的复杂，主要是表现在那些导致穷人健康水平更加低下的不同机制上；换句话说，贫困及其他社会不平等，是通过无数复杂的机制来改变疾病分布与疾病病程的。

以结核病为例。对于贫困国家来说，结核病是长期存在的；而对于许多工业化国家来说，结核病也在那里的穷人中死灰复燃。如果我们不去思考社会力量（从政治暴力到种族主义）是如何渗透进个体层面的病理生理，进而导致疾病的，那么就不可能理解结核病那非常明显的分布模式，比如，在美国，感染结核病的主要人群是流浪汉和囚犯。

最开始，贫困和种族主义会导致结核杆菌的感染风险升高，其中的机制包括：这种疾病在穷人中的患病率更高；穷人更有可能聚集在一起生活，且经常生活在狭小不通风的地区，——过去，这些地区往往是工业化城市里的所谓"疬区"①，而现在则往往就是城市里的贫民窟，结核病依旧在这些地区流行。许多机构，本是为了服务或是收容穷人而设计的，可在许多时候却成了结核病滋生的温床。正如纳尔代尔和布里克纳所说，流浪汉收容所已经成为20世纪晚期的疬区。[27] 贫困和种族主义显然会增加一个人被送进收容所的可能性，同样，这些社会因素也会使某个人吸毒或坐牢的可能性上升。

一旦感染结核杆菌，穷人则更有可能会进展为活动性结核，其中的机制同样是非常复杂的。对于绝大多数人来说，细胞介导的免疫反应都会让结核杆菌处在潜伏状态，然而，如果合并营养不良、HIV 感染（或其他合并症）、毒品或酒精成瘾等问题，那么，细胞介导的免疫反应则

---

① 指肺结核高发的地区。

会被削弱。对于成瘾性疾病来说，也是一样。如果你不理解压迫和种族主义的影响，那么也同样无法理解成瘾性疾病。至少，在了解相关的历史研究或是基于人群的研究之后，你会认同我的观点。即便结核杆菌的再感染可能在结核病感染发展到疾病的过程中扮演某种角色，发生再感染的风险也是同样受到上述社会因素的强烈影响的。

这些相同的因素，也决定了活动性结核患者的最终结局。贫困和种族主义会限制有效治疗方法的可及性，或者在患者合并营养不良或成瘾性疾病的情况下，降低药物疗效，从而导致患者的不良结局。显然，贫困还会降低患者对高要求、长周期的治疗方案的"依从"能力。看来，疗法可及性的不平等加剧了结核感染和再激活的不平等，而有效治疗方法的到来确实只是让社会不平等的中心地位变得更加突出了。

因此，那些本质上属于社会层面的因素和过程，便如此这般地表现为了生物层面的事件。通读本书，你会发现，我在谈论 HIV 及其他病原体的时候也将提出相似的论点。

在强调健康不平等的社会根源的时候，我也不想自己落入所谓的"勒德主义陷阱"（Luddite trap）①。我们经常能从私立医疗的批评者口中听到这样的观点，那就是：消除疾病的社会根源与提供高质量、高科技的医疗服务，有时候两者只能取其一。但事实却正好相反，正如保罗·怀斯②在一次讨论婴幼儿死亡率的种族差异时所说的："很多时候，那些强调社会决定因素的影响的人，会将临床技术贬低为无用的策略。但是，贬低临床干预会将我们的注意力带离真正重要的目标，那就是确保这些临床干预被平等地提供给所有那些需要它们的人。贬低临床治疗

---

① 勒德主义指反对甚至仇视一切技术进步。

② Paul Wise，儿科医生、公共卫生专家，目前担任斯坦福大学医学院儿科学与卫生政策教授。

的价值反倒只会减轻政策在提供平等可及的临床治疗方面的压力。"[28]

追求高科技医学，完全没有错，但如果只追求高科技的话，这显然是不够的。实际上，那些最最崇拜高科技的医学领域，恰恰是使用这些高科技的效果最最打折扣的地方。我们仍旧需要为那些因贫困或歧视而处在社会边缘的群体提供更多、更好的临床服务。如果安妮特·让能得到及时诊治的话，那她一定能活到今天，而联合抗反转录病毒治疗也将延长她兄弟的生命。贫困者，有权享有目前我们所能提供的最佳治疗方案。我们活在这个时代，必须要去质问有关医疗服务的双重标准。这也正是本书从它所引用的许多心声中提炼出的信息之一。

另一条信息则是：只要能提供有效的治疗措施，我们便可以憧憬一个社会不平等的具身表现能够得到消弭的未来。这当然是许多工作在资源欠发达地区的医疗工作者都心怀的憧憬。[29] 我们能够证明，对于海地农村的穷困者来说，结核病的结局同样可以达到其他地方一样的水平。[30] 其他在美国内陆城市工作的人，已经向我们展示出，不管 HIV 感染者有着什么样的支付能力，只要他们能得到高质量的艾滋病治疗，那么，他们在生存结局上的不平等就可以得到消除。[31]

然而，我们必须记住：消除健康结局的不平等，并不等于消除健康不平等的社会根源。而对于不平等的研究工作，则很有可能会让我们更加背离了这一目标。但对于平等的追求，且不管它是否公之于众，都构成了这些研究的基础，正如阿马蒂亚·森所说："当我们从有能力避免本可预防的死亡、饥馑或早夭等视角来评估世界范围内的不平等时，我们并非只是观察个体福利上的差异，还包括我们认为有价值和珍视的基本自由的差异。"[32]①

---

① 译文引自［印］阿马蒂亚·森著：《再论不平等》，王利文、于占杰译，中国人民大学出版社 2016 年版，第 78 页。

不平等，以一种非常真实的方式，构成了我们的当代瘟疫。不平等的重量，主要是压在那些贫困者与边缘者的肩上。虽然我们的时代是一个自私自利的身份政治的时代，是一个"软相对主义"的时代，但也并不是所有人都能声称自己是不平等的受害者。值得注意的是，即便是那些富裕的社会，也在极大的不平等的撕裂下，失去了它的凝聚力。社会凝聚力的缺乏，是与社会中患病率与死亡率的上升密切相关的。"现在，我们已经很清楚地知道，"威金森在他关于工业社会的不平等的重要研究中如是写道，"社会收入差距的大小是不同国家健康水平的重要决定因素，而它对健康的影响是因为它首先影响到了社会凝聚力。"[33]

在美国，这一关联尤为显著，我们甚为忧虑地注意到，工人与管理者之间的收入差距正越来越大：大型公司 CEO 的平均工资是工厂工人平均工资的 200 倍。在过去 30 年间，这一差距扩大了五倍，而且还在不断扩大。"你几乎可以听到美国无产者在那里准备断头台的声音。"《新闻周刊》在一篇文章里发出了这样的警告。但实际上，不是美国的底层人民，而是上层阶级，制造了最主要的暴力。[34]

＊　＊　＊

这本书共有十章。第一章，是根据一位匿名评阅人对于本书早期版本的建议增补上去的。在这一章里，我概述了自己是如何参与解决治疗可及性不平等的工作中去的。我这里讲述的是某个群体的故事，这个群体，正有越来越多的人加入进来；这个群体，既有当代瘟疫的记录者，也有当代瘟疫的抗争者——对于他们来说，务实地参与到诊所或是田野工作中，给他们的生命带来了某种在现代大学里完全看不见的活力。

第二章就没有那么私人化了，而是更具体地讨论了"新发传染病"这一概念，同时也交代了本书其他章节的分析框架。这一章阐发的基本论点是：社会不平等往往决定了当代瘟疫的分布，也决定了患者的临床结局。因此，不平等也就成为了某种致病因素。正如引言一样，一、二两章也没有完全按照严格的学科范式来书写像流行病这样的复杂生物社会现象，而是像本书其他章节，自由地穿梭于从民族志到分子流行病学各种不同的方法论之间。

后面的几个章节，则致力于应用这种框架分析某些特定疾病——主要是艾滋病和结核病——以及某些特定情境。但我在这里所采取的视角，既非流行病学视角，亦非社会学视角。相反，我衷心希望，对于个体经验的深切观照，能流淌在这些章节每页纸的字里行间。所有这些章节，都讲述了在这些瘟疫的泥淖里挣扎的人的故事。[35]

在讨论上述致死性流行病的过程中，这些章节先是采用了广角的知识社会学路径，而后又拉近了镜头，对传染病的动力学进行了深入讨论，最后则切到可用于改善健康结局的实用措施上。一段"民族志的间奏曲"串起了有关艾滋病与结核病的章节，并重申了过分依赖单一学科的危险所在。

第十章，也就是本书的总结部分，既是一种警告，也是一种抗辩。在科学技术飞速发展的今天，社会不平等的进一步加剧只会导致非常惨重的结局。如果我的分析大体上是正确的，那么，我们时代的瘟疫，其实是离不开这些不平等来作为它们的"共同因素"的。也就是说，这些严重的不平等，正是流行病得以出现或蔓延的燃料。而如果我们想要扑灭这些流行病，就必须让更多人能够享受到有效的医疗服务，这是我们需要迈出的第一步。

第一章

实践的活力：我的个人轨迹

我希望，大家都能够学会去发现：究竟什么

才是正确的，而什么又需要得到纠正，

去纠正——通过我们的工作，

也通过我们的行动。

丹尼尔·伯里根 [①]，1971 年

在我准备这本书的时候，有一位读过这本书早期草稿的匿名评阅人建议我说，既然这本书讲的是我的个人旅程，那我就应该好好交代下这段旅程的来龙去脉。但是，对于这样一本讲穷人瘟疫的书，要把它做成某种自我告白的形式，对于这个建议，我至少最初的时候是有些不认同的。但是，有一点不可否认，那就是：我在秘鲁的经历，特别是在海地的经历，确实同我接受的人类学和医学训练一样，塑造了我全部的世界观。

也许，有一点会让你感到非常奇怪，那就是：我很早就知道自己想成为一名医生—人类学家，——在我 20 岁的时候，在我还没去到海地的时候，我就已经知道了。但我在海地中部的经历却让我下定了决心，

---

① Daniel Berrigan（1921—2016），美国著名的反战主义者，同时也是一名牧师、作家和诗人，因其在反越战运动中的激进抗议活动而广为人知。

究竟要专攻医学的哪个专科。去那里的第一年，我目睹了许多本可以避免的死亡，有因为疟疾而死的，有因为结核而死的，还有因为产后感染而死的。这些就足以让我下定决心，要去专攻传染病学了。海地的经历，也让我对社会理论愈发生出兴趣，尤其是对结构性限制因素与个体能动性之间的关系兴趣颇多。生活条件究竟是如何限制了个体的选择能力？这里说到的"限制"一词很关键，因为对那些与我一起生活并工作过的海地人来说，贫穷其实是他们生活的核心事实。有时候，会感觉他们好像每每要挪动脚步，都会被经济需求的坚硬表面给束缚住。"当今海地农民的生活，"25 年前，人类学家珍·韦瑟这么说道，"简直就是非'凄惨'二字无以形容，跟活死人无异。"[1]

相应的，得不到有效的生物医学服务，是海地卫生体系最最鲜明的特征。这个国家仅有一所医学院，而它的毕业生在毕业以后通常会选择留在太子港，——或者，索性就离开海地。比如说，在弗朗索瓦·杜瓦利埃医生① 登上权力宝座后的十年光景里，总计有 264 名医生毕业于这所国立医学院，但最后，除了三个人，其他毕业生都离开了这个国家。[2] 1980 年代，海地全国每 10 万人口只有 18 名医生，与此同时，美国的这一数字是每十万人口有 250 名医生，——而附近的古巴则更是高达每 10 万人口 364 名医生。[3] 在海地的四个行政区之间，这个数字更是差距悬殊。本书讲到的海地人的故事多半发生在特朗斯福萨里区，这个区是目前海地四个区里资源最为匮乏的一个，在那里，每十万人口仅有大约五名医生。[4] 这让我还是医学生的时候就成了海地农村的新鲜事物。

到了 1984 年的春天（我来到海地后一年），我已经将我的命运同这

---

①　François Duvalier（1907—1971），1957—1971 年担任海地总统，绰号为"医生爸爸（Papa Doc）"。

群无地农民捆绑在了一起，那时有一位充满活力的海地牧师正在帮助他们。但他告诉我说，他对于医疗保健一无所知。那么，既然我要做医生，监督卫生项目的担子自然就落到了我的肩上——他从未表现出对我的人类学研究有任何兴趣。所以，他说，那就赶快行动起来吧，去找一找需要的资源。但我反驳他说，先做做这个地区初步的"需求评估"（问问我们要服务的这些社区的居民，他们究竟希望我们做什么）不是更好吗。"行吧，"这位牧师答复我说，"你想做什么，就去做什么吧，但他们只会告诉你一件事，那就是他们想要医院。"

　　他说得一点也不错。虽然人们也同样提到了学校、水以及土地，但绝大多数被调查者都说，医院才是这个地区最需要的。（值得注意的是，从没人告诉我们，他们想要的是研究。）虽然我们不应该等到人们告诉我们他们想要什么（比方说，破伤风和麻疹疫苗）之后才行动，但我们还是决定这么去做。我们坚持认为，他们的想法对我们来说是相当重要的。因此，在我们准备提供预防服务的同时，我们也开了一家诊所。

　　好救星诊所始建于 1985 年。在那之后，它就一直在为海地中央高原农村的穷人提供服务。我在那里所获得的经验，进一步形塑了我在医学领域的兴趣。在这家诊所开始营业后一年不到，来了我们的第一位艾滋病患者曼诺。他是个小伙子，得了播散性结核。他的故事有些戏剧化，而我自己的故事也一道戏剧化起来，因为那里没人知道他究竟是怎么了（这话千真万确），而我作为一名还在受训的医生又经常是那里最懂医学的一个。曼诺成了我博士论文以及由此写成的那本书的核心人物，他也迫使我要去明白，当我介入到我的"报道人"的生活中去的时候，这究竟有着怎样的本质内涵。我知道，我的首要任务并非分析，而是实务。

　　从 20 世纪 80 年代早期开始，我就频繁往返于海地（一个医疗资源匮乏的地方）与哈佛（一个可谓是医生无数且医院林立的地方）。这种体验自然是有些分裂，格格不入，但同时，它也给我带来了许多启迪。海地成了某种可以诠释我在医学院之所学所闻的坐标地图。首先，在医学院的时候，我会格外注意那些对于海地来说有用的信息，但我很快就发现，美国的医学教育竟然对结核病和寄生虫学一点儿兴趣也没有。[5]其次，我在海地的经验也让我产生了对于某些因果论断的怀疑。我发现，大家根本不讨论贫穷对于疾病分布及疾病结局的影响，大家也完全不关心社会不平等的致病性。即便是在社会医学的课堂上（这些课程确实会讨论社会力量），许多讨论在我听来也是似是而非，空洞无物。

　　我在海地所服务的那些人，那些饥饿之人，那些罹病之人，完全不在大家的考量范围之内。他们所面临的困境，当然了，也同样如此。比方说，我们曾经听到过，也曾经读到过，大量资源被用于"技术性解决方案"①——比如新生儿 ICU 病房——的事情，可在某些人看来，这些技术方案几乎没有产生过任何实质性的结果。那些批评现状的人（包括许多公共卫生活动家）似乎只是满足于呼吁不要投钱给这些技术方案，而把钱都投给那些得到他们认可的方案（这些方案通常是"低科技含量的"、根植于预防医学的）。

　　我知道，哈佛医学院距离某个单靠某些不甚宏大的干预手段就能挽救大量生命的地方，只隔了短短的一条航线之遥。然而，海地患者所面临的两难处境，不正在向我们昭示，他们所需要的恰恰是同时包括高科技手段和低科技手段的所有干预措施吗？可为什么——我焦虑地想要知道——在哈佛那些典雅庄重的课堂上，既强调前者，又强调后者，怎么

①　通过技术手段来解决社会问题（这些社会问题往往是由技术原因所导致），然而，这些新的技术手段却又往往会导致新的社会问题，如此不断循环。

就会是桩那么不明智的事情呢？海地中部的那些人，当然没有明确说过，他们想要靠低技术手段来解决他们的严重医疗问题。当问及他们究竟要什么的时候，他们会毫不迟疑地答复你说："我们要一家医院。"他们要的不是诊所，不是卫生服务站，不是药房；他们要的也不是疫苗，不是孕产期保健；他们要一家医院！

　　虽然在海地工作的经历让我在阅读有关"医治无效性"的文献时具备了相当高的鉴赏力，但我还是被发展领域的某些金科玉律给绊住了脚。像是"恰当技术"和"可持续性"这样的说法，至少在最开始的时候，在我听来，还是相当不错的。但这里的问题恰恰是：这些说法对于那些我曾经救治过的无地农民，以及他们的许多最为忠实的权益捍卫者来说，却是愚蠢至极甚至是充满恶意的。早年，当我还在多凯村的时候（那一年的经历确实给我带来了翻天覆地的变化），我就迎面碰上了这么桩事情，那就是：对于上面这些问题，那些所谓的"专家意见"（专家们经常会在学术期刊和公共卫生学院这样的地方兜售他们的这些"意见"）往往同那些致力于给穷人的生活带来更为彻底改变的人们的想法存在着根本性的不同。

　　就以我自己同前面提到的那位海地牧师（他几十年里一直致力于改善农村穷人的生活状况）的一次争论作为例子吧。那是 1984 年的秋冬时分，我因为回医学院上课而告别了海地中央高原好几个月。后来，我回到了那里，那位牧师就迫不及待地要向我展示他们在村子里新砌好的几间厕所。这些厕所是用水泥砌成的，坚实而又方正，并盖上了铁皮屋顶。可同它们边上的那些歪歪斜斜的茅草屋（许多村民都住在里面）比起来，这些厕所却显得有些不协调。

　　当时，我很不明智地抛出了这样一个问题：这些厕所对于这样一个贫困村来说真的是"适当技术"吗？结果，听罢，那位牧师就变得火冒三丈。"你知道'适当技术'究竟是什么意思吗？"他回答我说，"'适当技术'就是指的那些对于富人来说是好东西、但对于穷人来说却连屎都不如的技术。"他愤怒地转身便离开了，在后来的几天时间里一句话都不跟我说。

后来，我在那些（有时颇为严厉的）海地东道主的帮助下总算是慢慢悟到了下面这个道理：发展领域的种种伪善言行，不仅在道义上立不住脚，而且在对于问题的分析上也相当浅薄。[6]发展领域存在着许多观点，其背后支撑它们的实则是某种"非此即彼"的零和逻辑：因为我们的经费相当有限，只能提供给那些"可持续的"项目，所以那些在为穷人工作的人就必须在下面两个方向之间做出选择：（1）高技术的干预项目；（2）预防性质的项目。这种对于技术进步所进行的勒德主义批判，实则是将多凯村这样的贫困村隔绝在了这个世界的其他地方之外。[7]

然而，我知道，我们并不活在两个不同的世界，而是活在同一个世界。我从海地飞回迈阿密的快捷，一次次地在经验层面证明了上述这一观点。此外，我对于史料不辞辛劳地研究，更是在分析层面证明了上述这一观点。真相是：多凯村里住的都是些自称"水库移民"的人，他们擅自占地，建立了这个村子。他们说，他们的苦难开始于一座美资水电站大坝（它本身是某个"发展项目"的主体工程）淹没了他们已经耕作多年的河谷，而这个项目是在华盛顿特区批准通过的。[8]

为了更好地理解哈佛—海地轴，我开始求助于人类学。虽然那个时候我的导师们基本上都在研究"符号人类学"，但他们也鼓励我在读书的时候可以拓宽下自己的阅读面。在我同时攻读医学和人类学博士的时候，我发现"世界体系论"对我很有帮助。或许，世界体系的方法，与其说是某种理论，不如说是某种对于分析严密性的要求。要想找出不同地区之间的联系，着实是个挑战。[9]在我研究海地与美国的历史渊源的时候，伊曼纽尔·沃勒斯坦、西敏司和埃里克·沃尔夫的作品总是能给我带来某种焕然一新的感觉。另外，分析不同地区之间的联系及其建立过程，对我思考某种由胞内寄生物所导致的新型流行病，[10] 也不失为某种良策。很明显，当时被冠以"新发传染病"或"再发传染病"这种名号的其他好多疾病，也都是交织在这些跨国体系里的。劳里·加勒特 ① 在她那本精彩著作《逼近的瘟疫》中下过这样不祥的预言，她说：

> 人类所处的环境在迅速全球化，这就要求这个星球上任何地方的居民都要放开眼光，不能仅仅盯着本村本县、本市本省、本国本区，或自己的半球，认为这就是自己的整个生态范围。微生物和它们的媒介是不会承认人类划分的什么边界的。它们接受的是大自然设置的限制，这就是温度、环境、紫外线、体弱的宿主、流动性媒介等是否合适。[11] ②

　　我在研究过程中渐渐认识到，艾滋病所凸显的恰恰是联系，而非裂隙。在我找寻这些联系的过程中，我对于某种"割裂的人类学"渐渐失去了兴趣。[12] 这种人类学研究方法把对于地方文化的"深描"作为其主要目标，可这种"深描"却往往是脱离其历史与政治经济背景的。可是，在海地农村，我们却看不出有什么东西是脱离于其历史与政治经济背景的。我们并不需要大费周章，也会注意到此间种种的联系，这些有着历史上的厚度与空间上的尺度的联系。

　　如果说，我在那里的经历让我背离了静态文化分析，那么，艾滋病

---

① Laurie Garrett，美国科学记者和作家，因对于埃博拉疫情的系列报道而获得普利策奖。
② 译文引自 [美] 加勒特著：《逼近的瘟疫》，杨岐鸣、杨宁译，生活·读书·新知三联书店 2017 年版，第 495 页。

则最终宣告了我与后者的决裂。当南希·谢珀-休斯写下"关于艾滋病的社会科学文献，卷帙浩繁，却又毫无洞见，充满了各种关于污名、责备与差异的陈词滥调，大同小异而且道貌岸然"时，我很是能够理解她想要表达的意思。[13] 在我接受训练的那些年里，人类学也像其他社会科学那样，开始在艾滋病研究领域"划界圈地"，然后就冒出了一大堆（以各种方式）与艾滋病相关的"文化"现象研究。可通常，这些现象与其说是隶属于研究者笔下的那个特定文化，不如说是同贫穷与不平等有着更为紧密的联系——这便是结构性暴力与文化差异混为一谈的一个经典案例。

这些卷帙浩繁的文献究竟下了怎样的断言呢？它们又在推进怎样的功能呢？它们是写给哪些读者看的呢？是想对哪些群体说话呢？究竟是什么样的权威意见形塑了讨论的框架，以至某些"文化猎奇"成了大家关注的焦点，而其他问题——贫穷、不平等以及特权者的那些不负责任的、有时甚至要置人死地的政策——却消失在了我们分析的框架之中？艾滋病以及结核病领域的工作，将这些问题一次又一次地推到了聚光灯下。

我很快就认识到，不同专业的学者可能会去钻研完全一样的问题（比如 HIV 的传播，比如为什么成千上万的人会死于某种像是结核病这样的可治疗的疾病），可最后却得出了完全不同的结论。此外，这些学者居然还满怀信心地在继续推进着这些完全背道而驰的研究工作。这些"不恰当的因果论断"成了我最感兴趣的问题之一，即便对于这一问题的探讨通常是放在知识社会学而非人类学或者医学的框架下面的。为了研究这些因果论断，我们需要把大众媒体以及学术期刊都看作某种"文化层面的人工副品"。我的博士论文——后来它以《艾滋病与指控》(1992) 为书名出版——是一部诠释民族志，它里面包括了对于历史与政治经济的分析，也吸收了许多批判流行病学的洞见。[14] 在这篇博士论文里，我也尝试解决诸多知识社会学的问题，这些问题是在科研及医疗工作者匆匆忙忙地想要搞懂艾滋病的过程中产生的。

不恰当的因果论断、发展工作的伪善、关于艾滋病起源的疯狂言论，还有其他那些披着理论分析外衣的意识形态——所有这些东西都交织在了那个诠释网格之中，而孕育出这个诠释网格的恰恰是我一次又一次沿着哈佛—海地轴所进行的往返旅程。这听起来似乎是某种伟大的智力探险，可实际上它却常常是叫人痛苦的。再多再厚的博士论文，我想，也不会减轻我在海地所耳闻目睹的那些沉重的苦难。而且，事态仍旧在往更坏的方向发展。为那些我所照顾过的人提供的医疗服务，在这个新自由主义越来越占主导地位的框架中，被粗暴地贴上了"不符合成本有效性"的标签；而他们提出的项目，无论多么微小，按照那些发展工作（有时候会觉得这些发展工作似乎在"运营"着海地这个国家）的标准，也都是不可持续的。

然而，从很早的时候开始，为穷人提供医疗服务，在我看来，就是一名医者所能拥有的最高尚的使命。这些穷人面临着不容置疑的紧迫需求，而有些人则正在努力地想要满足他们的这些需求——在他们身上，我们分明看到了实践①的活力——这些东西，足够作为那些毫无洞见的社会科学以及终究是惩罚性质的政策（发展领域那些蓬勃发展的官僚机构恰恰就喜欢这些）的反驳证词了。

要是既有的那些机构（或至少是他们自以为先进的理念）都那么叫

---

① 作者在这里用的是"practice"这个词，"practice"除了泛指一般意义上的实践之外，也会特指医生的执业活动——即行医，在这里似乎有两层不同的含义。

人作呕的话，我又该何去何从呢？在我刚开始思考这些问题的时候，我认识了金镛。我们或多或少有着相同的学术背景，也在关注相同的一些问题。我们接受了"极尽奢侈［奢侈到有些荒谬］的教育"（我们真是接受了太多太多），我们又该如何充分利用它们呢？[15]

我们不会留在波士顿，这完全不是我们会做出的选择。或许，世界体系论教会了我们一点，那就是：像我们这样的人（一只脚留在哈佛，而另一只脚则伸在海地）或许可以成为输送资源的管道。这些管道里装着一些单向阀门，从而可以让资源逆潮流而动，重新回到我们所研究的那些贫困社区。这当然是某种道德上的允诺，但倘使加以仔细分析的话，似乎也会得出完全一致的结论。要想理解艾滋病，必须得采取某种系统性的方法。所以，我们为什么不能以超越国界的方式来回应这些疾病？此外，考虑到 HIV 的传播本就是超越国界的，那我们为什么就不能要求对世界财富进行合理分配呢？商业是超越国界的；美国的外交政策同样如此——这些政策的结果往往是灾难性的，当然前提是得有人觉得，穷人的结局对于政策评估来说是重要的。那为什么医学就不能超越国界呢？

金镛和我（我们主要都是在和象牙塔外的一些朋友共事）笃定地认为，我们自己对"实践的活力"的追寻，必须得是超越国界的，必须得扎根在社会正义的土壤之中（我们跟随着解放神学的脚步，相信要"特别关照穷人"），必须得源源不断地从我们在哈佛以及海地所学到的东西中汲取养分。我们正是以这种方式在孜孜矻矻地前进着，即便我们在开始的时候也从未想到，我们的工作会对学术共同体（这一共同体给我们带来了如此慷慨的滋养）也那么重要。这一方面，我们承认自己是错了。

"务实的团结"在海地

为了完成这项工作［（我们相当野心勃勃地称其为"务实的团结"（pragmatic solidarity）］，我们首先建立了两家组织：一家是 Zanmi Lasante，这是位于海地的一家社区组织，由牧师及其同事领导；另一家则是位于马萨诸塞州 Partners in Health，这是一家非政府组织，致力于消弭医疗可及性方面的不平等。在这十年间，我们为成百上千的人提供了服务，这些人几乎都身陷贫困。[16]

虽然我最初的身份只是一名社区卫生工作者，同时也扮演着类似筹资人的角色，但到了最近几年，我则把绝大多数的时间都用在了提供直接的临床照护上。最终，多凯村的 HIV 及结核诊所发展到了要接待好救星诊所 20% 的急诊患者（差不多是每年三万人）的规模。这个合二为一的 HIV 及结核治疗点，我们只是把它称为"结核诊所"，一方面是因为人们对艾滋病的污名化要比结核更严重，另一方面也是因为绝大多数艾滋病患者都有结核。全世界差不多三分之一的人口都携带了静止期结核杆菌，所以结核病可能也就成了这个世界上最常见的艾滋病相关机会性感染，[17] 当然也就成了海地 HIV 感染者最常见的机会性感染，这一结论早在 1983 年就已报道了。[18]

有一天很是忙碌，好救星诊所一下来了 250 名患者，也就意味着其中四五十名患者是冲着结核诊所来的。由我或另一名全科医生接诊，帮忙的还有一名执业护士以及一位腼腆的、只有小学文化的年轻人，这位年轻人的工作是接待那些病人，给他们称体重，然后收集他们的胸片。（他有一个很适合他的名字，叫作塞拉芬①。）这些患者很早就来了，然

---

①　Seraphim，意为"六翼天使"。

后一天里绝大多数时间都在等待，因为拍胸片或实验室检查的速度都很慢。

在海地农村，诊所往往是闷热而又拥挤的，加上附近牙医的电钻声，就显得更加嘈杂了。诊所的一天，如无异常的话，其实同波士顿教学医院里的一天，在某种程度上，很是相似：一天里有兴奋的时候，也有失落的时候。兴奋的时候，往往是因为治疗方案给病人用下去，很快就起效了；而失落的时候，则多半是因为治疗方案效果不佳，但究其原因，则通常是因为少了某些东西，要么是少了某种药物，要么是少了某项诊断性检查，要么是没看到某些已经发表了的资料，要么是患者家里没钱，相比药物来说，他们更需要的可能是食物和住所。在哈佛与海地之间来来回回，让我感到很是心痛，因为我心里很清楚（而我的海地同事们则往往并不知道），为了做出诊断或是改善预后，我们究竟还需要些什么，而我们所需要的这些东西又是多么微不足道。我每年有四个月的时间要在马萨诸塞州的布莱根妇女医院度过，这一事实又进一步加深了我的遗憾，因为在那里，谁都能很轻松地就能享受到最新的治疗技术，即便是那些没有医保的病人。

有时候，如果运气好，如果在流行病学上被我们猜中了，那我们就能够在好救星诊所提供最好的治疗。比如说玛丽吧，她是一位28岁的女性，四个孩子的妈妈。1996年1月，她来看带状疱疹的时候被诊断出HIV感染。她说，她从来没有发过烧，也从来没有打过寒颤或是咳嗽。当时，我们给她拍了张胸片，仅仅是看到些符合静止期结核感染表现的改变。实验室检查显示，她有轻度贫血，但白细胞计数是在正常范围内的。我们给玛丽用上了异烟肼，进行预防性抗结核治疗（预防"结核再激活"是我们能够提供给患者的最好服务之一），也给她用上了铁剂。然后，我们就让她过一个月再来，届时把她的伴侣和孩子也一起带上。但是，才过去两个礼拜，她就回到了我们诊所，因为有人见她发了癫痫。当我见到她的时候，她人还不是很清醒，但她的左手和左臂明显是肌力减弱的。腰穿结果大体上是正常的，其他筛查性质的实验室检查也基本正常，她的胸片也没什么大的变化。

我们觉得，玛丽的脑子里应该是长了肿物，而对于 HIV 早期感染的患者来说，最常见的脑部肿物就是结核球。然而，我们却无法证实这一想法，因为海地仅有的一台 CT 机器，远在太子港，而且已经故障了好久，而海地的脑外科医生则都跑去加拿大或者美国行医了。那天，我们给玛丽用上了抗癫痫药，也启动了针对脑部结核的治疗。我们推断她可能是处在 HIV 感染的早期，因为在海地，带状疱疹往往预示着有 HIV 感染。即便做不了 CD_4 计数，我们也感觉，比起弓形虫感染、隐球菌感染以及淋巴瘤（这些都是美国最常见的导致脑部肿物的病因），结核球的可能性要更大一些。

最后，玛丽在临床上有所改善：她的神经症状缓解了，癫痫也再没有发作过。在治疗九个月后，她的抗结核药和抗癫痫药就都停掉了。直至今天，她都再没有出现过症状。

这样的故事还有很多。但反思一下过去几年我在海地的临床工作，很容易就能看出，其中既有成功，也有失败。关于成功，我们可以举出许多例子，比如：我们开展了针对 HIV 感染者的结核病早期识别与积极治疗，针对妊娠期感染者使用了 AZT[①] 来进行 HIV 垂直传播（由母亲传给婴儿）的预防，改善了性传播疾病的诊疗服务；此外，我们也开

---

① Zidovudine，齐多夫定（叠氮胸苷），是世界上第一个获得美国 FDA 批准的抗艾滋病药物。

展了宫颈癌筛查。同时，我们也提高了我们实验室的检测能力，针对某些治疗路径开展了标准化工作，并从海地中央高原全境招募了许多医生和护士，对其进行了培训。我们做了一些研究，通过这些研究，我们希望能够影响医学界对于性别不平等、贫穷以及 HIV 传播之间的复杂互动关系的认识。针对那些有关海地人的错误偏见，我们也进行了驳斥，并且把这些驳斥意见写进了我们的一系列预防手册之中。最后一点，也是最重要的一点就是，我们缓解了因贫穷而加剧的结核病与艾滋病之痛。

但是，每个地方都会有些独一无二的问题，就像在我们这里——一个贫穷国家中的一个贫穷落后的农村地区，有些问题同样困扰着我们。在好救星诊所，我们医务人员的更替率很高，这就在所难免会导致我们的医疗服务在连续性上出现问题。我们有些患者，因为没有其他医疗机构可去（实际上也没路，没交通工具），所以只得步行好几天赶到我们诊所，可来过一次以后，他们就很少还会再回来复诊。我们经常会碰到关键药品供应中断的问题，我们称之为"ruptures de stock"①，断药会进一步导致病菌的耐药性，这种事情即便是对于员工来说也很令人沮丧，更别说患者了。

对于海地人民来说，贫穷是他们生活的核心事实，而我们作为他们的医生及倡导者，贫穷就因此也成了我们自己生活的核心事实。在艾滋病流行的那些年里，我渐渐认识到，不管你是谁，也不管你挣多少钱，在感染 HIV 之后，生活都非常不容易。可是，倘若在感染 HIV 的同时又深处贫穷之中呢？这样的生活恐怕只能说是雪上加霜。每念

————————————

① 海地语，意为"缺货"。

及此，我心里就会生出某种深深的不安。我们尝试筹资，好让社区卫生工作者及实验室技师能获得他们应得的酬劳，也让医生能获得他们所要的报酬，可结果却不尽如人意。我们迫不及待地想获得更好的药物，也想买到更好的实验室仪器。当然，我们也需要病毒载量的检测工具，需要蛋白酶抑制剂以及其他高活性的抗逆转录药物。在温哥华的艾滋病大会上，许多第三世界国家的与会者在看到那条标语——"同一个世界，同一个希望"——之后，都觉得这说法很是伪善，因为我们完全没有付出任何努力去消弭不平等，这些不平等实在是叫人失望，也正是这些不平等让不同的命运落在了不同地方的 HIV 感染者身上。

诊所里埋头苦干往往会让这种深深的不安渐渐淡去，往往我们会满足于某些小小的胜利。比如，患者在用了我们开的抗真菌含片以后，他痛苦不堪的口腔念珠菌病就"奇迹般地好了"；比如，我们给患者做了粪便培养，找出了慢性腹泻的原因，结果就很快缓解了他的症状；比如，我们在标准的抗结核治疗方案之外，给粟粒性肺结核患者加了激素，他的呼吸困难就有了很大程度的缓解。

有时候，哪怕是小小的胜利在患者看来都是"天大的奇迹"。这种时候，患者的感激对我们来说就是最大的报酬，甚至超过我们所应得的。最近，这个想法又盘踞在我脑中。有个女病人，她宝宝只有 18 个月大。怀孕的时候，她经历了非常痛苦的 AZT 治疗。两年过去了，当我跟她说，她宝宝的 HIV 血清检测是阴性的时候，她立马就哭了出来，流下了欣慰的眼泪，要知道这位母亲在怀孕前几乎就要死于粟粒性肺结核。"谢天谢地，"她说，"真是又一个'天大的奇迹'啊！"

从罗克斯伯里到秘鲁

要不是我们成立了这些组织，好让我们能有"务实的团结"，所有这些医疗服务（无论它是不是奇迹）都不可能成为现实。[19] 我们的一大帮子朋友都参与了进来，帮我们成立了健康伙伴组织。如此一来，我们才能够去解决医疗可及性与健康结局不平等的问题。这意味着，有时候我们要去到海地或是恰帕斯这样的地方，有时候我们要去到罗克斯伯里（Roxbury，波士顿内城的一个街区）这样的地方。在念医学院的时候，我就住在罗克斯伯里，所以，我知道这个街区足够吸引人。但是，透过某些指标，我们却发现，这个街区其实是一个小额毒品交易的中心，而且失业率很高，种族主义严重，死亡率和发病率也要高于其他地方。[20] 有段时间，那里的居民很是沮丧，甚至宣布要把这个地区换个名字，叫作"曼德拉"，然后从波士顿市政府的管辖中独立出来。最后，这个想法并没有实现。正是透过与罗克斯伯里的联系，我们对于相对贫困（之所以说是"相对"，是因为海地农村的营养不良问题终究还是不同于罗克斯伯里的成瘾或者暴力问题）的致病性才有了更深刻的理解。

同时，也正是因为这些与罗克斯伯里的联系，我们最终才会在秘鲁开展工作。我们的一个朋友在罗克斯伯里工作了 17 年，然后离开了那里，去了秘鲁利马——一座正向着四周肆意扩张的首都城市。我们这位朋友去的是利马北郊的一处贫民窟，名字叫作"卡拉巴约"，那里正经历着非常迅速的扩张。在政治暴力升级、粮食收成减少以及全球市场经济混乱的大背景下，成千上万的秘鲁人从农村"入侵"了利马。[21] 卡拉巴约——实际上应该说是利马的整个北郊——是这座城市遭受"入侵"（当地人的说法）最严重的地方之一。眼见着这处贫民窟的脏乱与荒凉，再想想那些还没有被移民占据的地方，我们会觉得后者相对而言居然是那么美丽。可即便如此，我们还是可以发现卡拉巴约的某些迷人之处，只需看看高悬着的那些电缆架，只需同当地居民聊上两句。他们很快就会告诉你，他们来到这里，是冲着这里更好的医疗与教育，是冲着这里的水和电，是为了远离"光辉道路"游击队与秘鲁军方之间的武装冲突。面对着这些叫人眼花缭乱的社会潮流，传统的社会分类法是半点用处也没有，正如奥林·斯塔恩所说：

> 安第斯农民住的那些土坯茅草房与城市里那些由金属、硬纸板和稻草垫做成的棚屋比起来，它们之间的距离并不是"本土"安第斯社会与"西方"现代性之间的距离，而是同一个环上的不同点之间的距离，这个环是由家庭关系、村镇认同以及不停歇的商品、想法和人口流动所构成的。印第安人、乔罗人①和梅斯蒂索人②并非离散的类别，而是位于同一个谱系上，互有部分重叠的。[22]

我们这位同事在秘鲁的第一年，健康伙伴组织参与了一些小型项目，并成立了我们第三家姊妹组织——Socios en Salud。在这些项目中，有一个是要开一家社区药房，好让赤贫者也能买得起药。可是，在这家药房建好后没多久，它就被炸弹给炸了。人人都说是"光辉道路"游击队干的，其动机大家都已经见怪不怪了：如果我们是包扎穷人伤口的改良者，那我们在"道路"看来就是对标不对本，而且耽误了秘鲁社会必须要经历的彻头彻尾的变革。许多年前，"光辉道路"的一份公报要求非政府组

---

① 乔罗人（cholo）是印第安人和梅斯蒂索人的混血后代。
② 梅斯蒂索人（mestizo）是西班牙人和印第安人的混血后代。

织都离开秘鲁，因为这些组织"只是给大家发了些面包屑，以取悦大家，却没有意识到，正确的道路应该是发动人民战争"[23]。

要是我们说，我们既不同意这些诋毁者的逻辑，也不同意他们的方法，这似乎太过轻巧了。因为这样的话，大家已经说过太多次，人类学家说过，秘鲁的社会中坚力量也说过。"光辉道路"对于问题的分析，虽然经常前后不一，虽然经常交织着对于暴力的滥用，但要说完全把它丢在一边，却也不可能，因为我们确实只是在包扎伤口，我们的这些干预项目也确实不会改变我们在利马贫民窟（这些正在经历快速扩张的人类聚居地）所看到的那些社会大潮。

我们心里是带着某种深深的不安的，但即便如此，我们还是在继续做着我们这些小小的不足为外人道的尝试（包括重建社区药房）。我们说，做做小项目就好，不用太大。可是，到了 1994 年的春天，我们一位同事却病倒了。他开始出现咳嗽、腹泻、盗汗等症状，体重也开始不断往下掉。所以，我们就喊他回家。后来，他确实回到了波士顿。然后，下飞机没多久，他就诊断出是得了播散性肺结核。我们按照标准操作，给他用上了四联方案，开始经验性治疗。当时，我们给他用的这几种药，都是最强有力的抗结核药物，通常很快就能起效。可是，我们这位朋友在用上药以后，病情却还是在持续恶化。回来不到一个月，他就过世了，他并不知道自己究竟是死于什么病因：原来他的结核菌株对于这四种药物都表现出了耐药性。他得的是我们通常称为"MDR-TB"的那种疾病，也就是耐多药结核病。

在海地治疗 MDR-TB 的时候，我阅读了大量有关这个现象（这一现象其实非常新）的临床及流行病学文献。毕竟，微生物要出现耐药性，那肯定是因为遭受到了来自我们人类的选择压力，因为是我们生产了那些药物，开出了那些处方。我认识到，我们必须得在短时间内就明确是否存在耐药性的问题，然后基于药敏结果制定治疗方案，也就是说，这些治疗方案一定得由那些确实能够杀死患者身上的特定菌株的药物所构成。这些治疗方案得同时包括好几种药物，而且疗程也要比使用更强有力的"一线"药物的经验性治疗方案来得更长。这自然也就意味着 MDR-TB 的治疗成本要比药物敏感性疾病更高。但是，耐多药肺结核患者每次咳出的活菌，通过空气流动，都会导致持续传播的可能。因此，要想预防结核的持续传播，我们除了治疗之外别无他法。有些人指出，一位活动性肺结核患者平均每年会把病菌传染给 10—20 人。[24] 因此，要想控制 MDR-TB，关键就是要积极主动地去搜寻活动期患者，快速识别出他们，然后快速启动针对这些患者的个体化治疗。

在健康伙伴组织，我们所面对的不仅仅是朋友离世的哀恸。当知道我们的朋友是死于 MDR-TB，而且是在秘鲁贫民窟感染上这种疾病的时候，我们肩上究竟担负着怎样的责任？如果他是死在罗克斯伯里，那么公共卫生部门肯定会迅速启动针对密接者与感染者的搜寻工作。但马萨诸塞州是不可能开展跨国搜寻工作的，而且即便找到了那些活动期患者，美国的任何机构也不可能会给他们提供治疗。

多年来，我们立足于海地经验以及艾滋病全球大流行的背景，一直在呼吁：我们应该系统性地、批判性地去看待流行病的跨国属性。此外，我们也一直在呼吁：我们应该消弭医疗服务可及性方面的不平等，应该求得某种海地穷人所要求的"务实的团结"。我们朋友的离去，难道不正是对于我们分析与结论的证明吗？难道不正是某种征兆吗？

在经历了好一番自省之后，我们动身去了利马，想要发现并治疗那里的活动性 MDR-TB 病例。我们与 Socios en Salud 合作，先是联系了当地的公共卫生部门，可他们却立场鲜明地提醒我们，秘鲁的结核病项目可是示范级的，这是这个领域人尽皆知的。世界卫生组织（简称 WHO）

和泛美卫生组织也都这么说，所以秘鲁在解决本国的结核病问题上并不需要什么帮助。换句话说，他们是想让我们卷铺盖走人。

可是，在卡拉巴约拥挤的西班牙语棚户区，我们却得到完全不同的反应。在我们参访的每个诊所，护士和技师都告诉我们，有的患者接受了一线药物直接督导下的治疗，然而完全没有起色。医务人员说，许多患者还没等到可能存在的耐药性得到明确就过世了，但还是有患者经过实验室检查已经明确了 MDR-TB 的诊断。我们就问他们，那后面这些人目前的治疗效果如何呢？答案却是，绝大多数患者根本就没在接受任何治疗，或者医生就只是叫他们"终生服用异烟肼"。由于这些患者对于异烟肼都是耐药的，所以，我们知道，我们要发现并治疗 MDR-TB 患者的想法，简直就是自找麻烦。而且，在秘鲁官员热切拥抱"自由市场准则"的大背景下，他们对于公共卫生项目的支持也正变得越来越少。

像是 Partners in Health 和 Socios en Salud 这样的小型组织，该如何找到必需的资源和资金，来解决像是 MDR-TB 这样的严重问题呢？我们知道，世界卫生组织在过去几年已经成为结核病有效防治的全球领袖，所以，我们就找到了世界卫生组织。我们也知道，世界卫生组织等国际卫生组织正在用"无法治愈的结核病类型"这种说法——大众媒体则称之为"长了翅膀的埃博拉"——来公然吓唬捐助国，好让后者能够为结核病防治工作出资。[25] 另外，美国疾病控制与预防中心（简称 CDC）在仔细研究过发生在美国医院和监狱的 MDR-TB 致命疫情之后，也得出结论说，阻断耐药菌株传播的唯一方式就是：积极主动地追踪密接者，并及时启动治疗。[26] 考虑到美国三分之一的结核病人都出生在国外，我们心想，或许 CDC 会愿意听听我们的想法。[27]

然而，在联系过这些机构之后，我们却很快发现，原来秘鲁的立场是来自他们的：在发展中国家治疗 MDR-TB 是不符合"成本有效性"的，他们如是说。专家们说，秘鲁的耐药病例数还太少，不足以支持个体化的治疗方案；我们应该把所有精力都放在治疗规模更大的药物敏感性病例上。

"等一下，"我们反驳道，"可是，突发公共卫生事件的标准究竟是什么呢？"我们很快就拿出证据说，单单是在利马北郊，就已经有一百多例耐多药肺结核，而在这座城市的其他地方，则已经收集到好几百例。[28] 由于这些人谁都没在接受适当的治疗，所以所有人都具传染性的。难道他们在这座六百万人口的城市里的存在还无法构成突发公共卫生事件吗？

斯塔恩提到的"不停歇的商品、想法和人口流动"，指的是国境内的关联，但我们也发现了某些跨国病例，也就是在秘鲁感染 MDR-TB 却在其他地方获得诊断的病例。我们的朋友就是一个例子，而另一个更加触目惊心的例子则是：一个来自卡拉巴约地区的女性，在纽约富人区西彻斯特郡做女佣的时候，因为感染 MDR-TB 而病倒了。这些菌株的耐药性实在是太强，对于那些接触到这些菌株的人来说，我们几乎就是束手无策的：没有任何治疗方案是大家一致同意能够帮助到这位女患者的无症状接触者的，因为标准预防手段——异烟肼预防性治疗——对这些人来说是无效的。[29]

找不到盟友，我们就只好自己来医治这些病人。刚开始，我们还遭到了禁止，所以，就只得看着人们一个接着一个地死去，包括那些你将在第七章和第九章里认识的那些人。但最后，来自社区的压力还是迫使当地公共卫生部门与我们签订了一项协议，此时我们的治疗计划才真正拉开了序幕。并不奇怪的一点是，秘鲁城市的 MDR-TB 并不比纽约的难以治疗；甚至比起在丹佛和纽约早期的治疗结果，我们的治疗结果似乎还要更好。[30]

所有这些分歧（关于这些分歧的迷思和神话将在第七、八、九章中得以检视）对于人类学家来说都是丰富的素材。但是，这一次真正让我感到惊讶的仍旧是：不平等的致病性。不平等在耐药性菌株的产生中扮演了相当明确的角色。利马有着相当严重的社会不平等梯度，这也就意味着，虽然人们能从市面上买到那些用于治疗 MDR-TB 的二线抗结核药物，可是罹患 MDR-TB 风险最高的那些人群却无法可靠地弄到这些药物。对于人的生命价值进行差别化评估，构成了公共卫生领域默许"成本有效性"模型的基础，这种模型导致 MDR-TB 在某些地区被认定为可治疗的疾病，而在另外一些地区却被认定为"无法治疗"。现代公共卫生的"魏尔肖"们究竟在哪里？"穷人的自然代理人"又究竟在哪里？

那些反对在秘鲁开展 MDR-TB 治疗的成本有效性模型，其背后的分析完全是错谬的。拘囿于民族国家框架的分析既忽视了微生物的跨国界迁徙，也忽视了进出秘鲁的大宗资本流动——那些用于治疗这个国家里的活动性病例所需要的资金，在这些大宗资本面前，根本就不值一提。秘鲁政府 20% 的花销都用在了支付外债上，这一事实或许可以在某种程度上解释公共卫生资金之不足的问题，但那些不知天高地厚观察到这一事实的人，他们可要苦恼了。[31]

这种认为存在两个世界的错误观念，其有害性分明又一次摆在了我们面前。虽然美国自由市场的商人——举个例子——可能会把秘鲁的穷人也当作潜在的消费者或者劳工，可当这些穷人在纽约病倒了，然后需要积极治疗的时候，那些穷人却被贴上了"无法治疗"的标签。最近，有关国际医学研究的伦理问题的争论，反思的其实也是相同的一般性问题。1997 年 9 月，有两名医生——彼得·卢里和西德尼·沃尔夫——指出，美国在非洲和亚洲资助的那些研究项目，如果在考察 HIV 的母婴传播问题的时候，拿 AZT 与安慰剂进行效果方面的比较，那么这些项目其实是不符合伦理的，因为以前已经有相关研究回答了这一问题，所以，他们说，美国大学和医院的伦理委员会是不可能批准开展这些研究

的。《新英格兰医学杂志》的编辑玛西娅·安吉尔 ① 则更往前进了一步，
她说："为 [这些安慰剂组的] 正当性进行辩护，让人联想到塔斯基吉
梅毒研究 ②：第三世界国家的女性不管怎样都得不到抗逆转录病毒治疗，
所以研究者就只用作壁上观，看看如果没有相关研究，那这些婴儿被试
会面临怎样的结局。" 32

　　卢里和沃尔夫观察到的这些研究不合伦理的地方（正如成千上万发
不出他们自己声音的穷人所观察到的那样）引起了公愤。但是，在这场
辩论中，有一样东西，却几乎无人提起，而无人提起的部分原因在于绝
大多数医学伦理学家都对于个体的困境伦理学非常着迷，可是对贫穷、
不平等以及医疗可及性这些问题却提不起半点兴趣。33 人权领域也几乎
没什么可以贡献的，因为社会经济权利并不是他们的核心议题。然而，
这场辩论却完全没有认识到，全球时代的不平等正在不断恶化（这毕竟
是那些由富国赞助的、在穷国开展的研究的大背景），而这些不平等实
则无异于某种"全球性的塔斯基吉梅毒研究"（用金镛的话说）。毕竟，
我们是有治疗手段的，是可以帮助到那些穷人的。可是，对于那些穷人
里的绝大多数人来说，我们却选择了作壁上观，徒留下那些不幸之人，
当作某种规模甚大的"对照组"，用以观察疾病在不经治疗的情况下的
自然病程。

　　结构性暴力与文化差异的混合，渗透了这场医学伦理辩论的推理过

----

① 　Marcia Angell，美国医生、作家，*New England Journal of Medicine* 的首位女性主编，
目前担任哈佛医学院全球卫生与社会医学系的高级讲师，著有 *Science on Trial: The Clash of
Medical Evidence and the Law in the Breast Implant Case*, *The Truth about the Drug Companies:
How They Deceive Us and What to Do about It*。

② 　塔斯基吉梅毒实验（Tuskegee Study）是美国公共卫生局和疾病控制与预防中心在
1932—1972 年间对近 399 名非洲裔男性梅毒患者及 201 名健康非洲裔男性所进行的一系
列人体实验。

程。[34] 不妨看下《纽约时报》上的某篇专栏文章。文章作者有些激动地
回应了安吉尔的指责。他们说，把那些艾滋病试验与塔斯基吉研究相提
并论，"是带有煽动性的，是错误的"。他们解释说，这个问题的核心
其实是文化差异。《纽约时报》上的这篇文章，题为"艾滋病研究中的
文化分歧"，这里的"分歧"指的是"美国价值观"与"非洲现实"之
间的分歧。看到这，谁都会得出结论说，这是两个完全不同的世界。虽
然这篇文章的题目可能不是作者起的，但他们在结尾处写道："美国人
不应该把他们的医疗标准强加给发展中国家。要判断任何一项医学研
究的利弊，最好的人选还是当地的卫生专家、生物伦理学家以及患者
群体。"[35]

　　把他们的医疗标准强加给发展中国家。这本书里讲到的那些人是不
会感受到这句话的讽刺意味的。美国人可能会通过世界银行、国际货币
基金组织或是其他堂而皇之的外交政策，把他们那些会加重不平等的社
会经济政策强加给发展中国家，并把赤贫者排除在分析框架之外。可
是，天哪，我们却要求第三世界的穷人必须遵从"文化上不适当"的医
疗标准。

　　有关艾滋病研究的争论之所以会叫人耿耿于怀，是因为许多人其实
发自内心地都知道，这些叫人厌恶的差异化标准必须得到解决，必须让
人人都能平等地享有科学研究的成果，这是我们唯一可以接受的目标。
而穷人——正如我们在海地、秘鲁以及罗克斯伯里所看到的——需要享
受到这些成果。作为一名老师，我发现医学生在面对这些棘手问题的时
候总是会感到相当沮丧。要说不放弃，这其实很难。但是，只要我们的
视野足够宽广，只要我们的意志足够坚定，只要我们还愿意为穷人（无
论他们生活在哪里）谋得更好的福利，那么这些问题的答案就会近在咫
尺。为了创造另一种新的未来，我们所有人都得非理性地行动，也就是

说，在没有百分之百成功的情况下行动。"然而，"沃勒斯坦写道，"我们不得不采取行动。"他继续写道："因此，我们必须首先弄清楚我们现行的这个世界体系有些什么毛病、弄清楚使世界人口中如此之多的人愤懑的原因、至少要弄清楚现行世界体系在其社会价值方面所表现出的矛盾态度。我是很清楚的：人们主要的不满是现行世界体系严重的不平等现象，也就是说严重地缺乏民主。"[36]①

---

① 译文引自［美］伊曼努尔·华勒斯坦著：《自由主义之后》，见［美］伊曼努尔·华勒斯坦等著：《自由主义的终结》，郝名玮、张凡译，社会科学文献出版社 2002 年版，第 266 页。

第二章

重思"新发传染病"

无论文明社会有多安全，治理得有多好，细菌、原生生物、病毒，携带病原体的跳蚤、虱子、蜱、蚊子和臭虫，也总会藏在暗处，当疏忽、贫穷、饥荒或者战争推倒我们防线的时候，随时跳出来。即便是在寻常年代，它们也在折磨着许多老弱病残。它们就生活在我们身边，神秘且吊诡，默默无闻，然后伺机而动。

汉斯·辛瑟尔[①]，1934 年

比微生物更重要的是内环境。

路易·巴斯德[②]

艾滋病、埃博拉、噬肉菌，如今的报刊电视上，到处都是有关新型病原体（有些可能并不新但直到最近才出现毒力）的报告，说是这些病原体造成了致死性的神秘瘟疫。由此，我们或许可以大胆宣布，我们这个时代对于传染病的兴趣空前高涨。可医学史家却很快就会跳出来纠正

---

① Hans Zinsser（1878—1940），美国著名医生、细菌学家和免疫学家，也是一位多产的作家，他证实了布里尔氏病的病原体为普氏立克次氏体，Brill 病也由此被改名为 Brill-Zinsser 病（散发性复发性斑疹伤寒），他还发明了立克次氏体的组织培养法和染色法，并成功研制出斑疹伤寒的有效疫苗。我国著名微生物学家汤飞凡和谢少文都曾是他的学生。
② Louis Pasteur（1822—1895），法国微生物学家、化学家，近代微生物学的奠基人之一，他倡导疾病的病菌说，并发明了预防接种以及巴氏杀菌法。

我们，他们会说，要是纵览社会大众对于流行病的兴趣之变迁，那就不难发现这种兴趣也是有起有伏，而社会大众近些年对于传染病的兴趣虽然浓厚，却不过只是某个小高潮罢了。

我并非要说，日光底下无新事。社会大众近来对于传染病的兴趣与许多新技术的问世息息相关。正因为有了这些新技术，我们才能够往前人无法想象的深处去探求有关病原体及其宿主的堂奥。在传染病研究的漫长历史中，过去这十年无疑可谓大事频发。只消看看某些指标（比如相关文献数量），便可得出此结论，而这些指标也让我们看到了该领域所呈现出来的爆炸性知识增长。我们研发出了许多可以监测细菌耐药性的新手段，也发明出了不少可以加快信息共享的新渠道（不巧的是虚假信息的传播也一并加快了），比如因特网，哪怕是退回到十年前，这都是相当稀罕的物什。

然后，便要说到微生物。过去这 10—15 年间，最重大或许也是最令人瞩目的事件之一，就是"新发传染病"的大批出现。其中某些疾病（比如艾滋病和巴西紫癜热），大家可能会说，它们确实是最近才出现的。但另外某些疾病，大家可能以前就在临床上碰到过，只是直到最近才明确了它们的病原体。还有第三种情况，就是某些疾病最近再度暴发了。譬如，汉塔病毒相关综合征在亚洲已经存续了好几个世纪，可如今，由于种种生态和经济变迁，人类与啮齿动物的接触变得愈发频繁，这些综合征开始在亚洲以外的其他地区蔓延。此外，在人们还没发明出"莱姆病"和"伯氏疏螺旋体"这些名字的时候，在城郊林地复育和高尔夫球课还没制造出既适合蜱生活又适合富人生活的环境（从而让这个问题变得异常复杂）的时候，人们就已经在处理各种与神经莱姆病有关的临床问题了。而包括埃博拉在内的许多出血热也早有文献记载，只是直至最近几十年，人们才明确了它们的病原体。此外，还有其他好多疾病，诸如 MDR-TB、侵袭性（或坏死性）A 组链球菌感染（也就是媒体所说的"噬肉菌"），虽然被归为"新发传染病"，可实际上早就为人所熟知，甚至可以说，它们都算是人类的宿敌了。只是这些年它们在致病性或疾病分布上发生了变化，一跃而成为所谓的"新发传染病"。

大家都知道，要想让大型官僚机构觉得事态紧迫几乎难于登天，可"新发传染病"这一概念的流行却做到了。于是，经费、会议、文章纷至沓来，还诞生了一种专门性的刊物。这些接踵而至的研究与行动项目大体上称心如意。

可是，"新发传染病"这一概念还背负了许多其他复杂的象征意涵，那些与之密切相关的疾病亦然。这些意涵无疑让新知识的转化变得相当复杂，在某些情况下还限制了这一转化过程。倘使这些疾病早已在特定人群中肆虐，那我们又为何要称其为"新型"或"新发"疾病呢？难道只是因为它们终于开始波及那些更容易被人看到的人群或者说"价值更高"的人群？如果站在海地或非洲穷人的立场，那么这个问题的答案就再显然不过了。

那些纷至沓来的有关新发传染病的论文只回答了部分问题，却把另外一些问题给忽视了。对于新发传染病来说，如果我们想要获得更加微妙且灵活的理解，就必须带着批判性、自反性的眼光，去省思我们的知识生产过程，去仔细检视我们的分析单元及关键术语，还要经常对其进行再定义。我们不仅要常常去重思我们的方法论与研究设计，还要常常去重思因果论断的效度，而这些重思的过程也终将会让我们认识到人类知识的局限。

我们往往要等到事后才会去研究这些或许可叫作"认识论"的问题。但是，令人欣慰的是，许多新发传染病的重要研究者（他们习惯于就微生物的命名问题争论不休）在检视他们工作的认识论问题时都表现出了不同寻常的自我洞察，许多人都相当熟悉疾病新发的多因素属性。1995 年，该领域的一位杰出研究者（他也是一位病毒学家）发表了一篇综述。他在这篇综述里指出，新发现或新出现的疾病很少是单纯的病毒学意义上的事件，我们肯定可以找到某些导致它们出现的因素："这些因素包括生态改变（比如由农业、经济发展或气候异常所导致的生态改变），人口变迁及行为，旅游和贸易，科技和工业，微生物适应及改变，还有公卫举措的失利。"[1] 同样，美国国家医学研究所发表过一份很有影响力的新发传染病报告，这份报告甚至摒弃了基于病原体类型的新发传染病分类法，而是基于疾病背后的主要促成因素来进行分类，包括："人口变迁及行为，科技和工业，经济发展和土地使用，国际旅游和贸易，微生物适应及改变，以及公卫举措的失利。"[2]

因此，好多学生在学习新发传染病的时候都会注意到，导致新发传染病的原因可以分为截然不同的两类。一类原因与人类活动直接相关，从实验室技术进步、科学发现，到经济发展、全球变暖，再到公共卫生领域的一次又一次的失败。另一类原因则比较少见，它与微生物的自身变化有关。但即便是微生物发生了突变，我们也往往能够发现人类活动在微生物致病性或耐药性进化中所扮演的重要角色。比如说，在为数众多的病毒性新发传染病中，只有裂谷热的出现或许可以归咎于病毒毒力或致病性改变这个因素，而且要论可能性大小，这个因素还得排在其他支持性证据更强的社会因素后面。[3]

我们并不需要发动一场新运动，号召人们更清晰地认识到疾病新发的"社会起源说"（sociogenesis）或者"人类起源说"（anthropogenesis）。有些讽刺的是，在传染病领域，有些实验室科学家可能比行为科学家还更经常地把疾病新发的社会因素挂在嘴边，他们也更少会对其中的任何因素妄下因果论断。

然而，有关新发传染病的批判认识论还只是刚刚起步。要想推动其发展，我们就必须去重新审视目前的概念框架，并思考这些有关疾病的概念化方式究竟掩盖了哪些重要问题，又凸显了哪些问题。

举例来说，要想理解疾病新发的认识论面向，首先就是要发展出某种如埃卡特所说的"对于我们习以为常的术语的敏感性"[4]。比如，说到热带病，我们总会联想到疟疾。可是，倘使回到并不久远的过去，疟疾在热带以外的地区也同样是严重问题之一。虽然我们现在所说的疟疾与 19 世纪中叶人们所说的疟疾并不完全相同，但部分医学史家还是会同意，疟疾是"那个时代美国最重要的疾病"[5]。根据丹尼尔·德雷克 ①1850 年的一项研究，俄亥俄河谷当时有几千人死于疟疾的季节性流行。[6] 而在美国内战期间，感染疟疾的士兵多达数百万。[7]1910 年代，美国南部十二州的总人口差不多是 2500 百万，可当时那里的疟疾病例数就差不多每年有 100 万。在美国，疟疾之所以会减少，"只有小部分可归功于针对性的疟疾防治策略，更大部分要归功于农业发展及其他因素，其中有些因素至今尚不明确"[8]。

但有一个可能因素，我们还是比较有把握的，那就是减贫的影响，包括住房改善、地面排水、驱蚊剂、蚊帐以及电风扇的发明。然而，最可能感染疟疾的人却没能享受到这些进步，而且即便到了今天，这些进步技术仍旧距离他们很远。[9]事实上，所谓的"热带"疾病主要影响的是穷人。往往不是地理纬度而是人们的社会经济地位决定了疾病的易感人群。比如，在海地，我的绝大多数疟疾患者都生活在穷困之中，他们家里没有电，没有任何预防措施，而且许多人都因为疟疾而失去了家人。所以，如果我们不加批判地使用"热带病"这一术语（这一术语谈

---

① Daniel Drake（1785—1852），美国医生、作家。

及了疾病的地理分布，却忽视了它们的社会地貌），那么疾病新发的社会脉络就可能会被掩盖掉。[10]

　　在我们这个时代，任何同传染病打交道的医生（即便他在新英格兰的旅游诊所工作）都知道，那些来咨询疟疾预防或疫苗接种问题的，要么是学生，要么是专业人士，要么就是旅游者。可是，如果医生被急诊叫去会诊某个疟疾输入病例，那他们看到的患者往往不是这三类人。这个患者可能正在湿漉漉的推床上瑟瑟发抖，至少是在波士顿这里，他很可能是来自某个疟疾地方性流行地区（比如海地或西非），然后才来到了美国，在服务业做工。而且，这个病人很可能会告诉你他得了什么病，因为这已经不是他第一次感染疟疾了。

　　同样，"健康转变"这个概念在"新公共卫生"领域里很流行，在那些垄断了发展工作的国际金融机构里也很有影响力。[11]"健康转变"模型认为，民族国家在其发展过程中会经历某种可预测的流行病学转变过程。由传染病所导致的死亡会逐渐被肿瘤及冠心病的并发症所致的死亡所取代，后面这些死亡多发生于高年龄段，体现了某种进步。虽然这个模型大体上描述了世界各国目前都在经历的转变过程，但国家"健康转变"这个概念还是掩盖了很多事实，包括国家内部的发病率和病死率差异。从这些差异中，我们可以看到，卫生状况与其说是受到国别的影响，不如说是与地方不平等更紧密地交织在一起。

　　比方说，有这样一件已经是老生常谈的事实：1990 年，冠心病、恶性肿瘤等非传染性疾病造成了全世界绝大多数的死亡。可是，如果比较全世界最富有的五分之一人口与最贫穷的五分之一人口，那么就会发现，他们的死因很不一样。对于世界上最富有的人来说，传染病和孕产期并发症只占到他们全部死亡的 8%。可是对于最贫穷的人，这些疾病却占到他们全部死亡的 56%，而传染性疾病则位居这个死因列表的首位。[12] 像是阶级、种族这样的变量在这里又扮演了怎样的角色呢？只需要看看纽约哈林区的情况。哈林区某些人群的年龄别死亡率 ① 甚至比孟加拉国还要高，而其主要死因则是传染病和暴力。[13]

　　分析单元同样值得讨论。美国卫生部医务总监大卫·萨彻在谈到新发传染病时这么提醒我们："只有全社会所有人的健康都得到保障或改善，个体健康才能得到最佳保证。"[14] 我们应当感谢他能有这样的远见卓识，可我们同时也应当提出疑问："这所谓的'全社会'究竟指什么？"对于某些情况（比如 1994 年密尔沃基的隐孢子虫病疫情），这所谓的"全社会"或许指的是城市里的某个街区。[15] 而对于另外一些情况，这所谓的"全社会"则可能是指某座村庄里的全体村民或某架飞机上的全体乘客。可是，公共卫生领域最常用的分析单元——民族国家，对于某些微生物（比如登革病毒、O139 群霍乱弧菌、HIV、产青毒素酶淋球菌、MDR-TB 和乙肝病毒）来说，却是毫无意义的。对于这些微生物来说，国界虽然在某种程度上会影响到它们的动态变化，可这里的影响终究还是无足轻重。如果我们只在国家内部研究疾病新发，那么我们至多只能得出国界（国界这个概念本来也是"新出现"的）可以阻拦疾病的结论，却终究无法描摹出疾病新发的动态变化。（说到底世界上的绝大多数国家都是 20 世纪的新生事物，这同样会让那些相信"两个世界"论的人陷入沉思。）

　　热带医学、健康转变、国家健康概况，这三个概念都是人们在审视人群健康时会采用的重要概念，可这些概念的局限性却也告诉我们，有关传染病的模型或假定，必须得是动态的、系统的，而且得是批判的。换言之，这些解释模型必须能够快速追踪变动不居的临床及分子图景，

---

① 年龄别死亡率是按年龄分组计算的死亡率，消除了死亡率中年龄结构因素的影响。

并将这些图景与宏观社会力量联系在一起。这些力量形塑了疾病新发的轮廓，而且往往是超越国界的力量。我在这里不太会去讨论，禽畜业与导致流感大流行的抗原转换到底是什么关系，而是想更多地去讨论（就像最近某些人所做的那样），世界银行政策与 HIV 传播之间到底是什么关系[16]；在霍乱从亚洲传播到南美及西半球其他地区的过程中，国际货运扮演了怎样的角色[17]；卢旺达的种族大屠杀与扎伊尔①的霍乱之间又存在着怎样的关系[18]。

对于任何"新发"事物的研究，都必须得是动态的。出现新发疾病的群体内部往往存在着异质性，这也就自然而然提出了某些有待分析的问题，可这些问题却极少得到回答，即便是现代流行病学也对此置若罔闻。另一方面，这些问题就像麦克迈克尔所说："突出了研究对象在患病风险上的个体差异。可是，我们在关注这些自由个体的特定行为时，却忽视了其背后的社会历史因素，这些因素对于个体的行为选择、行为模式以及人群健康都会产生影响。"[19]

对于疾病新发的系统性研究，要求我们能够超越政治或行政疆界。新的 DNA 检测方法让我们能够去重思人们已经司空见惯的做法，那就是只给某些人提供治疗而罔顾其他人。比如，臭名昭著的 MDR-TB "W 菌株"在横扫了纽约城之后又传播到了亚特兰大、迈阿密和丹佛等地。[20] 可是，对于 W 菌株系统发育树的最新研究却显示，该菌株或许甚至可以溯源到亚洲和俄罗斯。[21] 既然流行性疾病可以超越国界，可以通过空气传播，那我们对于这些疾病的响应程序也理应超越国界。可到目前为止，这些响应程序却仍旧被短视的地方主义绊住了手脚，寸步难行。对于 HIV 的基因分型工作也同样得出了相同结论。

①　即刚果民主共和国，简称刚果（金）。

批判性的（并且是自我批判性的）方法则要求我们去思考既有框架对于我们能力的限制，这种限制让我们无法看清那些与疾病新发有关的社会历史趋势。并非所有的"疾病社会生产"理论都清楚地认识到社会经济的相对地位（也即不平等）对于感染风险的影响。举例来说，无论是贫穷还是不平等都未作为"疾病新发的病因"出现在美国国家医学研究所的"新发传染病目录"里。

此外，批判性方法还要求我们刺破当下的学术礼仪，提出某些更为棘手且无人问津的问题。如果我们想要更好地理解疾病新发，那么这些问题就必须得到解答。比如，全球性农业变迁究竟是通过何种机制造成了阿根廷和玻利维亚近期的出血热疫情？关税及贸易总协定（简称GATT）、北美自由贸易协议（简称 NAFTA）等国际贸易协定又是如何造就了这些机制？机构性种族主义与城市犯罪及纽约监狱里的 MDR-TB疫情又是什么关系？医疗服务私有化是否加固了社会不平等，进而增加了撒哈拉以南非洲及拉丁美洲穷人感染某些特定疾病的风险（以及在感染这些疾病后出现不良结局的风险）？比利时、德国的殖民历史，还有法国、美国的新殖民历史，是如何导致了卢旺达的种族大屠杀（卢旺达的种族大屠杀本就与霍乱疫情紧密相关）？关于那些所谓的"新发"疾病，我们可以提出许多诸如此类的问题，下文给出的一些例子可以更好地对此予以说明。

如何新发？多大程度上新发？——以埃博拉为例

早在非洲被人们戏谑地称作"白人坟墓"之前（这个绰号指的是那些有着较高过早死亡率的地区，同时它也让我们看到人的生命究竟被赋予了怎样不同的价值），出血热就已经在这片大陆上广为人知，而埃博拉病毒早在 20 多年前就已经被科学家分离了出来。[22] 当埃博拉出现在人类宿主身上的时候，有时它是处于潜伏状态，但更多时候则是暴发性出现。

为了解释近期的埃博拉疫情，我们没有必要去假设这种丝状病毒是因为变异而改变了毒性。对于丝状病毒来说，美国国家医学研究所的目录只罗列了一种"促使新发的因素"，那就是"来自发展中国家的猴子——这些感染了病毒的猴子被空运到了世界其他地方"[23]。然而，我们还是能够很轻易地就注意到其他因素的存在。就像其他传染病，埃博拉的暴发范围也是同地区贸易网及其他正在不断形成的社会系统交织在一起的。此外，埃博拉疫情也像其他绝大多数传染病那样，影响着研究者以外的某些特定人群，诸如穷人以及为穷人提供服务的医务工作者，而其他群体——即便他们在身体上靠得很近——却几乎不受影响。

拿苏丹 1976 年的埃博拉疫情举个例子。这次疫情完全是偶发的。要不是因为教会医院的医疗差错，这次疫情恐怕也不会蔓延开来。理查德·普雷斯顿在他那本畅销的《血疫》中这么写道："病毒像炸弹似的击中医院，在患者之中肆虐，又从医院向外，像链状闪电似的打穿患者的家庭。医护人员给患者注射时显然没有给针头消毒，病毒通过针头很快传遍整个医院，然后扑向医护人员。"[24]① 两个月后，那场著名的且致命的疫情就在扎伊尔的埃博拉河流域暴发了，埃博拉病毒也因此得名，并广为人知。

两个地方，同样的故事。普雷斯顿在他有关苏丹疫情的戏剧化叙述

---

① 译文引自 [美] 理查德·普雷斯顿著：《血疫：埃博拉的故事》，姚向辉译，上海译文出版社 2016 年版，第 66 页。

中这么写过，扬布库（Yambuku）教会医院的修女们一早就摆好了五支皮下注射器，并开始了她们繁忙的一天，修女们拿着这五支注射器，给每天前来寻医问药的数百名患者打针。"修女和医务人员偶尔在一次注射后用一盆热水洗掉针头上的血液，但大多数时候不清洗就直接给下一个人注射了。"①

> 病毒同时在医院周围的五十五个村落爆发。首先杀死了接受注射的那些人，然后在家庭内传遍，杀死家庭成员——尤其是女性，在非洲为葬礼包裹死者的是女人。病毒扫荡了扬布库医院的护理人员，杀死绝大多数护士，然后扑向比利时修女。25②

1976 年的扎伊尔疫情害死了 318 人。虽然当时有关空气传播的猜想喧嚣尘上，可人们却拿不出证据证明空气传播就是导致人类感染的原因之一。绝大多数专业评论员都觉得，这些感染或许还是跟人们没能很好地落实接触预防措施有关，他们在使用了注射器和其他物品后没能正确消毒。后来，人们采取了这些措施，疫情也就随之终结了。26

但如果我们只是得出结论：糟糕的护理操作就是导致埃博拉疫情的元凶，那我们就大错特错了。这样的简化分析会掩盖社会不平等对于这些疫情的形塑作用，也因此会让我们对于疫情的理解失去了其社会脉络。倘若我们细加甄别，就会发现这种"解释"暗含了埃博拉并非偶然发生的这一观点：在蒙博托③当政期间，扎伊尔人接触到未经消毒的注

---

① 译文引自［美］理查德·普雷斯顿著：《血疫：埃博拉的故事》，姚向辉译，第 69 页。
② 同上。
③ Mobutu（1930—1997），曾担任刚果民主共和国总统（1965—1971）和扎伊尔共和国总统（1971—1997）。

射器（只是其中一个例子）的概率和他们在当地的社会地位成反比。当地的精英阶级及侨民群体（也就是那些欧洲人和美国人，而非卢旺达难民）因为能够享有高质量的生物医学服务，所以不太可能感染这种疾病。

疾病可见度的变化同样嵌入在社会脉络之中。埃博拉的"新发"在某种程度上也是我们意识观念的一个问题。现代传媒（包括纸质媒体和广播媒体）在把埃博拉塑造成是某种新发传染病的时候起了相当重要的作用，可在统计上，埃博拉却不过只是扎伊尔那一长串致命传染病中的一个小角色罢了。[27]在美国有线电视新闻网（简称CNN）等电台的宣传下，像是"基奎特"（Kikwit）这样的名字在欧洲和北美的有些地方变得家喻户晓，虽然这种家喻户晓只是稍纵即逝。关于这些规模不大却骇人听闻的疫情，记者们和小说家们写出了许多畅销书，而这些书后来又被改编成了电影，票房大卖。所以，埃博拉即便不是在流行病学意义上，而只是在象征意义上，也有如野火一般地传播了开来，被塑造成了某种可能不受控制的危险。于是，它便"新发"了。

新发自何处？——以结核病为例

结核病被认为是另一种新发疾病，虽然在这里"新发"实则意味着"再发"。有些人把结核病的再发归功于HIV（美国国家医学研究所目录只列出了一种促使结核病再发的因素，那就是"免疫缺陷人群的增加"[28]）和耐药性的出现。在《抗击结核病是如何取得成功——然后又再告失败的》一书中，瑞安写道："在发达国家，因为成功应用了三联疗法并且大力倡导预防，所以结核病的病死率正在迅速下降。"[29]《华盛顿邮报》最近登出了一篇文章，上面写道："抗生素的发明迅速平息了这场流行病，然后绝大多数美国人也就把它忘得一干二净。"[30]

可是，根据现有的证据，我们能够得出这样的因果论断吗？自然，发明出有效的抗结核药物，确实拯救了成千上万名患者。可是，这些患者却绝大多数都生活在发达国家。然而，在这些地方，由结核病所导致的死亡（结核病曾经是欧洲及北美年轻人的主要死因）早在1943年人们发现链霉素之前就已经在下降了。而在世界上的其他地方，以及在美国和欧洲的小片地区，结核病却仍旧是处在肆无忌惮的状态，不肯屈服于那些貌似有效的药物。对于这些地方的患者来说，用药总是太迟了，或是用错了，又或是压根没得到药物治疗。就我们在海地中部的诊所来说，我们不可能不认为"结核病再发"这种说法根本就是残酷的玩笑话。又或者，这种说法只是再次提醒我们，穷人究竟是如何被我们遗忘在了角落里。

并非所有的美国专家都对于千里之外的患者的持续性咳嗽置若罔闻。"这真够可耻的，"迈克尔·伊斯曼写道："早在30年前，我们就已经了解到三联治疗的治愈率可以高达95%以上，可在许多国家，结核病的患病率却还是纹丝未动。"[31] 有些人估计，目前有超过17亿人感染着处在休眠静止期的结核活菌，虽然在某些地方，结核病的流行病学出现了急剧变化，可是在全球层面上，我们的分析却并没能证实结核病作为主要死因的重要性有明显下降。结核病患病率在某些人群中下降了，在某些人群中还保持原样，在另外一些人群中则仍旧在迅速增长。此刻，在我写下这些文字的时候，结核病仍旧是世界上导致可预防死亡的最主要的传染性疾病。[32]

19 世纪中叶的时候，结核病还被人们叫作"白色大瘟疫"①。可是，到了 20 世纪七八十年代，这个杀手却消失在了公众视野之中。究竟该如何解释这一现象？再一次，我们需要去翻开那些有关疾病意识（即对于疾病的认知和报道）及其与权力和财富关系的研究。"过去 20 年，我们对于结核病的忽视超乎想象，我们没有再把它当作某种需要优先处理的重大公共卫生问题，"默里在 1991 年写道："造成这种忽视的最重要原因或许就是，结核病在富国的临床及流行病学重要性都有了显著下降。"33

或许更能说明问题的，就是美国官方对于美国穷人高发的且还在继续攀升的结核病发病率的漠视。美国结核病再发催生了比其他地方更多的讨论，这一问题需要得到特别关注。起初，结核病再发表现为稳定下降趋势。自 1985 年起，全国数据显示，这一趋势正在放缓：1985 年，结核病新发病例只下降了 0.2 个百分点；而到了 1986 年，新发病例则上升了 2.6 个百分点；1987 年，下降幅度是 1.1 个百分点。当时，我们用"超额病例"这个术语来描述这种状况没能得到改善的事实，但只有把"超额病例"按其他变量进行分解，才能发现这一问题背后的真实面向，而这一真实面向是被全国统计数字所掩盖的。

对于美国疾病控制及预防中心（简称 CDC）来说，最主要的变量就是种族、年龄和地区。倘使你基于这些变量进行分析，就会发现一幅让人万分不安的图景：自 1985 至 1987 年这几年间，结核病病例数非但"没能下降"，在某些地区的某些人群中还出现了非常迅速的上升。举例来说，在全国范围内，黑人群体的病例数上升了 6.8 个百分点，西班牙裔群体的病例数上升了 12.7 个百分点；然而与此同时，非西班牙裔白

---

① 结核病晚期的病人多因为贫血出现面色苍白，因此结核病过去曾被称为"白色瘟疫"。

人群体的病例数则下降了 4.8 个百分点。上升幅度最大的是有色人种中的年轻成人。在 25—44 岁的黑人和西班牙裔群体中，结核病的上升幅度分别达到 17 和 27 个百分点。[34]

因此，部分群体（也就是少数族裔）显然是美国超额病例中的绝大多数。据斯奈德、萨利纳斯和凯利估计，少数族裔中 85% 的病例可以被定义为"超额病例"。1987 年，黑人群体的病例绝对数量首次超过了非西班牙语裔白人群体。黑人群体中三分之二的结核病例都聚集在九个州。自 1980—1987 年，纽约市结核病患者的总数增加了 45%，同样是有色人种深受其累："黑人和西班牙语裔病例的增长是最显著的（分别达到 79% 和 115%），尤其是在 25—44 岁这个年龄段，黑人和西班牙裔病例的增长幅度分别达到 152% 和 216%。"[35]

因此，从某种意义上来说，"种族与空间"这一路径能够带给我们许多重要洞见。虽然美国全国性数据的变化（即降幅的缩小）最开始是相对不显著的，但其背后却是某种传染性疾病的显著的局部暴发。然而，考虑到种族与空间往往是贫穷（这一变量在美国全国性结核病数据中未被记录）的代理变量，那么上述问题背后其实还有更多的故事未被讲述。正如引言部分所述，一项针对纽约市福利金领取者的研究发现，纽约市福利金领取者的结核病发病率是全国平均值的 70 倍。[36] 显然，结核病的"再发"主要发生在那些已经面临着更高的结核病感染风险的群体之中。"对于那些终生都在与结核病抗争，并因为结核病而被边缘化的人群来说，"凯瑟琳·奥特写道："结核病显然不是'再发'。"[37] 对于那些受结核病影响最深的群体来说，这种疾病实际上从未消失。奥特继续写道："这个故事最后以'结核病归来'收尾，但其实更加合适的题目是'有关结核病的新闻报道归来'。结核病归来并不反常，它的消失在很大程度上只是社会建构出来的定义所产生的伪迹。"[38]

倘使复杂的推力让更多的穷人搬迁到了美国，或是拉低了美国许多人的生活标准，那么美国的结核病发病率就可能上升。1995 年的一项研究关注了美国国外出生者的结核病问题，这项研究大体把美国结核病发病率的上升归因于国外出生者移徙美国这一问题。这项研究的作者发现，在某些移徙者的原籍国，结核病的年发病率可以高达美国的两百倍；他们进一步观察到，研究样本中的许多人生活在流浪汉庇护所、监狱和移徙工人聚居区。然而，这项研究并没有讨论贫穷或不平等因素，虽然这两个因素与战争和政治动荡一道，既是结核病高发病率的主要原因，同时也是这些人移徙美国的主要原因。"国外出生者的结核病感染风险的主要决定因素，"作者们总结道："就是他们的原籍国以及他们来到美国的年数。"[39]

分枝杆菌并不会把国境线放在眼里。实际上，将来北美地区的许多结核病例都将来自结核病的地方性流行地区，这也就要求我们在防治结核病以及理解结核病再发问题时必须采取更加系统性的方法。因此，工业化国家最最起码要与那些结核病流行严重的贫穷社区进行合作，这种合作理应成为北美地区结核病防治工作的新的首要任务。

去往何方？——以 HIV 为例

要想把握住某种疾病进入公众视野的相关问题（医学问题、社会问题和传播问题）的复杂性，就请看看艾滋病的例子。1980 年代早期，卫生官员告诉公众，艾滋病可能起源于海地。正如第四章所说，这一猜想最后被证明是有误的；但那时，这一猜想已经给海地的旅游业和经济造成了重创。后果是：海地的赤贫问题愈发严重，不平等以及对于疾病

（包括艾滋病）的脆弱性梯度也变得愈发陡峭。"艾滋病传播媒介"这个标签对生活在美洲其他地方的上百万海地人来说也是一个沉重的负担，而且显然是妨碍到了该群体的公共卫生工作。[40]

在那以后，HIV 疾病就成了人类历史上受到研究者关注最多的传染病。可是，研究者对于某些问题的研究却远比另外一些更多，而且，在那些被广泛研究的问题之中，许多根本就找不到答案。错误同样是值得研究的。对于有关传播机制的错误论断的仔细研究，是有关新发传染病的批判认识论的重要部分。关于海地和艾滋病，这些机制包括海地的"异国情调化"、有关海地人和非洲人的经典民间模型的存在，以及贫穷和文化差异的混合。批判流行病学研究或许可以很好地揭示出，在疾病的传播过程中，这些民间模型以及考虑欠周的文化泛化也扮演了不恰当的共同因素的角色。

HIV 或许并非源自海地，但一定传播到了海地。一项有关加勒比地区艾滋病疫情的批判性再分析揭示出，HIV 疾病并不是沿着民族国家的分界线分布的，而是显示出了某种跨国社会经济秩序的轮廓。正如第四章所示，在 20 世纪七八十年代，HIV 在很大程度上是沿着国际"断层线"进行传播的，是沿着陡峭的不平等梯度进行传播的，而这些传播路径也正是劳动力迁移和性交易的发生路径。[41]

此外，我们对于艾滋病的多重动因也缺乏考量。曼、塔兰托拉和奈特在他们对于艾滋病疫情最初十年历史的重要回顾中写道："疫情在全球社会的发展过程并没有受到任何的国家或国际行动的重要影响。"[42] HIV 出现了，但它会去往哪里？为什么？以何种方式？又以多快的速度？美国国家医学研究所目录罗列了数个会促进 HIV 出现的因素："城市化、生活方式 / 习俗的改变、静脉药物滥用的增加、国际旅行、医学技术。"[43] 但还有其他许多因素。HIV 已经在全球范围内传播，这种传播经常是不受控制的，却从来不是随机发生的。就像结核，HIV 正在席卷穷困与边缘人群。

就拿女性艾滋病发病率的迅速上升做个例子。在一篇 1992 年的报告中，联合国写道："对于绝大多数女性来说，HIV 感染的主要危险因素就是婚姻。"[44] 婚姻本身并不能将年轻女性置于危险之中。在全世界，绝大多数女性 HIV 感染者，不论其结婚与否，都生活在穷困之中。不同社会力量——在这里就是性别不平等与贫穷——究竟是如何成为女性感染上这种新发病原体的危险因素的，这一问题在有关艾滋病的生物医学、流行病学甚至社会科学文献中都被忽视了。哪怕是到了 1994 年 10 月——自艾滋病大流行以来已进入第 15 个年头，《柳叶刀》的社论还会这样评论一项新研究："我们并不知道还有其他研究者曾经考虑过社会经济状态对于 HIV 感染者病死率的影响。"[45] 因此，人们很少研究某些社会力量对于健康结局的影响，对于这个一般性法则，艾滋病亦复如是。

但是，艾滋病传播一直都有着明显的规律。虽然公共卫生领域有句口号——"人人都可能感染艾滋病"，但其实，总有某些群体更容易感染 HIV，而另外一些群体则显然可以幸免于难。此外，对于 HIV 来说，虽然不同患者的结局总是大体相似，但他们的病程却可能千差万别。这些差异已经激发人们研究了成百上千种共同因素，从支原体和生殖器溃疡到巫毒教仪式和易感 HIV 的心理素质，不一而足。但是，直到今天，这些不同的相关性中，没有一种能够令人信服地解释 HIV 疾病分布或结局的差异。证据最强的共同因素是社会不平等。社会不平等不仅勾画了艾滋病疫情的轮廓，也决定了一个人在出现 HIV 感染的并发症以后会面临的结局。[46] 治愈艾滋病的"灵丹妙药"虽然是人们梦寐以求的，但它却不会改变绝大多数艾滋病患者的预后。效果更好的抗病毒药物的问世甚至还可能拉大差距：包含某种蛋白酶抑制剂的三联治疗方案一年要花费 12000—16000 美元。[47] 卫生政策制定者们已经宣布，抗病毒治疗在那些艾滋病疫情最严重的地区是"不符合成本有效性的"。

再次审视新发传染病

1934 年，辛瑟尔在讲述本世纪的新发传染病时写道："要想评述某种所谓的'新'疾病的出现，总是充满了挑战。"[48] 即便只是粗略地浏览有关新发疾病的新文献，也能够清楚地发现，对于采用社会科学方法进行疾病的脉络化这一要求，我们这里的例子——埃博拉、结核、HIV——远非孤例。民族志研究往往可以很好地纠正人们草率做出假设的倾向以及对于过时或不恰当的分类的依赖。[49] 比如，有位 1980 年代早期在海地工作的人类学家，很快就质疑了巫毒教在某种程度上导致了后来被称为艾滋病的新疾病的出现这一假说。如果对海地新出现的疫情进行过仔细调查，那么那些粗糙的流行病学研究所发现的"高危人群"就会显得站不住脚。海地的疫情实际上是跨国性质的，与之紧密相连的不是巫毒教，而是海地与附近的美国之间的巨大不平等。

此类方法还包括：将个案历史与当地疫情放在它们得以出现的更大的生物社会系统中进行分析，而这样的分析在绝大多数时候都要求我们对于社会不平等进行调查。比如，为什么俄罗斯从 1990—1993 年出现了上万例白喉病例？我们很容易就能够想到，就像 CDC 所提出的那样，这些超额病例是因为俄罗斯没能贯彻落实疫苗接种计划。[50] 但是，只有当我们将这一远端起因——概而言之就是技术起因——与改变了该地区发病率与病死率模式的更为复杂的社会经济转变联系在一起的时候，我们才能够做出更有信服力的解释。[51]

流行病学如果只关注个体风险而缺乏批判性的脉络化分析，就无法揭示出这些深层次的转变，也无法将其与疾病新发联系在一起。"现代流行病学，"该领域的某位杰出贡献者如此评价道，"倾向于解释并量化水面上软木的浮沉，却基本上忽视了水面下那些决定这些软木终将漂浮至'风险的水岸'的哪个位置的更汹涌的暗流。"[52] 标准新闻报道也不会贡献许多："在信息的洪流里，"某位主要的疾病新发编年史家如此抱怨道，"分析与脉络正在走向消亡……噬肉菌暴发可能会占得新闻头条的位置，可是当地在对于学龄期儿童的全面接种上的失败之举却很少得到关注，除非出现了疫情。"[53]

对于理解并最终控制新发传染病来说，蓝丝带委员会 ① 提出的许多研究问题毫无疑问是重要的，是有关某场疫情的主要讨论议题。[54] 但是，由疾病以及与疾病相关的流行评论和科学评论出来，我们还可提出一系列必然要去回答的问题，而这些问题反过来又会产生一系列其他的研究问题。这些问题既非社会科学家的主攻领域，也非实验室科学家的研究范畴；既非临床医师的专业范围，也非流行病学家的传统兴趣。事实上，为了回答有关新发传染病的问题，我们所需要的是某种真正意义上的跨学科协作。简言之，我们想要提出四个显而易见的必然研究领域，我们会在后文概述之。在每个领域中，我们都可以听到不平等这一母题的反复回响。

1. 新发传染病与社会不平等

对于社会不平等与新发疾病之间的网状联系的研究，并不会简单粗

---

① 由杰出人物所组成的针对特定问题的独立调查委员会。

暴地将穷人说成是在扮演"哨兵鸡"①或矿井金丝雀的角色。相反，这些研究会提出如下问题：具体来说，究竟是怎样的机制造成了某些人更易受到新发疾病的影响？不平等本身又在这些疾病的传播过程中起到了怎样的作用？[55] 曾经，相似的问题也是流行病学与社会医学的主要研究问题，可后来它们却渐渐"失宠"了，留下了一片真空地带，而在这片真空地带里，学者与官员不当心就会做出不恰当的因果论断。

几乎没有人去研究社会不平等的联合影响。克里格、罗利、赫尔曼、艾弗里和菲利普斯在一篇权威综述中总结道："几乎没有研究会同时关注种族歧视、性别歧视以及社会阶级的健康效应，而这一事实也终将成为对于美国流行病学研究的狭隘视野的严厉控诉。"[56] 还有一桩事实也往往被人们所忽视，那就是：社会不平等不仅会影响到新发疾病的分布，还会影响到患者的健康结局。大卫·萨彻在 1995 年写道："虽然我们和我们的祖先在传染病易感性方面有许多相似之处，但有一点很不同，那就是我们已经掌握了大量科学知识，并从中受益。"[57] 这话说得很对，但前提是我们谁都不去质问这里的"我们"究竟指的是谁。事实上，那些最容易感染上传染性疾病的人往往都没有从这些大量的科学知识中获益。我们生活在一个传染病能够轻松逾越边界（社会边界与地理边界）的世界，可是包括科学知识积累在内的资源却被堵在了海关。

2. 跨国视野中的新发传染病

"在疾病新发与传播过程中，旅行扮演了相当重要的角色，"威尔逊如是提醒我们，而且"现如今旅行的客流、速度以及跨度都是史无前例的"。[58] 虽然欧洲人的殖民给美洲带去的灾难性的天花与麻疹疫情早就

---

① 哨兵鸡（sentinel chickens），通常用于监测蚊媒病毒，蚊子会吸食禽类的血液，因此将哨兵鸡安放在特定地区并定期检测血样可用于及时识别当地的蚊子是否携带蚊媒病毒。

提醒我们需要系统性地理解微生物迁徙，但最近数十年，我们已经看到了"责任区域"概念的某种具体化。按照行政区划（国、市、区）来界定行动范围的办法虽然有用，但只要是在疾病的地理分析单元不是由疾病自身所界定的情况下，就会被错误地提升到解释原则的地位。

几乎所有被认为属于"新发疾病"的问题，从耐药性增加到 HIV、霍乱大流行，都是对于这些狭隘的公共卫生建构的现代反驳，这些疾病的研究者对此也是心知肚明。[59] 然而，对于阈态（liminality）的批判社会学研究，无论是有关大流行不断推进的跨国边沿，还是有关人造的行政与政治疆界对于疾病新发问题的影响，都还尚未有人探索。但是，此类"务实的团结"，即便只是出于私利，似乎都离不开新的、积极的倡导工作。"除非当地有明确需求，强烈而且迫切，"最近一篇《柳叶刀》社论写道，"否则疾病跨国传播的长期影响就几乎不会得到关注。"[60]

关于边界之为边界的研究，越来越多地指向对于社会不平等的研究。许多政治边界就好似半透膜，往往能让疾病通过，却不让治疗手段自由通过。因此，边界也就导致了或者说加固了机会的不平等，却无法以同样的方式阻遏病原体的入侵。可能的研究问题包括以下这些，比如：存在于两种很不一样的医疗体系之间的相接面是如何影响新发疾病的传播速率的？当边界在富国与穷国之间被竖立起来，它会制造出怎样的乱流？华纳在论及美墨边界上的健康问题时，如是写道："没有其他任何两国边界，会像美墨边界那样，在健康状况、权利与使用问题上表现出如此的多样性。"[61] 美墨边界上发现的传染性疾病包括 MDR-TB、狂犬病、登革热以及性传播疾病（包括 HIV，据说部分是因为"人们对于红灯区的跨境使用"）。随着俄罗斯的 MDR-TB 疫情进一步发展，富庶的斯堪的纳维亚半岛诸国——最终欧洲的其他国家也——将不得不宣称，MDR-TB 治疗在俄罗斯是"不符合成本有效性的"。

随着越来越多的空中及海上旅行改变了我们有关共同边界的观念，跨国不平等的陡峭梯度也就显得愈发显著。与研究边界与新发传染病有关的方法论及理论，既可来自社会科学，也可来自分子生物学；如今，随着 DNA 指纹图谱技术等新技术的使用，对于新发疾病分布的描画也变得更加容易了。[62] 这样的研究将会再次在我们这个世界中——这个质粒虽然可以自由移动但同情亦扎根其中的世界——抛出许多不容易回答的困难问题。

3. 新发传染病与变化的动因

当我们详尽列出可能影响传染病进程的因素时，我们所需要的概念工具必须具备历史深度与地理广度，而且还必须同时是过程性的，也就是说得纳入与变化有关的概念。更重要的是，这些工具必须允许我们纳入复杂性，而不只是分解它或者撇弃它。正如莱文斯所说："对于新发疾病的有效分析必须认识到，对于复杂性的研究可能是我们这个时代居于核心位置的一般性科学问题。"[63]

但是，运算符的复杂性仅当其运算变量选择合理时才令人信服。综合性的数学建模能否与新的系统组织方式联系在一起，避免使用民族国家等过时的分析单元，而选择更有流动性的生物社会网络（绝大多数病原体显然都是经由后者进行移动）？我们对于复杂性的接受是否也能将社会复杂性囊括其中，包括某些群体在更大人群中的不平等位置？这样的视角能够帮助我们描绘从霍乱到艾滋病等不同疾病的进展过程，也将能够用于对某些更加离经叛道的研究主题的分析，比如世行项目及政策对于疾病（从盘尾丝虫病到鼠疫）的影响。

4. 新发传染病与批判认识论

我已经说过，当我们询问"怎样的疾病算是新发传染病"时，我们其实也是在询问"何为'新发'"。这并非无足轻重的话题转变。这一问题也会引出其他问题：为什么某些人会构成所谓的"风险人群"，而其他人则至多只是"有风险的个体"？为什么有些方法和主题适合发表在有影响力的期刊上，而其他方法和主题则被弃之一旁？批判的疾病分类学将会探索科学中礼貌讨论与不礼貌讨论的边界，讨论对于疾病的感知会如何影响疾病的历史。许多重要的、充满了情绪的复杂问题——对于人们所认为的传染病传播媒介的责备、对于替罪羊及受害者的识别以及污名的作用，这些问题虽然很少得到医学界的讨论，却显然是许多我们正在讨论的疫情的一部分。

最后，为什么研究与服务项目的资方只看到了某些疫情，却忽视了其他疫情？正如我们将会在有关 MDR-TB 的讨论中所看到的那样，某种疾病在何种程度上会被视作威胁，取决于特权阶级——或至少是那些不算穷的人——是否"面临罹患这种疾病的风险"。世界卫生组织在它近期发表的有关结核病及新发传染病的声明中，显然想要利用人们对于传染的恐惧来引诱富国出于保护自身利益的需求对疾病监测和控制进行投资。这种策略在公共卫生领域已经由来已久，正如美国国家医学研究所在它有关新发传染病的报告中所指出的那样："如果某种疾病看似不会直接威胁到美国，那么它就很少会获得来自美国的政治支持，而这种支持对于守住疾病控制的成效来说是必需的。"[64]

有关新发传染病的专业评论总是离不开要对疾病紧迫性做一番辩护，这种策略对于那些往往已经世代默默忍受这些疾病折磨的人来说并非没有危害。事实上，对于人的生命所做的区别化估值贯穿这些评论的行文之中，也贯穿许多流行性疾病防治政策的行文之中。要讨论新发传染病，就必须对这种区别化估值及其对资源分配的影响进行批判性的反思。而实际上，这些反思的缺位，与其说是编辑标准的问题，不如说是分析上的失败。

＊　＊　＊

十多年前，科学社会学家布鲁诺·拉图尔为了构建他所谓的"科学人类学"（他反对"认识论"这个术语），翻阅了上百篇出现在几份巴斯德时代法国科学综述中的文献。拉图尔撒下的网很广。"在人文社会科学与精密或自然科学之间并没有显著区分，"他写道，"因为在这些科学中，科学的成分都并不比社会的成分更多。我谈及巴斯德派，就好似巴斯德派谈及他们的微生物。"[65] 或许，这就是为什么我们要去积极探索那些通常被弃置于科学研究边缘的主题的原因之一：总有一天，我们这些研究微生物行踪（佯攻、回避、出现、撤退）的人可能会成为未来这个领域学生的检视对象。

但是，还有其他更雄辩的理由，说明我们为什么必须对于疾病新发进行更好的理论分析。巴斯德派的微生物如今仍旧是全世界的首位死因。[66] 在一篇题为"传染病的征服：我们在开谁的玩笑？"的文章中，两位来自美国 CDC 的研究者说道："临床医师、微生物学家以及公共卫生专家必须竭诚合作，共同预防传染病并迅速发现新发疾病。"[67] 如果我们想要对于疾病新发进行更好的理论分析，那么这种跨学科的协作显然是很有必要的，而且是有效防治的前提。

我的意图是带有包容和补充性质的批判框架的提出并不是要取代许多对于传染病有兴趣的学科（从病毒学到分子流行病学）的方法论。"对于医学来说，我们的核心任务，"我们的先驱艾森伯格和凯博文差不多20 年前就说过："不是要贬低生物医学在医学理论与实践中的价值，而是将社会科学也平等地纳入其中，作为它们的补充，从而更全面地理解疾病，也更好地为患者提供照护。问题不在于'科学太多'，而在于，对于何为医学相关科学的认识，我们的视野太过狭窄了。"[68]

　　这本书的其余章节便会带着这种生物社会视角，去讨论那些已经给我的患者带来巨大伤害的疾病。因此，我所关注的焦点会是造成了最大规模死亡的两种疾病——结核和艾滋病。在此过程中，我也慢慢发现，疟疾、伤寒及其他影响到穷人的瘟疫也必须诉诸同样的检视。但这种思考的目的，永远都不只是为了提出某种更好的模式。我们的目的，自始至终，都是为了减少那些由各种不平等所带来的不必要的苦难。

第三章

被隐形的女性：阶级、性别与 HIV

这些日子里，不管谁对我说起"女性"这个词，我的脑海里都会变得一片空白。什么"女性"？你所谈论的这个"女性"究竟是指什么？是指我吗？是指我妈妈、我舍友、住隔壁的白人女性、超市收银员、我在韩国的阿姨、世界上的一半人口吗？

李智妍（音译）[①]，1995 年

1980 年代结束的时候，我正坐在一家新开的诊所里，这家诊所位于海地中央高原的某个小村庄。我们并没有完全料到在外头人声鼎沸的院子里等待我们的究竟是什么。当然，我们应该料到会有那么多的人来找我们，因为我们这家诊所是该地区第一家对外宣称会特别照顾贫困患者的诊所。此外，我们也应该料到，许多患者来到我们诊所门前的时候，可能已经病入膏肓。诚然，我们也应该料到会有结核病患者过来。但我们却没有料到，居然会有那么多的农村家庭受到了这种疾病的影响，要知道，我们通常以为，这种疾病总是在过度拥挤的城市地区更为多见。此外，坐在诊所里的我们也知道，会有艾滋病患者来找我们，而且他们中的许多人将从太子港来到这里。可我们却满肚子疑问：为什么

[①] Jeeyeun Lee，美国艺术家、作家和活动家，她通过艺术探索联结、权力、暴力、抵抗等主题，长期与社会正义组织和社区组织合作进行艺术创作。

会有那么多的患者都是年轻女性？

回美国的路上，我查阅了大量有关艾滋病的文献。在某个有关艾滋病的电子数据库里，我一下子搜到了超过十万篇参考文献，可当我在"艾滋病"之外再加入"女性"这个限定词的时候，我却只能找到两千篇；如果再加入第三个限定词"贫穷"，那么它返回给我的则只是这么一句话："未找到符合这些限定条件的参考文献。"

也正是这一知识鸿沟促使我们针对有关女性与艾滋病这一话题的学术文献进行了系统性回顾（虽然我们做得还不够好）。[1]但是，我们之所以会再次分析这一问题，并开展一系列旨在消除——或至少是缓解——这种苦难的项目，其根本原因还在于我们诊所院子里那些年轻女性的"隐形"苦难。

* * *

1981年的夏天，艾滋病首次被确定为某种独立的临床综合征。当时，加利福尼亚和纽约的医生都注意到，在他们的病人中，聚集性地出现了大量特殊感染与癌症病例，几乎所有病例都是年轻的男同性恋。至今这个故事已被反复讲述，可女性艾滋病的故事却很少为人所知。8月，在男性艾滋病病例被首次报道后才过去两个月，一名女性也被诊断为同样的综合征。[2]一年之内，艾滋病病例就在静脉吸毒的男性和女性中，在血友病患者及其部分性伴侣中，在贫困国家（包括海地）的女性与男性中也有了报道。可这些群体却好像没有什么共同的"危险因素"可言。

自那以后，艾滋病就席卷了全球，与艾滋病相关的评论同样如此。在此之前，还从来没有任何一种疾病得到过如此密集且持续的关注。考虑到公众对艾滋病的认识程度及对此病恐惧的强烈程度，也就并不奇怪，为什么会出现那么多关于这种疾病的迷思与误解，而且这些迷思与误解还在不断增多；也就并不奇怪，为什么在艾滋病相关的公众讨论中会充斥那么多无稽之谈与所谓的"垃圾科学"。

最初关于艾滋病的误解——认为艾滋病是某种男性疾病——或许可以归咎于某种历史性的偶然：这种新型疾病最初是在美国这个科技强国报道的，而在美国，至少是最开始的时候，这种疾病的影响人群确实是以男性为主。[3] 但是，自这场世界大流行的发端之日起，女性就显然同样也是 HIV 的易感人群。而且，在一两年内，数据就显示，女性受到 HIV 感染的可能性至少是与男性旗鼓相当的。

然而，女性的艾滋病病例显然不是特别重要。1985 年，《发现》杂志（一种大众科学杂志）的封面报道就否定了艾滋病会在女性中出现大流行的观点。这篇报道宣称，"布满褶皱的阴道"不像"细皮嫩肉的肛门"那样，前者的结构天然是为了性交及分娩时的撕扯牵拉所设计的，因此，不会有太多女性经由异性性交而感染上艾滋病。艾滋病，这篇报道告诉我们，"如今——而且可能将来——主要是人们为肛交所付出的致命代价"[4]。

这种错误结论慢慢遭到了人们的质疑。到 1986 年末，人们已经很清楚地知道，艾滋病发病率正在男同性恋中下降，而在那些所谓的"异性恋暴露人群"中却在攀升。[5]"突然间，"《美国新闻与世界报道》1987 年 1 月刊的封面上写道，"他们的疾病成了我们的疾病。"配图中代表"我们"的（足够看出媒体立场）则是一对白人雅痞夫妇。[6]

保拉·特里希勒[①] 在她关于美国艾滋病讨论史的研究中发现，1987 年春天，美国关于女性和艾滋病的讨论出现了"多样化"的趋势。[7] 然

---

① Paula Treichler，美国伊利诺伊大学性别与女性研究系荣休教授，著有 *How to Have Theory in an Epidemic: Cultural Chronicles of AIDS*。

而，我们仍然可以听到有人说，女性永远不会成为艾滋病的主要受害人群。1990年首印的《异性恋艾滋病之迷思》一书就体现了这种想法，这本书认为："对于绝大多数国民〔也就是媒体口中的'一般公众'〕来说，虽然媒体和公共卫生权威竭力想要让他们产生对于艾滋病的恐惧，但在他们中间实际上没有出现艾滋病的流行。艾滋病会从这个群体的这里或那里，挑出一个又一个人，进行单独射杀，但最初受到感染的伴侣只会来自存在艾滋病流行的那两个群体之一。对于绝大多数的异性恋者来说，与其担心自己会感染艾滋病，不如担心自己哪天溺死在自家的浴缸里。"[8]

如果这里可以嗅到任何的讽刺意味，那么这种讽刺也不是针对错误预测的简单讽刺。在人们写下这些预测的当口，成千上万的女性——她们的伴侣既非双性恋者，也非静脉吸毒者——就已经被HIV"挑中"，遭到了单独射杀。即便在美国这个女性艾滋病疫情最初与注射毒品（静脉注射）息息相关的国家，暴露于风险未特定伴侣（即伴侣既非注射毒品者，也非双性恋或同性恋者）的女性感染者，从1983—1984年到1989—1990年，也增加了四倍。在《异性恋艾滋病之迷思》一书出版前的五年里，异性恋暴露人群中艾滋病年发病率的上升就要比其他人群更高。[9]而到了1991年，艾滋病已经成为美国绝大多数大城市中年轻女性的首要死因。[10]与此同时，浴缸溺水的发生率则还是很低。

现实与描述的龃龉，也促使保拉·特里希勒在1988年提出了如下问题："考虑到有关艾滋病的任何概念化都会导致有关人类身体的强烈关切，那我们又该如何解释所有平台的艾滋病讨论〔包括生物医学期刊、主流新闻报道、公共卫生文献、女性杂志以及同性恋和女权刊物〕中女性话题的沉寂与缺位呢〔直到最近才稍有改观〕？"[11]换句话说，为什么许多人仍旧以为，艾滋病是男性疾病呢？或许更叫人痛心的叩问是，为什么艾滋病大流行已经整整发生十年，可女性艾滋病患者的声音却仍旧在科学及大众讨论中无处可寻呢？[12]

一种解释是，对于绝大多数的女性艾滋病患者来说，她们的发声权，早在HIV出现在她们身上并进一步撕扯她们的生活之前，就已经被剥夺了。在根深蒂固的精英主义文化里，这些人的身份是穷人；在根深蒂固的种族歧视文化里，这些人的身份是有色人种女性；而在根深蒂固的性别歧视文化里，这些人的身份，当然就是女性。

哪怕我们最终意识到，艾滋病给贫困女性造成了莫大威胁，这种意识也已经来得太晚。全世界，成千上万的女性已经罹患了HIV感染相关并发症。在美国，在拉丁美洲，女性艾滋病疫情发展的速度远远快于其他任何人群：艾滋病已经成为美国非洲裔年轻女性的首要死因。[13]而在墨西哥，HIV感染的男女人数比，在1984年还是25比1，而到了1990年则已经是4比1。在巴西圣保罗，孕妇HIV检测阳性率（血清阳性率）从1987—1990年这三年间增加了六倍。[14]

全世界其他地方的变化趋势同样令人不安，特别是在发展中国家，全世界90%的成人艾滋病感染者以及98%的儿童感染者都生活在发展中国家。[15]在撒哈拉以南的非洲地区，许多国家都已经报道了比男性更高的女性新发感染人数。1992年，联合国开发计划署估计，"每天都有3000名女性受到HIV感染，五百名女性因HIV感染而死亡。这些人中绝大多数的年龄在15—35岁之间"[16]。世界卫生组织曾经预测，在2000年的365天里，将会有六百万到八百万的女性感染HIV。[17]

一旦我们开始看到这一问题的严重程度，那么其他更加深入的问题就会一个个冒出来。绝大多数血清阳性女性是通过什么机制感染上的HIV？如果不是所有女性都是HIV感染高危人群，那么哪些女性群体最有可能暴露于这一病毒？在许多大相径庭的环境里，女性的感染风险何以会如此相近，在其他环境里又如此不同？学术研究（无论是临床研究，还是流行病学研究或是社会科学研究）是否跟上了不断发展的艾滋病大流行的步伐？最后，关于女性与艾滋病的长期误解，给艾滋病预防、诊断与治疗方面的资源分配造成了怎样的影响？

在这本书里，我会反复回看这些问题。但作为序幕，就先让那些女性 HIV 感染者来诉说她们的故事。这些女性来自许多截然不同的背景：达琳是来自纽约哈林区的非洲裔女性；吉琳是海地农村穷困农民的女儿；拉塔住在印度乡下，15 岁时就被卖到孟买成了妓女。她们的故事，有许多相似之处，也有许多相异之处，但都涉及了上面的许多问题。

达　琳

达琳·约翰逊于 1955 年出生在纽约的中哈林区，有两个兄弟姊妹，母亲长期在街头流浪，很久以前就离开了丈夫和她的三个孩子。[18] 达琳记得，她父母经常吵架，吵得很凶，父亲会殴打母亲，而母亲则会"哭好几天"。达琳五岁的时候，她母亲就把她送到了亚拉巴马州的外婆那里。

11 岁时，达琳回到了纽约市，照顾她的任务就落到了比她年长十岁的哥哥身上。哥哥很生气，觉得这给他增加了新的负担，减少了他自己的生活机会，因此对达琳总是拳脚相加。由于没有任何收入来源，达琳十一年级前一直和她有虐待行为的哥哥住在一起。十一年级的时候，达琳嫁给了一个"勤劳工作的男人"。很快，他们就生了两个孩子。"没有福利补贴，"她后来说，"我们从来没有申请任何福利补贴，哪怕在生活很艰难的时候。"

　　生活总是很艰难。这对夫妻面临着好些问题，最主要的就是他们都热爱吸食海洛因，却不热爱彼此。"我不爱他，"她回忆道，"他打我，有时还当着孩子的面打我。都是因为毒品。"在遭受了六年的虐待以后，达琳设法逃离了这个家，带着孩子们投奔了她已经很是疏远的父亲。

　　在搬到她父亲那里没过多久，达琳就遇到了她的第二任丈夫。这次结婚，则是为了爱情。她丈夫，同样也在吸食海洛因，但他好歹有份工作。他们生了两个儿子。而她的那两个年纪更大的孩子同样爱着这个男人，生活好像都有了起色。达琳虽然在使用海洛因，但她坚持说，这没有影响到对于自己孩子的照顾。"只是为了让所有事情都顺利一些。"她这么说道。

　　1987年，她同母异父的哥哥（同样是海洛因使用者）被诊断出艾滋病。"他就这么死了。"达琳说。死得干干脆脆。家里所有人都吓坏了。不久之后，达琳的继父（她常常去看他）心脏病发作，也去世了。尸检显示，他也感染了HIV。

　　达琳很伤心，但她决意不让她的家庭就这么破裂。后来，她丈夫也开始发高烧，并出现盗汗。他拒绝就医，但达琳知道，他一定是得了艾滋病。曾经，她丈夫、她哥哥还有她共用过针头，而所有这些回忆如今都开始折磨她。达琳去做了检测，然后就获知，她自己也是HIV阳性。

　　她丈夫两个月后就去世了，留下了四个孩子，交给达琳来照顾。达琳的心碎透了，她在一年里失去了丈夫、同母异父的哥哥，还有继父。她孩子的两个教母，也曾经与他们共用过针头，后来也病倒，然后离世了。

　　达琳不仅是心碎了，而且也破产了。在挣扎着摆脱哀恸的同时，她不得不挣扎着赚钱养家。她回忆说，她的孩子是她全部的动力。她怀疑，她最小的儿子（从小就体弱多病）也感染了HIV。后来，他出现了严重的肺炎，一切就变得很显然了。"直到这个病将我孩子也送进了医院，我才知道他生了这个病。"用达琳自己的话说，她当时整个人都蒙了。"太多亲人"离她而去了。

达琳决定在自己家里照顾儿子，她不想把他丢进医院，所以就学习了所有她能为他做的事情。后来，她年纪较长的那几个孩子开始出现不端行为，学会了逃学，在街上混日子，达琳想要寻求帮助，却徒劳无获，他们如今已经一无所有。有关她疾病的保密问题，达琳也无法信任她孩子学校里的老师。

不久之后，她的孩子就完全不听她管教了。当时，她生病的那个孩子似乎已经开始认不出她。为了缓解自己的痛苦，她解释说，她能找到的办法就只剩"快克"可卡因①了。但吸毒总要付出代价。对于她的孩子，她开始失去耐心。她总是大吼大叫，也总是忘了给孩子做饭。当孩子们走开的时候，她就觉得自己得到了解脱。达琳找不到任何正式的支持，除了痛苦，她已经一无所有：

> 那个社工逢人就告诉他们我感染了病毒……当我的小儿子逃走的时候，警察找到我这里，我的小儿子是跟着我的大儿子一起逃走的，我的大儿子把他带回了家。我下楼的时候，警察就一路跟着我跳下楼梯。"你应该待在医院里，你有艾滋病。"街上的所有人都盯着我看……（那个社工）把我的疾病告诉了我孩子们的朋友，告诉了他们的家长。太平梯上，一个小男孩

---

① 一种强效高纯度可卡因，借由加热后产生的烟雾吸入体内，因为在加热时会发出噼啪声（crack），故而得名。

说："看哪，那是大卫的老妈，她有艾滋病。"

达琳最后总结道，她的孩子们在受苦，而且遭到了忽视。她觉得，他们没有家庭，所有人都死光了。所以，她开始寻求社会服务部门的帮助，希望在她照顾自己最小的那个孩子（如今就要死于艾滋病）的时候，社会服务部能把她的三个年纪较长的孩子送去别人家寄养。"我不想活了，我不想我的孩子在街上流浪，然后忍饥挨饿。"

社会服务部把三个孩子送去了三个不同的家庭。最大的孩子被送到了布朗克斯区，但他从寄养家庭那里逃跑了，住到了达琳一个朋友那里，这个朋友愿意抚养他。达琳也想让这个孩子住在她朋友那里，但她知道，政府部门永远不会把监护权交给她的这个朋友，所以她什么也没过问。达琳的女儿则被交给了某个女人，达琳知道这个女人也在吸毒："他们把我的女儿交给了一个贩毒的家庭，而且卖的还是'快克'可卡因。这个女人让我女儿给她照看孩子。"达琳没有权力改变政府的寄养决定。

她的第三个孩子则被送到了新泽西的一户家庭，达琳喜欢这户人家。她的孩子在那里被照顾得很好，她希望在她死后这户人家能收养她的这个孩子。她很感激这户家庭，希望他们真的能收养她的这个孩子。她和这户家庭共同参加了家庭治疗。她觉得，如果把她的这个儿子交给他们，是不会有什么事的。

在把她的大孩子们都送去寄养以后，达琳就独自一人留下来照顾她年纪最小的那个孩子，她觉得照顾这个孩子很是痛苦。这个小男孩实在太苦了，他的腹部肿胀得越来越厉害，也不再对达琳有任何的回应。最后，有天晚上，当他睡在她边上的时候，他停止了呼吸。他的死"把我彻底摧毁了"，达琳回忆道，"他只有三岁，可死亡却拖了足足六个月。"

同一年里，她生命中最重要的人有六个死掉了。

　　达琳完全放弃了自己，沉溺于吸毒，人生跌到了谷底。她在街头流浪了三个月，但她极不希望自己"以那种方式死去"。她的孩子也希望能见到她。所以，她去了医院，想要戒毒，并参加了美沙酮戒毒项目。参加了这个项目之后，她就见到了医生。这一年里，她的家人一个个地接连死去，可她自己却从未见过医生。她觉得，自己一定是消沉到了极点。

　　达琳同样被诊断出艾滋病，可她担心的全是她那两个最大的孩子。当这一连串的死亡开始发生的时候，她本可以带着他们寻求些许帮助。达琳每天都会去看望她那两个住得离她不远的孩子，而那个住在新泽西的儿子，她则每周去看一次。她说，她会一直这样去看望他们，直到哪天自己离开了人世。她只希望，如有一天她终究要死，能死得干脆，不要有什么挽留。

吉　琳

　　吉琳·阿德里安出生在萨瓦内特。那是一个满是尘土的村庄，位于海地寸草不生的中央高原中部。阿德里安一家就像这个地区的其他家庭那样，家里种着一小片地，然后就是靠在当地集市上卖农产品为生。同样，阿德里安一家也很穷。但吉琳回忆说，在她小时候，他们家"还是能够勉强度日的"。但后来，到了1980年代，海地政治再次出现动乱，加上家里有人过世，他们的日子就愈发困窘了。

　　吉琳在家里四个孩子中排行老三，按照海地标准这已经算是小家庭了。但后来，随着吉琳的妹妹死于脑型疟，这个家庭的规模就变得更小了。据说吉琳的大姐目前在多米尼加共和国，如果她还活着的话，那她在那里已经待了超过 12 个年头了。最后，吉琳的二姐还生活在母亲和吉琳身边，耕耘着家里的那片自留地，可是收成却是愈来愈少了。

吉琳说起她自己的婚姻，声音里满是悲伤，对于往事多少有些不愿启齿。当她还是个少女——"十四五岁"的时候，家里的老熟人伍克西登·多尔津养成了时不时来串门的习惯。多尔津是个相当成功的农民，在这个地区有两三片面积不大的耕地。串门过程中，多尔津很明确地表达了对于吉琳的爱恋之情。"但他已经结婚了，而我还是个孩子。当他把手放在我手臂上的时候，我扇了他耳光，咒骂了他两句，然后躲到了花园里。"

但多尔津并没有放弃，最后他找到了吉琳的父亲，请求与吉琳结合，但不是以婚姻的形式，而是以"*plasaj*"的形式，后者是海地农村颇为常见的一种可能持续终生的结合形式。[19] 吉琳还没满 16 岁的时候，就和多尔津（这个比她大 20 岁的男人）搬到了离她父母一小时远的另外一个村子。不久之后，她就怀孕了。伍克西登的妻子一点儿也不高兴，她显然要比吉琳年长。两个女人之间的摩擦，也最终导致多尔津与吉琳分手。但是，在此之前，吉琳已经生了两个孩子，先是个女孩，后来又生了个男孩。

在和多尔津分手之后，吉琳带着她还没断奶的儿子回到了父亲家。她在萨瓦内特待了五个月，经常要独自穿过多凯村去往多蒙的集市或是去看望她还留在伍克西登那里的女儿。也正是在这些长途跋涉中，她邂逅了一个名叫奥斯纳的年轻人，这个年轻人不定期会去太子港做工，要么是做体力劳动，要么是做技工。有天，吉琳去拜访多凯村的一个朋友，奥斯纳就径直地与吉琳攀谈了起来。"不到一个月，"吉琳回忆道，"奥斯纳就让他的父亲来见了我的父亲。然后，我的父亲就同意了。"吉琳把她刚学会走路的小儿子交给了父母照看，然后就过上了第二段婚姻生活，这次是在多凯村。

接下来的几个月很是不顺。就在这一年的晚些时候，吉琳的父亲过世了，而她的儿子（主要是由她姐姐在照看）也总是生病。吉琳已经怀上了她的第三个孩子，她与奥斯纳缺乏所有可能让他们的新生活变得更加容易的东西。虽然奥斯纳偶尔会在太子港找到临时技工的工作，但他终究还是缺乏稳定工作。1985 年，在吉琳的第三个孩子出生之后，他们就决定搬去城市居住，在那里，奥斯纳或许可以在加油站找到一份活计，而吉琳也或许可以在集市上干活，即便未能遂愿，她也终究可以做女佣。在此期间，奥斯纳的母亲可以帮忙照顾刚出生的婴儿，因为对于婴儿来说，多凯村还是要比太子港更加安全。

奥斯纳和吉琳在城市里生活了差不多三年。这三年的日子过得很苦。政治暴力蹂躏了太子港这座城市，特别是他们所生活的那个街区——太阳城，一个位于太子港北郊的著名大型贫民窟。这对夫妻经常没有工作可做：丈夫做技工，但并非固定工作；妻子一边做女佣，一边在太阳城的码头上卖油炸食品，后者是吉琳更喜欢做的事情：

> 只要我有点小钱，我就搞点东西卖了挣钱，钱也省着花。但如果我们破产了，我就只好给阔太太做女佣……如果这份工作不错，收入体面，或者这个人不坏，待你好，那你可能会在那里待六七个月之久。但如果这个人待你很坏，你就可能连一个月都待不满。可能你去了一天就辞职了……富婆总是讨厌没钱的女人，所以我为她们工作总是会碰到不少麻烦。

当问及收入体面对她来说究竟意味着什么时，吉琳说，一个月挣 20 美元差不多就过得去了，只要你在工作的时候能吃点东西。

1987 年（也就是达琳·约翰逊失去她许多家人的那一年），三件"不快之事"接踵而至。在一次军方针对贫民窟的常规突袭行动中，吉琳的一位邻居被军方击毙；子弹穿透了吉琳和奥斯纳家的薄墙。几周以后，吉琳又收到了她儿子猝死的消息，至今死因都未查明。最后，奥斯纳也得了重病。吉琳还记得，奥斯纳最初的表现是体重减轻和持续性咳嗽。

生病期间，奥斯纳好几次回到了多凯村的诊所。奥斯纳最开始得的是肺结核，这种病在我们那个才建立不久的诊所很是常见。对于一名来自太子港的男性年轻结核病患者来说，我们在做鉴别诊断的时候常规都要参考 HIV 感染，我们当时也确定认为有此可能。在诊所里，奥斯纳告诉我们，他总共交往过七位性伴侣，包括吉琳。除了一个人之外，他与其他六位性伴侣交往时都是单一性伴侣关系，虽然交往的时间总是很短暂。

生物医学干预对奥斯纳不起作用，有作用也只是暂时的。于是，村里许多人便开始怀疑他是不是得了艾滋病。在他 1988 年 9 月死去的时候，许多人都相信，他是死于这种新型疾病。而我们作为他的医生也同意这种说法。

后来，吉琳回到了萨瓦内特，住在她一个堂姐妹的家里。她试着在当地集市上卖土产，可挣来的钱，她连自己都无法养活，更别说她寄养在奥斯纳母亲那里的孩子了。她说，她因为自己不得不向婆婆要钱而受到羞辱，即便她跟那个老女人说，她肚里怀着奥斯纳的孩子。最后，在奥斯纳死后一年，那个"冻结在她子宫里的"（她的原话）胎儿终于开始生长。她坚称，这是奥斯纳的孩子。（而其他人则说，这个孩子的父亲其实是她老家萨瓦内特的某个男人。）1989 年 11 月，她生下了这个孩子，是个女孩。奥斯纳的母亲总是把这个孩子当作她的孙女。

产后一个月，吉琳带着这个刚出生的宝宝回到了萨瓦内特。她没有工作，她的母亲和姐姐也入不敷出。吉琳和家里其他人总是忍饥挨饿。吉琳觉得自己是家里的累赘，所以就去了海滨城镇圣马克她堂姐妹那里。吉琳给她堂姐妹家做佣人，但后来她宝宝生了病，她自己也筋疲力尽。由于免费医疗只有多凯村才有，所以她又回到了奥斯纳的母亲那里。吉琳和奥斯纳所生的第一个孩子已经在那里上学，奥斯纳的母亲允许她多得两份食物。

1992 年 6 月上旬，吉琳生病了：她的体重减轻了，月经也停止了。那个月后面几天，我听到了她的故事，心里有些担忧。是的，吉琳答复说，她听说过艾滋病；有些人甚至说，奥斯纳就是死于艾滋病，但她知道，这不是真的。在查阅了奥斯纳的病史之后，我建议她也应该接受HIV 检测。吉琳告诉我，她马上就要离开这里去太子港了，但她会回来取报告的。她宝宝的体格检查，除了面色苍白和肝脏轻度肿大之外，并没什么特别异常的发现。我们给她的宝宝进行了经验性治疗，包括驱虫，还有针对贫血的治疗，然后就把她送回了家。

第二天，吉琳就动身回了太子港。她做女佣做了几天，可是条件实在太差。她开始卖香烟和糖果，但仍旧食不果腹，疲惫不堪。这座城市正处于几十年来最糟糕的经济萧条之中。"我当时已经准备好，什么事都愿意试试。"她后来这么说。

虽然一切好像都已经跌到了谷底，不会再坏下去，可事实却证明，这只是一厢情愿。在一个溽热的夏日午后，奥斯纳的母亲突然惊恐地跑来找我们：宝宝没法呼吸了，她说。当时，诊所里只有一名医务人员。我和另外一名医生快马加鞭地赶回诊所，在那里，我们发现这个宝宝的每一次呼吸都非常困难。当我们给她拍 X 光片的时候，她的口唇开始发绀。两副听诊器贴到她的胸口上，可我们发现，她的心脏已经停止了跳动。我们也无能为力了。

胸片提示，宝宝的心脏是正常大小的两倍，但只有当看到吉琳的实验室检查结果，一切才变得明朗起来。吉琳感染了HIV，而她的女儿很有可能是死于HIV感染相关性心肌病。

吉琳回来的第二天，得知了她的血清检测阳性结果。在我跟她描述这个结果的可能含义并为二次检测制订计划时，她只是在边上漠然地听着。经过仔细的体格检查以及病史询问，我们发现，吉琳还没有出现严重的机会性感染。当时，她感染HIV的主要表现就是重度贫血、闭经、体重下降、偶尔发热，以及淋巴结轻度肿大。

在证实了吉琳的HIV血清检测阳性结果之后，她开始定期出入我们的诊所。我们会与她定期——"太频繁了。"她曾经这么说道——就HIV感染及其预后问题进行沟通。她开始接受异烟肼预防治疗，开始服用铁剂、复合维生素，还有一种蛋白质补充剂。吉琳没有再回太子港，而是通过诊所的艾滋病治疗项目拿到了一笔经济援助，租下了一套房子。

虽然吉琳在不到一个月时间里症状就有了明显好转，但她仍旧情绪低落，回避社交。一个叫勒内的小伙子曾经拜访过她，可吉琳却拒绝了他，后来他就消失了——"他去了圣多明各，我想，因为自此之后，我就再也没听到过他的消息。"然而，到了11月中旬，驻扎在佩利格雷镇的一名士兵向吉琳表示了自己的好感，吉琳这回做出了回应。这名士兵是多米尼加边境一座大型市镇的原住民，在那里他有一个妻子和两个小孩，他进驻这个地区才一个月。虽然佩利格雷的居民都说，这名士兵在他们那里有一个固定伴侣，但吉琳却坚称，她是他在当地的唯一伴侣：

他是在这里见的我，在我家里。他在跟我说他关心我之前，只见过我几次，也只跟我聊过几回。在那之后，他就经常来看我。当时我并没有多想，直到他开始在这里过夜。后来，他们说，他被调回了［他自己老家］，也就是在那个时候，我怀孕了。他说，他会回来，可我再没见过他，或是收到任何他的消息。

作为吉琳的医生，我们费尽心思地想要劝说她不要进行无保护性交。因此，我们非常想要知道，关于这个话题的这些对话，在她决定要再生个孩子的时候（倘使怀孕确实是她自己所做出的决定），究竟处于怎样的位置。作为 HIV 无症状携带者，这究竟意味着什么，吉琳对此其实心知肚明，从她用于描述自己的隐喻中，我们就可以清楚地看到这一点："你大可以婀娜多姿地走来走去，但你内在却很有问题。你看到一幢金碧辉煌的房子，可它内在却只是丑陋的岩石、黏土和砂砾——所有的这些丑陋且隐而不见。外面看起来很好的东西，里面却可能并非如此。"

吉琳也知道，她的孩子很有可能会感染 HIV，在她怀孕的后几个月，她开始服用 AZT。她知道这样做的理由何在，而且她还把这种药物推荐给了另一名女性。可她却厌烦了我们问的问题，厌倦了关于悲伤与死亡的谈话。"宝宝会生病吗？"某次产前检查时她说道，"当然，他会生病。人啊，从来不会不生病的。我生了病……他也可能会生病。这都是命啊。"

如今，她儿子已经出生两年，吉琳说，她很高兴地看到，他最近的 HIV 检测呈阴性。然而，事实上，她认为她的生活已经彻头彻尾毁了。她死了两个孩子；另外两个孩子则长期由父亲或奶奶照料。吉琳自己的姐妹们也是死的死，失踪的失踪，或是被海地的残酷无情击打得七零八落。她几乎没有外甥或外甥女活到成年。吉琳向她的医生保证，她没有任何症状，可她看起来却好像处在某种消散不去的疲乏之中。

拉　塔

　　马哈拉施特拉邦乡下，一间茅草屋里，照亮它的只是几只灯笼，这便是拉塔出生的地方。当拉塔来到这个世界的时候，她母亲开始啜泣，这些泪水不是喜悦的泪水，而是愧疚的泪水，因为她又把一个女儿带到了这个世界。[20]"上帝那天对我一定很不满意。"她说。拉塔不清楚她是几月份降生到这个已经有两个姐姐和三个哥哥的贫困家庭的，那一年是1967年。她的父亲耕种着索拉普尔的一小片田地，那是一个小小的农业村镇。拉塔记得，她的母亲操持着几乎所有剩下的工作：

> 　　所以，我的童年记忆很是模糊。我记得，当我父亲回家的时候，他会因为她做的饭不好，或者因为我们有人在哭，而殴打我的母亲；而如果他是醉醺醺地回来的，那么他就会殴打姐姐和我。我母亲总是忙来忙去，为了准备更好的食物，或者为了让我们保持安静，好让父亲能够吃饭。好像每天都是这么度过的，唯一的不同只在于，随着父亲年纪变大，他变得愈发刻薄。

　　家里从未允许拉塔去上学，六岁前她都跟着父亲在田里种地除草。"日子就这样一点点流逝，"她一面诉说，一面端看着自己那双手，仿若是在寻觅水疱的痕迹。她的两个姐姐分别于15岁和16岁时嫁作人妇，她们的出嫁对于拉塔一家来说可是付出了沉重的代价。姐姐的嫁妆总值达到 10000 卢比，这几乎是她父亲当年收入的两倍。可以想见，这两个姐姐的出嫁使得这家人不得不求助于当地的放贷人，而这个放贷的男人则始终保持着他那高达 25% 的利率，每季度复利一次。为了偿还债务，拉塔的父亲已经面临着要越来越多地出售他那片小小田地的风险，而如今又生活在另一个女儿要出嫁的恐惧之中。

1982 年雨季，少雨，庄稼歉收，这家人也因此陷入了从未有过的恶劣经济处境。"我父亲每天喝酒喝得越来越多，"拉塔回忆道，"我记得，他有时候甚至自己不去田里干活，而是赶我们去干活，他打我们的次数也比往常多得多。我知道，他担心我出嫁，当他喝醉的时候，他就会咒骂我母亲，责怪她怎么又给他生了个女儿。"

这种情况下，倘若有个男人能把拉塔带离她绝望的乡村生活，那他就会被当作天赐。普拉桑特就像孟买的其他许多 *dalals*（"中间商"，其中许多都是女人），靠做人贩子过着"体面"的生活。由于他在马哈拉施特拉邦的南部村庄与孟买的妓院之间往返工作，他在每个村子的策略几乎都是一模一样的。普拉桑特一到某个村子，就会先找到当地的放贷人，然后往往会通过一小笔贿赂，从放贷人那里拿到当地生有女孩而且背负重债的家庭的信息。然后，普拉桑特就会像其他 *dalals* 那样去接触这些家庭里的男主人，声称可以给他们的女儿在孟买找到佣人或女裁缝的工作。在拉塔的案例里，普拉桑特就告诉她父亲，她将会得到一份洗碗工的工作：

> ［普拉桑特］来后，我父亲把我母亲拉到一边，告诉她，在孟买可以找到工作，而这个男人会给他 11000 卢比，作为我洗碗和打扫房屋的酬劳。他说，我将能够每月给家里寄钱，而

且在工作六个月后可以回乡探亲。对于他告诉我们的这些东西，我们谁都没有怀疑过，或者质疑过。

拉塔那绝望且饥饿的父亲，面对着一家人从未有过的严重贫困，从他女儿的离乡中看到了机会与宽慰。在他与普拉桑特交谈过后，没过几个钟头，拉塔就被告知要打包收拾好她的两件棉纱丽、手镯和凉鞋。她一早就将动身前往孟买。

拉塔当时还是个 15 岁的女孩，脆弱而又害怕。在挥手告别的时候，她难忍住自己眼中的泪水。她父亲的凝望，是坚忍而镇静的，而她母亲的面颊上，则已是两行清泪。这将是她见父母的最后一眼。

去往孟买的旅程，虽然是她第一次坐火车的旅程，可她却对此记忆全无。她后来怀疑，她之所以无法回忆起这段旅程，可能是因为她被下了药。她的下一段记忆就直接跳到了孟买的出租车上，这辆出租车把拉塔送进了这座城市的红灯区。几乎处在昏睡状态的她，被带到了福克兰路 27 号。在那里，普拉桑特以 15000 卢比（大约 500 美金）的价格把她卖给了皮条客。他净赚了 4000 卢比，这完全够他生活一个月了。

拉塔来到了孟买的卡马蒂普拉区，她即将成为这个地区三万名性工作者中的一员。拉塔记得，当她完全醒过来的时候，她身处一个"笼子"里——一间满是正在上妆、染发、收紧自己的衬裙与衬衫的姑娘的狭小房间。拉塔完全不知道自己身在何处：

> 我看见所有这些姑娘除了衬衫、裙子和妆容之外什么都没穿，我问老鸨："这里是哪里？"她告诉我，这里是正在工作的姑娘待的地方。我仍旧没有理解，被这些女人穿的衣服给吓坏了……那个老鸨——萨普纳告诉我，我会和她待在一起，她

命令我穿上地上的给我的衣服，然后站到外面去。我开始哭泣，我告诉她，我没法待在这个地方。她重重地扇了我耳光，我记得，当时的我止不住地哭泣。我请她放我走，而她则直直地瞪着我的眼睛，然后说："你想离开，可以，给我15000卢比，你就自由了，而在那之前，给我穿好衣服，开始偿还你的 *kurja*。"

拉塔的 *kurja* 就是她的债务，也正是通过这种机制，她的的确确好似被困在了某个笼子里。那天，她没有加入其他站街姑娘的行列。第二天，她还是没有。她睡倒在房间的角落里，假装病了，吃着给她的食物，听着其他姑娘招徕福克兰路上的客人。她看着一排排男人和姑娘进出隔壁房间，在那个房间里，唯一的家具就是一张床。拉塔在孟买的第三天，萨普纳的耐心被磨尽了：她命令她的一名经理好好"教训教训拉塔"。

无论已经过去多少年，拉塔在描述她的这段经历时仍旧存在回忆上的困难。阿伦是那里的一名经理，他的主要任务就是招徕新客人，当然除此之外，他还负责确保姑娘们赚了足够多的钱，确保她们努力"工作"。正如一位老鸨所说："有时候她们不听我们的话，所以经理和皮条客就负责管教她们。"拉塔回忆说：

连着几天，我都坐在同一个角落里，假装自己身体不好，很害怕，希望萨普纳能放我走。最后，阿伦走过来，拎着我耳朵，叫我穿上衣服站到外面去。我是个十五岁的乡下姑娘，甚至连性是什么都不知道，更别说卖淫了。我如何能够理解当时正在发生的事情呢？他把我带到那个只有一张床的房间里，关上了门，然后逼我和他性交。事后，他说："这回你懂了吧？"

然后就笑着叫我去工作。我记得，当我走出来，其他姑娘都盯着我，我一句话也说不出。我确信她们知道他做了什么。头一回，我开始接受这个无路可逃的事实——我只能待在这里。

那天，拉塔穿着紫色衬衫与粉色衬裙，紧张地加入了孟买红灯区数千位妓女之列。这是她第一晚站于街头，也是她漫长而痛苦的生涯的开始。

不像其他绝大多数站在笼子前勾引过路男人的姑娘，拉塔只是静静地站着，头三天没揽到一门生意。日子很长：早上约莫10点洗澡，11点前去到福克兰路，下午4点吃午饭，然后重新站到街上，直到凌晨两三点，如果幸运的话会吃到晚饭。平常日子里，孟买的妓女每天要接待四到五位嫖客。时间可能有所不同，但通常深夜才是她们最忙碌的时候。拉塔站街的第四天下午早些时候，终于有人来找她搭讪了：

> 来了个阿拉伯男人，在见过我以后，他就找到老鸨说话，想要把我带到泰姬陵酒店①，带去三天时间。我看见他给了她好几百卢比的钞票。然后，他就带我进了他的出租车，去了旅馆。我很害怕与他独处；你要记住，他是我的第一位客人，我不知道该做什么。第一晚，我们睡在了不同的床上，第二天，他带我去了纱丽和珠宝店，给我买了衣服和金货。他白天出去的时候，会把我锁在房间里。但他给我买得越多，我就越感到害怕，不知道他想要什么。第二晚，他叫我穿上所有他给我买的衣服。虽然我很害怕，但我知道我别无选择。当时，我记得自己跟自己说："如今这就是我的生活。"我第一次真正接受了

---

① 印度的奢侈酒店连锁店。

它……再也不想与他做任何斗争，也不想再与我自己做任何斗

争，我和他做了爱。

当拉塔再次回到福克兰路的时候，她就已经适应了孟买妓女的日常
生活。慢慢地，她开始知道她所在妓院和附近其他妓院里的姑娘的故
事。虽然她们来自不同的村庄，甚至还有的来自尼泊尔，可她们绝大多
数人都有着相似的经历。就像其他人那样，她要把她每天收入的一半交
给老鸨，来偿还她的 *kurja*。然而，拉塔知道，她和其他所有同样被拐
卖来从事性工作的姑娘一样，几乎都不会奢望自己可以赎回自由：她最
初 15000 卢比的债务，每月按照 20%—25% 的利率进行累加；如果皮
条客给她拉来一个客人，她就要欠他 25%；此外，绝大多数地区的警
察都会定期以入狱为要挟来敲诈性工作者。按照每天平均四五位客人来
计算，每位客人支付大约二三十卢比的价钱，最后留给她自己的就只剩
20 卢比，这些钱要用来买吃的和穿的，还有其他基本生活物资。

在我写下这些文字的时候，拉塔已经在孟买待了好多年。她已经成
了福克兰路 27 号的知名人物，那是一家不大的妓院，三明治似的夹在
一间茶叶铺与一幢大型粉色建筑之间，后者挤满了来自尼泊尔的姑娘。
如今的拉塔骄傲地戴着她那对金手镯，头发总是染得乌亮，仔细编成辫
子。如今她已经 28 岁，已是红灯区的一名老手，受到人们的尊敬。每
天继续要见平均四五位嫖客。

关于艾滋病的流言直到 1989 年左右才传入孟买红灯区，那肯定是
晚于病毒传入这里的真实时间。"当时我和福克兰路上的其他人开始知
道艾滋病，但我们并没有把它放在心上。当时，印度卫生组织的人来给
我们发免费避孕套。"

1991 年，拉塔成了最初六名担任艾滋病朋辈教育志愿者的性工作

者之一，她督促她的妓女朋友们一定要让她们的客人使用避孕套："我告诉姑娘们，这关乎你们的生命。如果他不肯戴套，就把他撵走。即便他给你一百万，要求无套性交，你也不要这么做。但我知道，这很难做到。有太多饥肠辘辘的姑娘，太多胆怯害怕的姑娘了，而老鸨们总是盯着，给她们施压。"

对于拉塔来说，预防措施来得太晚，她如今知道，她感染了HIV。她继续着自己的工作，既作为艾滋病外展工作者，也作为妓女。

性、毒品与结构性暴力

我在这里详细讲述了达琳、吉琳和拉塔三个人的故事，希望能让大家看到那些限制了她们选择范围的力量，这些故事既揭示出差异性，也揭示出共同点。但是这些故事对于当地来说，究竟具有多大的代表性呢？

达琳·约翰逊的经历，对于那些生活在贫困之中的非洲裔美国女性来说，太过稀松平常了。作为海洛因使用者（这一习惯与种族主义所构筑的贫穷清晰地联系在一起），她能幸免于HIV感染的机会非常渺茫，即便她在确诊之前曾经想要戒毒。1987年，也就是达琳的世界被艾滋病扯得稀巴烂的那一年，仅有338365个治疗时段能够提供给全国大约四百万上瘾者，而且绝大多数这些项目都主要服务于男性。达琳作为一名孕妇，几乎无法找到任何可以治疗她的成瘾问题的项目。[21] 珍妮特·米切尔和她的同事在论及物质成瘾的、贫困的，而且是属于有色人种的女性时指出："传统上，女性只要符合这三项标准之一，针对她们的照护和服务可及性就是微乎其微的。要是符合其中两项标准，大体上就会将女性置于极端有限可及性的类别。而要是符合上述三项标准，那么女性就会落入零可及性的类别。"[22]

　　在美国，HIV 几乎是不可阻挡地横扫了有色人种的贫困社群。到 1991 年，构成美国人口大约 12% 的非洲裔美国人，就占到了所有艾滋病报告病例的 30%。1980 年代，黑人女性的艾滋病累积发病率是白人女性的 11 倍还多。虽然许多早期病例都是发生于毒品注射者中，但艾滋病疫情正在无毒品注射史的女性中快速蔓延。正如前面提到过的，艾滋病是 25—44 岁非洲裔美国女性的首位死因；而对于该年龄段的拉丁裔美国女性来说，艾滋病如今则是她们的第三位死因。[23] 当美国首个女性艾滋病多中心研究得到资助的时候，1300 多位入组患者中几乎 78% 都是有色人种女性。[24]

　　要想理解美国艾滋病疫情的轮廓，与其说需要理解其地理分布，不如说需要理解一组有限数量的事件与过程，从失业到火灾所导致的住宅损坏——也就是罗德里克·华莱士① 所讨论的"灾祸的协同作用"。[25] "美国的城市贫困为 HIV 的持续蔓延创造出了完美条件。"罗伯特·富利洛夫② 论证道："内城的贫困街区常常为猖獗的毒品交易提供了庇护，为素昧平生之人进行毒品介导的无保护性交提供了许多机会，同时也为诸如此类的危险行为提供了许多可以免遭查禁的场所。"[26]

　　在海地，吉琳的故事同样是不足为奇的。在罹患艾滋病的海地农村女性所讲述的故事中，我们可以听到某种极端的单调与雷同。我们在好救星诊所（也就是吉琳接受治疗的地方）开展过一项研究，我们发现，

---

① Rodrick Wallace，美国流行病学家和活动家，目前是纽约州立精神医学研究院（New York State Psychiatric Institute）精神卫生流行病学部的科学家，研究公共政策对于公共卫生的影响，合著有 *A Plague on Your Houses: How New York City was Burned Down and National Public Health Crumbled*。

② Robert Fullilove，美国公共卫生专家和民权活动家，哥伦比亚大学临床社会医学科学教授，从事性病及 HIV 研究。

绝大多数新发艾滋病病例都是女性，而其中绝大多数人都有着与吉琳相似的人生轨迹。作为年轻女性或者少女，她们渴望逃离艰苦贫困的生活，并受到这种渴望的驱使而去了太子港。一旦到了城市，她们就给别人家做女佣，但是没人能够在那里找到经济保障，正如她们也没法在乡下找到一样。我们访谈的那些女性，直言不讳地谈到了她们性活动中不情愿的那一面：在她们看来，她们是受到贫困的驱使而被迫进行自己不喜欢的结合。[27] 这样的证词确实质疑了"同意性交"这样的肤浅概念。

拉塔的痛苦经历同样代表了印度、尼泊尔和其他地区成千上万贫困女孩的命运。据统计，孟买50%的妓女都是被骗或被绑架而来的。[28] 虽然缺乏基于人群的调查，但很有可能印度绝大多数的妓女都有着很高的HIV感染率。1980年代末期，差不多700名性工作者遭到逮捕并被强行带到了金奈，这些女人中70%都被检测出携带有HIV抗体。她们许多人都遭到了监禁或其他形式的侵害，包括被公示名字。[29]

简而言之，达琳、吉琳和拉塔的经历都太过典型了。从她们的故事中，我们能总结出一条明晰的教训，那就是对于感染几率增高的风险来说，不论是其直接原因，还是系统性原因，都需要得到阐明。比如说，海洛因使用和针头共用将达琳置于HIV感染的更高的风险之中。性工作——或者说无保护性工作——将拉塔置于风险之中。然而，不论是在哈林区，还是在孟买，我们都可以公允地做出如下断言：这些女性所做出的决定，与她们的贫困以及作为女性的低下地位有关。此外，需要记得，达琳、吉琳和拉塔都出生于贫困。她们想要摆脱贫困的种种尝试，长期以来都只是输掉的赌博，——而艾滋病则是她们这些失败最后所呈现出的样子。

这里讲述的这些故事，迫使我们不得不去思考这样一个困难的问题：究竟有多少女孩，自出生之日起，就面临着艾滋病或其他可怕命运的不合情理的更高风险？"对于有些女性来说，"一家女性艾滋病互助小组的创始人如是解释道，"HIV 是她们生命中的第一个重大灾难。而对于其他更多人来说，艾滋病不过是她们许多其他问题之外的又一个问题罢了。"[30] 事实上，对于绝大多数罹患艾滋病的女性来说，对于她们生命故事的关注通常都会揭示出，艾滋病只不过是她们一连串悲剧中的最新一个。"对于贫困女性来说，"正如人类学家玛莎·沃德所描述的那样，"艾滋病只不过是她们遭受责备并不得不为之负责的又一个问题罢了。她们会问，'我将会如何照顾我的家庭？''我现在得去赚钱了。''你觉得艾滋病是个问题！让我来告诉你——什么是我真正的问题。'"[31]

成千上万生活在相似境遇中的女性——虽然有着非常不同的心理轮廓和文化背景——但却遭遇相似的命运。她们的疾病是结构性暴力的结果：无论是文化还是纯粹个人意志都无法负其责任；相反，是历史给定的（往往还是经济驱使的）过程和力量共同限制了人们的个体能动性。结构性暴力被强加到了所有那些因其社会地位而无法享受到科学及社会进步成果的人们的头上。

针对艾滋病，如果我们想要提出任何有意义的应对措施，就必须检视差异化风险背后的政治经济学。结构性暴力意味着，有些女性一开始就面临着更高的 HIV 感染风险，而其他女性则可能幸免于难。一旦采取了这种视角，我们就能够描述风险背后的某种政治经济学，同时也能够帮助我们去解释艾滋病疫情的传播方向及速度，于是我们就可以认清，为什么相似的故事会在撒哈拉以南非洲及印度反复上演，为什么这些故事在泰国及亚洲的其他地区正迅速成为某种常态。这里所讲述的这些故事，或许可以成为脆弱性的某种教科书级案例，但我们只有清晰地认识到，这些女性感染艾滋病的脆弱性是由社会性过程——

即形塑了HIV传播动力学的经济、政治和文化力量——所导致的，才能理解这些故事的寓意。在扎伊尔从事研究的人类学家布鲁克·舍普夫解释了艾滋病究竟是如何"将许多女性的生存策略转变成了死亡策略"的：

> 女性往往缺乏现金、信贷、土地或工作，她们在非正式部门从事着"账外"活动。有些人为了维持生计而从事性交易；有些人在家人的命令下从事性工作，以便挣得购置地产或建筑材料的金钱、支付兄弟的学费或是付清债务；还有些人为了补贴微薄的收入而偶尔会求助于多性伴性行为。[不管这些女性]结婚与否，不断恶化的经济危机都驱使她们中的许多人通过寻找"备用轮胎"或"避震器"来实现收支平衡。[32]

总而言之，女性HIV感染的动力学及对其发展所做出的种种反应，都揭示出许多存在于权力／无权力与性之间的复杂关系。然而，仍旧存在着许多悬而未决的问题。比如，精确地说，社会力量（如贫穷、性歧视和其他形式的歧视）究竟是通过什么机制具体表现为个人风险的？不平等自身在推动HIV传播过程中又扮演了怎样的角色？

虽然许多人都同意，像是贫穷和性别不平等这样的力量是增加HIV暴露风险的最强有力的因素，但在HIV感染这一问题上，不论是生物医学文献还是社会科学文献都忽视了上述这一主题。就让我们拿埃勒布洛克及其同事在佛罗里达"农村"所开展的一项有关异性传播HIV感染的研究为例。该研究发表于1992年的《新英格兰医学杂志》，其结果显示，在前往棕榈滩郡一家公立产前诊所就诊的1082名无症状女性中，整整5.1%都能够检出HIV抗体。究竟是什么危险因素可以解释如此之高的感染率？研究者发现，在 HIV 感染与"快克"可卡因使用、终生超过五名性伴侣或每年与超过两名性伴侣进行性活动这三个因素之间存在着统计学上显著的相关性。此外，曾经以性换钱或以性换取毒品或曾经与一名"高危伴侣"发生过性交也与 HIV 血清阳性相关。

　　存在这些相关性并不奇怪。但我们该如何解释这些相关性？该研究总结道："对于高 HIV 血清阳性率社区，比如该佛罗里达社区，在所有育龄期女性中，相当比例的人都面临着通过异性传播感染 HIV 的风险。"[33] 这是该研究实际上所能得出的最重要（或最具有实际价值）的结论吗？对于那些有着更高的 HIV 血清阳性率的地方，比如纽约市的部分地区，显然不是所有育龄期女性都面临着更高的 HIV 感染风险；面临着高风险的反而是那些贫困女性，在美国的话就往往是有色人种女性。

　　假使要让研究者们所得出的上述结论成立，唯一可能的情况就是把他们所说的这个"社区"放在"钟形罩"下进行研究，这样无论是西棕榈滩地区金碧辉煌的大厦还是广袤无垠的甘蔗林——及其主人——都不会被纳入分析。但是，如果"社区"的这些部分隐而不见，那么艾滋病的政治经济学也同样会不为人知，因为他们所研究的许多女性就像她们的伴侣那样都曾经工作于这些富人社区或附近地区。因此，任意缩窄社会场域会制造出风险均等的假象，会遮蔽居于 HIV 疫情中心的诸多不平等。相类似的操作还包括：在讲述达琳的故事的时候，把中哈林区当作某个"岛国"，而非富裕城市里的某个贫民窟；吉琳的叙事完全不提及她不得不为之服务的那些富人家庭；拉塔的社会场域被卡马蒂普拉区的边界死死地框住，而这些边界是有钱的嫖客根本不会踏入的。

　　如果对于埃勒布洛克及其同事在表达他们结论时所使用的语言加以

仔细检视，就会发现，要想对风险问题进行任何有意义的讨论，就不能只把它当作医学问题来讨论，这样的解释太狭隘。在他们的文章中，完全没出现"贫穷"这个词，哪怕这篇文章的作者们也提到，在那些知道自己收入数额的女性中，超过 90% 的女性都来自年收入低于 10000 美金的家庭。[34] 在这篇文章里，也完全没出现"种族主义"这个词，哪怕佛罗里达也像美国其他地区一样，艾滋病疫情对于非洲裔美国人和拉丁裔社群的影响是最为严重的。"性别歧视""绝望""无权力"这些术语，同样没有出现在文章的讨论部分，哪怕他们研究的许多女性进入该地区的原因是觉得那里可能找到佣人或农场工人的工作。有人可能会轻易做出结论，在棕榈滩郡，正是那些面临着前往公立产前诊所就诊的"风险"的女性，也就是有色人种的失业女性，面临着感染 HIV 的更高风险。换句话说，这些女性更有可能有着不稳定的性关系或在做着以性换钱或换毒品的事情。[35]

就像所有充斥着极端不平等或结构性暴力的社会，达琳、吉琳和拉塔所生活的社会也同样需要由其他类型的暴力来维系其现状，这对于绝大多数人来说都实在是难以忍受的。在美国，监狱里大量关押的非洲裔美国人就反映了这种暴力，同样的暴力还有海地的处决部队和孟买的警察暴力执法。其他形式的暴力则更为明显地是性别化的。HIV 与直接针对女性的暴力是紧密相关的。对于性工作者来说，无论是人身侵害风险，还是 HIV 感染风险，都是越贫穷的妓女风险越高。[36] 在美国，据统计有四百万名女性遭受过来自她们的男性伴侣的侵犯，其中许多同时也面临着更高的 HIV 感染风险。正如萨莉·齐勒 ① 所说，"这一数字虽然很可

---

① Sally Zierler，布朗大学流行病学荣休教授，主要研究女性健康与 HIV 感染、结构性和人际关系暴力等。

怕，但它也掩盖了某些女性比其他女性面临着更高的风险这一事实，因为就像 HIV 的分布一样，针对女性的伴侣暴力也同样遵循阶级与种族的社会差异，导致某些阶级对于暴力伤害极端弱势。"[37]

在这个信息交流广布且即时的时代，象征性暴力同样被用于实现如下目的：结构性暴力需要它的辩护者，无论这辩护者是出于有意或无意。现在，我们转而思考研究者和其他意见领袖在加固与女性和艾滋病这一话题相关的迷思与神话中所扮演的角色。

女性与艾滋病：迷思与神话

全世界，绝大多数女性 HIV 感染者都是穷人。她们既无法获及资源和服务，也无法获及象征性资本。保拉·特里希勒在仔细检视美国艾滋病话语的性别化问题时问道："为什么女性会那么没有防备？为什么她们会如此沉默下去呢？"[38] 她以某种极其少有的率直回答了她自己提出的这一问题：

> 随着女性罹患艾滋病的证据越来越多，人们开始猜测着将这一疾病与妓女、静脉吸毒者及第三世界女性（主要是海地和非洲中部国家女性）关联在一起。这不是说这三个群体是同义词，只是说她们种族、阶级或国籍的不同让关于传播的猜测成为可能——而不是像，打个比方，美国中产女权主义者。此外，美国女权主义者还有大量机会可以参与公共讨论，通过这些公共讨论，她们可以抗议她们被呈现的方式。然而，上面这些女性群体，出于种种实际目的，完全被剥夺了她们的发声，

无论是在公共对话中，还是在生物医学讨论中。[39]

这种消声指的是贫穷女性的声音在公共讨论（从会议到发表物）中的缺席。然而，实际上，这些女性的声音没有被剥夺，只是没有被听见而已。比如，在海地农村，1991 年的时候，一群致力于预防艾滋病的贫穷女性共同做出了一张关于女性与艾滋病常见迷思的列表。[40]该团体做出的这份文件提到了如下这些迷思：

艾滋病是一种男性疾病

数据是有力的：艾滋病从来都不是一种男性疾病。鉴于其传播变化，艾滋病实际上有可能成为一种主要影响女性的疾病。

"异性恋艾滋病"不会出现

异性恋艾滋病已经出现了。实际上，在世界上许多地方，艾滋病都是年轻女性的首要死因。

淫妇才会得艾滋病

绝大多数艾滋病女性都没有多个性伴侣；她们从未使用过静脉注射毒品；她们没有接受过受污染的血液制品。她们的主要危险因素就是贫穷。对于其他人来说，风险则是结婚以及无法掌控其丈夫还有其丈夫的营生。

女性是艾滋病传播媒介

女性太经常地被视作艾滋病的传播媒介，会传染男性以及"无辜的婴儿"。尤其是妓女，经常受到这种宣传言论的攻击。然而，与其说妓女容易传染别人，不如说她们更容易被其他人传染：艾滋病是商业性性工作的"职业风险"，尤其是在性工作者无法安全要求嫖客使用避孕套的场景中。[41]

避孕套是万灵药

性别不平等对于避孕套在女性因许多不可抗力而无法要求"安全性行为"的场景中的使用效用提出了质疑。此外，许多 HIV 阳性女性选择怀孕，这也就意味着避孕措施并非这些女性想要的答案。如果女性的愿望是被尊重，那么由女性控制的杀灭病毒性预防策略就是必要的。

这些都是海地常见的迷思，而在其他地方，如果这些地方的贫穷女性如今必须将 HIV 列入其每日受到威胁的一长串事物之中，那么在这里，其他相关的神话也正在恣肆蔓延。在美国，玛莎·沃德谈到了关于艾滋病母亲的"都市传说"："那些女人有食物券 ①，可她们却去买酒或奢侈品。她们把病毒传染给了她们无辜的婴儿。她们应该避孕、堕胎、找到一份工作、完成学业、使用避孕套，并且对毒品说'不'。"[42]

许多主要的迷思和神话都有一个共同点，那就是对个体能动性的夸大。它们经常会强调某些心理或文化特征，哪怕我们毫不确定这些特征是否以任何方式与女性的 HIV 感染风险相关。避孕套就是这样的一个经典例子。在美国，绝大多数 HIV 感染的高危女性都知道避孕套能预防传播，但许多女性却无法要求性伴侣使用避孕套，因为贫穷女性所面临的不安定处境往往会使得她们不得不依靠男性。举例来说，一项在洛杉矶非洲裔美国女性中开展的研究显示，如果女性在租金上不得不依靠

---

① 美国联邦政府为中低收入人口提供的救济措施，允许中低收入人口凭食物券在指定商店免费兑换食物。目前该项目名称为"补充营养协助计划"（Supplemental Nutrition Assistance Program，简称 SNAP）。

她的男性伴侣，那么这样的夫妻相比那些不需要依靠其男性伴侣的女性来说就有可能会更少使用避孕套。[43]

强调个体能动性完全没有问题，但一面用个人责任来作为谴责他们的理由，一面又剥夺他们在生活中行使能动性的机会，却有些不公平。"一面准予'受害者'无权力，一面又谴责他们的这种无权力，这种做法并不新，"简·格罗弗评论道，"因此，将我们对艾滋病受害者的建构与对于穷人——这些穷人同时还饱受着物化、制度化无权力与针对他们境况的谴责之三重诅咒——的相似建构联系起来，就显得很重要。"[44]

虽然绝大多数人都承认在贫穷与避孕套低使用率之间存在着联系，却少有人去仔细研究这种相关性。"穷人"的物化，正如前文所及，是任何使用"穷人"这一术语的人都可能会犯下的罪愆，但是尝试着去理解人们物质层面的种种限制因素，并不意味着就要去拒绝承认个体经验的显著性。承认限制因素的共通性，是除了承认——比方说——心理或文化层面的共通性之外理解风险本质的一项重要内容。实际上，倘使无法将个体经验嵌入到赋予其意义的更大的社会经济脉络，那么就等同于只关注个体心理或"偏常亚文化"。

在大量掩盖了女性风险本质的神话中，有三点反复出现且至关重要。第一点就是只关注到当地因素及当地行动者却忽视了更为宏观的分析，而正是这样的分析才可能纳入视野之外的强大力量与强大行动者。第二点是结构性暴力与文化差异的混淆。第三点则是对于社会阶级的严肃思考的缺失，这一点与其他两点密切相关。[45]此三点正是学术评论与通俗评论夸大个体能动性的常见机制。再次引用布鲁克·舍普夫的话来说就是："更宏观的政治经济学结构奠定了情境的基础并限制了人们可用以作为生存手段的方式。关注'亚文化'，正如关注个体行为一样，可能会掩盖社会互动的更深层次的原因。"[46]

对于这些或无视或夸大的行为，许多发表在核心期刊上的研究非但没有对其加以质疑或揭露，反倒还给予了支持。譬如，一篇对于数量愈发庞大的流行病学文献的综述显示，我们虽然对种族主义、性别歧视以及无权力矢口不言，却的确往往会提到文化。[47]

有一个例子是尼亚马蒂及其同事在洛杉矶地区针对 1173 名 18—75 岁女性所做的研究。其中半数是非洲裔美国人；半数被套上了"拉丁裔女性"的名字，且被分为"高度同化"或"低度同化"两大类。这些女性是通过流浪者庇护所或戒毒项目进行招募的，她们要么吸过毒，要么是静脉使用毒品者的性伴侣，要么是无家可归者，要么就患有一种性传播疾病。其中有些人还当过性工作者，或者有多个性伴侣。一项针对这些女性的调研显示，"非洲裔和拉丁裔美国女性都同样了解艾滋病的症状学、发病机制以及可用以降低 HIV 感染风险的行为，如使用避孕套及清洗静脉吸毒者的全套物品"[48]。差别主要在于这些女性对于传播方式的了解程度，但她们往往不是低估而是会高估 HIV 的传染性。

然后，这些研究者却发现，对于 HIV 的不了解在某种程度上并非这些女性的真正问题所在。导致她们面临感染风险的并非其认知缺陷，而是其他什么东西。但是，这些研究者对于其发现的解释——发表在了很有影响力的《美国公共卫生杂志》上——却与数据不相吻合："这些发现表明，我们需要提供文化敏感的教育项目，涵盖关于毒品使用与无保护性交的常见问题，此外，我们还要为不同种族的女性提供咨询时段，以解决其困扰。"[49]这真的是该研究的主要引申含义吗？按照研究者们自己的标准，这些女性大体上是充分了解 HIV 有可能通过静脉吸毒及无保护性交进行传播。而且，女性越是吸毒，或者越是有多个性伴侣，她就越有可能准确了解自己所面临的更高的 HIV 感染风险。

该研究的作者们坚称，"文化敏感的教育项目"对于保护贫穷女性免受 HIV 感染有着巨大作用。由此，他们也就暗示，事实了解不足与高 HIV 风险密切相关（虽然所有证据都指向其反面），因此，降低风险的方法就是增加知识。通过这种认知主义戏法，我们巧妙地将问题所在——因此也就将干预重点——从不平等社会的某些特征转嫁到了那些被认为是"面临风险"的女性身上。问题都出在这些女性身上；因此，我们的干预重点应该对准这些女性，应该改变这些女性才对。

这种去社会化的代价有可能是很大的，因为认知主义、行为主义或文化主义的假设通常都会给予结果而非原因以更多的考量。不恰当的因果论断，甚至还有对艾滋病患者的心理或文化特性的过度关注，不仅只是智识层面的错误，而且还在把人们的注意力从艾滋病大流行的真实引擎上移开。因此，当性传播疾病控制的灰衣主教 ① 检视发展中国家有效控制艾滋病的可能手段时，他们提出的一系列干预手段就包括了从公开讲座到"针对 HIV 阳性个体的长程心理治疗"及"针对商业性性工作者的团体治疗"等不同手段。[50]

相似的主旋律已经在一个以痴迷于个人主义而闻名遐迩的社会里四处回荡。于是，哪怕是从那些最最致力于艾滋病预防的人们的口中听闻同样的对于个体能动性的夸大，也就显得不足为奇了。我们经常能从他们那里听到关于某个社区对于风险的"否认"或是"低自尊"在那些 HIV 感染者中的流行。于是，这些文化及心理因素就被赐予了病因

---

① éminence grise，指的是拥有很大权力的决策者或顾问，他们在幕后操纵决策，或以非公开或非官方的身份进行决策。

学上的强势地位：它们被说成是风险增高的源头，而非结构性暴力的结果。

可悲的是，或许也是可以预测的，同样的因果推演也出现在那些受到艾滋病折磨的人们的言谈之中。一家女性 HIV 感染者组织的创始人这么说道："低自尊是导致许多女性面临 HIV 感染风险的重要'共同因素'。"[51] 当然，对于"低自尊"来说，还存在着其他重要的共同因素，而贫穷（或者在后福利时代的美国以饥饿、失业或无家可归的形式出现）不言自明地排在其首位。在不平等这个主题上，其他变奏（包括种族主义与性别歧视）在这个列表中同样在响亮高亢地演奏着。

这种错误的心理和道德归因，粗暴地将人们的注意力从结构性暴力问题上转移了开来。所以，也就不难理解为什么美国共和党人及其在民主党中的盟友会那么热切地要推进这一假设了。在近期颁布的《个人责任法案》中，AFDC[①] 接受者被要求每周在指定的"工作岗位"上至少工作 35 小时。既然这些女性都懂点数学知识（显然不像这个法案的作者那样），所以她们知道，在每个月 366 美金的中位支出以及这些"岗位"能给予的低于三美金的时薪的情况下，她们将无法筹集孩子日间照料（更别说医疗照护及安全住所）所需要的开销。即便是在中等生活成本的城市，有两个孩子的单亲母亲为了摆脱贫困线也需要时薪达到十美元。[52] 于是，我们只好猜测，这些女性的宝宝们可能得自己购买并准备配方奶和三餐了。正如瓦莱丽·波拉科夫[②]（她最近访谈了美国许多单

---

① 美国抚养未成年子女家庭补助计划（Aid to Families with Dependent Children）的缩写，是美国政府对有未成年子女的贫困家庭提供的补助计划。

② Valerie Polakow，西密歇根大学教育心理学教授，著有 *Lives on the Edge: Single Mothers and Their Children in the Other America, Who Cares for Our Children: The Child Care Crisis in the Other America*。

亲母亲）的愤恨之言，这一经历应该会给这些宝宝早早地上一课——关于个人责任重要性的一课。"随着他们对于不愿工作的母亲以及淫乱的青少年的批评逐步升级，"波拉科夫总结道，"那个恶毒的想法也就得到了推广，那便是贫穷只是私事，赤贫与无家可归只是错误的个人选择的恶报。"[53]

从伤寒到结核与艾滋病，对于受害者的谴责是流行病历史中反复出现的主题。[54] 在一个又一个案例的分析中，研究者要么关注到了患者的种种不足之处（没有饮用干净的水、没有使用避孕套、对于公共健康与卫生的忽视），要么关注到了导致人群风险的结构性问题（缺乏安全饮用水、女性缺乏经济机会、世界资源的不公平分布）。其结果并非无足轻重。倘使以全球性—系统性的方式来看待疾病，一大好处就是可以鼓励医生（及其他关心健康保护或促进的人）与穷病交加之人联合起来。此外，倘使坚决地将个体经历嵌入到赋予这些经历以意义的更大的社会场域中去加以分析，那么在检视传染性疾病——尤其是那些像是艾滋病那样沿着我们互联社会的断层线进行蔓延的疾病——的流行问题时也会获得大得多的解释力。

关于女性与艾滋病，最常见到的同时也是最容易散布出去的理论就越是有可能将女性苛责地描画成传染病散播者的形象——比如妓女或是"毒害"她们无辜子嗣的母亲——而不会去谈论无家可归、医疗服务的阻碍、不起作用的社会服务体系以及工作和住宅的缺失。主流文献可能会做出如下暗示：罹患艾滋病的女性都有大量性伴侣，却很少会揭露像拉塔这样的女孩究竟是如何被绑架进入卖淫产业的。至于政治性和结构性暴力——比如，农村穷人越来越普遍的失地问题以及偏向出口的经济调控——究竟是如何在当今艾滋病大流行中成为重要角色的，这些问题在主流文献中则更是很少会被谈及。

对于那些 HIV 感染风险最高的女性来说，生活选择受到种族主义、性别歧视、政治暴力以及极度贫困的层层限制。所以，当我们看到人们居然很少会讨论这些问题时，就不能不感到奇怪了。这些结构性暴力究竟是如何被人们抛却一边，而个体选择（或文化差异）的重要性又是如何被人们夸大的，这里面的机制着实很复杂。但是，当我们拿这些关于女性与艾滋病的主流迷思与达琳、吉琳和拉塔的经历并置比较，我们就不得不去质疑这里面的许多理解了。

我们需要做什么事情？

正如我在前文所提到的，海地农村的一群贫穷女性（她们中有些人感染了 HIV）在 1991 年会面并思考了艾滋病及其对她们社区的影响。她们同意，虽然许多人感染上 HIV 的方式超出了她们自己的掌控范围，但是在这个地区，相关的民众教育做得还不够多。她们该如何行动以弥补这一缺陷呢？

对于一个几乎所有人都是文盲的地方，书面材料的效用将会是非常有限的，而且军政府刚刚控制了当地所有的电台。最后，这些女性——她们家里从来没有通过电，也从来没有拥有过电视机——决定制作一盘录像带，讲述一个像是吉琳那样的故事。接着，她们和一家社区组织合作，拿到了一台便携式发电机、一台投影仪和一块屏幕。在每一场放映之后，她们都会展示避孕套，然后进行社群讨论。

这些女性很是为她们所取得的成功感到骄傲，后来她们在海地农村的许多大小会议上谈到了她们的经验。在一次会议上，一位海地医生（她非常同情制作这部影片的女性所饱尝的艰辛生活）听了其中一位女性的报告并观看了这部影片。在讨论环节，这位医生面对那位项目参与者（后者很自豪地介绍自己，说自己是一个 *malerez*——"穷女人"），问道："那又怎么样？换句话说，如果我们在这个地区预防 HIV 传播的努力基本上都是失败的，那你们这个项目的重要性在哪？"

这个 *malerez* 毫不迟疑地回答道："大夫，如果你身边只有撒谎者在喋喋不休，那么说出真相就是胜利。"讲述那些关于女性风险本质的真相，在如今的大气候里，绝无可能是失败之举。

第二组相关任务涉及预防。只是提高避孕套的可及性，完全不够。传递正确信息目前仍旧是优先事项，而且永远都会是，因为 HIV 不可能在短期内得到消除。世界上不同地方的青少年在进入性活跃期之前必须学习有关性传播疾病的知识。全面的 HIV 教育需要成为青少年成长的一部分，这也有助于消除艾滋病相关污名。显然，这样的工作在不同地区的需要有所不同，但是艾滋病普遍的不可逆转性（与难治性）却着实改变了我们思考性与性别歧视的方式。全世界的青少年需要学习 HIV 传播与社会力量（如贫穷、性别不平等）之间的关系。

第三组工作可能需要着眼于 HIV 感染风险人群的特定亚群。譬如说在坦桑尼亚北部，提高性传播疾病的治疗质量及可及性可以降低 HIV 发病率达 42%。[55] 静脉吸毒者需要接受戒毒治疗，但我们同时也知道，针具交换项目即便是在缺乏适当的戒毒治疗的情况下也可以降低新发感染率。[56]

要想消灭性剥削，就需要解决贫困、性别不平等以及种族主义，但是在缺乏以这些目标为导向的重大社会项目的情况下，公共卫生权威可以将保护而非惩罚性工作者作为一大优先事项。[57] 商业性性工作者可以从高质量医疗照护中获利，尤其是在提供这些照护的时候倘还能把妓女——而非嫖客——的福祉惦记在心上。"有一点很重要，"一位倡导者说道，"那就是我们应该让所有的医疗照护服务——包括针对她们孩子的医疗照护，而不仅仅只是性传播疾病服务——以更加可及且更可接受的方式提供给妓女。"[58] 如想要消除艾滋病相关污名，就需要反对让性工作者、男同性恋者以及其他群体成为替罪羊。

对于那些已经罹患 HIV 疾病的女性来说，改进临床服务至关重要。这就意味着，除了其他需要做的事情以外，我们还需要在女性与艾滋病问题上对医疗专家进行教育。[59] 女性的 HIV 感染是被轻视的一个问题，其中许多病例都是在她们怀孕期间——或者尸检时——才得到诊断。后来，在专家们修改了艾滋病病例的定义，把侵袭性宫颈癌和其他致病原因囊括进来之后，美国女性的艾滋病诊断量在短短一年内就翻了一番。[60]

进一步改进服务，意味着我们需要移除目前妨碍贫穷女性（无论其 HIV 状态）获及她们所亟需的各种资源的屏障。这些资源包括从特定药物到安全住房等不同的资源。虽然我们缺乏足够数据，但目前正在美国城市地区开展的研究提示，在一个女性大型队列中，绝大多数进展期 HIV 患者都没有接受任何针对最普遍的机会感染的预防性措施，更别说抗逆转录病毒治疗了。在同一队列中，绝大多数女性都没有安全住房；几乎 20% 的女性都说，她们"没有可以住的安全场所"。[61] 如果能注意到这些问题，那么原则上，我们就可以延长上百万已经受到感染的女性的生命，不论是在富国，还是在穷国。[62]

最后，我们也需要想到，艾滋病也会间接地影响广大女性，因为女性恰恰是照料患者的排头兵，无论其年龄或性别。[63] 因此，改善所有艾滋病患者的照护质量，也终究会改善那些女性照料者的生活。

只要能完成以上三组任务——即澄清事实、重思预防活动、改善针对女性及所有艾滋病患者的服务，那我们就能在很大程度上强健贫困

女性的手腕。如果能有毅力与热情，那么这些措施或许可以最终减缓
HIV 传播给贫穷女性的速度。事实上，证据也确实显示，最近所取得的
艾滋病死亡人数的下降就是因为我们有了更加有效的治疗手段。[64] 那些
接受了高效抗逆转录病毒治疗的患者往往其病毒载量可以下降到无法检
出的程度；而一旦病毒负荷处于低位水平，那么传染的可能性也会大大
降低。[65]

　　除此之外，同样重要的还有，这些聚焦了艾滋病的活动往往只关注
到病情更严重者的症状。聚焦于艾滋病的工作，虽然重要，但必须同时
在赋权贫穷女性上付出努力。"赋权"这个词已经被滥用，但在这里它
并非含义模糊；赋权不等于自尊，甚至也不等于议会所占席位。那些选
择与贫穷女性站在一起的人，必须帮助她们重新夺回生活的掌控感。对
于生活的掌控，关系到对于土地的掌控，关系到生产体系，也关系到裹
挟着她们生活的正式的政治和法律结构。不管是在这里所关系到的哪个
领域，穷人都已经在顶着极大的弱势艰难前行；而贫穷女性的心声则尤
其无人倾听。

　　HIV 在富国的存在（在富国，即便是那些生存在贫困中的人们都掌
握着比吉琳和拉塔这样的女性更多的资源）提醒我们，HIV 是顺着陡
峭的权利梯度进行传播的。在许多地方，恰恰不是贫穷本身，而是不平
等，在抬高人们的 HIV 感染风险。进而，艾滋病患者的个体或心理特
征就越发不是他们的共同特征。他们不具有共同的文化或语言或某种种
族认同；他们不具有共同的性偏好或绝对收入水平；相反，他们共同具
有的是某种社会位置，也就是不平等社会中社会梯度的底层。孟买的萨
塔克·达斯强调了印度贱民阶级与美国城市里的有色人种穷人在他们经
历上的相似性："如果你想要看看印度次大陆同期的流行病学模式，那
么只需要把'黑人'和'西班牙语裔'这些类别替换成'哈里真'和

'首陀罗'① 这些地位最低的贱民种姓。"[66]

像是吉琳和拉塔这样的女性的苦难，给富国的女性——当然还包括其他所有好心人——设置了挑战。在我们世界的差距持续扩大的情况下，我们怎样能缩小这种差距呢？在富国，像是达琳·约翰逊这样的女性的挣扎，是对姐妹情谊和团结这样的肤浅概念的挑战，甚至更是某种斥责。不像吉琳和拉塔，达琳生活的地方，不到一英里之外就坐落着一家世界级的医疗中心。然而，在她生命的某些重要节点上，那家医院却好似离她有半个地球之远。达琳没有医保，于是根本没有办法享受到那里的医疗服务。

关于女性与艾滋病的文献飞快增加，这些文献里充满了对于团结的虔诚，可是疾病在女性群体中的传播却好似利用了团结在这个受到艾滋病影响的社会里的缺失。团结缺乏的缘由往往少与肤色相关，而更与阶级相关。一位工人阶级女同性恋者写道："HIV 使得那些假想的联合与姐妹情谊变得可笑。"她评论道，那些受到 HIV 影响最深的人，是有色人种女性和贫穷的白人女性，她们许多人都"长期在注射毒品，或与男人发生性关系以得到买毒品的钱。这些女性通常都不是女权运动或女同性恋运动最为看重的人，这些运动也不会想要把她们组织起来以推动激进的政治议程"[67]。在最近出版的一本女权主义文集——《听着》中，一位作者对于如下观点额首同意："绝大多数女权主义者好像都觉得阶级问题是最难解决的问题；我们终归要去面对 20 世纪晚期跨国资本主义里根本性的不平等，也终归要去面对我们——在这些结构中不可避免地卷入。"[68]

这也就是为什么我们对于"务实的团结"——即认可并回应赤贫患

---

① Harijan（哈里真）和 Sudra（首陀罗）是印度种姓制度中的下等种姓。

者的物质需求的那种团结——的提倡必须既对抗所在地的不平等，也必须对抗全球性的不平等。我最崇尚的那些医学和社会分析家，都在努力将对于实用干预措施（即旨在预防或更好地治疗 HIV 感染并发症的项目）的深入关切与更加乌托邦的志向联系在一起。如果不平等确实是这场大流行的重要共同因素，那么我们要想阻遏艾滋病的脚步，就必须制定一份更加具有野心的议程，那就是对于我们世界的根本性变革。这里面的要旨，人类学家兼活动家布鲁克·舍普夫已经表达得很清楚："除非我们解决了上百万生活在贫穷、无权力与无家可归境况中的人们的苦难，除非我们在性别关系的脉络里理解了艾滋病的意义，否则 HIV 将永远蔓延下去。"[69]

接受智识的悲观主义，不必然就等于拒绝精神的乐观主义。转述帕特里夏·希尔·柯林斯①的话，那就是：虽然 HIV 可能确实与压迫有关，但压迫的存在条件也确实摇摇欲坠。[70]

---

① Patricia Hill Collins，美国学者，从事种族、性别和阶级研究，是马里兰大学的社会学杰出校级教授。

第四章

异国的与庸常的：加勒比地区的人类免疫缺陷病毒

伤寒、斑疹伤寒、天花、麻疹、霍乱和流感……这些疾病依次横扫过地图，穿行于时空，从而成就了每次流行的历史与地理。

彼得·古尔德[①]，1993 年

对于文化与科学之关系的任何理解，因果问题都甚为重要，因为这会直接影响到有关疾病责任的根本性道德问题。

艾伦·布兰特，1997 年

统计数字就像老话所言，像极了囚犯：只要你折磨它们够久，它们就什么都会告诉你。虽然这本书的绝大部分内容是基于海地和秘鲁的研究，但有些部分是源于对他人工作的批判性重思，想要去阐明社会不平等在疾病和不良结局分布中所扮演的角色。我第一次真正转向这样的一种重思是在 15 年前，也就是在艾滋病的最初几个病例在海地被诊断出来后不久。我相信，也正是在那个时候，我开始踏上了一条新的道路，至少是就学术研究而言。所谓"新的道路"，我的意思是，这条道路对我来说是新的，但其实在这条道路上已经有了许多先辈。此外，这也不

---

① Peter Gould（1932—2000），美国地理学家，主要从事空间分析和意境地图（mental map）研究。

是一条要将我带离对自然科学的终生好奇的道路，而是一条将我引向社会理论——尤其是人类学——的道路。就像其他许多学生那样，当时的我已经接触过现代思潮中的许多重要的去中心化思想。但人类学这门"让人不舒服的科学"坚定的质疑立场，真正帮助我理解了我与15年前那个充满异国情调的地方的越来越深的亲近感。

需要提醒你的是，人类学也曾使我犯下了不少错误，将我引入了许多诠释上的僵局。此前，我已经提过，在理解政治经济学对于海地穷人的健康及医疗影响方面，我的准备是有多么不足：人类学训练使我将结构性暴力问题"误诊"为文化差异问题。但最终，这门学科让我对于那个出色民族的出色文化习俗有了深入理解，同时也更好地理解了为什么我们那么多从事"向下研究"的人会混淆社会不平等和文化差异这两个问题。

这种混淆是早期艾滋病相关评论的主要内容之一，而且事实证明，专业评论如是，通俗评论亦如是。1983年5月，我正坐在太子港某个中产街区的一间人满为患的阶梯会议室里。我记得，房间里很闷热，但许多人仍旧穿着外套，就像医生集会时那样。与会者们浑身都湿透了，但气氛热烈得很，因为当天的主题是艾滋病——一种新报道的疾病，而海地对于这种疾病来说似乎扮演着某种神奇却尚未阐明的角色。

我花了好长时间才嗅出房间里的主流情绪。闷热的空气里弥漫着的尽是谴责，我完全没有料到海地医学会（简称AMH）的会议居然会是这种情绪。我看到一位美国医生因为他关于海地人的"种族主义言论"——他觉得海地人本身就是艾滋病的高危群体——而遭到谴责。我看到他顺服地道歉了，虽然他就像其他许多人那样，接下去甚至将会发表更多标榜着能够解释海地艾滋病问题的古怪臆断，包括断言"魔法仪式为血液及分泌物的人际传递提供了渠道。女性通过将经血掺入她们伴侣的饮食中以避免后者'找外遇'的行为早为人知。埃尔祖莉神 ①——一位善神——的信徒会参加某些仪式，在这些仪式上，*houngan* ［祭司］可能会与其他男性拜神者发生性交"[1]。突然，某个想法在我脑海中闪过：或许，那些相信艾滋病是美国的生物实验出了问题的海地人，并没有像他们看起来那样多疑，抑或他们生动的想象至少不过是与那些被正式认可的美国专家的想象大同小异。

难怪海地人会被惹恼。我坐在听众席后排，听得入迷，有些欣喜，又有些震惊。这里所谈论的话题显然值得注意。虽然我还很不成熟，但我在撞见异国情调的时候还是能够发现它的影踪，而破破烂烂的流行病学却好似以某种可预见的方式"故作惺忪"。我感觉到，可能存在着某种强大的样板式的东西，在生成着这些特定的话语，虽然当时的我既无法识别出这些话语的边界，也无法识别出产生这些话语的那个样板。我知道，这是一场战役，存在着不同的立场，而且界限分明。我知道，科学、文化以及跨国性的不平等在动荡中混合到一起。而且，我还有某种感觉，那就是：我自己也身处其中，虽然当时的我并没有从位置上站起做任何的发言。

回首看去，我想这便是我致力于批判性研究的起点。在海地这样的地方，要想追寻自我效能，根本是愚蠢之举，但对于个人兴趣的发现而言，或许我还是有话可说，虽然我的这些话与其他人的并没什么两样。在研究海地的艾滋病问题时，我结合了许多不同的文献来寻觅线索与证据。在此过程中，我发现某种视角自此以后就一直给我带来了很大帮助，这种视角或许可称为"生物社会"视角，而非那个含糊的新时代术语——"整体主义"。批判流行病学倘使能够和恰当的民族志研究（即

---

① Erzulie，海地巫毒教中的爱之女神。

将接踵而至）结合到一块儿，便能够揭示出关于新发传染病的许多问题。这一批评并不只是研讨室里的编辑整理工作；相反，它对于我们的预防策略及治疗措施会产生实际影响。

在艾滋病与政治暴力同时进场的那个时间点上，生活在海地乡下的某个村子里，虽不能说是某种机缘巧合，但无疑是富有教益的。与太子港的专家进行接触的经历，同样让我看到，谴责是那里的主要旋律。当地对于艾滋病的解释，往往与对巫术的指控联系在一起；通过更早期的民族志，我学会了如何把这些解释看作是人们恐惧与愤怒的标志以及社会不平等的印记。可是，导致这种尖刻讽刺的原因究竟是什么呢？民族志田野研究帮助我们阐明了与艾滋病有关的公共讨论背后的让人感到好奇的谴责性基调，也帮助我们理清了形塑这些讨论的结构性力量。

此外，人类学因其对于人类社群模式的学科关注也非常适用于解释许多长期困扰流行病学家的问题。为什么 HIV 会以那么快的速度席卷城市？又是走的什么路径蔓延到了乡村？对于诸如这些问题的回答，人类学给予了许多帮助。田野研究证实了我从老师那里学到的东西：正如凯博文和凯博艺所指出的那样，"地方文化世界是被夹在宏观的社会变迁力量（如经济和政治变革）与它们对于生存、死亡、发病与应对所造成的结局之间的"[2]。社会针对这种新发疾病的反应，就像这种疾病本身那样，将海地中央高原的农村与太子港的城市连接在了一起，而且还一路连接到了美国。这并不只是物质层面的地理学问题，也不只是政治层面的地理学问题，而是道德层面的地理学问题：一种"责备的地理学"（geography of blame）。

在美国，显然艾滋病同样也是被嵌入在责备与谴责的框架之中的。正如在海地，美国的评论员们所关心的同样是对于罪愆——或者用历史学家艾伦·布兰特的话说就是"个体风险的道德效价"[3]——的评估。

在这两个地方，这一状况都与社会不平等问题紧密交织。

艾滋病大流行的复杂的"责备的地理学"成了我第一本书的主题，同时也做了它的副标题。数年后，当弗朗索瓦丝·埃里捷 [①] 友好地为《艾滋病与谴责》一书的法语版写序言的时候，她写道，继马塞尔·莫斯之后，我将谴责当作某种 *fait social total*——"总体性社会事实"。[4] 这一结果并不确乎是因为我的方法如何精妙，只是因为责备确实无处不在，任何特定形式的责备都无限地彼此关联着，将村镇层面的怨恨与国际金融及政治秩序连接在一起。但不同于莫斯，我这里的社会事实之总体是给定的，而不需要靠艰苦工作来换取。正是这种谴责性的组织原则定义了世界范围内的艾滋病概念、临床处理方针以及针对其所开展的政治和物质资源动员。一旦扯下谴责的外衣，那么某种"全球性的"结构就会赤裸裸地、整个儿地袒露在我们面前。

接下去的文字是基于我十年前就已经开始撰写的一篇文章。在这里，它有着另一层相关性，那就是映衬出了随后几年发生的事情。十年前我所描述的那些社会断层线为 HIV 从男性到女性、从城市到乡村的快速传播提供了保证。正如接下去几章所展示出来的那样，这已经悲剧性地全部成为事实。

*　　*　　*

1982 年 6 月 26 日上午差不多 6 点的时候，索朗日·埃利奥多死在了迈阿密的杰克逊纪念医院里。这位 26 岁的海地难民，她生命的最后

---

① Françoise Héritier（1933—2017），法国人类学家、人种学家、女性主义者、法兰西学院荣誉教授，是克洛德·列维-斯特劳斯在法兰西学院的人类学讲席继任者，主要研究联盟理论和乱伦禁忌，曾任社会人类学实验室主任、法国国家艾滋病委员会主席，著有 *Masculin/Féminin: La pensée de la différence; Two Sisters and Their Mother: The Anthropology of Incest; The Sweetness of Life*。

一年，先是在一艘摇摇晃晃的船上度过，这艘船在前一年的 7 月抵达了佛罗里达的海岸，而后则在监狱里过完了她的余生，不情愿地成了美国移民归化局（简称 INS）的监护对象。

虽然 INS 最初义正词严地说这位年轻女性患有结核，但后来戴德郡的验尸官否定了她存在结核病任何迹象的说法——"她没有结核，句号。"在答复来自海地难民中心主任的一项指控时，这位验尸官同样断言："没有任何迹象表明这名女性遭到了头部击打。"或许，羁押在克罗姆大街 INS 拘留所的其他海地人遭到了头部击打，但索朗日·埃利奥多显然不在其列。[5] 相反，验尸官的结论指向了脑弓形虫病，这是一种常见的寄生虫感染，但通常只要人体的免疫系统正常，那么感染者都会不治自愈。这位女性的死亡登上了《迈阿密先驱报》7 月 30 日的新闻头条："克罗姆营的被拘留者死于由猫传播的传染病。"

她的故事——坐船逃离海地、羁押在 INS、登上新闻头条、误诊为结核病以及来自官方的暴力行径——是同一叙事结构（即便是某种复杂的叙事结构）的产物。在艾滋病大流行的早期，许多海地人（其中就包括索朗日·埃利奥多）出现了机会性感染——艾滋病这种新型综合征的典型并发症。这些受到感染的海地人，有些生活在海地城市，有些则移民到了美国或加拿大。这些海地移民不像其他多数在美国确诊艾滋病的患者，他们既没有发生过同性性行为，也没有通过静脉使用毒品，绝大多数人也从来没有输过血。用北美研究者的话说，海地人的艾滋病就像是个"完完全全的谜"。

1982 年，美国的公共卫生官员推测，海地人可能因为某些原因更容易罹患艾滋病，并认为，倘使研究者们能解开"海地之谜"，那么艾滋病的元凶也终究会大白于天下。一名记者将海地人的艾滋病描述为"来自坟墓的线索，就像是僵尸来到医院大查房现场，想要施展魔咒，却留下了一路松开的纱布条，还有腐肉。"[6] 这简直是美国关于海地和艾滋病的评论文章的典型夸张论调了。

海地病例和随后进行的高危人群分组孕育出了大量据称可以解释艾滋病流行病学及起源的理论。比如，1982 年 12 月，美国国立癌症研究所某位医生的言论就被广为引用，这一言论流露出美国官僚阶级对于艾滋病疫情的某种揣测，他说："这次疫情可能是海地病毒在美国同性恋人群中的流行。"[7] 这种言论，缺乏任何研究的支持，却能够从其他许多调查艾滋病（或只是就这一话题写评论文章）的医生和科学家那里听到。

北美和欧洲的其他一些专家则将海地的艾滋病归咎于"巫毒教信仰"。他们猜测，在宗教仪式的篝火边上，有什么东西诱发了宗教信徒——绝大多数海地人可能都可以归入该类别——的艾滋病。比如，在《内科学年鉴》1983 年 10 月刊上，麻省理工学院的几名医生讲述了他们在海地的短期访问经历，他们写道："认为巫毒教信仰是这种综合征的一个病因的想法似乎合情合理。"[8]

关于海地艾滋病的现有知识是否能够支持这样一种假说呢？巫毒教是否曾经与其他疾病的传播也有关系呢？倘使对艾滋病及巫毒教相关学术文献进行仔细检阅，那么这两个问题的答案就昭然若揭了，那就是：答案是否定的。事实上，这些理论的长期存在代表了人们对流行病学数据及民族志数据的系统性误读。但这种解读的吸引力，早在艾滋病被描述之前很久，人们就已经预见到了："某些充满了异国情调的词，总是很具有画面感，"阿尔弗雷德·梅特罗 ① 在 1959 年写道，"巫毒教就是其中之一。这个词总是能让人们想起有关神秘死亡、秘密仪式——或是那些

———————

① Alfred Métraux（1902—1963），瑞士及阿根廷人类学家、人种学家、人道主义者、人权领袖，曾参与撰写《世界人权宣言》并担任联合国教科文组织社会科学部主任。作为人类学家，他开展了大量有关南美印第安人的重大研究，著有 *Voodoo in Haiti* 等。

'因血、因性、因神而狂热'的黑色农神节的画面。"[9]

　　我们慢慢积攒起的有关海地这种新型综合征的知识，对于业内外艾滋病话语的影响，似乎远比人们关于这个地方的老观念来得小。换句话说，艾滋病与海地之间的联系似乎与北美有关海地人的民间模型产生了共鸣。一项有关居住在纽约的海地人的研究就向我们勾画出了这种模型的轮廓，这项研究让我们回想起了1970年代每个移民到美国的海地人的形象："人们把海地人描写为衣衫褴褛、可怜巴巴、穷困潦倒，据说还都是些不识字的、迷信的、疾病缠身的、落后的农民。"[10]

　　长久以来，人们都把海地描绘成是一个陌生的、病态的而且毫无希望可言的国家，这个国家之所以引人瞩目，也主要是因为它极端隔绝于文明世界之外。这种错误的看法也就导致了"异国情调化"的同步出现，也正是借由这一过程，人们开始用"古怪"这样的词语来形容海地。[11]比如，1989年，一名记者在《名利场》上写道："海地之于这个半球，正如黑洞之于外太空。"美国的一家新闻杂志则将海地描写成"一个充满了奇事的集市"[12]。在过去15年间，与艾滋病的联系已经作为某种必不可少的成分被整合进了有关海地人的民间模型之中。[13]

　　虽然无论是研究有关海地人的民间模型，还是研究针对他们的艾滋病相关歧视的实质，最佳地点都是在北美，但我对于海地艾滋病的兴趣却要求我必须在这座岛屿上开展研究工作：HIV不仅通过北美科学家、雇主、房东及游客的偏见间接影响着海地，还通过艾滋病这种致命疾病的蹂躏直接影响着这个国家。1983年，当我第一次去到海地的时候，这个国家正处在它自己的艾滋病疫情的头两年。

　　虽然我们没有证据表明，HIV在1970年代行将结束之际就已经存在于海地，但如今，这个国家却遭受着来自艾滋病的最为严重的影响。海地研究者已经得出结论（虽然缺乏统一的数据收集工作），HIV相关疾病已经成为这个国家20—49岁成年人的首要死因。实际上，这种疾病的传播已经超出了任何明确定义的"高危人群"的范围，构成了流行病学家所谓的"普遍流行"状态。一旦某种疾病进入这种状态，也就意味着这种疾病已经传染了从母亲到孩子等不同人群。在我写下这些文字的时候，西半球的海地、圭亚那和巴西的艾滋病疫情就已经进入了普遍流行状态。[14]

　　HIV 究竟是如何在这么短的时间里导致如此巨大的破坏的呢？我曾在第二章里指出，疾病新发模型得具有动态性、系统性与批判性这三个特征，需要揭开那些往往被传统流行病学所掩盖的联系与模式，需要去检视社会力量与不平等在其中所扮演的角色。为了理解艾滋病在海地及整个加勒比地区的出现，这样一种路径是必不可少的。

海地的艾滋病 /HIV 疫情编年史

　　艾滋病大流行的绝大多数编年史学者都会同意，人们对于这种新型综合征的认识开始于 1981 年的加利福尼亚。美国的公共卫生专家在注意到疫情的可能性之后，查阅了可以获得的资料，然后发现，其实早在1977 年就已经出现了卡波西肉瘤和机会性感染的意外聚集性病例。不久之后，海地医生也开始注意到同样令人困惑的免疫抑制病例。

　　海地首个艾滋病相关卡波西肉瘤疑似病例出现在 1979 年 6 月。当时，皮肤科医生伯纳德·利奥托在一名来自海地西部城市的 28 岁女性身上诊断出了这种疾病。她因为日益严重的下肢水肿而被转介到该国的大学医院，来到医院的时候，她的脸上、躯干上还有四肢上，密密麻麻满是结节性和丘疹性皮损。不管是她的人口学背景，还是她的临床表现，都不符合卡波西肉瘤患者的典型特征：在艾滋病出现之前，卡波西肉瘤被认为是一种罕见的惰性恶性肿瘤，主要见于东欧及地中海血统的老年男性。然而，在利奥托医生的这位病人身上，这种肿瘤却表现得很不一样，带有了侵袭性与致命性。

那年后来，利奥托又诊断了另一例卡波西肉瘤，这回是个年轻的海地男性。于是，利奥托就提出了如下问题：这种肿瘤在海地是一直都很重要吗，只不过我们没有认识到这种重要性？还是说它是全新的？对于同事的调查，以及对于其他机构病理标本的检查，让他得出了如下结论：卡波西肉瘤此前在海地几乎是闻所未闻的。1982 年 4 月，在海地召开的一次国际医学会议上，利奥托及其合作者汇报了他们的发现。[15]

卡波西肉瘤在加利福尼亚和纽约的同时暴发，加上越来越多无法解释的机会性感染病例，坐实了这些疾病可能与某种流行病的病原体有关的遐想。[16]1982 年的会议上，其他有些同样无法解释的感染病例（最早在 1980 年 2 月就已经出现了）也得到了报道。这些有关免疫抑制的证据，与如今在北美医学文献中被称为“艾滋病”的那种疾病惊人地相似。人们相信一定有什么未知且重要的事情正在发生，这也促成了1982 年 5 月海地卡波西肉瘤及机会性感染学习小组（简称 GHESKIO）的建立。这个学习小组包含了 13 名医生和科学家，在开展重要的临床及流行病学研究的同时，他们最终也将会治疗几百例艾滋病患者。

1983 年 5 月，AMH 将它的年会主题确定为艾滋病。会议上报道的那些研究结果毋庸置疑地指出，至少是在海地农村地区，一种新的免疫缺陷状态正在影响到越来越多的年轻人，尤其是男性。从海地医生所做的汇报中，我们可以明显听出，对于他们的病人所罹患的是艾滋病这点，他们已经深信不疑。在那之前不久，CDC 刚刚定义了这种疾病。在 1979—1983 年这几年的 AMH 会议上，有 20 例卡波西肉瘤被诊断，除此之外还有超过 60 例以其他方式无法解释的机会性感染。按照 CDC

的标准，海地研究者和临床医生在 1979 年 6 月至 1982 年 10 月之间共
诊断了 61 例艾滋病。[17]

虽然海地和美国的情况存在着明显的相似性，提示这两个国家可能
都出现了一种新的、获得性的、流行性的免疫抑制疾病，但这两个国家
的疫情却存在着重要的差异。研究者很早就注意到，对于海地的艾滋病
患者来说，会得卡氏肺孢子菌肺炎的人的比例较小，但这种疾病却是北
美艾滋病患者最常出现的机会性感染。鸟-胞内分枝杆菌同样是北美艾
滋病患者常见的感染类型，但在海地却是相当少见的；虽然海地患者的
确会感染分枝杆菌，但这些感染几乎全部都是结核病。事实上，没过多
久，结核病就成了海地艾滋病患者最常见的并发症。[18] 患者确诊后的生
存时间同样存在差异：当时在美国，患者在确诊后的中位生存期通常大
于一年，但对于海地的绝大多数患者来说，这个生存期却小于 6 个月，
而且没有人在确诊后能够活过 24 个月。虽然存在这些差异，但当时参
加 AMH 会议的绝大多数人都自信满满地相信，海地和北美两地的疫情
是由同种微生物所引起的。

1983 年的研究结果为海地在更大范围内的大流行中所扮演的"角
色"提供了重要的流行病学线索。虽然海地研究者最初得出结论说，
"海地社会似乎没有哪个角落可以免于机会性感染或卡波西肉瘤的影
响"[19]，但艾滋病的攻击并不是随机的。佩珀及其同事发现，虽然大太
子港地区大约只是 20% 海地人的居住地，但在出现机会性感染的所有
男性中，却有 74% 的人生活在那里。更加奇怪的是，在所有艾滋病患
者中，竟然有 33% 的人都居住在同一片郊区地带，那就是加勒弗地区。
这一发现很重要，因为佩珀及其他研究者访谈过的好几名患者都说，
他们曾经从事过卖淫活动，"加勒弗地区男性的机会性感染患病率要显
著高于太子港地区的男性（卡方检验的 p 值小于 0.001）。这一发现很有

趣，因为加勒弗（太子港的一处郊区）被认为是海地男性及女性卖淫活动的主要中心"[20]。

这些研究也揭示出，在剩下来的机会性感染男性患者中，只有 13% 的人是来自海地其他地区。相同数量的患者曾经在海地以外的地区生活过：两名患者在纽约，一名在迈阿密，一名在比利时，还有一名在巴哈马群岛。在 GHESKIO 小组一名临床医生所访谈的 21 名男性中，有 5 名说他们是双性恋，还有 2 名转介自海地其他医生的患者同样说他们是双性恋。[21] 这 7 名男性都曾经在加勒弗地区（4 名）或美国（3 名）生活过。其中 3 名男性承认他们曾经在海地与美国两地与北美男性发生过性交，另外 2 名男性曾经与罹患机会性感染的海地男性发生过性交。[22]

此外，在那些说自己是异性恋的男性中，整整一半的人要么曾经在海地以外的地区生活过，要么出国旅游过。虽然美国的大众媒体急急忙忙就想要编造一段有关艾滋病的"历史"，在这段"历史"中把非洲与海地似是而非的关联摆在突出位置，但是没有哪位罹患了这种新型综合征的海地人曾经去过非洲。[23] 所有人都否认曾经与来自非洲的人有过性交；事实上，绝大多数人甚至连一个非洲人都没见过。但是，在这些患者中，有 10%—15% 的人在他们发病前的五年内曾经去过北美或欧洲，而且更多的人承认他们曾经与游客有过性交。[24]GHESKIO 小组给出了其他重要的人口学数据：在这些患者中，71% 的人同时患有另一种性传播疾病，20% 的人有过输血史。

同样是在 1983 年，GHESKIO 小组的成员调查了 21 名在海地行医的皮肤科医生和病理科医生，询问他们在诊治卡波西肉瘤方面的经验。同时，他们还检查了阿尔伯特·史怀哲医院超过 1000 份的标本，结果发现，在最近这次暴发之前，海地只诊断过一例卡波西肉瘤——是在 1972 年，患者是一位年纪较大的男性，而且无免疫缺陷嫌疑。GHESKIO

小组得出了与利奥托相同的结论，这些新发的卡波西肉瘤病例代表了一场新出现的疫情。

因此，有鉴于最新的研究结果，那些参加了 AMH 会议的人可以得出几个重要结论：

罹患艾滋病的海地人在当时主要是男性，但同时也开始有越来越多的女性患者出现在了 GHESKIO 诊所。

海地疫情的震中是加勒弗地区，那里有着海地最大的红灯区。

相当大比例的早期病例与同性性交有关系，其中部分是与北美人发生的，而且涉及金钱交易。

在海地，艾滋病与输血史的相关性似乎比在美国更为显著。

虽然海地艾滋病患者的机会性感染与北美患者的往往不尽相同，但海地与北美两地的疫情却惊人地相似。

导致艾滋病的病原体可能是新出现在海地的，因为在北美疫情（这要比海地疫情大得多）发生之前，海地从未报道过艾滋病病例。

后来，人们发现了 HIV，也发明了针对 HIV 抗体的检测技术，基于这些技术的研究同样表明，这种病毒是新出现在海地的。利用 1977—1979 年登革热暴发期间所采集到的成人血样，人们进行了 HIV 抗体检测，所有 191 个血样都不包含这些抗体。[25] 唯一可能提示艾滋病在 1979 年（也就是利奥托医生注意到的两例卡波西肉瘤病例）之前就已经出现在海地的证据，来自一名死于 1978 年的既往体健的 20 岁男性的尸检记录，这名男性在突然出现全面性癫痫发作之后两周死亡。阿尔伯特·史怀哲医院的尸检记录显示，这名男性罹患了脑弓形虫病，这是一种常见于艾滋病患者的机会性感染。"这些来自非洲的数据和研究，"

约翰逊和佩珀总结道，"与如下猜想是吻合的，即 HIV 最可能起源于非洲，然后传播到了欧美，最后由旅游者或归国的海地人带入了海地。"[26]

海地疫情头几年所开展的研究，论及了许多由北美研究者和记者所提出的作为猜想的问题。艾滋病是由海地"某种流行性的病毒"所导致的吗？会不会只是因为工作过度或缺乏训练的海地医生忽视了这种疾病，就像有些人可能暗示的那样？[27]艾滋病是由某种非洲病毒所导致的吗，后来又由海地人带到了美国？[28]这种疾病是由某种原本只在与世隔绝的迷信农民中流行的微生物所导致的吗，这些农民借由某些离奇的巫毒教仪式传播了这种微生物？有些海地研究者觉得（他们的想法是可以理解的），他们发表在同行评议的国际期刊上的研究已经回答了这些问题。然而，他们的研究成果——到 1983 年的时候已经广为传阅——还是没能抑制住那些生命力顽强的"充满了异国情调的理论"，这些论调仍旧在继续影响着美国及其他地方的大众舆论。

譬如说，1986 年，《美国医学会杂志》以"活死人之夜"这个神经兮兮的题目发表了一篇关于这些论调的文章。这篇文章的作者问道："会不会是那些懂通灵术的僵尸崇拜者在巫毒教仪式中传播了 HTLV-III/LAV①？"很可以说明问题的是，他在这篇文章里引用的并不是关于海地艾滋病的（当时已经）颇为可观的科学文献，而是美国的一份日报：

---

①　HTLV-III 和 LAV 均为 HIV 的旧称。1983 年，法国巴斯德研究所的吕克·蒙塔尼（Luc Antoine Montagnier）等人从一名患有淋巴腺综合征的男性同性恋者的血液中分离出一种新的逆转录病毒，称之为淋巴腺病相关病毒（LAV）。同年，美国国家癌症研究所的罗伯特·加罗（Robert Gallo）等人也从艾滋病患者的口腔白细胞中分离出类似的逆转录病毒，称之为人类嗜 T 淋巴细胞病毒 III 型（HTLV-III）。后来发现 LAV 和 HTLV-III 是同一病毒，统一命名为人类免疫缺陷病毒（HIV）。

即便到了现在，许多海地人仍旧是巫毒教的 *serviteurs*[①]，会参与巫毒教的仪式［《纽约时报》1985 年 5 月 15 日第 1 页及第 6 页］。［有些人还是"比赞戈"[②]这类秘密社团或某些"不洁"教派的成员，后者被叫做"cabrit thomazo"，据说这些社团或教派会在献祭活动中使用人血。］由于 HTLV-III/LAV 病毒可以在室温条件下在水溶液中稳定存在至少一周，因此我们毫不怀疑那些在俗的巫毒教信徒可能会通过摄入、吸入或经皮肤接触到某些被污染的仪式用品，或通过性活动，而感染艾滋病。[29]

社会科学家同样也被这种"野性的呼唤"所诱惑。为了能够将美国有关海地人的民间模型中所有带有异域情调的"纹饰"都一网打尽，摩尔和拉巴隆经过不懈努力描绘出了如下场景："祭司在迷狂中放血：他们割开哺乳动物的喉咙；通常，他们会把鸡头切割下来。祭司会用他自己的牙齿把鸡舌给拉扯出来，并且可能会吸吮那血淋淋的鸡脖。"[③]这些祭品"感染了某种 C 型致癌逆转录病毒，这种病毒与 HTLV 密切相关"，这些祭品"在巫毒教仪式上被反复献祭，而它们的鲜血则直接流入了祭司和他们助手的腹中"。最后，他们在给这段描述收尾的时候断言道："许多巫毒教祭司都是男同性恋，（他们）所处的这个位置当然是能够满足他们的性欲望的，尤其是在城市地区。"[30]

这类骇人听闻的景象被大众媒体大肆宣扬，还附上了巫毒教、动物（乃至人类）祭品以及整船整船疾病缠身的难民的图片。这些文章给海地带来了相当重大的影响，要知道海地曾经将旅游业视为自己外汇的重

---

① 法语，意为"信徒"。
② Bizango，巫毒教文化里的一个秘密社团。
③ 此处原文有误，鸡非哺乳动物。

要来源。"海地已经面临着形象问题，这回又因为艾滋病而沦为了国际社会的弃儿，"1983 年的一篇报道总结道，"由于旅游者及投资者的抵制，海地已经损失了数百万美元，也失去了几百份工作，而海地的劳动力本来就有一半是处于失业状态的，甚至是它的出口商品也遭到了某些国家的禁止。"[31]

与艾滋病的关联影响到了各个地方的海地人，尤其是那些居住在美国和加拿大的海地人。对于那些生活在北美的上百万海地人来说，许多人都如是抱怨：艾滋病的海地起源说已经掀起了一股针对海地的歧视浪潮。1998 年，当吉尔曼说出下面这番话的时候，他并非在夸大言辞："如果你是一名生活在纽约的海地人，那也就意味着你会被当作是一名艾滋病'携带者'。"[32]

海地的 HIV：问题的维度

在海地，HIV 已经传播到何种程度了？考虑到 HIV 感染的自然史，对于这个问题的最好回答不是来自艾滋病的流行病学，而要来自无症状人群的 HIV 血清阳性率研究。1986—1987 年间，人们针对多个健康成人队列的血液样本进行了 HIV 抗体检测，表 1 总结了这些检测结果。比方说，在一组为旅游者提供服务的旅店工作人员中，HIV 血清阳性率为 12%；在城市工厂工人中，阳性率为 5%。对于这两组人群来说，男性和女性的阳性率是相近的，这也就意味着，海地男性的高罹患率将会逐渐让位于我们在中非部分地区所看到的那种模式，即男性和女性同等程度地受到 HIV 的影响。

在 502 名因腹泻住院的儿童的母亲以及 190 名有着相似社会经济背景的城市成人中，血清阳性率分别是 12% 和 13%；所有 57 名参与艾滋病患者照护工作的医务人员都是血清阴性的，这就证实了 HIV 不会轻易通过非性交方式进行传播的论断。总的来说，GHESKIO 研究者发现，在 912 名城市健康成人（表 1 除了孕妇以外的其他类别）中，差不多 9% 的人是 HIV 血清阳性的。[33]

　　这些年，血清阳性率最高的人群是海地的女性性工作者（到 1989 年，她们的阳性率达到了 41.9%），[34] 这强调了她们在 HIV 传播中所扮演的某种角色。但是，几乎没有研究观察到，性工作者的这些高阳性率或许就只是反映出她们的职业风险（更有可能接触到血清阳性的男性），同时也几乎没有提供任何证据证明她们在传播病毒中所扮演的角色。

表 1　1986—1987 年间海地健康成人的 HIV 血清阳性率

	人数	平均年龄（岁）	HIV+ 百分比
海地城市地区（太子港地区）			
旅店工作人员	25	45	12.0%
工厂工人	84	30	5.0%
患病幼儿的母亲	502	29	12.0%
医务人员	57	40	0.0%
其他成人			
高社会经济地位	54	35	0.0%
低社会经济地位	190	33	13.0%
孕妇（1986）	1240	29	8.4%
总计	2152	27	9.0%
海地农村地区（太子港以外地区）			
患病幼儿的母亲	97	25	3.0%
孕妇	117	27	3.0%
献血者	245	32	4.0%
其他成人（农村地区）	191	29	1.0%
总计	650	30	3.0%

来源：Pape 和 Johnson 1988

其他关注到太阳城（太子港北部的大型贫民窟）和戈纳伊夫（海地的第三大城市）的研究，证实了人们关于海地城市地区（尤其是穷人）有着高 HIV 感染率的感觉。[35] 在整理这些有关表面健康的城市成人的血清阳性率的早期研究数据时，人们可能会被引向如下结论：截至 1980 年代末，相当大比例的海地城市人口已经感染了 HIV。相较而言，农村地区的情况就要好很多。1986 年，在非特指的"农村地区"，血清阳性率的平均值是 2%；五年以后，这一数字是 5%，但这也只是城市地区的一半。[36]

儿童的血清阳性率又如何呢？GHESKIO 小组研究了三组儿童：父母之一罹患艾滋病的儿童、因腹泻性疾病而在太子港公立医院住院的儿童以及与来自相同街区并且年龄匹配的住院儿童的健康对照。他们的研究发现（总结在表 2）表明，儿童 HIV 感染是发生在围产期的：父母患艾滋病的孩子有着最高的血清阳性率——尤其是一岁以下儿童，因为来自母亲的抗体可能会导致抗体检测出现假阳性结果。此外，父亲血清阳性而母亲血清阴性的儿童全部都是血清阴性的，这也就强烈提示 HIV 的垂直（母婴）传播。

让人感到不安的是，父母罹患艾滋病的儿童与因腹泻住院的儿童总体上有着相同的血清阳性率：同样都是 6.5%——是对照组的三倍。这一发现表明，截至 1980 年代末，至少是在太子港，儿童 HIV 感染甚至在确诊之前就已经在导致严重的患病状态（通过腹泻性疾病及其他感染性疾病）。HIV 所导致的相对死亡率，当然很难与其他病原体进行比较，因为由腹泻性疾病所导致的婴幼儿死亡长期以来在海地就很普遍。但是，最近的一项研究也做了估算，结果发现，海地将近 20% 的婴幼儿死亡是由艾滋病所致。[37]

表 2　1985—1986 年间海地儿童的 HIV 抗体阳性率

年龄（岁）	父母之一罹患艾滋病的儿童		因腹泻而住院的儿童		年龄匹配对照	
	人数	HIV+ 百分比	人数	HIV+ 百分比	人数	HIV+ 百分比
小于 1 岁	96	28%	260	8%	119	3%
1—4 岁	252	3%	52	2%	41	2%
4—10 岁	218	2%	5	0%	7	0%
大于 10 岁	43	0%	0	—	0	—
总计	609	6.5%	317	6.5%	167	2%

来源：Pape 和 Johnson 1988

　　因此，我们可以总结说，其实在最初那些研究开展之前，就已经有大量的海地城市人口（特别是那些贫困人口）感染了 HIV。传播速度是相当快的：1977—1979 年保存的血清还检测不到 HIV。在那之后，没有检测出成人血清阳性样本的群体就只是海地农村的几个小型队列。当然也有例外，那就是医务人员以及来自相对特权阶级的成人。由此，我们不得不去怀疑那个在疫情早期所做出的论断：海地人，不论他是来自哪种经济背景，对于艾滋病来说都同样易感。正如佩珀和约翰逊所得出的结论那样："总体而言，这些数据表明，HIV 感染是广泛存在的，而且在城市地区以及在社会经济地位更低下的人群中更为普遍。"[38]

　　关于疾病患病率的研究，只不过是描述性的。如果只有这些调查性研究，那它们永远都无法真正解释疫情为什么会呈现出如今这番样子。如果只有传统流行病学，那它也经常无法就疫情蔓延的轨迹做出判断，也无法推测出疫情发展的速度。流行病学也很难就流行性疾病的社会响应做出解释，即便这些响应会显著影响到疫情的危害。传统人类学同样无法提供任何洞见。传统人类学或许会思考究竟是海地文化的哪些特征导致了艾滋病的快速进展，但它却总是忽视更宏观的脉络，忽视权力及意义的全球结构。

要想理解这些问题，更宏观的视角是不可或缺的：相比这两门学科的传统工作，我们必须将我们的分析之网铺得更加宽广。既然加勒比地区的艾滋病大流行是跨国性质的，而且是受到长期存在的境况与结构所形塑的，那么某种批判的流行病学就必须具有历史上的深度及地理上的广度。这样一种努力，也正是我们接下去将要尝试的。

城市疫情的"美国阶段"

海地所面临的流行病学问题，与其他同样正在经历艾滋病疫情的地区是无甚差别的：谁容易感染 HIV？病毒是如何传播的？哪些特定行为或原先就存在的处境与血清阳性或 HIV 疾病有关？对于那些存在高危行为或面临高危处境的人群来说，病毒已经传播得有多广？在罹患艾滋病的海地裔美国人中所开展的初步研究，并没有发现美国的海地裔艾滋病患者存在任何"公认的危险因素"——同性恋、双性恋、静脉使用毒品、输血或血友病。（"公认的危险因素"指的是那些由 CDC 在北美艾滋病患者的研究中发现的高危因素。）虽然那些被认为是重要的特定因素已经随着时间发生了改变，但是在海地，我们总是能够发现高危因素的存在。

面对 1983 年 AMH 会议上所提出的那些问题，人们号召要开展细致入微的研究，而为了回应这一号召，GHESKIO 小组的研究员们着手收集更多来自新病人的信息，希望能够甄别出可能导致 HIV 暴露的活动或事件。可惜的是，人们并没有针对性生活史相关问题进行标准化工作，而且也没有在收集民族志数据方面做出努力，后者兴许可以补充那些采集来自诊所的信息。但是，GHESKIO 小组的医生靠着一份标准化问卷，还是能够从绝大多数病例中识别出"公认的危险因素"。表3就给出了这些研究者最初访谈的34位患者的数据。

表3　34位患者中的HIV感染危险因素

	男性26人	女性8人
双性性行为	13（50%）	0
输血	3（11%）	4（50%）
静脉使用毒品	1（4%）	0
伴侣罹患艾滋病	0	1（12%）
以上均无	9（35%）	3（38%）

来源：Pape, Liautaud, Thomas, Mathurin, St Amand, Boncy, Péan, Pamphile, Laroche 和 Johnson 1986

有鉴于那些关于生活在美国的海地裔艾滋病患者的报道，最让人感到错愕的发现就是，他们在太子港访谈到的男性患者，几乎半数都有过男男性行为。但是，他们中没有一个人是完完全全的同性恋："所有发生过男男性行为的男性艾滋病患者都是双性恋，这一事实也为海地艾滋病的异性传播提供了更多的可能。这或许也能够解释为什么我们21%的海地艾滋病患者都是女性，而在美国，这一比例仅为7%。"[39]佩珀及其团队进一步发现，半数女性患者在出现症状前五年内有过输血史，他们也因此指出，海地女性相比海地男性更有可能需要输血——往往发生在分娩过程中。

这些数据虽然清楚地表明绝大多数研究对象都存在着"公认的危险因素"，可它们是否能够表明，海地的HIV传播机制就和美国的完全相同呢？为了明确那些假定的危险因素的重要性，研究者们启动了一项在研究设计上颇具野心的病例对照研究："对于最近的36名艾滋病患者，每一名患者都被要求招募三名可作为对照的'健康'个体，其中包括一名与患者同性别且年龄上最为相近的兄弟姊妹、一名与患者有着相同社交生活的同性朋友以及一名目前或近期的性伴侣。"[40]

佩珀的患者们最后成功招募到了 20 名兄弟姊妹、20 名朋友以及 20 名性伴侣。有趣的是，所有患者——包括那些有着同性性行为史的男性患者——推荐的"目前或近期的性伴侣"都是异性。他们研究的危险因素包括输血、胃肠外药物使用（如肌肉注射维生素或抗生素）以及"异性乱交"（研究者人为地将其定义为起病前六个月内有超过 12 名不同的性伴侣）的频率。

基于该项病例对照研究，GHESKIO 小组最初得出了如下结论：超过三分之二的确诊艾滋病的海地人存在"公认的危险因素"。最先感染艾滋病的那些海地患者，他们的风险图谱与美国所报道的那些是相似的，这一事实也折射出海地疫情的美国起源。实际上，海地疫情的初始阶段可能最好被看作是"美国阶段"。考虑到这些相似的风险框架，那么又为什么在美国的海地裔艾滋病患者只有 6% 有过双性性行为？只有 1% 曾经静脉注射过毒品？[41] 正如佩珀及其同事后来评论的那样，"美国及海地的数据差异，可能部分原因在于，对于个人问题，海地人可能更愿意在他们自己的国家，用他们自己的语言，给出可靠的回答"[42]。

在同性性行为已被列为危险因素之一的情况之下，研究者们推测，另一项可能的危险因素就是异性伴侣的数量。在上述病例对照研究中，姊妹及女性朋友在研究前五年内的性伴侣数量是平均每年 1 名，而 HIV 血清阳性率则是 9%。与之相反，兄弟及男性朋友每年有六七位异性伴侣，而血清阳性率也达到了 22%。虽然这些数字很小，而且样本也不是随机样本，但这些数字证实了那些研究这场疫情的人的最初感觉：海地的城市男性相比城市女性有个显著更多的性伴侣，提示男性可能在 HIV 传播中扮演着更重要的角色。

城市疫情的女性化

生物与社会因素共同作用，进一步强化了男性在 HIV（这一病原体更易由男性传给女性）传播中所起的作用。[43] 我们有几个理由可以相信，对于 HIV 来说，男传女比女传男更为高效。其中有些理由不言自明：HIV 会在精液中聚集，却不太能够从阴道分泌物中分离出来。此外，倘使去比较男性精液与女性阴道分泌物，就会发现它们的接种量不出所料地要差好几个数量级。来自美国的数据同样表明，对于 HIV 来说，女传男并不那么高效：有两项与输血相关的 HIV 感染女性患者的研究，其中女性患者都能够明确其感染时间，对于这些女性来说，她们的丈夫或固定性伴侣仅有 0%—7% 的比例可以找到 HIV 感染的证据。[44]

虽然在海地，HIV 由女性传播到男性的速率要比在美国来得更快，但是那些最为高效的女性传播者往往同时都合并性传播疾病。[45] 来自海地的数据并无法强有力地证明，在缺乏由合并的性传播疾病导致溃疡性损害的情况下，HIV 能够发生高效的女传男。洛娜·麦克巴内特 ① 曾经这么形容 HIV，很是贴切，她把它叫作"生物学上的性别歧视者"。[46] 当然，女传男绝非无足轻重：倘使双性恋变得越来越少，而 HIV 血清阳性率在男性中继续攀升，那么女性就必然会成为 HIV 传播的源头之一，同时也成为 HIV 传播的"汇聚之处"。[47]

截至 1980 年代中期，出现在 GHESKIO 的第一项病例对照研究中的那些规律，似乎已经开始经历嬗变，而海地疫情的这些嬗变，既以重要的方式关系到性别不平等，也同时关系到某种实实在在是在性别问题

---

① Lorna McBarnett，曾担任纽约州卫生局代理局长、石溪州立大学卫生科技及管理学院院长。

上搞歧视的病原体。除了那些有关临床特征出现变化的报道之外，[48] 研究者们也注意到艾滋病患者在性别分布上的惊人变化。艾滋病的早期患者大多数都是男性，但是在 GHESKIO 的患者中间，女性患者的比率却在逐年上升（见表4）。

　　随着艾滋病发病率的性别差异不断缩小，也有越来越多的患者开始否认在他们的病史中存在任何"公认的危险因素"。海地最初（1983 年前）的艾滋病患者队列，只有20%的患者具有上述这些危险因素，人们推测，这可能是因为当时的研究者没有使用标准化的提问方式。到了第二个队列（1983—1984），我们就能在其中绝大多数的患者身上识别出这些危险因素。但到了1986 年及其之后，对于那170 名男性及女性艾滋病患者，我们就只能从其中11% 的人那里找到双性恋、输血或静脉注射药物的历史。艾滋病正在进入"普遍流行"状态。

表 4　海地城市地区的艾滋病患者的性别分布

	人数（女性 / 总体）	女性占比
1979—1982	10/65	15%
1983—1985	86/319	27%
1986—1988	144/458	31%
1989—1991	329/764	43%

来源：Marie-Marcelle Deschamps 与作者的个人通信

　　然后，随着时间推移，HIV 可以通过异性传播（尤其是从男性传到女性）的事实就变得愈加明确了。截至1988 年，异性传播据推测是16% 的从事性工作的女性患者的感染途径，同时也是那些伴侣罹患艾滋病的患者的感染途径。对于那些否认其他所有"公认的危险因素"的患者（截至1986 年，正如表5 所示，这些患者已经占到海地艾滋病患者的70%）来说，异性传播很有可能是他们的传染源。围产期传播相关病例同样也在迅速增多，而且其增多的速度要比疫情发展的整体速度更

快。HIV 通过异性传播的证据还有一条，那就是在一个由 139 名商业性
性工作者构成的队列中，HIV 血清阳性率在逐年上升：1985 年是 49%，
而到了 1986 年则上升为 66%。[49] 在海地，艾滋病正在影响到越来越多
的女性，特别是其中的贫困女性。

表 5　559 名海地艾滋病患者的危险因素

	1983	1984	1985	1986	1987	总体
人数	38	104	132	185	100	559
双性性行为	50%	27%	8%	4%	1%	13%
输血	23%	12%	8%	7%	10%	10%
静脉使用毒品	1%	1%	1%	0	1%	1%
异性性行为	5%	6%	14%	16%	15%	13%
未明确	21%	54%	69%	73%	73%	64%

来源：Pape 和 Johnson 1988

　　那么，海地的艾滋病疫情在它的头十年里经历了怎样的嬗变？我们
可以看到，在海地疫情的发展过程中，存在着一个"美国阶段"，在这
个阶段，海地 HIV 感染的危险因素似乎与美国相同。接下去则进入了
第二阶段——女性化的阶段，在这个阶段，HIV 疾病开始——在海地城
市地区——有了"不过只是另一种性传播疾病"的描述。GHESKIO 诊
所注意到，有输血史或同性性交史的海地艾滋病患者的相对数量出现了
显著下降。[50] 近期也没有发现任何曾经与北美人发生过性交的病例。而
如今，海地疫情则正处在它的第三阶段，商业与亲属关系的复杂网络开
始将 HIV 源源不断地输送往海地农村地区；这种农村化现象也构成了
接下去一章的主题。但是，在那之前，我们还是要先明确，究竟存在着
哪些更为宏观的社会力量，导致海地及其他加勒比地区的国家面临着遭
遇跨国疫情的风险。

加勒比地区的艾滋病："西大西洋大流行"

海地艾滋病疫情的历史，虽然简短，却极具破坏性。不到 30 年前，HIV 可能在这个国家还渺无踪迹，可如今，HIV 感染的并发症却已经是海地城市及农村地区的首要死因之一。那么，加勒比地区的其他岛屿又受到了怎样的影响呢？海地是否像某些人所相信的那样，在一片低患病率的地区，它是唯一惨遭艾滋病蹂躏的岛屿？[51] 要想回答这些问题，绝非易事，正如佩珀和约翰逊所说的那样：

> 首先，许多国家都没有艾滋病登记系统，绝大多数国家是直到 1984 年才开始向（泛美卫生组织）进行病例上报。其次，广泛使用的 CDC 艾滋病病例定义，对于热带艾滋病来说却不适用，因为它需要基于复杂的实验室支持，可绝大多数国家却不具备这样的条件。CDC 艾滋病病例新版（1987 年）定义更多地参考 HIV 检测及临床表现进行判断，因此根据我们在海地所获得的经验，按 CDC 新定义，海地的病例数应在实际上报病例数基础上至少增加 30%。[52]

考虑到这些限制因素，那我们对加勒比地区的疫情又有多少了解呢？所有那些被叫作"加勒比盆地国家"的地方，都已经向泛美卫生组织（简称 PAHO）进行了艾滋病病例上报。在这些岛屿中，海地、多米尼加共和国、特立尼达和多巴哥以及巴哈马群岛加在一起，要占到自疫情开始（我们所知的那个起点）到 1987 年 9 月所有上报给 PAHO 的病例的 82%。到上述时间点为止，海地上报的病例数是加勒比地区所有国家里最多的，这也就自然而然地再次巩固了那个广为传播的想法：海地人不知因为什么原因就是特别容易感染艾滋病。但如果我们根据总人口数对病例数进行标准化，从而得出人均病例数，就会发现，海地的这种特别之处自己就消失了：实际上，海地的罹患率要低于该地区的邻国。[53]

在 1987 年 9 月前的 12 个月里，加勒比地区上报的病例数翻了一番。增长速度最快的地区是巴巴多斯、牙买加、马提尼克、瓜德罗普、法属圭亚那、美属维尔京群岛以及格林纳达。在多米尼加共和国，疫情仍在扩散：虽然 1983 年没有任何病例上报，但是在随后的两年里，健康工作者却记录到了 62 例。在那之后，感染率就迅速攀升，从 1987 年到 1989 年翻了一番还不止。[54] 截至 1989 年底，已经有 1202 例艾滋病病例上报到了卫生部，其中 43% 是在 1989 年这一年内上报的。[55]

在这些国家，HIV 传播的实质究竟是什么？如果使用世界卫生组织（WHO）的术语，那么许多公共卫生专家都会说，整个加勒比盆地的 HIV 传播呈现出"模式 II"，这区别于"模式 I"，① "因为从一开始，异性性交就是 HIV 传播的主要渠道……而同性恋在那种模式里通常只是扮演了很小的角色"[56]。

但是，如果我们仔细回顾海地的数据，就会发现，关于海地的 HIV 传播，WHO 的术语所掩盖的要比它所阐明的更多。首先，虽然我们并不完全清楚"一开始"究竟是指的什么时候，但男男之间的同性关系似乎相当明确地在海地疫情中起到了很重要的作用。其次，WHO 的方案强调了海地与非洲之间的相似之处，但这种比较有可能会导致人们忽视掉加勒比地区的疫情历史，而这一历史，如果要论因果，那么是与北美

---

① 模式 I：同性性交作为 HIV 的主要传播渠道；模式 II：异性性交作为 HIV 的主要传播渠道。

地区的疫情更加紧密地相连在一起的。第三，WHO 的方案是静态的，然而，海地疫情却在快速变化。来自加勒比地区其他国家的数据同样表明，WHO 的术语是不适用于它们的，我们在海地所注意到的模式其实也正是该地区其他国家所经历的模式。[57]

从表 6 中我们可以看到，超越国界的同性性交在加勒比地区的其他岛屿同样扮演了很重要的角色。但即便是在这里，我们或许还是可以做出更加精细的区分。"对于这些同性恋来说，"佩珀和约翰逊在提起牙买加、多米尼加共和国和特立尼达的男同性恋时这么说道，"乱交本身似乎与感染风险的增加并不存在相关性，存在相关性的反倒是与美国同性恋发生过性交。"[58]

表 6 加勒比地区同性恋及双性恋的 HIV 血清阳性率

	牙买加，1986		多米尼加共和国，1985		特立尼达 *	
	人数	HIV+ 百分比	人数	HIV+ 百分比	人数	HIV+ 百分比
同性恋 / 双性恋	125	10%	46	17%	106	40%
对照	4000	0%	306	2.6%	983	0.2%

来源：Pape 和 Johnson 1988

＊ 对于特立尼达来说，对照组信息采集自 1982 年，而同性恋 / 双性恋组的数字则来自 1983—1984 年

究竟是什么研究得出了这样一条结论呢？在一项关于特立尼达（美洲罹患率最高的地区之一）的重要研究里，巴塞缪及其同事比较了两种逆转录病毒（HTLV-1 和 HIV）感染的流行病学相关因素。[59] 前一种病毒的感染，被认为在加勒比地区是长期流行的，这种病毒的感染与年龄、非洲裔、终生性伴侣数量以及"同性恋时长"（指的是作为性活跃的男同性恋的时间长度）都有着显著相关性。与之形成鲜明对比的是，"年龄和种族并不与 HIV 血清阳性呈现出相关性。HIV 血清阳性的主要危险因素是与外国（主要是美国）性伴侣的同性性交。同性恋时长及终

身伴侣数量并不与 HIV 血清阳性显著相关"[60]。

同样的危险因素，在哥伦比亚（同样是加勒比盆地国家）也得到了报道。在波哥大，梅里诺及其同事观察到，"在哥伦比亚的这一男同性恋者样本中，与 HIV-1 血清阳性显著相关的行为危险因素包括接受性肛交以及——对于肛交接受方亚组来说——与外国游客进行性交"[61]。基于海地的经验，我们可以料想到，在特立尼达和哥伦比亚，随着其他危险因素——最主要的就是有大量性伴侣——变得突出，与北美男同性恋者进行性交的相对重要性则可能会下降。而实际上，这已经成为现实。

长期以来，海地人在相邻的多米尼加共和国都遭受到鄙视，而且更是遭受到猛烈的叱骂，称其为"艾滋病携带者"。对于多米尼加共和国来说，人们也提出了相似的危险因素。不过，研究却显示，那些生活在该国旅游区的同性恋/双性恋男性性工作者有着较高的血清阳性率（1986 年，在圣地亚哥①是 10%，而在普拉塔港②则是 19%），这就强烈提示"游客，而非海地人，才是将病毒传播给多米尼加人的最可能的传染源，因为多米尼加人总是会和游客（比如男同性恋者）发生性交，却很少会和海地人发生性交"[62]。

此外，就 HIV 的流行病学而言，多米尼加共和国与海地的相似性似乎要甚于与特立尼达的相似性。对于那些自我认同为异性恋者的多米尼加年轻男性，柯尼希及其同事强调了他们因为受到经济驱使而参与的卖淫行为在 HIV 传播中所起到的作用："那些单纯只是为了赚钱才参与同性性行为的人，通常自认为是异性恋者。公共卫生工作者已经指出，这种情况在旅游区的青少年中尤其普遍。这就能够解释，我们为什么会

---

① 多米尼加共和国第二大城市。

② 多米尼加共和国北部第一大商港。

在圣多明各的学校儿童中发现三例血清阳性样本。"[63]

后来在普拉塔港地区开展的研究表明，虽然同性卖淫行为已经在减少，但另外一种受到经济不平等所驱使的性交易却仍旧在滋长。加西亚及其同事研究了那些在当地旅店里工作的"沙滩男孩"(beach boys)[①]：

> 沙滩男孩都是些魅力四射、待人友好的年轻异性恋男性，他们会为女性游客（绝大多数都是 30 岁或 30 岁往上）提供护卫服务。在当地，沙滩男孩被叫做"沙基帕基"(Sanky Panky)，源自"汉基帕基"(hanky panky)[②]这个词。因为这些男性会接触到来自不同国家和不同大洲的旅游者，所以他们经常会同时说——哪怕不算流利——英语、法语、德语及意大利语。[64]

虽然这些接触被叫作"假期一夜情"，但护卫服务通常都是需要付钱的。经过质性研究，加西亚总结道："沙滩男孩在这个国家艾滋病患病率最高的地区做着他们的生意，并且交往着多个性伴侣。"[65]

来自加勒比地区其他部分的流行病学报告显示，其他岛屿上正在扩散的疫情有着相似的历史。苏里南[③]以及那些属于所谓的"英语加勒比地区"的岛国（这样的岛国总计有 20 个）的复合数据显示，虽然在 1983 年的时候，所有诊断为艾滋病的人都是同性恋或双性恋，但是在接下去的五年时间里，同性性交作为艾滋病危险因素的相对重要性却下降到了 30%。输血相关艾滋病病例的数量仍旧较低，只有 5% 不到的样子，而儿童艾滋病也仍旧只占到所有确诊病例的 10% 不到。但是，在

---

① 指男性沙滩服务生。
② 指调情。
③ 位于南美洲北部的国家，原为荷兰殖民地，1975 年宣布独立。

那些声称自己完完全全是异性恋而且没有任何输血史或静脉吸毒史的人中间，艾滋病病例数却出现了急剧上升，从 1985 年的 10% 不到一路攀升至 1988 年的 60%。同时，随着女性艾滋病患者越来越多，艾滋病患者的男女比也是逐年下降。[66] 这种种变化趋势也暗示着，儿童病例的比例可能也会增加。[67]

总而言之，加勒比地区的总体数据表明，许多形塑了海地疫情的力量其实也在影响着整个地区。其中最重要的那些力量则往往受到经济驱使，而且是特定历史阶段的产物：如今，我们已经掌握了充分的数据可以断言，经济驱使的男性卖淫行为（为了满足北美顾客的需要）在 HIV 传入海地的过程中起到了主要的作用。为什么海地会那么容易受到这种性行为的商品化的影响呢？如今，要说海地是"西半球最贫困的国家"，这种说法已经几乎是陈词滥调。对于某个像是海地这样贫困的国家来说，艾滋病或许会被认为是当地旅游产业工作人员的职业危害之一；而对于其他那些加勒比国家来说，我们也可以观察到相似的现象。

卡朋特很好地总结了 20 世纪上半叶的游客对于海地的态度，在他出的那本针对英美读者的加勒比旅游指南中，他将海地描述成是"某个糟糕透顶且几乎难以置信地糅合了粗野风俗与非洲传统的地方"[68]。后来，时代风气有所变化，海地的"异域风情"摇身一变，成了旅游产业揽掇人的卖点。[69] 旅游业的兴起实际上还要追溯到 1949 年。当时，太子港在庆祝它的建港二百周年，同时也宣布了"Cité de L'Exposition"①（一长排坐落在这座首都新辟出来的湿软滨海地区的现代建筑）的开张。当年，海地差不多只接待了 20000 名游客，1950 和 1951 年还要再稍微少点。但是，在接下去的几年时间里，却差不多有 250000 名游客来到

---

① 法语，意为"博览会之城"。

了海地。他们在这个国家平均要待三天，花费 105 美金——加起来，这差不多要占到海地外汇的 25%。[70]

当时，海地的种种迹象都表明，当地的旅游业将会稳步发展。但是，到了 1957 年，弗朗索瓦·杜瓦利埃的专横统治却影响到了海地政治的稳定性，也导致北美游客在好多年时间里都不再把海地作为他们的旅游目的地。[71] 即便在古巴推翻巴蒂斯塔 ① 独裁统治之后，许多赌场从古巴搬了出来，搬到了海地，情况依旧不容乐观。到了 1960 年代，杜瓦利埃在镇压了国内反对势力之后，想要招徕外国游客，还有他们的美金。在他欢迎美国副总统纳尔逊·洛克菲勒到访海地的演讲中，杜瓦利埃"爸爸"将海地说成是美国零件装配工厂的理想选址地，同时也表明，"对于美国中产阶级来说，海地将会是他们绝佳的放松之地——距离近，风景佳，政治稳定"[72]。

到了 1970 年，海地的年游客量已接近 10 万；如果不算短期中转及"午后停泊"② 的数量，海地的年游客接待量到 1979 年的时候就已经攀升至 143538。第二年，地中海俱乐部 ③ 开业。[73] 据推测，旅游业很快就会取代咖啡及离岸装配厂，成为首都最主要的外汇来源。但是，"艾滋病恐惧"却突如其来，而且影响甚大：据海地旅游局估计，海地的游客数量从 1981—1982 年冬天的 75000 一下子跌到了第二年只有 10000 不到。1983—1984 年，随着海地人被列为高危人群，还有大量发表在大众媒体上的文章的出现，来海地旅游的人就更加凤毛麟角了。六家旅

─────────────

① 　Fulgencio Batista（1901—1973），古巴军事领导人，曾担任古巴总统，实行独裁统治，1959 年巴蒂斯塔政权被卡斯特罗所领导的游击运动推翻，史称"古巴革命"。

② 　指邮轮旅游午后在某地短暂停泊。

③ 　Club Méditerranée，全球最大的旅游度假连锁集团，1950 年成立于法国，在全球许多国家拥有度假村。1980 年，地中海俱乐部的海地度假村开业。

店关门歇业，更多的旅店则已经宣布自己处在破产的边缘；甚至还有谣传，说是有几家旅店的老板准备状告 CDC。

虽然状告 CDC 这种事情对于绝大多数非海地裔的评论员来说显得有些荒唐不经，但是，在 1983 年 3 月 CDC 宣布将海地人列为高危人群之前，CDC 的这种分类所产生的可能影响，在机构里的有些人看来，似乎就已经是昭然若揭了。一位公共卫生官员（这位官员要求匿名）做出了如下的评论，这一评论也被《纽约时报》的一篇头版文章所引用："这个定义是临时性的，还在完善中。如果我们恰好发现某个人数众多的国籍或种族类别是高危人群，那我们就会把这个类别给单独拎出来。但是，如果你把某个还在完善中的定义用在像海地这样贫困交加的小国，那么它的影响就是毁灭性的。它会毁掉他们最主要的创汇产业之一，那就是旅游业。"[74] 当然，旅游和贸易产业的兴衰或许是由许多不同因素所导致的，但在海地，产业缩水的原因是确凿无疑的：海地被人们指责为"艾滋病疫情的罪魁祸首"。正如阿贝所说的那样："艾滋病对于海地国际形象的影响，是政治压制和极端贫困都无法比拟的。"[75]

然而，在海地旅游业发展的那些年里，当地的贫困状况也在恶化，另外也给海地带去了某样影响持久且深远的东西，那就是"机构化卖淫"。而且，随着海地陷入越来越深的贫困境地，男性与女性的身体都开始变得愈发廉价。虽然关于海地的城市卖淫活动还没有任何的量化研究，但很显然，这个产业的很大部分是提供给旅游者的，而且尤其是北美旅游者。另外，这个旅游产业的某些部分就是特别给男同性恋客户提供服务的，正如格列柯在 1983 年所说：

> 在过去五年里，海地——特别是太子港——已经成为美国同性恋者的一个非常时髦的度假圣地。海地人自然也有同性

恋，而同性卖淫活动则变得越来越普遍……对于15到30岁的海地年轻男性来说，他们没有任何办法可以摆脱太子港的那种无处不在的绝望。正如在其他地方，在太子港，只要你有钱，就能买到任何你想要的东西。[77]

虽然不是所有男同性恋者之间的性行为都是在搞卖淫，但是海地越来越严重的贫困，却导致社会不平等在同性关系——甚至是"自愿"的同性关系——中扮演了太多的角色："在金钱的帮助下，"德戴斯奇[①]写道，"海地六七十年代的男同性恋者生活多彩得就像是梦一样。"在《倡导者》最近发表的一篇报道中，德戴斯奇谈到了"迎合男同性恋客户需要的旅店"，谈到了旅店里的"低调的性交房间"，谈到了"会为了某个价格和约定的日子而腾出来"的贫民窟房子。她引用了海地"繁极一时的同性恋亚文化"的一位北美参与者的话：

> "曾经的男同性恋生活像极了盛会，牵涉许多不同的社会层面，"曾经生活在海地的艾滋病活动家斯蒂芬·梅辛这么说道[他见证了那个有些人称为海地的男同性恋黄金时代的尾声]，"有男同性恋者，有打工的男孩，当然了，还有游客。那些聚会简直是好极了，有些就开在街上，但许多聚会是在庭院的围墙里面举办的。虽然有某些限制，但你还是可以在这些限制之内过上某种非常浮华的生活，这太棒了。"[78]

----

① Anne-Christine d'Adesky，美国记者和活动家，出身于海地，长期担任驻海地记者，为包括 The Advocate 在内的多家报纸杂志撰写艾滋病相关报道。

在 1983 年由 AMH 资助的会议期间，一位海地裔的美国研究者大声朗读了 1983 年《斯巴达国际男同旅游指南》①的某些段落。这本指南热情洋溢地将海地推荐给了男同性恋旅游者：有许多"能够很好地满足你"的俊男，这本指南这么写道，但是"在海地没有性是免费的，除非是和某个你碰巧撞见的男同性恋游客。你的伴侣会期待你付钱给他，但收的费却是微不足道的"。另外一则广告是刊登在《倡导者》上的，这则广告向那些潜在的游客保证说，海地是"一个你所有的幻想都能成为现实的地方"[79]。

默里和佩恩质疑了男同性恋旅游产业与海地艾滋病疫情的相关性："就我们从男同性恋旅游指南中所推测到的男同性恋旅游目的地来说，在 1970 年代，海地是加勒比地区最不受男同性恋旅游者欢迎的目的地之一，而且是伊斯帕尼奥拉岛②上较少受到欢迎的那一半边土地。"[80]但是，仅仅根据男同性恋旅游指南上的刊载频率来评估男同性恋旅游产业与艾滋病疫情之间的相关性，其重要性显然要比那些揭示了海地男性与北美男同性恋旅游者的直接性交的集群研究来得弱。在一篇发表于 1984 年的关键论文中，盖林及其来自海地、北美和加拿大的同事写道："我们患者中的 17% 都与［北］美洲旅游者发生过性交。"[81]正如这项研究所证明的那样，如果要想将某种性传播疾病的疫情引入某个地方，并不需要太多性交，只要将病原体引入某个性活跃的人群（在这里就是海地男性）。[82]

当然，性旅游业的存在（其中某些是发生在男同性恋者之间的）还

---

① *Spartacus International Gay Guide*，一本以男同性恋为主要受众的国际旅游杂志，创刊于 1970 年。

② island of Hispaniola，或译西班牙岛，又称为海地岛，是加勒比地区的第二大岛，东西两侧分别为多米尼加共和国和海地共和国。

无法证明，这种交易就是海地艾滋病疫情的"起因"，我也并无意辩称前者就能够证明后者。但是，这种交易确实不得不让我们相信，在海地与不远处的北美之间存在着某些联系，这些联系在早期关于海地人艾滋病的讨论中未尝提及，那些讨论往往只是假设"孤立的海地"就是大流行的源头。事实上，哪怕是对于海地相关学术文献所进行的综述，也给人一种海地是加勒比地区最"孤立"或者最"与世隔绝"的国家的印象。在一篇评估性文章中（这篇文章让人联想到美国医学界对于艾滋病的遐想），某本标准教材的作者如是写道："1950 年的海地大体上跟它在 1900 年的时候一模一样：那是一个住着许多无知的、患病的、对外面的世界毫无察觉的农民的前工业社会。"[83]

但是，有关海地经济的更加细致的研究却揭示出，这个国家长期以来就与美国有着紧密的联系。事实上，海地在奥兰多·帕特森① 所说的那个"西大西洋系统"——一个以美国为中心的、囊括了加勒比盆地许多地方的经济网络——中扮演着很有意思的角色：

> 西大西洋地区最初还有着多样化的文化与经济，运行在几个不同的帝国系统当中。但在过去的几个世纪里，该地区已经成为某种单一的环境，在这种环境之中，二元的美国中心非对称地与二元的边缘单位连接在一起。不像其他的由民族国家构成的边缘系统［比如，太平洋的那些系统］，西大西洋边缘在它强大的北部邻居的直接且迫近的影响之下，已经在文化、政治、经济等方面变得越来越趋同。此外，不像其他边缘地区与

---

① 　Orlando Patterson，牙买加历史和文化社会学家、公共知识分子，目前担任哈佛大学 John Cowles 讲席社会学教授，著有 *Slavery and Social Death: A Comparative Study, Freedom in the Making of Western Culture* 等。

它们的中心的关系那样，西大西洋系统与佛罗里达最南端的大
都市还有着物理上的联系。[84]

那些有着高艾滋病罹患率的加勒比国家，都是西大西洋系统的一部
分。对于该网络的参与程度与艾滋病患病率之间的关系，可以通过以下
过程得到证明。除去波多黎各（它并非独立国家），截至 1986 年，拥有
最多病例的五个加勒比盆地国家分别是多米尼加共和国、巴哈马群岛、
特立尼达和多巴哥、墨西哥和海地。在贸易方面，又是哪五个加勒比盆
地国家更依赖于美国呢？出口指标为我们评估不同国家在西大西洋系统
中的参与程度提供了一个方便的参考。1997 年和 1983 年（这两个年份
的数据我们可以获得），与美国联系最为紧密的五个国家，恰恰就是艾
滋病病例数最多的那五个。[85] 病例数最多的国家——海地，同样也是最
依赖于美国出口的国家。在加勒比盆地全境，只有波多黎各在经济上是
更加依赖于美国的。而且，也只有波多黎各向泛美卫生组织上报了更多
的艾滋病病例。

为了理解西大西洋地区的艾滋病疫情，我们就必须对世界范围内的
HIV 传播有历史性的理解。通过比较海地与它的邻国古巴（该地区唯一
没有被卷入西大西洋系统的国家），我们可以确证，不断变化的经济力
量是与美国疫情的轮廓相并行的。在海地，正如我们所见，几项有关无
症状城市居民的流行病学研究揭示出，HIV 的血清阳性率在 1980 年后
期差不多达到 9%。与此同时，在古巴，1986 年检测的 1000000 人中只
有 0.01% 有 HIV 抗体。[86] 假使大流行早开始几十年，那么加勒比地区
HIV 感染的流行病学将会大不一样。哈瓦那这个曾经是"美国人的热带
游乐场"的地方，可能就会成为像是加勒弗那样的疫情中心了。

这种再分析是充满挑战的，因为要想回答这里提出的问题，需要有

适合的参考框架和分析范围，适合于像是海地艾滋病这样的主题。关于海地的人类学文献关注的多是那些异国情调，都是些骇人听闻的关于仪式献祭和附身、强力毒药和僵尸崇拜的文章。基于那些不言自明的思维定式，艾滋病真的是太容易就可以被放入这个象征网络里了。或许，海地人对于"我们"（按照那个象征网络对于"我们"的定义）来说充满了异国情调，但"我们"对于海地人（比如我在后面两章将会介绍的那些居住在中央高原的海地人）来说却至少没有任何的异国情调。我们应该再次抛出埃里克·沃尔夫的那个尖锐的质询："如果联系无处不在，那我们又为什么要坚持将动态的、相互联结的现象转变成静态的、失去联结的东西呢？"[87]

　　海地艾滋病所关系的全是"附近"二字，而非"远隔"。海地艾滋病的这个故事所讲述的是与美国的联系，而不是非洲；这个故事所讲述的是超过 70% 的失业率以及有利税收的"自由贸易"区。海地艾滋病所关系的是不平等的陡峭梯度，既包括当地的不平等，也包括跨国的不平等。比起"'因血、因性、因神而狂热'的黑色农神节"，海地艾滋病与某个赤贫国家对贸易和旅游产业的追求更为相关。

第五章

文化、贫穷与 HIV 传播：以海地农村为例

因暴力导致的死亡在这里就是自然的死亡。他是死于他的环境。

马约特博士

出自格雷厄姆·格林《喜剧演员》，1966 年

在上一个章节里，我们讨论了过去 15 年在海地城市地区开展的有关 HIV 传播的重要工作。但是，海地作为一个有着远超七百万居民的国家，通常大体上会被认为是个农业国家，[1] 可是，在这个国家的农村地区开展的有关 HIV 传播的研究却少之又少。考虑到海地的城市与农村在经济和情感两个层面上都有着很强的连接，所以，理解城市疫情，对于我们调查农村地区的 HIV 传播（也就是这一章的主题）来说，也是必要的起点。

佩珀和约翰逊在基于 1986—1987 年开展的小型研究所撰写的早期报告中指出："农村地区"的 HIV 血清阳性率平均为 3%。[2] 在 97 位因脱水而住院的儿童的母亲当中，血清阳性率为 3%；而在 245 位未经筛查的农村献血者当中，4% 的人都有 HIV 抗体。在某个距离城市中心甚至更远的地方，191 位来打疫苗的成人当中只有 1% 是血清阳性的。但不幸的是，我们对于这些为了研究而抽血的个体知之甚少。他们到底在多大程度上算是"农村人"？他们与太子港及其他高患病率城市之间究竟有着怎样的联系？他们与血清阴性对照的差别究竟在哪里？HIV 是以

多快的速度打入农村人口的？简而言之，海地农村地区的 HIV 传播动力学究竟是怎样的？

为了理解海地农村地区的艾滋病疫情，我们必须超越"高危人群"的概念，去思考人类能动性与那些限制性力量之间的相互作用，尤其需要去关注那些加速了或减缓了 HIV 传播的活动。在海地，这些力量中最强大的就非属不平等、愈发深重的贫穷以及政治动乱不可了，这些力量共同作用加快了 HIV 的传播。本章将会详述有关海地某个农村地区的 HIV 传播研究，同时也会具体讨论这些宏观的社会力量究竟是以何种方式成为了这些特定个体的生命中不可忽略的显著因素。

海地某个村庄的艾滋病

我们这里要讨论的这个研究，是在海地中央高原的佩利格雷盆地开展的，这个盆地住着数十万人，基本上都是农业人口。虽说海地的所有地区都很贫穷，但佩利格雷盆地地区及其村庄却可能尤为如此。

1956 年之前，凯（Kay）村位于该地区的一处土壤肥沃的宽深河谷，挨近阿蒂博尼特河的河岸。那里的村民几代人都在这条河宽阔且平缓的坡岸上耕地，在当地的集市上售卖些稻米、香蕉、黍米、玉米和甘蔗。所有的报告都指出，那里的收成是相当富足的；当时的生活，如今回想起来，也不可谓不是田园牧歌般的。但是，到了 1956 年，海地最大的水电大坝落成，几千户生活在该地区的家庭都被迫迁移。这些远走他乡的人多是农民，可是他们失去的土地，却很少或根本没有得到补偿。

因水位上升而被迫迁移的难民，在山顶上建立了多凯村。由于河谷被淹，绝大多数村民都被迫向高处迁移，搬到了新水库两岸的山岭上。

凯村也因此一分为二，成了"多"（Do）村（由那些定居在多石的山后地区的人组成）和"巴"（Ba）村（由那些仍旧住在低处、依河而居的人组成）。无论是基于怎样的标准，凯村的这两个部分如今都非常贫穷；那些老村民经常将自己的贫穷归罪在几英里外的那座大型支墩坝头上，并且愤恨地指责说，这座大坝不仅没给他们带来电，还断了他们的水。

虽然多凯村最开始只是个尘土满天的棚户区，居住着不到两百人，但在过去十年里，这个村子却经历了快速扩张，如今这里已经住着差不多有两千人。虽然条件很差，但绝大多数家庭在某种程度上还是依靠小规模农业生存。但是，绝大多数村民也都参与了当地的一系列旨在改善该地区居民健康的发展项目。比如，自 1984 年以来，一系列外展项目就在我们位于多凯村的 Zanmi Lasante 越来越庞大的医师队伍之外起到了一个补充作用，最重要的工作是在 Proje Veye Sante——健康监测项目①——的支持下进行的。Proje Veye Sante 主要由附近大约 30 个社区的驻村社区卫生工作者开展，这个项目为将近五万农村人口提供了预防和初级保健服务。

借助于 Proje Veye Sante，艾滋病监测早在该地区暴发艾滋病疫情以前就已经开始了。因此，我们也就有可能将艾滋病的指示病例或者说首个病例追溯到 1986 年。当时，一名年轻的学校教师曼诺·瑟皮出现了复发性浅表真菌感染、慢性腹泻以及肺结核。HIV 血清阳性的他一年后就去世了。（关于他的经历，我们会在第六章进行讨论。）[3]

虽然曼诺·瑟皮来自中央高原的另一个地区，但他生病的时间距离我们开始在多凯村的原住民中诊断出该综合征并未过去很久。我们接下去会提供我们所知道的最早三位死于艾滋病的村民的简要病史。其

---

① 一个小型社区卫生计划。

中没有一个人曾经输过血或者输过任何血制品，也没有人发生过同性性交或存在 CDC 指定的其他"危险因素"。但是，他们也确实共有着两个相当重要——虽然很难被人理解——的危险因素，那就是：贫穷与不平等。

安妮塔

安妮塔·约瑟夫出生于 1966 年左右，她的家庭因为佩利格雷大坝失去了土地。她有五个兄弟姊妹，曾经短暂地上过学。但后来，在她母亲（因为凯地区普遍流行的营养不良问题而变得相当虚弱）死于结核病之后，她也就辍学了。当时，安妮塔只有 13 岁。她的父亲也因此变得情绪低落，开始骂人。后来，她决定离开："我已经受够了他的咆哮……在我意识到我有多穷多饿，并且意识到这种情况可能永远也得不到改善以后，我就觉得自己不得不去城市了。当时，我瘦得皮包骨头——我心想，我逃离这个地方，就是在救自己的命。"

安妮塔离开那里，去了太子港。当时，她身上只带了不到三美元的钱，而且也没有任何行动计划。她做了一小段时间的住家女佣，一个月能挣 30 美元。但后来，她雇主自己也被一家工厂解雇了，所以她也就失去了这份工作。

安妮塔被扔回了大街上，最后找到了一位亲戚收留了她。这位女性亲戚住在首都北部的一处臭名昭著的贫民窟，她把安妮塔介绍给了文森特——一个在机场做行李卸货工的小伙子。安妮塔在发生她的第一次性行为时还不足 15 岁，这小伙子也是她唯一的性伴侣。"说真的，我能怎么办呢？"在她后来讲述这个故事的时候，她叹息道："他有份好工作。我舅妈觉得我应该跟着他。"

文森特当时至少还有另外一位性伴侣，在他开始与安妮塔同居之后不到两年，这个小伙子就病倒了。在他生病期间，安妮塔全程照顾了他。但是，在反复出现感染（包括结核）之后，他还是离世了。在他死后不久，安妮塔自己也出现了结核。

1987 年，安妮塔回到多凯村，她的病情在接受抗结核治疗后很快就得到了改善。但是，几个月后，她的病情复发，于是我们就给她做了 HIV 检测，也明确了她出现免疫抑制的真正原因。后来，她的身体不可避免地慢慢衰弱了下去。最后，她在 1988 年 2 月离开了人世。

迪厄多内

迪厄多内·格拉西亚于 1963 年出生于多凯村，同样也是两名"水难民"的孩子。他有六个兄弟姊妹，在老家上了小学，后来又在附近镇上短暂地上过一段时间中学。也就是在那里，在他十九岁的时候，他有了第一次性行为。迪厄多内说，他的女朋友在遇见他之前已经有"两名，或者三名性伴侣"了；他确信，她的性伴侣之一曾经在海地中部的某个城市做过卡车司机。

后来出现的一系列挫折导致他家变得更加贫困，迪厄多内也被迫从中学辍学，同时也被迫结束了与那名年轻姑娘的关系。他回到了多凯村，与他父亲——一名木工——一块儿做事。但到了 1983 年，这个小伙子决定"去太子港碰碰运气"。经由多凯村的一个朋友帮忙，迪厄多内在首都郊区找到了一份活计，为那里的一户富人家庭做家政工作。

来到城市以后，迪厄多内的性经历得到了显著增长。在不到两年时间里，他结交了五个伴侣，所有人都和他差不多年纪。在被问及这些关系为何都如此短暂时，迪厄多内比较喜欢给出一个经济学的解释："她们好多人离开我，因为觉得我没法给她们做任何事情。她们觉得，我养不起她们，也养不起孩子。"

1985 年，迪厄多内生病了，也失去了他在太子港的工作。于是他回到了多凯村，又开始见他的前女友。他的前女友很快就怀了孕，然后就作为这个小伙子的 *plase*（这个词是指有着或多或少稳定的婚姻关系的伴侣），搬到了多凯村。[4]

在此期间，迪厄多内因为许多问题来过多凯村的诊所好几次，而这些问题都表明他存在免疫缺陷：带状疱疹和生殖器疱疹、反复腹泻以及体重下降。在他们的宝宝出生后的几个月时间里，这位年轻的母亲罹患了一种发热性疾病，她的医生认为是疟疾。然后很快，她就去世了。不到一年之后，迪厄多内（已经因为慢性腹泻而形销骨立）诊断出了结核。虽然他最开始在接受抗结核治疗之后有所改善，但最后还是在1988 年 10 月死于艾滋病。

艾西菲

1965 年，艾西菲·约瑟夫出生在伸向水库（这座水库淹没了她父母的土地）的一处小型圆丘地带。艾西菲上小学上得有些断断续续；到 19 岁的时候，她还没有小学毕业，但她觉得，是时候要帮家里挣钱了，当时，她家正在贫困的泥淖里陷得越来越深。对于约瑟夫一家来说，饥饿几乎就是日常；日子就像他们村子刚被水库淹没后不久那段时间一样糟糕。艾西菲开始帮她母亲——一名集市女商贩——把农产品带到周五早晨的当地集市上去卖。

也就是在那里，她遇见了一名军人（他此前驻扎在太子港），这名军人开始主动勾搭这位来自多凯村的秀色可餐的小姑娘。虽然这名军人有妻儿，而且据说还有不止一位固定伴侣，但艾西菲并没有拒绝他。"你要我怎么办？我可以说，老人们并不舒服，也很担心——但他们并没有说不。他们没有让我远离他。我希望他们当时有这么跟我说，但他们怎么会知道呢？……我看了看身边的人，看到我们所有人都是那么穷，看到那些老人是如何结束生命的……这是一条出路啊，这就是我看待它的方式。"

没过多久，这名军人就病倒了，在多凯村的诊所诊断出患有艾滋病。在他与艾西菲分开后没过几个月，他就去世了。

艾西菲怀着震惊的心情，去附近的一个镇子上，开始上一门课，她委婉地说是"烹饪学校"，但其实只是为贫困女孩做好当佣人的准备。1987 年，22 岁的艾西菲去到了太子港，在那里，她找到了一份月薪 30 美元的工作，是给美国大使馆的一位海地中产女性做女管家。她开始约会一个男人，这个男人同样来自凯地区，是个专职司机，开一辆小巴士，往返于中央高原和太子港之间。

艾西菲在城里工作到了 1989 年末，那时她发现自己已经怀孕。怀孕这件事既让她的伴侣感到不快，也让她的雇主感到不悦。没了工作，也没了男友，艾西菲于是在她孕晚期的时候回到了多凯村。

在她女儿出生后，艾西菲就因为反复发作的机会性感染而变得相当虚弱，好在每次感染都被多凯村的诊所员工及时发现了。但是，1991年的一整年，她的体重仍旧在不断下降；到了 1992 年 1 月份的时候，她的体重已经不满 90 磅了，而且她的间歇性发热也不再对广谱抗生素敏感。

艾西菲最后死在了 1992 年 4 月。她女儿成了多凯村的第一位"艾滋病孤儿"，如今由艾西菲的母亲负责照顾。但这个孩子也感染了 HIV。在艾西菲死后没几个月，她父亲上吊自杀了。

但可悲的是，这个故事还不只是涉及艾西菲及其家庭。那名军人的妻子比去年消瘦了不少，而且已经生了带状疱疹。她的两个孩子同样HIV 阳性。诊所员工很熟悉这个女人，她已经再婚，而且这回她的伴侣还是一名军人。这名军人在中央高原至少还有两个伴侣，而且都是贫穷的农村女性。其中一个是 HIV 阳性，有两个病恹恹的孩子。艾西菲孩子的父亲，显然身体还很健康，他仍旧在米勒巴莱 ① 和太子港之间往返穿梭。关于他的血清状态，我们不得而知。

脉络中的个体经历

要是和年龄相仿的北美艾滋病患者比起来，安妮塔、迪厄多内和艾西菲的性生活史只能说是贫乏：安妮塔只有一位伴侣，迪厄多内有六位，艾西菲有两位。虽然佩珀和约翰逊的一项病例对照研究显示，感染 HIV 的城市男性至少要比我们的患者有更多的伴侣，[5] 在安妮塔所在的那个位于太子港的街区所开展的研究却显示，她这样的病例并没有看起来那么独特：

> 14—19 岁孕妇的高血清阳性率［8%］表明，［太阳城的］女性好像在开始性生活后不久就会感染 HIV。此外，该年龄组是唯一一个高血清阳性率与更多的性伴侣数量无关的组别。事实上，孕前一年内仅有一名性伴侣的女性，反倒比其他人有着更高一些的患病率［虽然统计上并不显著］。这就表明，她们是被她们的第一任也是唯一一任伴侣所感染的。[6]

安妮塔、迪厄多内和艾西菲的故事揭示出了当代海地的推拉力量。在所有这三个案例中，农村穷人日益减少的财产都迫使年轻人要去城市碰碰运气。但一来到城市，这三位就都被卷入了性关系中，至少他们以

---

① Mirebalais，海地中部的一座市镇，健康伙伴组织在这里建有米勒巴莱大学医院（Hôpital Universitaire de Mirebalais）。

为这是在摆脱贫困。每个人都做上了家政工，却没有一个人实现了存钱
然后往家里寄钱（家里太需要这些钱了）的期望。相反，他们带回家的
是艾滋病。

这些病史的代表性如何呢？在过去几年里，Zanmi Lasante 的医务人
员在那些因为各种各样疾病来到诊所的女性中，诊断出了数十例艾滋病
及其他形式的 HIV 感染。事实上，我们的绝大多数患者都是女性——
正如我们在第三章里所说的，这种模式在有关艾滋病的文献中是很少得
到描述的。除了极个别例外，那些被确诊的人都有着许多共同的危险因
素，正如我们简单的病例对照研究所揭示的那样。

我们的这个研究访谈了我们最早确诊的 25 名住在多凯村或附近两
个村子的女性有 HIV 感染症状患者。针对一系列开放式访谈中所提出
的问题，我们将她们的回答与另外 25 名年龄相仿的血清阴性女性对照
做了比较。这两组人的年龄都在 16—44 岁之间，平均年龄差不多是 27
岁。表 7 给出了我们的发现。

表 7　海地农村女性的艾滋病病例对照研究

患者特征	艾滋病患者（人数 25）	对照组（人数 25）
性伴侣平均数量	2.7	2.4
曾有性伴侣是卡车司机	12	2
曾有性伴侣是军人	9	0
性伴侣都是农民	0	23
曾经生活在太子港	20	4
做过佣人	18	1
正规教育的平均年数	4.5	4.0
曾经输过血	0	2
曾经使用过非法毒品	0	0
曾经接受过十次以上的肌肉注射	17	19

这 50 名女性没人卖过淫，也没人使用过非法毒品；只有两个人（都来自对照组）曾经输过血。两个组的女性都没有在她们生命中交过五名以上的性伴侣；事实上，受感染的女性中有七人只有一名性伴侣。虽然研究组女性的平均性伴侣数量要比对照组稍微多些，但差异不大。同样，我们也没有发现，这两组女性在肌肉注射次数或受教育年数上存在明显差异。

在这个年龄组中，最主要的危险因素似乎并不是性伴侣数量，而是她们性伴侣的职业。在患有 HIV 疾病的女性当中，足足有 19 人曾经和军人或卡车司机发生过性行为。这些女性中有三人说她们只有两名性伴侣：其中一名是军人，另一名则是卡车司机。在确诊艾滋病的女性中，没人只和农民发生过性行为（虽然有一名女性，她的唯一伴侣是一名来自多凯村的建筑工人）。在对照组中，只有两名女性的固定伴侣是卡车司机；没有人和军人发生过性行为，绝大多数人都只和该地区的农民有过性关系。长期生活在太子港和做过佣人，也与诊断 HIV 疾病有着强烈的相关性。

我们该如何理解这些惊人的结果呢？在大坝周围的这个在社会地理学上可以说是"平坦"的地区（毕竟，该地区绝大多数的居民都面临着相同的社会经济地位，即贫困），和农民以外的人（拿薪水的军人和做日结的卡车司机）结婚反映出女性对于某种经济稳定性的追求。在这个经济危机日益严重的地方，饥饿的农民阶层与相对富裕的军人和卡车司机之间的鸿沟，成了当地不平等的主要来源。在此情况下，卡车司机和军人就起到了连接城市和农村人口的"桥梁"作用，正如同北美游客好似起到了通向海地城市人口的桥梁作用。

但正如同北美人对于 HIV 在海地的传播再也不是那么重要，卡车司机和军人也很快就不再会是农村疫情的必要成分。HIV 一旦被引入某个性活跃群体，就会慢慢传染给那些没有在城市居住过、没有和军人或卡车司机发生过性行为、也没有做过佣人的人。但是，这些危险因素——所有这些因素都反映出人们想要逃离农村贫困的强烈愿望——是海地农村全体贫困人口的象征，或许应该说特别是贫困女性的象征。

海地某个农村的 HIV

长期生活在太子港、做过佣人、与不是农民的人有过性行为——虽然这些危险因素与北美艾滋病患者的危险因素相去甚远，但它们却是我们绝大多数男性和女性艾滋病患者的特征。然而，该地区绝大多数得到 Proje Veye Sante 支持的居民却完全没有这些特征。这是否意味着很少有人感染 HIV？虽然该地区已经开展了大量有关艾滋病本质的民族志研究，但却没有调查研究过无症状成年人中的 HIV 患病率。

有感于这一研究空白的存在，诊所以及 Proje Veye Sante 的工作人员成立了农民阶级艾滋病研究小组（简称 GESCAP）。[7]GESCAP 获得授权，可以去研究贫穷导致年轻人（尤其是年轻女性）面临 HIV 感染风险的机制。[8]在得到社区批准之后，GESCAP 正在尝试使用血清学调查、一项扩大的病例对照研究以及集群研究（比如研究单单一名 HIV 阳性士兵究竟是如何将 HIV 传染给该地区至少 11 位本地居民的，其中就包括艾西菲）来阐明患者的病史。

在经过细致讨论之后，GESCAP 成员决定开展一项针对多凯村全体无症状成年人的研究。该研究将会涵盖社区内所有可能是性活跃的（15 岁及以上）而且没有免疫缺陷表现的人；活动性肺结核患者是排除在该研究之外的。任何人只要是已知 HIV 感染者的固定性伴侣，那么也会被排除在外。

在该项目最初入组的 100 名村民里，99 名都是 HIV 血清阴性的。[9]

感染 HIV 的那一名年轻女性——阿洛德，曾经在太子港长期居住，同时在 1985 年的时候，她也是国家电力公司一名领薪水的雇员的固定性伴侣。而这名男性雇员在海地中部任职的时候，除了她以外其实还有好几个性伴侣，有传言说他是因为艾滋病而去世的。1986 年，阿洛德成了她老家一名年轻男子（建筑工人）的伴侣。他后来生了结核，最初考虑是因为他妻子有肺结核，然后由呼吸道传给了他。后来，两个人被发现都感染上了 HIV；但他们谁都没有和多凯地区以外的人发生过性行为。发现阿洛德感染了 HIV（根据病例对照研究的结果，阿洛德有相关危险因素），这帮助我们识别出了这对罹患 HIV 相关结核病夫妻的暴露途径。

但是，这些相对孤立的研究还无法完全揭示出那些在起作用的宏观社会力量的本质。在下面的章节中，我们会讨论并总结那些在海地农村最终的 HIV 蔓延率中似乎起到最为重要的作用的因素。或许，对于这些因素的检视，能够帮助我们理解，在那些农村患病率目前较低的地区，包括拉丁美洲的其他部分以及亚洲和非洲的部分地区，HIV 的传播究竟有怎样的动力学。这里要讲述的将是一则警世故事，这则故事要求我们必须采取积极强硬的预防措施：

> 如果要避免海地农村灾难的发生，我们必须立即启动坚定且有效的预防项目。虽然我们必须着手这些工作，但要想阻止 HIV 大军的稳步前进，却是希望渺茫。艾滋病很有可能加入那些已经成为穷人之痼疾的性传播疾病［包括淋病、梅毒、生殖器疱疹、衣原体感染、乙肝、性病性淋巴肉芽肿，甚至包括宫颈癌］的行伍。[10]

只有通过大规模的协同努力，我们才有可能扭转这场仍旧在持续蔓延的灾祸，而这场灾祸已经烧到了海地城市地区、波多黎各、北美的市中心地区、泰国、巴西以及撒哈拉以南非洲的许多国家。

海地农村的 HIV 传播动力学

无论在哪里，只要 HIV 感染是一种性传播疾病，那么社会力量必然会决定它的分布。文化、政治和经济因素，每个都不可避免地是重要因素，但在不同地方，它们的重要性却不尽相同。在海地农村，我们能找出许多不同权重的、协同作用的力量，在驱动着 HIV 的传播。

人口压力

海地，国土面积 27700 平方千米，是西半球人口最密集的社会之一。1980 年，海地的耕地面积只有 8000 平方千米，这就导致海地的实际人口密度达到每平方千米土地 626 人。不幸的是，海地的表层土壤如今还面临着许多无法控制的力量，这些力量就进一步加剧了海地过度拥挤问题："土地面临着森林砍伐、水土流失和土壤耗竭等问题；这个国家每隔一段时间就会遭受到飓风的摧残，会造成巨大的破坏。"[11] 随着土壤耗竭问题越来越严重，越来越多的农民开始受到城镇地区的工资劳动的诱惑而放弃农业生产。

事实上，海地最近最显著的人口变化之一就是太子港人口的迅速增长。如今，海地人口的 20%（超过 150 万）都生活在首都。虽然按照加勒比地区的标准来说，这个人口聚集根本算不上什么，要知道在波多黎各，超过 30% 的人都生活在圣胡安，但是，太子港的人口增长率却是

惊人的："1950 年的时候，海地的城市人口还只占到全部人口的 12.2%，
1971 年是 20.4%，到了 1980 年，据估计则已经达到 27.5%。"[12] 海地的
人口学家估计，到 2000 年，海地的城市居民将占到全部人口的 37%。[①]

　　就像许多第三世界国家那样，国内人口迁移是导致首都太子港人
口增长的最重要因素。洛赫估计："在 1950 年到 1971 年之间，乡城人
口迁移贡献了海地城市人口增长的 59%，而人口自然增长则只贡献了
8%。"[13] 根据奈普丘–安格拉德的观察，太子港的人口增长根本上是"农
村女性大批外流"的结果，这就导致城市地区的人口大约 60% 都是女
性。[14] 对于农村出生的年纪更小的女性（像是安妮塔和艾西菲）来说，
最常见的情况就是被雇为女佣。[15] 但无论男女，这些进城务工人员都和
他们的出生地保持着紧密联系。因此，就这些方面来说，来自多凯村的
那三个艾滋病指示病例，也就阐明了人口学家及其他人（他们将太子港
称为"农民之城"）所记录到的人口变化趋势。

经济压力

　　海地农村往往是贫困地区，但在过去几十年里却显然是变得越发贫
困了。1983 年，海地的人均年收入是 315 美元，但这一数字却掩盖了
农村人口收入只有 100 美元的事实；1990 年代末，人均年平均收入已经
跌到只有大约 175 美元。[16] 伴随着人口增长以及由水土流失和土壤碱化
所导致的耕地减少，失地问题就不可避免地变得越发严峻。所有这些因
素，对于农业生产来说，都不可避免地造成了毁灭性的影响。比如，吉
罗就指出，1984 年前的那十年的主要特征就是"农业生产的减缓以及

---

① 太子港作海地首都，海地城市人口大多集聚于此。根据世界银行的数据，2000 年海
地的城市人口占全国总人口的实际比例为 35.6%，2020 年这一比例已经达到 57.1%。

生产力的下降"[17]。

而城乡在每种可能想到的商品和服务上的巨大差距，则进一步加剧了这种下降趋势。1984 年，吉罗抱怨道："太子港拥有全国人口的17%—18%，却消耗了该国生产的所有食物的 30%，进口食物则消耗得更多。"[18] 政府数据显示，1979 年，"太子港集聚体"消耗了该国生产的所有电力的 93%。正如特鲁约所指出的，这座城市"虽然只居住着该国20% 的人口，却用掉了全国 80% 的开支"[19]。

概言之，近期的经济形势驱使着人们离开乡村，进入城市，或者就干脆离开这个国家，这并非稀罕事。海地人民早就已经告别了某种农民的生活标准（这种标准未必就是特别低的标准）。虽然海地曾经有着极高的土地拥有者比例，可 20 世纪晚期的海地却越来越沦为了某种无业无地穷人的国度。1992 年，人口危机委员会 ① 基于许多衡量人类福利的指标发布了"人类苦难国际指数"，结果海地很不妙地排在了西半球所有国家的榜首。在所有 141 个被研究的国家中，只有三个国家的生活状况劣于海地，而这三个国家当时都在打内战，所以才会那么千疮百孔。[20]

两性结合的模式

在有关海地农村地区婚姻关系的研究中，绝大多数都强调了两种不同类型的传统婚姻关系的区别，一种夫妻叫作 *marye*（是通过民事或宗教婚礼缔结的婚姻关系），另一种夫妻则叫作 *plase*（这种婚姻关系会给

---

① Population Crisis Committee，成立于 1965 年，是一家国际性非政府组织，后更名为国际人口行动组织（Population Action International），致力于通过研究与倡导来改善全球的计划生育与生殖健康可及性。总部设在美国华盛顿特区，该组织参与了联合国人口基金（United Nations Population Fund, UNFPA）的设立。

伴侣双方都带来重大且持久的义务）。*plasaj*（来自法语词 *plaçage*）通常被认为是海地农村最常见的婚姻形式，在数量上是通过婚礼缔结的婚姻关系的两三倍。

　　早期研究往往认为，*plasaj* 是一夫多妻制的，一名男性会有超过一名的 *plase* 伴侣。但如今的情况已经大不一样了，正如莫罗尔在 30 多年前所说的那样："如今的农村社会，最典型的婚姻形式是 'plaçage honnête'，即一夫一妻制。"[21] 他相信，导致婚姻模式转变为一夫一妻制的原因，和导致许多农村人口拒绝婚礼的原因是一样的，那就是：正式的婚姻结合所费不赀。"如果 *plaçage* 的显著增多能够部分由经济因素所解释，"莫罗尔继续写道，"那么，*plaçage* 目前所采取的形式也就同样受到农村地区广泛存在的贫穷问题的深远影响。"

　　奥尔曼的综述表明，两性结合的当代模式要远比前面所介绍的那种两极模式来得复杂。有一项调查将那些与同一位伴侣保持至少三个月性关系的女性定义为"处于两性结合之中"，该调查所进行的访谈显示，有关两性结合方式的主位分类包括五种主要类别：其中三种结合方式——*rinmin*、*fiyanse* 和 *viv avèk*——通常不涉及同居，且仅涉及少许的经济支持；另外两种——*plase* 和 *marye*——则被认为是更加牢固的结合形式，一般涉及同居和经济支持。[22]

　　另外，还有许多其他的性行为往往被松散地定义为"卖淫"，这在海地主要是个城市现象，很少得到研究。[23] 然而，在没有其他选择的情况下，来自农村地区的失业女性可能偶尔会从事秘密的性工作（这在当地有很多不同的叫法，比如 *tidegaje*、*woulman*）。对于那些被困在城市迁移、超过 60% 的失业率和极端贫困中的人来说，几乎没有什么逃脱的途径。[24]

　　那么，这些两性结合的方式与 HIV 的传播动力学有怎样的联系呢？从那些在农村诊所工作的人的角度上来讲，*plasaj* 往往与性病（如淋病和衣原体病）的传播或持续存在有着密切联系。只治疗关系网中的一两名成员显然是不够的，因为即便是只有一名性伴侣的女性，也间接地与她们配偶的其他 *plase* 伴侣有固定的性接触。就 HIV 而言，一夫多妻制的 *plasaj* 可能会被认为是某种既已存在的社会文化习俗，会加速HIV 的传播，同时其自身也有某种风险，特别是对于一夫一妻制的女性来说。全世界不同地方的女性都面临着相似的风险，而在那些存在着性别不平等的地方，女性缺乏要求男性使用避孕套的权力，那么，这种风险则会变得更加显著。

海地长久存在的贫困给人们（特别是那些需要抚养子女的女性）带来了经济上的压力，而这显然已经影响到了婚姻结合的稳定模式（如婚礼和 *plasaj*）。这些压力也催生出了新的婚姻结合模式，那就是"连续性一夫一妻制"——这个词或许能够描述那种会生养出一个小孩的、结合相对比较弱的一夫一妻模式，但这种模式维系时间不会超过一两年。这种结合关系一旦解散，女性往往会发现她们身边还跟着一个娃娃需要抚养，于是就更加想要再找一个可靠的伴侣。

同样危险的，正如我们在前文已经看到的，是想要找一个经济上"稳定"的伴侣。在海地农村，符合这种描述的男性曾经一度包括相当大比例的有地农民。但是，在过去几十年里，经济稳定性对于几乎所有人来说都已经变得虚无缥缈，少数例外是卡车司机、国家代表（如军人、小官员）以及土地拥有者。而对于卡车司机和军人来说，我们前面已经谈到过，他们的 HIV 感染率是要高于人群平均值的。

性别不平等

"年轻女性保护自己免受 [HIV] 感染的能力，是男女之间权力关系的直接因变量。"[25] 我们在第三章已经讨论过，性别不平等是如何削弱了女性对于安全性行为的谈判能力，而贫穷又会进一步导致这种能动性的丧失。海地相比于其他发展中国家（除了莱索托）来说，有着更高比例的经济活跃女性（她们绝大多数都是商人）。[26] 于是，当我们看到在其他拉美社会非常典型的大男子主义在海地反倒不是那么突出的时候，也就不会感到奇怪了。[27]（甚至，杜瓦利埃那支让人毛骨悚然的准军事部队的头头也是女性。）但是，性别不平等毫无疑问是政治、经济、家庭生活中的一股力量。我们很难反驳奈普丘-安格拉德的如下观点：农村女性无论在何种方面都"忍受着比［农村］男性更为严重的歧视和赤贫化"[28]。

在多凯地区开展的民族志初步研究显示，许多农村女性都缺乏足够的权威可以要求她们的 *plase* 伴侣（或丈夫）使用避孕套。在发展中世界和美国的许多市中心地区，也都有越来越多的文献记录到了相似的模式。[29] 这些考量也引导我们走向了如下观点，那就是要去呼吁"以女性为中心"的预防措施。"在那些女性话语权更弱的社会，"德瓦里厄和佩珀说道，"如果女性不再需要仰赖伴侣的同意或意愿，那么有效的预防措施将会更有成功的可能。"[30]

其他"文化"考量

有些做法（比如那些未受过无菌技术培训的"民间"疗愈者对于注射器的广泛且不受管制的使用）被认为是 HIV 传播的可能来源，也因此受到了人们相当多的关注。但更常被提及的是"巫毒教仪式"，正如第四章所述，在早期关于艾滋病流行性质的猜测中，这些仪式扮演了特别重要的角色。这些猜测引发了反海地的情绪浪潮，而且还有个问题是——它们压根就不正确。经过调查，这些猜测都不成立。在海地的城市地区，GHESKIO 甚至认为，这些假设根本就不值得我们开展任何严肃的调查。

我们针对中央高原地区的艾滋病开展了小规模但十分深入的研究，结果并没有发现任何关于 HIV 的非性传播的明确证据。[31] 同样，海地裔美国人艾滋病合作研究小组发起了第一项也是（目前为止）仅有的一项关于生活在美国的海地人的艾滋病危险因素的对照研究。研究人员汇总了几个北美研究中心的数据，得出以下结论："民俗仪式被认为是海地 [HIV] 传播的潜在危险因素，但我们的数据并不支持这一假设。"[32] 这种假设反映的不是对现有数据的准确解读，而是一系列关于海地人的北美民间模型。[33]

还很少有民族志研究关注到海地人对于艾滋病的理解，绝大部分这种研究都是在蒙特利尔、纽约或迈阿密开展的。据我所知，唯一一项在海地农村开展的此类研究（第六章会具体评介该研究）表明，海地人对于艾滋病的理解实际上在发生变化，而且开始的时候是以非常快的速度在发生变化的。然而，随着时间推移，他们有关 sida——海地人对艾滋病的称呼——的疾病表征却似乎在演变。[34]

在多凯地区，对同一组村民的连续访谈使我们能够勾勒出一个复杂的疾病因果模型，该模型与对结核病的理解密切相关。正如第六章所解释的那样，村民经常（但并非总是）会在讨论艾滋病时提到巫术，但后来人们意识到，这其实是一种通过性接触传播的致命疾病。当地人对于艾滋病的理解似乎并不会影响疾病分布，但如果我们在设计干预项目时不考虑到这个因素，那就肯定会妨碍到预防工作的开展。但在此之外，影响更大的恐怕还得是这个国家的政治局势。

政治动乱

在 HIV 来到海地后没过多久，海地就非常不幸地进入了漫长的大规模社会动荡时期。政治动荡显然影响到了预防工作的开展，并可能通过其他机制助长 HIV 的传播。虽然许多评论员认为，政治斗争转移了公众对于艾滋病的兴趣，但在多凯地区却并非如此。事实上，在冲突升级的那些时日里，民众对这一新型疾病的讨论也在增加。

但是，这些政治动乱一面可能刺激了有关艾滋病的讨论，但同时也使得预防 HIV 传播的协调工作陷入瘫痪。例如，尽管海地卫生部已将艾滋病预防工作列为其首要任务之一，但负责协调预防工作的办公室却因为接连发生的六次政变（这些政变不可避免会导致人事变动以及更大规模的动乱）而变得手足无措。1991 年 GESCAP 成立时，还没有任何综合性的举措来预防 HIV 在海地农村地区的传播。即使在太子港，迄今为止所取得的那些成绩也常常因为某些文化上不适当的或只是为一小部分人口（如讲法语的、识字的且拥有电视的海地人）而设计的传播讯息而告失败。这些讯息在农村地区尤为没什么效果，在这些地区，哪怕是资金充裕的"社会营销"方案也几乎没有什么文化上的价值。

1991 年，某种充满希望的感觉（这在海地是很少有的）重新回归了公共卫生界。当年，海地举行了第一次民主选举，由进步神父所领导的社会正义政府也由此上台，新成立的卫生部也允诺要将艾滋病、结核病及其他传染性疾病列为首要工作任务。但同年 9 月军人发动政变，并以暴力方式迅速结束了海地的这场民主实验，而这对人群健康的影响是无法估量的。[35]

政治动荡不仅阻碍了艾滋病疫情的协调应对工作，还导致了许多更为直接的影响。近年来在流行病学层面上最为重要的事件之一，恐怕就是 1991 年 9 月的那次政变。如前所述，对太阳城地区的无症状成年人的调查显示，该人群的血清阳性率约为 10%，而对无症状农村人口的调查则可能会发现，他们的血清阳性率要比前者低一个数量级。政变发生后，军队以城市贫民窟为目标进行了残酷镇压。许多记者和医疗专业人士估计，在军队的暴力入侵之后，太阳城地区足足一半的成年居民都逃到了农村地区。你不太需要费许多心思就能够想到，这样的变动究竟会在多大程度上改变那些用于描述收容难民的农村地区的 HIV 传播的动力学方程。[36] 我们在其他地方也发现了类似的模式，特别是在撒哈拉以南非洲地区：

> 生活在内乱或战争地区的妇女可能面临着更高的风险。在许多国家，男性军人和警员的感染率都相对较高，而他们与当地妇女的无保护［自愿或被迫］性接触则为疾病传播提供了渠道。在中非和东非的部分地区，女性的感染模式已被证实与军队成员的活动有关。[37]

并发症

HIV 疾病的进展取决于宿主变量（如年龄、性别和营养状况）、病毒载量、CD4 细胞数量及功能，还有并发症。并发症至少可以通过三种方式改变疾病进展：首先，任何严重疾病，包括机会性感染（最显著的就是结核病），都可能加速 HIV 疾病的进展；其次，许多疾病会加剧个体的"免疫抑制净状态"①，使其更易受感染；第三，某些感染可能会增加 HIV 感染的风险——这也是我们在此重点讨论的内容。

许多研究（特别是热带和亚热带地区的研究）指出，性传播疾病是

---

① 免疫抑制净状态是指可能会增加患者感染风险的所有因素。

艾滋病的共同因素。[38]考虑到 HIV 从女性传播到男性的效率要低于从男性传播到女性，许多研究人员认为，性传播疾病在 HIV 的异性传播中扮演了特别重要的角色。因此，阴道和宫颈疾病（即使是滴虫病这种表面上看起来非常轻的疾病）可能会增加 HIV 通过"微伤口"或者甚至只是通过炎症发生传播的可能性（毕竟某些淋巴细胞正是 HIV 的靶细胞）。[39]

　　尽管研究人员目前正在收集有关太子港的性传播疾病的重要数据，[40]可是关注到农村情况的研究却还是很少。[41]然而，没有任何证据表明，农村人口的性行为要比城市人口更加活跃；而关于海地农村人口的性行为要比北美的年龄匹配对照更加活跃的证据则更是少得可怜。显而易见的是，大多数性传播疾病没有得到治疗，这当然也就意味着海地农村患者的疮口、其他病损以及炎症要比世界上绝大多数地区的患者持续更长时间。

　　其他疾病（包括麻风病、雅司病、地方性梅毒及许多病毒性疾病）已被证明是"热带"艾滋病的可能共同因素，但它们在其中所起到的作用尚未阐明。然而，我们可以肯定的是，严重的合并感染必然会加重免疫抑制净状态。同样，营养不良显然也会导致 HIV 感染者更快进入艾滋病的晚期症状期，虽然这种动态机制可能会降低传播风险："消瘦病"①的海地变异型如今已经与艾滋病密切相关，而显而易见的极端瘦弱就会赶走潜在的性伴侣。[42]

医疗服务可及性

　　最后，为了理解海地的艾滋病疫情，我们有必要强调公共卫生体

---

① 指艾滋病晚期患者的极度消瘦状态。

系（一个瘫痪了的体系）在其中所做出的贡献，或者说我们应该强调的是——它的无所作为。海地的医疗体系就像是个障碍训练场，在穷人获及服务的道路上设置了数不清的障碍。如果性传播疾病得不到治疗，那么 HIV 感染的重要辅助因素就会持续存在；如果活动性结核得不到治疗，那么 HIV 疾病就会快速进展，甚至导致死亡——更不用说 HIV 阴性个体所蒙受的影响，因为感染 HIV 的结核病患者已被证明是结核病的重要传染源。[43] 如果人们要输血，要么输到的是已经被污染的血制品，要么就根本无血可输。人们即便想要使用避孕套，也往往找不到可以用的避孕套。药品成本始终是高到离谱，近年来则更是直线上升。基本上，绝大多数的海地人都无法用到抗病毒药物：1990 年 2 月，"当地广播电台宣布……海地总算能买到 AZT 了。但它还不如留在火星上的好。一瓶 AZT 总共 100 粒，价格是 343 美元——绝大多数海地人一年都赚不到这么多钱"[44]。在那之后，海地也能够买到其他更新的高效抗逆转录病毒药物，但也都是天价。

艾滋病、分析、问责

如何确定并比较各种可能影响艾滋病流行的社会力量，是个长期存在的问题，但医学人类学却很少会去处理这个问题。人们往往只会要求医学人类学去阐明特定地区流行病的"文化成分"。但是，如果我们能够结合社会分析与通晓民族志方法的流行病学研究，那么就可以找出最为重要的社会力量。这里列出的因素，其重要性当然有所差别，但每种因素都显著地影响了海地农村地区的艾滋病传播：

（1）愈发加剧的贫困；

（2）性别不平等；

（3）政治动荡；

（4）传统的性结合模式；

（5）新兴的性结合模式；

（6）性传播疾病的广泛流行与治疗可及性的缺乏；

（7）缺乏来自公共卫生部门的及时应对；

（8）缺乏文化上适当的预防手段。

其中许多因素都与人类学家在艾滋病流行的前十年被要求去研究的那些因素相去甚远，后者包括"异国亚文化"中的仪式性刻痕、动物祭、性行为等。但是，导致 HIV 传播到海地农村地区的那些力量，既是文化性的，也是经济性、政治性的，而贫困和不平等则似乎构成了所有这些力量的基础。虽然许多在其他地方工作的人们都认同，贫困和社会不平等是增加 HIV 感染风险的最重要因素，但有关艾滋病的国际会议却一而再再而三地忽视了这一主题。比方说，在 1992 年的阿姆斯特丹会议上展出的数百张流行病学壁报中，只有三张壁报将"贫困"作为了它的关键词，而且其中两张壁报对于社会文化因素的分析还是相当肤浅的，看样子应该是没有跟人类学家合作过。

在艾滋病流行早期，人类学家究竟在做些什么呢？ 1980 年代中后期出现了许多工作组和研究组，而且在我们的专业会议上，也出现了越来越多有关艾滋病的分论坛。这些早期的分论坛许多都把主题定在了"对性行为的特殊理解"上，正如某些讲者所说的，这才是人类学家的专业范畴所在。在这些分论坛上，最常见的情形就是，民族志学家经过多年的参与式观察与对当地传说的潜心研究，将有关性行为、生育以及血液和血液接触的信念的详细信息，提供给流行病学家和公共卫生部门。这种知识转移对于明确哪些"行为"会使个体和社区面临 HIV 的感染风险被认为是必不可少的。

如今，艾滋病大流行已进入第 15 个年头，有关艾滋病的社会科学研究已经做了至少十年，我们必须发问：这些论断到底有几分可靠？在我们开展民族志研究时，我们到底发现了多少与艾滋病有关的秘密"行为"？那些深入参与艾滋病预防工作的人类学家如今已经认识到，这些论断好多都是无稽之谈。无论这里那里，HIV 在宿主之间的传播机制似乎都是相对有限的。我们还认识到，即使是那些最最具有文化适当性的预防措施，在那些最最需要它们的地方，其效果往往也是最差的。长期以来，非洲都是人类学的热门实验地，而非洲也恰恰提供了关于上面这个观点的最最明显也最最令人羞愧的例子。当然，海地算是提供了另外一个。

为了提高干预措施的有效性，我们需要停下来，重新评估一下目前的问题所在。人类学究竟如何才能最好地用于促进 HIV 预防工作或减轻艾滋病相关苦难？人类学的主要用处之一可能就是帮助我们预测大流行的发展方向，而要做到这一点，我们又不得不去重新面对如下这些研究难题：

（1）明确 HIV 传播的主要促进因素和限制因素，并区分其重要性；

（2）明确个体行动者（尤其是穷人）的性选择与限制这些选择的许多变化因素之间的联系；

（3）理解文化特定因素的作用（不仅是当地的性行为，也包括当地的亲属结构和疾病的变化表征），但同时也要看到大规模的经济力量对于艾滋病大流行的形塑作用；

（4）研究种族主义、性别不平等、贫困、战争、迁移、殖民遗产、政变乃至结构性调整等力量导致感染风险增加的明确机制。

相比其他社会科学，人类学是最最强调"脉络"二字的，因此也就格外适用于解决这些研究难题，但如果我们只是去"填补"流行病学家、医生、科学家和政策制定者所留下的那些"文化研究上的空白"，那我们就不会取得任何成功。同样，对于那些阻碍我们理解艾滋病大流行的研究陷阱，如果我们无法提起一颗警备之心，那我们也不会取得什么成功。[45]

首先，我们总是留意到人们对于行为主义、认知主义或文化主义还原论的信奉，虽说这种信奉还达不到痴狂的程度，但至少是非常普遍的。就像许多医生不会把社会因素纳入核心考量，心理学家也同样如此去强调个体心理的重要性，而经济学家对于经济因素重要性的强调也无不如此。那么，轮到人类学家去撰写有关艾滋病的文章的时候，他们当然也要去强调文化的重要性。我们必须避免混淆对于个体效能感的追求与对于这场不断升级的疫情的合理分析：HIV才不关心我们的理论立场或学科训练。研究艾滋病，我们所需要的是宏大的生物社会取径。让·班诺伊斯特和爱丽丝·德克劳说得好：

> 疾病传播的限制或促进因素、疾病表征、治疗路径、医疗实践——所有这些课题单单靠某个学科的取径都是无法得到阐释的。这些课题甚至模糊了生物学和社会科学的学科边界。你会发现，生物学现实是如此紧密地与行为和表征联系在一起，这里面存在着那么多的联系，却尚未得到充分研究。[46]

其次，人类学的许多分析都太过关注（或者只关注到了）当地因素和当地行动者，这可能会夸大穷人和边缘人群的能动性。我们应该彻底消除对个体行动者的能动性的限制，这样预防工作才不至于陷入困境，可迄今为止的预防工作却相反。为了研究个体能动性和超个体结构之间的关系（这曾经是社会理论的核心问题），我们需要将民族志研究与基于历史学、政治经济学和批判流行病学的系统分析联系起来。仅靠研究态度、认知或情感，我们永远也无法解释 HIV 的显著模式化分布。细腻的心理学画像与厚重的民族志写作，绝不只是艾滋病故事无足轻重的一部分。

最后，拖累艾滋病研究的艾滋病迷思与神话，往往服务于强大的利益集团。假如说海地及非洲部分地区的经济政策（如结构性调整计划）和政治动荡在某种程度上确实与 HIV 传播有关，那么试想：当我们把注意力主要或全部集中在那些"不守规矩的性行为"或所谓的"滥交"上的时候，究竟是谁从中获益？说白了，迷思和错误论断的长久影响有助于掩盖社会不平等对于 HIV 分布和艾滋病结局的影响。

近来问世的更为有效的抗病毒治疗，可能会对 20 世纪末 [①] 人们对于罹患艾滋病这件事情的认识产生重大影响，当然前提是你不能住在非洲、海地或者纽约哈林区。随着蛋白酶抑制剂和其他药物的问世，艾滋病很有可能会变成某种可以长期控制的慢性疾病，但它们同时也提醒我们，有两种新的综合征随之出现，那就是：北方世界的艾滋病和南方世界的艾滋病。

也许，这听起来不像是人类学家会说的话。为什么在谈论文化之前要先谈纬度（北／南）和阶层（富／贫）？这个问题的答案之一就在于，对于我们许多人来说，艾滋病毫无疑问是文化建构现象。艾滋病与性行为一样，不可避免地植根于当地的社会脉络，表征和应对方式必然会受到文化的影响。文化因素对于艾滋病亲身经历的影响是巨大的，而且这

---

① 本书写于 20 世纪 90 年代，因此书中许多地方都对 20 世纪末的情况进行了讨论或预测。

种影响还会持续下去。事实上，HIV 真正的变化所在，并不像我们所以为的那样是它的传播方式，也不是它感染宿主的机制。相反，HIV 的变化所在，是它高度模式化的分布，是感染者多种多样的病程，是我们应对——社会层面上应对——这种致命病原体的方式。

奇迹与苦难：一支民族志间奏曲

他唱的不是关于痛苦的音乐，痛苦没有音乐可言，
痛苦是一部故事：
故事的开篇，人们把欧律狄刻从田野上带走。
她没有歌唱——你无法在地狱里歌唱——
但在那种黏滞的黑暗中，她听到
那首曲子，有人在高声歌唱，就像
一根绳子被狠劲丢入了地狱的入口。

艾伦·布莱恩特·沃伊特 [1]

《歌曲与故事》，1993 年

社会理论与社会苦难民族志之间的空白区域，是一个至关重要的阈限空间。这是通往新事物的门槛，是可供探索的无人区。这种阈限性的位置可以激发人们对于医学和社会的截然不同的反思，一种不需要接受事物之如其所是状态的反思。

凯博文，1995 年

  自 1983 年以来，我就一直在海地中央高原的同一个村庄工作。自

---

[1] Ellen Bryant Voigt，美国诗人，2015 年获得麦克阿瑟奖。

那以后的每一年，我都只会见证更多的苦难和奇迹，这些苦难和奇迹鞭策着我，也鞭策着我的写作。苦难是无处不在的，而奇迹则总是由他人首先发现。只用举两个简单的例子，就足够说明问题。第一个例子发生在 1984 年，第二个发生在 1996 年。在第一个例子里，我还是个学生，还在学习各种各样的规范。我以前讲过这个故事，为了符合民族志写作的规范，我把自己从场景中略去了：

　　1984 年 1 月，圣安德鲁教堂受托成了一家诊所，服务［多］凯村及其周边村庄的居民。在这家诊所里工作的还有皮埃尔医生［他是亚历克西斯神父的同事，是一名海地医生；亚历克西斯神父是圣公会的牧师，本书所描述的那些海地项目就都是由他负责的］，以及来自北美的一些医生和护士。一大清早，学校的校长杰拉德老师就跑来请出诊医生，希望他们去看看玛丽，这名女中学生在新足球场上锻炼时晕了过去。等她逐渐恢复意识，她却说自己感到恶心和剧烈的头痛。她的体温是好的，她说她"最近没有发过烧"。医生发现她贫血得厉害，但还是无法确定她晕厥的原因。医生给她开了阿司匹林，还有些维生素，然后就让她到学校卫生室里休息去了，说是当天晚些时候还会来看她。到了中午，玛丽感觉自己"好多了"，然后就步行回了家。因为还有许多病人在外面排着长队等候看病，医生们对于玛丽的这种反应感到十分满意。

　　可是到了第二天，玛丽却陷入了昏迷。亚历克西斯神父带着她和她的母亲，上米勒巴莱的诊所去找皮埃尔医生。皮埃尔医生给玛丽做了些检查，可除了"疟疾"两个字，他几乎什么也没有说。后来，大家才知道，玛丽已经间歇性发热好几周了。如今，她出现了脑型疟或者说恶性疟的症状，皮埃尔医生估计她活下去的几率只有"十分之一二"。玛丽被带到了附近亲戚的家里，而皮埃尔医生则带着氯喹针剂和其他必要物品紧随其后。大家都承诺会密切观察她的病情变化。

可是，她得到密切观察的时间并不很长——至少在米勒巴莱的时候没有。正如我第二天从亚历克西斯夫人那里所了解到的，玛丽的父亲"不知怎么租了一辆车，雇了一名司机，半夜［过来］把这个女孩给［拉走了］"。亚历克西斯夫人没什么可多说。但如果你了解玛丽的家庭，那么其实很容易就能拼凑出故事的余下部分。

玛丽当时 18 岁，和她的父母、兄弟姊妹住在离［多］凯村的学校几百码的一个屋子里。虽然玛丽说话轻声细语，但她积极参与教会活动，已经是亚历克西斯麾下的"领导"之一。她的母亲也是圣公会教徒，会定期参加亚历克西斯神父的教会活动。但她的父亲并不常去教堂，与米姆叔叔的礼拜场所——位于附近的维约封——有更密切的联系。米姆叔叔是凯地区最为著名的巫毒教牧师。玛丽的父亲当晚就赶了过来，笃信医生帮不了他神秘晕倒的女儿。他觉得，有人想弄死他的女儿，他需要把这个人给找出来。正如他的一位朋友后来告诉我的那样，玛丽的父亲担心，"他女儿的病并不简单，他觉得这个病必定有幕后主使"。而他知道，只有巫毒教牧师能帮助他找到这个幕后主使。

人们对于这个消息的反应，从沮丧［出诊医生沮丧地认为，要是没有氯喹，玛丽活下来的机会为零］，到无能为力［皮埃尔医生也认为，要是没有氯喹，玛丽的生存几率为零，但他却无能为力］，再到愤怒和焦虑［亚历克西斯神父及其夫人都感到既愤怒又焦虑］。一听到这个消息，亚历克西斯神父就坐上了他的皮卡车，驱车赶回多凯村，想要"把这个女孩从她父亲所犯下的可能会夺去她生命的错误中给解救出来"。可是，玛丽的父亲却不愿让任何人触碰仍然昏迷的她，神父只得愤愤然地空手而回。后来，又来了协调小组，想要劝说玛丽的父亲同意她继续在她家里接受氯喹治疗。她父亲同意了，玛丽也最终从昏迷中苏醒了过来，没有留下什么后遗症。

但是，这桩事情还是影响了社区，并在亚历克西斯神父和玛丽母亲之间制造了裂痕［"作为我的教区居民之一，她应该说服她的丈夫把女儿交给医生进行照护"］，同时，也有许多人开始猜想，究竟是氯喹还是巫毒教牧师救了玛丽的命。我是从别人那里听到这些争议的。关于玛丽的疾病，我先后访谈了十几位村民，只有一位村民谈到，玛丽似乎差点要沦为巫术的受害者。这位女士是玛丽母亲的长亲，她隐隐约约谈到两股敌对势力之间的推拉作用：

　　我并不是说，药物对她没有帮助。我是说，事情发生的方式好像在说她得的不是"上帝的疾病"。她身体很好，然后一下子，扑通一声，就倒在了地上！这种事情发生在老太太身上并不奇怪，是的，可她是个孩子……玛丽礼拜天去参加圣餐了吗？我觉得可能没有，虽说她总是一次不落。他们会不会想要吃掉她（*manje li*）？我不是说，药物对她没有帮助，但我很高兴她在圣器室工作。我很高兴她能够与亚历克西斯神父共事。他这个年纪的男人应该有高血压、腰痛和视力问题，可他——啥也没有。

> manje li——"吃掉她"，意思是说，用巫术杀死她，而不管具体什么机制［如疾病、意外事故，甚至自杀］。她的意思是说，玛丽因为有时没能参加圣餐而变得身体虚弱，于是就很容易遭到嫉妒她的对手的攻击。这个对手肯定聘请了 bokor——专门施展巫术的牧师。接着，这个 bokor 就发动了一系列为了 manje moun nan——"吃掉这个人"所需要的仪式。[1]

这就是我多年前讲述这个故事的方式，充满了必要的地方色彩，也自然而然地提到了巫术。当然，这个故事所没有讲到的是，其实我就是那个"协调小组"，当时我恳求玛丽的父亲让她接受我的治疗。说实话，他很快就接受了我的意见——虽然多年前的这个版本的故事并没有讲到，说服他是多么轻而易举。我将氯喹注射进了玛丽的肌肉里，然后把静脉输液的吊瓶挂在了她们家的屋梁上，但随后我就发现自己落入了某种我现在认为是有问题的两难境地。

我当时看到的问题是：当面对异国的文化习俗——例如，玛丽的父亲为了消除给他女儿带来伤害的魔咒所求助的那种文化习俗——时，局外人的角色究竟是什么？我并不是说，我已经屈服于某种毫无骨气的相对主义，这种相对主义如今已经成为我们自己文化中固有的一部分。当时，我已经多次感染疟疾，我非常清楚地知道，氯喹是有效的。我相信现代生物医学的作用，这次经历也没有改变我的想法。但当时的我只看到了文化上的冲突——看到玛丽的父亲为了维护其文化的完整性所采取的行动，而我现在却看到，这正是不平等的有效药物可及性的症状所在。

我不是说"文化"无关紧要。我想要表达的远远不是这个意思：玛丽的父亲坚信他的女儿是巫术受害者，这一信念完全是基于海地人对于疾病的理解，也正是这一信念让他做出把玛丽从诊所带走的决定，这个决定——神父的想法完全是对的——有可能害死玛丽。但问题是，玛丽这次幸免于难，如果把这个事件放在20世纪末的大背景下，那么又究竟意味着什么？

这些事件是否说明了海地文化传统的力量和完整性？又或者，它们分明指向了可及性的不平等。换言之，在海地农村，即使是到了现在，人们对于急性传染病的理解很大程度上还是在缺乏有效干预措施（非贫困的海地人却能够轻易地获及这些干预措施）的情况下往前发展的呢？玛丽的故事所讲述的到底是农村"信仰"的问题，还是贫困以及贫困对像她那样的人健康结局的影响的问题？我已经谈到过"选择性失明"这个概念。如果某位观察者看到了结构性不公的影响，却还只是一味地谈论文化差异，这岂不是将文化差异与结构性暴力混为一谈吗？

发表出来的那个故事版本，同样也略去了玛丽及其家人的感激，以及这种感激在我心里所引发的矛盾思考。做礼拜的时候，人们纷纷向我表达了感激之情，甚至包括玛丽的父亲；有的给我写了感谢信，有的给了我拥抱，有的则跟我握了握手——这些真是叫人吃惊！实际上，我后来甚至做了玛丽大儿子的教父。为此，我感到十分骄傲，也十分开心。但是，我分明记得，即使到了那时，我的脑海里还是有个声音，在喁喁私语。

是的，那个声音不无讽刺地跟我说，几乎就好像她得的是某种可治疗的传染病。

14年过去了，我完成了传染科专科培训和人类学培训，而那个声音则更是反反复复地出现在我的脑海里。我们在好救星诊所（如今我是那里的医疗主管）所采取的那些生物医学治疗的效果，有时真的是叫那些来到我们诊所的孩子和大人感到震惊——这些孩子和大人发着烧打着寒战来到我们这里，可是离开的时候，他们的感染却往往已经得到了治愈。看个病，打个针，吃个药，然后病就好了——这真是叫人难以置信的奇迹！可是，这些奇迹往往又如何的的确确成为苦难的影子呢？

以威尔弗里德为例。1996 年夏天，有名哈佛医学生来到海地，我很荣幸能带他做些工作。当时，我们在距离多凯村步行两小时路程的一个小村子的疫苗接种诊所里工作。一名社区卫生工作者叫我们去看个年轻人，这个年轻人"自腰部以下全部瘫痪了"。那名社区卫生工作者告诉我们说，这个年轻人曾经去另一家诊所看过病，可是得到的却是"回家等死"的诊断。考虑到脊柱结核是导致海地农村年轻人下肢瘫痪的首要原因，我不假思索地想到，我们肯定可以为这个年轻人做些什么。

走了十分钟，我们就来到了威尔弗里德的家。威尔弗里德 33 岁，男性，他当时就横卧在他家附近小粮仓里的草席上。威尔弗里德的笑容很美，但他已经形销骨立了，他的腿看起来就像是多节的步行杖。他直截了当地给我们讲述了他的故事，实事求是，没有什么自怜自艾。他说话的时候，他的妻子和孩子默默地站在一旁。

因为发烧，威尔弗里德去了离他最近的诊所。在那里，他服用了一些抗生素。然后，他的烧就退了。可接着，他的右侧臀部却出现了剧烈的疼痛。过了两周，他回忆道，给他看病的医生就告诉他，她已经无能为力了。考虑到他命不久矣，她必须把他的床位腾出来留给别人。"然后，他们就把我抬到了这张留给那些快要死的人用的小床上。但我妻子说，这么做不对，于是就把我接回家了。"那是我们见面前的三周，在那之后，威尔弗里德的热度又就上来了。

我们在看过威尔弗里德之后，很快就做出了鉴别诊断。经过检查，我们发现他实际上并没有瘫痪，只是因为他右侧臀部的疼痛实在太过剧烈，他完全不敢动弹，就这么制动了一个月，所以出现了肌肉萎缩和体重下降。考虑到他受累的主要是臀部，而非我们此前被告知的脊椎，所以结核性骨髓炎的诊断似乎不太成立。而我们知道，他所在的村子正在暴发伤寒疫情。由于附近诊所已经报告了大量治疗失败的案例，所以我们得出结论说，该菌株对于氯霉素是耐药的。

我不会忘记，当我宣布他并没有瘫痪，需要的只是治疗，而且马上就会得到治疗，因此不会死亡的时候，威尔弗里德以及我学生脸上的表情。威尔弗里德和他的妻子都感到十分震惊。这里的震惊，倒不是因为他已经遭受到的那些可怕的不公正待遇，而是因为其中的某些不公正待遇本不必发生。我们安排社区卫生工作者和威尔弗里德的家人用担架将威尔弗里德抬到马路那里，接着我们就带他去了我们的诊所。

刚来到诊所的时候，威尔弗里德的体重还不到一百磅。我用腰穿针给他臀部做了引流，结果抽出来许多脓液，这也就证实了化脓性关节炎——可能是由伤寒沙门氏菌所致——的诊断。我们给他用了某种强效抗生素，这么治疗了几个月之后，威尔弗里德走出了诊所，他的体重也已经上涨了三十磅。经过三个月的治疗，在学生的悉心照顾下，威尔弗里德甚至已经不再跛行。在所有人看来，这都不可谓不是个奇迹。

是的，那个声音说，就好像他得的是某种可治疗的传染病。

如果我告诉你，对于这种奇迹般的康复，我实则并不感到多么兴奋，那么，你可能会觉得我很不诚实。但这次，我想说的是，相比奇迹，苦难来得更为沉重。我们看起来好像是英雄，可这分明只显示出，我们和当地的合作者几乎什么也没能够做成。水源污染所带来的苦难——威尔弗里德的妻儿也感染了伤寒——是对我们所有人的叱责，我们花了十年时间想要证明，要是基本卫生条件得不到改善，那么任何教育策略也终究不会改变伤寒的发病率。我们甚至在威尔弗里德的村子里启动了一项水源保护计划，但在 1991 年政变发生之后，在那段艰难的岁月里，这项计划还有我们其他好多工作都遭到了禁止。

我把这一章称为"民族志间奏曲"，但它也是下一章的前奏曲。在下一章里，我会用民族志的方法来叙说艾滋病进入多凯村缓慢却又叫人痛心的过程。在这个问题上，我的叙说有一定的权威性，因为我就在那里——我就在那里，不是我有意为之，而只是历史的偶然。格尔茨曾经提醒我们："人类学家使我们认真地对待其论述的能力与真实的表面上的或者概念上的精确没有太大的关系，而与他们使我们信服其所说的是他们实际渗透［或者，如果你喜欢的话，也可以说被渗透］进另一种形式的生活，以这种或那种方式真正"到过那里"［been there］的结果的能力相关。使我们相信台下的奇迹已经出现了，这就是写作开始的地方。"[2]①

在重读我自己写的这些故事时，无论是前面讲的玛丽的故事，还是下一章要讲的故事，我看到自己为了建立本真性做出的许多努力：使用带有"地方色彩"的克里奥尔词汇，讲述带有异国情调的情节（说的自然就是那些巫术），到处都用作为目击者的第一人称代词。当然，目击者的证词很重要：这不只关系到本真性。关于某种新型致命性疾病究竟是如何被引入当地的，目击者的讲述是不可能被书写第二遍的——任何情况下都只有一遍，因为这种瘟疫一旦到来了，引发了最初的反应，那么就不会再重复第二遍了。而且，在海地农村的这个例子里，我们通常都不会找到任何书面形式的记录，可供日后查阅——没有日记，没有简

① 译文引自［美］克利福德·格尔兹著：《论著与生活：作为作者的人类学家》，方静文、黄剑波译，褚潇白校，中国人民大学出版社 2013 年版，第 6 页。

报，也不会找到什么广播节目的录音。

　　无论在何种意义上，《当代瘟疫：传染病与不平等》这本书都不能算是民族志，但这本书是建立在过去那些民族志研究的基础上的，而且这本书里所讲述的那些补充性的叙事和研究，也实实在在是建立在我莫名所以就出现在了那里的各种经历基础上的。凯博文指出："由这种参与［这种参与虽然经过了专业的训练，但完完全全体现了人的本性，因为它是脉络化的，是不确定的］所带来的经验性结果就是带有立场的知识；换言之就是，站在某处所做出的观察。"[3] 这里所提到的这个"某处"，这个地点是不断变化的。15 年前，我开始了这项田野工作；15 年前，我在那个关键性的时刻出现在了那里。如今，15 年过去了；我现在知道，那些民族志研究在某种意义上来说是绝对正确的，是无可争辩的。就像某句话所说："你必须在那里。"可谈到那些有兴趣做这种研究的人——好吧，就没有其他人出现在了那里。这也就是我为什么没有选择写一部民族志，而是把患者们的故事汇集在一起，运用知识社会学的方法，对于有关传染病的紧迫问题进行批判性再分析的另一个原因。这些故事和分析，旨在纠正那些常常被带入有关海地的民族志写作的骇人听闻的异国色彩。当然，与此同时，细心的民族志研究——或许也只有细心的民族志研究——可以揭示出流行病学类别的优势和局限所在。正如下一章所示，艾滋病的那些"公认的危险因素"，在海地农村，甚至比在城市更加站不住脚。此外，艾滋病出现在海地的一个村子里，这引发了许多社会层面的反应，而这些反应对于艾滋病的预防和控制来说显然也是具有参考价值的。在其他方法行不通的时候，恰恰是民族志研究，揭示了那些"在地"正在发生的事情。

第六章

送来疾病：海地农村的巫术、政治与艾滋病的概念变迁

两肺深处，阴影尚未散去；

眩晕、恶心、缓脉、黏稠绿色的痰、

搞得房间里到处都是鲜血的鼻衄——

仿佛它征召了所有的疾病。

有次，我在一大家子睡卧的床下，

——他们都在发热，横躺在

自己或别人的污物里——

找到了自家做的一罐玉米，

我吃了一大口，把剩下的分给了他们，

甚至是那些孩子，正是以我的名字命名的孩子，

是我把他们带到了这个世界——

这是第四天，我的包依旧空空如也，

我的这只小黑包，拿在手里，就像圣经。

艾伦·布莱恩特·沃伊特，《凯里》，1995

　　艾滋病给人类学带来了许多新的挑战，其中有些挑战存在于理论层面，这些理论上的挑战与其他那些想要研究、洞悉并描述新现象的民族志学者所面临的挑战没有什么本质上的区别。但是，其他还有些挑战则

关系到伦理上的两难。你如果要研究某种可怕的新型疾病，而我们对于这种疾病的治疗方式又极为有限，这种情况下，你就会碰到这些伦理上的两难。作为人类学家，如果有人向你抛出如下问题——"你究竟能为预防工作做出什么贡献？"（这可真是个恼人的问题），你同样会碰到这些伦理上的两难。接下去，我们将要讲述艾滋病进入多凯这个小村庄的过程性民族志。在第五章里，我们着重分析了海地农村历史上的和现实中的 HIV 传播动力学。而在本章，我们将试图剖析，如果我们要在文化意义的形成过程中研究文化意义（在这里就是指某种新型疾病的文化意义及其描述方式）则必定会碰到的某些问题。

如果我们眼见着某种疾病出现在了某个社区，而这个社区可能对这种疾病毫无所知，那我们对于疾病表征的研究就更加需要使用这种过程性的方法。人们认识疾病的过程，其中有些步骤很容易就能想到。开始的时候，这种疾病还没有来，因此这个地方还不存在对于这种疾病的集体表征；接着，这种疾病到来了，无论到来的是这种疾病，还是这种疾病的谣言。随着时间慢慢推移，人们对于这种疾病的经验逐渐积累，有关疾病本质的不确定性就可能会慢慢被某种为社区中的大多数人所共有的文化模型所取代。[1]

在有关疾病表征的研究中，医学人类学家通常会研究人们究竟在多大程度上共有这种文化模型。但是，如果我们要研究的是某种全新的疾病，那么许多新的问题就可能会随之而来。文化共识是如何形成的？疾病表征以及在此基础上建构起来的现实是如何形成的？新的表征与原有结构之间有怎样的联系？特定个体的苦难如何影响到集体性的理解，又有多少个体的经验没有被纳入文化意义？

虽然本章主要讨论的是文化模型，但同时也会讲述三名艾滋病患者的故事，因为正是他们的故事让艾滋病在多凯村显得如此重要。这些故事提炼自我在 1983—1984 年到 1990 年所做的许多访谈，这些访谈不仅揭示了文化在构建疾病叙事中的作用（对此，我们已经有所了解），而且揭示了这些叙事的形成方式——随着时间推移，它们发生了怎样的变化？表征（同样也在发生变化）又是如何嵌入到这些叙事中的？而这些叙事对于疾病体验来说又有着怎样的重大意义？

正如第五章所述，多凯村的第一例艾滋病出现在 1986 年。海地农村的贫困人口已经在饱受着许多苦难的折磨，而在这些苦难中，村民们"最不想见到的"（用某个村民的话说）就是某种新型致命疾病的出现。

由于我早在多凯村出现第一例艾滋病前的四年时间里就已经开始研究当地村民对于艾滋病的地方性理解，所以，我有可能记录到之后有关艾滋病的非常详细且普遍为村民们所共有的文化模型的形成过程。通过对同一批人的连续访谈，我能够记录到这种共识的形成速度，并辨识出到底是哪些事件促进了这种共识的形成。[2] 这些事件中的绝大多数都有着显著的地方性，但在我研究的过程中也发生了一些全国性的重大事件。[3] 1986 年，海地长期的家族独裁统治分崩离析，这也导致海地农村发生了翻天覆地的变化。这些变化深刻影响到了疾病表征的形成过程，原因在于它们极大改变了人们对疾病及其他苦难的讨论方式。

1983—1984 年："城市病"

1983 年，当我刚开始研究的时候，我在太子港经常能听到人们说起 *sida* 这个词。在北美媒体疯狂猜测艾滋病与海地的联系之后，这个词就在那里流行了起来。正如第四章所述，美国 CDC 推断海地人作为一个群体在某种程度上面临着感染艾滋病的风险，而大众媒体则开始将海地人描绘成美国艾滋病疫情的罪魁祸首。[4]

这种与艾滋病的联系很快就给海地带来了深远的影响。[5] 原本，到 1980 年的时候，旅游业已经成为海地的第二大外汇来源，为成千上万居住在太子港及周边地区的人创造了就业机会。然而，受到艾滋病恐慌的影响，海地旅游业开始急剧下滑，迫使旅店、餐馆及其他生意关门大吉，进而导致许多海地人失业。海地政府官员对于这场危机的反应，反映出了海地统治阶级的深刻矛盾。几个月之内，人们先是听到了反种族主义与民族主义这两种声音的经典组合，接下去当地就开始镇压那些被认为造成了"艾滋病传播"的人。当然，这些措施对于重振该国不断下滑的旅游业毫无作用。

由于海地成千上万的城市人口失去了工作，*sida* 一词开始带上某些特定的含义，其中许多含义都将这种疾病与媒体对这种疾病的海地起源的愤怒联系在了一起。虽然他们中的绝大多数人可能根本就不认识任何艾滋病患者，很少有城市居民会没有听过这种综合征。但与此同时，*sida* 一词还没有普遍出现在海地农村人口的词典里。在我 1984 年初进行的访谈中，多凯村的 17 位报道人中只有一位提到了 *sida* 这个词，并认为这是一种可能会导致腹泻的疾病。这个词从未出现在有关结核病（海地艾滋病患者最常见的感染）的自发讨论中，也从未出现在有关腹泻或其他疾病的对话中。当我询问他们的时候，20 名村民中有 15 人声称自己曾经听说过 *sida*，有 12 人将某些症状或污名与这个标签联系在一起（尽管其中许多特征实际上在患有艾滋病的海地人中并不常见）。大多数谈到 *sida* 的村民都是在广播中或是在前往首都的路途中听说这种疾病。[6]

对于 *sida* 的主要特征，村民们众说纷纭。在 1983—1984 年的访谈中，大多数人提到了 *sida* 以下三个特征中的至少一两个：这种疾病的新颖性、这种疾病与腹泻的关系以及与同性恋的相关性；只有五个人提到了 *sida* 的致命性；另外有两个人声称"*sida* 与结核病是一回事"；三个村民认为，*sida* 最初是猪的一种疾病；还有三个人认为，虽然外国媒体提出了完全相反的说法，但 *sida* 其实是由北美人带到海地来的。

1984 年初，西尔万女士（一位 36 岁的集市女商贩）发表了这样的评论，这种评论在村子里很是典型，她说："*sida* 是一种在太子港和美国有的疾病。它会让你拉肚子，起病非常慢，但在你彻底脱水之前，它永远也不会消停。直到最后，你体内完全没有水分了……*sida* 这种病，你会在那些与其他男人上床的男人身上看到。"

虽然西尔万女士关于这种综合征很少会无话可说，但其实她在这个话题上说来说去也就是上面这些东西了。[7] 这些初步的访谈工作表明，在多凯村，虽然人们经常会谈论疾病，可 *sida* 却很少会被人们讨论到。有次，我向一位村民打听，他和他的伙伴是不是不太愿意谈论 *sida*，他告诉我说："为什么不愿意？没人说我们不能谈论 *sida*。可是，我们在这里又没见到过这种疾病，这是一种城市病。"

在我研究的第一年，所有关于这种疾病的讨论都是由我的提问引起的，没有任何关于 *sida* 的疾病叙事或"治疗叙事"。多凯村的村民显然已经被贫穷和疾病的沉重负担给压垮了，艾滋病几乎已经不会再给他们带来什么威胁。尽管有几个人提出了详尽的解释模型，尽管有像西尔万女士这样精明的集市女商贩存在，可是关于 *sida* 的自然话语的缺失以及有关其核心特征的共识的缺失均表明，在 1983—1984 年间，多凯村周边地区是不存在艾滋病的文化模型的。

1985—1986 年：*MÉLANGE ADULTÈRE DE TOUT* ①

在 1985—1986 年间，凯地区关于 *sida* 的相对沉默开始让位于有关这种新型疾病的讨论，一种更加广泛存在的表征慢慢开始出现。村民们开始讲述疾病的故事，但这些故事却总是其他地方其他人——那些死在米勒巴莱（距离最近的一座集镇）或太子港的人——的故事。流言也开始浮现，人们开始谈论那些远在北美的海地人所遭受到的不公正待遇；一位村民就经常谈起他远在纽约的一位表妹的故事，他的这位表妹"因为被人们说成是海地人，并且是 HIV 携带者"而丢了工作。

在此期间我所访谈的 20 位报道人中，足有 18 位在我们讨论 *sida* 时直接提到了"血液"，对于多凯村的许多其他居民来说，*sida* 同样被说成是一种血液病。也许最常听到的说法就是，*sida* "弄脏了你的血液"（*li sal san w*）。村民们经常提到"血太少"——通常是贫血的一种隐讳说法，并把它作为 *sida* 的一种前驱症状，还有些人提到了输血的各种危险性。例如，蒂·马卢·约瑟夫在接受产科手术时需要输一个单位的血液，这时候，有几位村民就议论道，她得的是"传染性的疾病"（*maladi deyò a*），输血是在赌命。[8] 对于有些人来说，这牵涉到输血会让受血者感染上微生物（*mikwob*）的问题；对于另一些人来说，这牵涉到"输进去的血并不相容"的问题，而这会导致副反应，并最终"恶化为 *sida*"。有几位报道人开始将 *sida* 说成是某种缓慢但不可逆的过程，最终毫无例外都会导致死亡。

我在 1985 年夏天所访谈的其他人则表示，"坏血"（*move san*）——

---

① 出自 T. S. 艾略特的同名法语诗，可译作"所有东西的混合杂交"，这里作者想表达的意思是，这一时期，多凯村村民对于 *sida* 的理解混合了各种各样的东西或者说是"范式"。

一种在海地妇女中普遍存在的躯体社会障碍——会让患者面临罹患 *sida* 的风险。[9] 正如马修夫人所说："你一旦得了 *move san*，就会变得很虚弱，就更容易患上 *sida*。"虽然当年访谈的 20 名村民里有两个人认为，这种新型疾病是"*move san* 的一种非常严重的形态"，但其他提到 *move san* 的人都强调说，*move san* 与 *sida* 是有区别的。卡多夫人（一名与多凯村的神父共事的 51 岁女性）的说法在 1985 年末很具有代表性，她说：

> ［*sida*］会搞坏你的血液，害得你的血液所剩无几，而你的面容也会变得苍白枯槁。它首先会导致你的胳膊和腿上出现许多小瘀点。这就是在告诉你，你的血液已经不太好了，并让你想到 *move san* 的表现。但是，*sida* 无药可治，它不像 *move san*。任何人都可能会得这个病，但它在城市最为常见。

在海地的大部分地区，许多不太好的体验（比如震惊、失望、愤怒、恐惧）都有可能被描述为血液的问题。这一概念框架的显著性让黑兹尔·魏德曼及其同事提出了"血液范式"这一概念，并认为这一范式构成了他们位于迈阿密的海地裔报道人的健康信念的基础。[10] 在这一范式中，你可以看到社会场域与血液在质量、质地和性质上的转变之间的因果关系。在 1985—1986 年的大部分时间里，有关血液的既存信念为人们对于 *sida* 的模糊不清的理解提供了形式，在这些理解中，*sida* 代表了某种不可逆的污染，而这种污染取决于你提问对象的不同，可能是由输血、同性关系、在城市里工作过度而变得孱弱，也可能曾经去过美国等不同原因所致。然而，随着人们对于这种疾病逐渐有了更为直观的体验，这种范式对于正在形成的疾病表征的影响力也就渐渐消退了下去，取而代之的是"结核范式"，后者已经开始成为更为重要的既存模型。

1985 年同样标志着海地卫生部门预防运动的开始。当年，出现了许多有关 *sida* 的歌曲和广播节目，用的都是克里奥尔语，受众也都是农民群体。影响力比较小的还有刊登在纸媒上的许多文章，以及那些宣称 *sida* 作为公共威胁会影响到所有人的海报和广告牌。虽然公共卫生方面的这些工作让村民对于该综合征的了解有所增加，但 *sida* 仍旧不是人们日常对话的主要话题，人们讨论更多的（虽然有时只是秘而不宣地讨论）还是国家层面的政治事件。

当年，延续了近 30 年的杜瓦利埃独裁统治开始动摇，越来越多的海地农民开始加入针对杜瓦利埃的倒台运动。多凯村的村民已经沉默了多年，这时也开始加入这场运动。由于农民长期以来就被剥夺了直接参与政治的机会，所以这种转变意义非凡，而且也影响到了海地农村对于疾病的讨论方式。

最开始，有关 *sida* 的讨论还只是淹没在有关国家政治的所有重大讨论中。当人们提到这种综合征，似乎总是为了诋毁政权或抨击美国。比如某些阴谋论。例如，在杜瓦利埃离世后不久，一位 50 多岁的集市女商贩愤怒地谴责艾滋病是"美国对于海地的奴役计划的一部分……美国人在买卖海地人的血液。杜瓦利埃经常把我们的血液倒卖给美国人，用于输血和实验，而其中一项实验就是制造出新的疾病"[11]。

后来，我们很明显就能够看到，1986 年 2 月杜瓦利埃独裁统治的垮台促进了 *sida* 故事的形成。根据在多凯村及周边村庄所观察到的趋势来看，海地农民开始觉得，他们可以更坦率地谈论厄运了，而这种抱怨言辞的改变可能会对人们有关 *sida* 的长期理解产生决定性的影响。[12]

杜瓦利埃倒台后，没过多久就开始流行一些口号，其中最早出现的口号之一就是 "*baboukèt la tonbe*"，字面意思是"马辔已经拿下了"，但其实这句话最好是翻译成"口套已经拿下了"。虽然直到 3 月份，多凯村都还很少有人公开议论政治，而且，直到一年之后，村子里的大部分人才开始心悦诚服地加入冒险者的行列。但是，到了1987年的春天，某种转变似乎已然完成。多凯村及其周边村庄突然出现了许多晶体管收音机，或至少是有了这个苗头。有些人——尤其是男性——整天都抱着收音机，从一套新闻节目切换到另一套。其他村子里的村委会都经历了重大的变动，而在多凯村的周边区域，村委会则得到了巩固；曾经只能勉强吸引到十多人参加的会议现在经常动辄就能吸引上百人。人们成立了许多新的团体，参与修路和植树等各种公民活动。虽然这些活动融入了人们的日常园艺和营销工作之中，但这些变化还是显得非常突出。

但是，*sida* 这一话题只是暂时性地被淹没在了这片活动的海洋之中。在太子港，许多人的朋友都因为 *sida* 而离世或者病倒了。医院和疗养院里挤满了 *moun sida*——这是当地对于艾滋病患者的称呼。海地的研究者记录到大规模且不断蔓延的疫情。政府卫生官员坦言，*sida* 已经不再只是公共关系问题，而是成了重大公共卫生问题。

同样，在多凯地区，*sida* 也再次成了人们经常谈论的话题。1986年夏天，我提出的有关这种疾病的问题都得到了长篇幅的且详尽的回答。然而，受访者们表达了许多迥然不同的观点。在有关 *sida* 的日常对话中，人们提到血液的次数变少了。在我1986年末进行的访谈中，19名受访者中只有11名在详尽阐述这种新型疾病时提到了"血液"这个词。有可能是公共卫生运动导致了这种转变的发生：人们通过广播听到的有关 *sida* 的消息越多，好像就越不可能觉得，这种疾病与其他知名的血液疾病有什么相似之处。

在我1986年对萨农叔叔——一名草药师——所做的访谈中，你可以发现这种血液范式重要性的下降。"我在想，这到底是不是血液疾病，"他说，"因为我们知道该如何看待血液和这种疾病的关系。这种疾病确实有一部分跟血液有关，是的，没错，可它不只是跟血液有关，而且血液也不是它的主要问题，主要问题出在其他系统上。"

他的观点也得到了其他人的赞同，就好像他们根据血液范式分析了 sida 这种疾病的性质，却发现这种范式根本没什么用处。对其他疗愈者所做的访谈也同样揭示出，虽然有些人承认他们看不了 sida 这种疾病，但总体上，人们对于这种新型疾病缺乏共识。"这种疾病确实很棘手，"维克多夫人说，她是一位出了名的有着高超的草药治疗技术的助产士。"直到今天，他们还在为此苦苦挣扎，却没有找到能治好这种疾病的草药。"另一位草药师则预言道："能治好 sida 的草药还没出现，但它出现以后，我们终将学会如何使用它。"[13]

因此，在 1985—1986 年，村民们对于 sida 有了更多的兴趣，而且好像在努力将这种疾病与其他疾病（尤其是那些涉及血液的疾病）进行比较。但是，sida 却没能完全符合既有的血液范式。在新型疾病与旧有框架之间所存在的龃龉，并没有引起什么真正的问题，因为当时人们对于 sida 的清晰且无可辩驳的理解还没有成为某种必需：多凯村还没有人罹患这种综合征。

1987 年：原始类型与原始模型

在人们对艾滋病共有理解的形成过程中，1987 年在许多意义上都是关键性的一年。那年，关于艾滋病病因的原始模型开始显露，这一模型对于 sida 的某种更为稳定的集体表征的形成具有深远影响。到了那年秋天，我们已经很容易就能从当地人那里听到有关 sida 的叙事。显然，共识已经出现，虽然这种共识还很不成熟。

　　我在 1987 年及往后的年份里所做的访谈显示，自 1983—1984 年以来，围绕 sida 的语义网络已经发生了重大变化。1987 年，当被问及成人腹泻的可能病因时，超过一半的受访者提到了这种综合征。同时，绝大多数人还将 sida 与结核病联系在了起来。此外，有关这种新型疾病在患者身上的表现形式，人们也越来越多地开始表达出相似的观点。

　　同样引人注目的是，农村人口开始越来越多地提到疾病（包括 sida）的社会政治根源。这可能有两点主要原因：第一点，自从农村贫困人口可以畅所欲言以来，抱怨的新言辞开始出现；第二点，同时也是最重要的一点，这种综合征对于当地人来说开始变得值得关注了，因为多凯村开始有人感染 sida 了。

　　如果将我的早期访谈与后来的那些访谈进行比较，就可以发现，这种由大规模政治变革所引发的抱怨风格上的转变显得日益重要。虽然我没有改变我的访谈风格或方法，但人们的叙事——无论是关于腹泻还是其他厄运——越来越多地体现出某种新的政治敏锐性。但是，用"话语政治化"来概括某种远为复杂的过程，完全是无法让人感到满意的。表面上，人们讲述的故事跟我们此前听到的那些没什么两样，但讲述者赋予他们的故事以形式和意义的方式却发生了变化。例如，谈到厄运时，报道人对于责任归属问题的态度似乎正在经历某种微妙的变化。关于叙事上的转变，我们大可以从下文所引述的对于若利布瓦夫人所做的访谈中管窥一二。

　　若利布瓦夫人是凯村的一名年轻女性，靠种一小片田地来养活家人。1984 年 2 月，她的小婴儿出现了严重的腹泻。于是，她来到了附近镇上的一家诊所。那年，我对她进行了访谈，问到她到底是什么原因导致了孩子的腹泻，她回答说："我不知道是什么原因。也许是微生物，也许是奶水里的气体。很有可能是微生物，因为这些小虫子会让孩子生病。但也可能是因为我的奶水。我想，他肯定是超岁数了，该断奶了。"

1987 年 5 月，在我第一次访谈后过去三年多，她又来到了那家诊所——多凯村的那家新诊所。这次，是她九个月大的女儿出现了严重腹泻。当我同样问她"腹泻的原因是什么？"的时候，她回答说："是因为（我们村子里的）水质不好。有的时候，水里面全是泥巴和微生物，我们也不得不喝这个水。就是这个水导致宝宝们出现了腹泻，然后死掉的。可是，政府却对此无动于衷。他们总是给出许多承诺，却不采取任何行动。"

注重方法论的读者可能就要向我抛出好多关键性的问题了。这种差异会和病情的严重程度有关吗？会和孩子的性别有关吗？情境性（contextual）或展演性（performative）的因素在这里重要吗？会是因为民族志学者和报道人的关系后来变得更加亲密了吗？又或者只是因为若利布瓦夫人的心情不好，或是爱抱怨？但后来，我慢慢发现，这些问题其实都是次要的，因为我从其他村民的话语中也发现了相似的趋势。

杜瓦利埃政权的垮台也同样影响到了人们如何就艾滋病问题进行指控及如何利用这些指控的方式。阴谋论比比皆是：有些人坚称，是杜瓦利埃政权导致了 sida。其他人则说，不，杜瓦利埃家族太蠢了，他们虽然在愚民方面很有天赋，但不可能会制造出某种疾病的。但是，统治者们允许美国将他们的国民用作反移民计划中的小白鼠。当我谈到北美的艾滋病海地起源说时，我听到不止一个村民跟我说："他们当然会说，艾滋病来自海地；白人觉得，所有的坏毛病都来自海地。"[14] 事实上，对于指控者的指控可能是所有这些观点中最为普遍的。

曼诺·瑟皮的疾病是导致那些在 1984 年的时候虽然知道 sida 但通常对此没什么兴趣的村民在不到三年时间就对这种综合征普遍产生了兴趣的第二个原因。1987 年，sida 成了轰动社会的事件，多凯村几乎没什么成年人没有受其影响。[15]一位年轻教师的说法（他本人就是我们所工作的那个村庄里土生土长的人）就表明了这种变化的影响。1983—1990年，我对他进行了多次访谈。在1984年的一次访谈中，他指出："是的，我当然听说过［sida］。它是因为在城市生活而导致的。它会导致腹泻，甚至会害死你……我们在这里从来没有听说过sida。这是一种城市病。"我们在1987年末进行的一次长谈清楚地表明，这名男子对于sida的理解发生了翻天覆地的变化。他现在关于这种疾病可谈的就很多了，特别是因为他现在可以谈到他同事曼诺·瑟皮老师的死："是sida害死了他，这就是我想告诉你的。但他们说，这是送给他的一个死亡。他们给他送去了一个sida之死……sida是由一种微小的微生物引起的。但并不是每个人都会感染这种会导致sida的微生物。"

曼诺的生病和死亡对于这些年来形成的sida文化模型产生了持久性的影响，而且这种影响的程度并没有因为后来其他死于艾滋病的村民而变得显著降低。曼诺是在1982年搬到多凯村的，当时他是当地新开的一所大型学校的老师。那年，他25岁。曼诺是一个热情而勤奋的小伙子，很是受到学校管理者的器重，他们给他委派了许多公务（而且带有酬劳），包括负责照看村子里的那台新水泵以及社区养猪项目，这两份工作都是由开办这所学校的牧师负责管理。但是，对于这个得到此等优待的外乡人，有些村民却深表不满，这种不满在曼诺生病后就变得昭然若揭了。

1986年初，曼诺开始受到间歇性腹泻的困扰。整个夏天，他反复出现皮肤感染；经过治疗，皮肤感染的那些斑块会消退，但接着又会再次出现，通常是在面部或颈部。我们中的有些人开始担心，曼诺会不会得了艾滋病。但太子港的一名内科医生没有做出这个诊断，由此我们也安心了许多。可是，到了12月份，曼诺的病情却突然加重，他开始出现咳嗽。最后，到了 1987 年 1 月，曼诺在太子港的医生终于将他转到了公立诊所，接受 HIV 血清学检测。

2 月份的第一周，曼诺在等待检测结果的时候讲述了他对于这种疾病的担忧："说到底，我真不希望自己是得了结核病，但恐怕就是结核病了。我在咳嗽，在掉体重……恐怕我就是得了结核病，而且永远也不会好起来，永远也无法工作了……一旦得了结核病，就没人想靠近你了。"

曼诺确实是得了结核病，但对适当治疗的初始反应很好；到了 3 月份，他就完全看不出是生病了。可是，他体内同时也检测出了 HIV 抗体，换句话说，由这种病毒所导致的免疫缺陷才是他健康问题的根源。虽然其他村民并不知道曼诺的检测结果，但他们有其他理由相信，他的结核病——如人们所言——"并不单纯"。多凯村开始流传某个谣言，而且，在曼诺的结核病经过治疗而得到快速临床改善之后，这个谣言也没有消退下去。人们在背地里悄悄地说，曼诺是巫术的受害者，他的有些愤怒或嫉妒的竞争对手找了巫毒教祭司，让后者给曼诺"送"去 mò（死人）。[16] 而且，正如马特罗多年前所说的那样，"无论是谁，一旦成了送给他的一个或多个死人的猎物，他就会开始变得消瘦，吐血，而且很快就会死亡"[17]。

我在 1984 年访谈过曼诺的妻子。她当时认为，sida 是"一种同性恋才会出现的腹泻"。1987 年 2 月，当曼诺在太子港的医生告诉她，她的丈夫感染了 HIV 的时候，她接受了这个诊断结果。但同时，她和曼诺也相信，曼诺是巫术的受害者："他们对他做了这种事，是因为嫉妒他有三份工作——教书、负责猪圈和照看水泵。"

因为要想治疗某种"被送来的疾病"，就必须找出施术者，所以，曼诺及其家人开始越来越着迷于这个疾病的最初起源，而非它的病程。

他们请教了一位巫毒教牧师，后者通过占卜找出了这起阴谋的始作俑者，其中之一是他岳父兄弟的女儿；第二个人是一名教师，与他妻子的关系更加疏远；第三个人，也就是"这起事情的主谋"，同样是学校里的一名教师。

但是，即便是做了占卜，也得到了相应的治疗，还是没能挽救曼诺的生命。到了 8 月底，他的呼吸开始变得吃力。止痛药再也无法缓解他骨骼和关节的严重疼痛，这导致他无法入睡。几乎每次吃完饭，他都会呕吐，他的体重再次明显下降。最终，曼诺于 9 月中旬去世，而他的死亡也成了人们接下去好几个月"半私下半公开"谈话的主要话题。

虽然后来有些村民按照他们所熟悉的"巫毒教–基督教"二分法对这件事进行了分析，但绝大多数人的说法其实还不是那么明确。一系列——而不只是一两条——反对意见引导着我们的许多对话：这种疾病可能是由"微生物"或巫术引起的，或者由两者共同引起的。潜在的受害者可能"强大无比"，但也可能"脆弱易感"。例如，有人谈到，好多年前的某天晚上，曼诺被一道闪电击中，从床上摔落了下来。他们说，那次雷击使他变得对由微生物引起且"由某人送来"的疾病特别易感。像是 *sida* 这样的严重疾病，可能需要由医生或巫毒教士或草药师或祷告或是这些手段的某种组合来进行治疗。

安妮塔·约瑟夫（我们在第五章中讲过她的故事）是村子里第二个因 *sida* 而生病的人。安妮塔曾经说她自己是"凯村的正宗村民"，可她的名字却没有出现在 1984 年的人口普查中。然而，到了第二年，一项有关村民与太子港和美国的联系的研究却显示，卢克·约瑟夫在"城里"有个女儿。据他说，她"嫁给了一个在机场工作的男人"。

不到两年，病重的安妮塔就被父亲带回了多凯村。几个月前，她的丈夫死于一种缓慢进展的消耗性疾病。安妮塔回来后不久，我听说她可

能得了 *sida*。这一传言并不奇怪，因为当时有很多关于曼诺生的病的讨论。人们说，安妮塔看起来就像是曼诺那年早些时候的样子。安妮塔在城里待过，*sida* 不就是一种城市病吗？

不止一位村民坚称，安妮塔没有得 *sida*，因为她"太纯真了"。然而，这一声明背后的逻辑与北美类似声明背后的逻辑却是截然不同。在这里，"纯真"不是说没有性行为（虽然有些村民错误地以为安妮塔过着"放浪无羁的生活"）；相反，它强调了这样一个事实，即如果某个人遭遇了一连串的厄运，那么这往往意味着此人是 *maji*（巫术）的受害者。巫术向来不是从天而降的，它都是由敌人施予的。大多数人之所以会树敌，要么是引起了他人的嫉妒（往往是过分的嫉妒），要么是他们自己施展了带有恶意的魔法。厄运缠身的安妮塔从来没有招致过他人的嫉妒，而且人们也不大认为她懂得很多的 *maji*。有两个人早先跟我解释过巫术在曼诺生的病中所起的作用，他们义正辞严地问道："谁会给这个可怜而不幸的孩子送来 *sida* 之死呢？"由于在许多人看来，凯地区唯一的一例已知 *sida* 病例是由巫术所致，而安妮塔不可能成为这种恶意攻击的受害者，因此，有些人就觉得，安妮塔不可能得 *sida*。

也许，对于这种解释来说同样重要的还有安妮塔的病程。和曼诺不同的是，安妮塔没有出现皮肤感染或其他皮肤病表现。此外，当曼诺最后病情出现恶化的时候，安妮塔却经过抗结核治疗逐渐恢复了体力。曼诺去世时，安妮塔正在米勒巴莱做着一份佣人的活计，工作很是卖力。曼诺最初也对抗结核药物（或同时期的其他干预措施）表现出了惊人的反应，这似乎完全没有影响到人们对于安妮塔的疾病所持有的普遍观点。1987 年秋天，在我就 *sida* 所进行的访谈中，人们完全没有提到过安妮塔。据此可以判断，当时的人们普遍认为，安妮塔并没有罹患这种新型疾病。

　　然而，在启动抗结核治疗后的第六个月，安妮塔的病情却开始急遽恶化。她在米勒巴莱的雇主将她送回了多凯村。安妮塔对那个女人有不少怨言，她说："这些人只想把你榨干，榨干了就把你扔进垃圾桶里。"她同时还觉得自己回去干"那份害我当初生病的活计"就是个错误。到了 12 月头上，她已经无法步行去往多凯村的诊所了；她的体重跌到了90 磅以下，并且出现了间歇性腹泻。在跟她确认了她有好好吃药之后，我们担心她是不是得了艾滋病，特别是当她讲到她丈夫和他生的病的时候，就更担心了。[18]

　　她的病情出现恶化，这显然动摇了她父亲以及她自己对于诊所的信心，他们开始花钱买草药。就像她父亲后来说的那样，"为了花钱买药，我已经卖掉了一小块土地。我到处花钱想办法，可是都见不着什么效果"。由于结核病治疗是完全免费的，所以他肯定是把钱花在了民间疗法上。安妮塔的父亲后来告诉我说，他曾经咨询过一名巫毒教牧师，但不久之后就放弃了这条道路，因为他开始相信，他的女儿不可能是巫术的受害者。

　　到了 1987 年底，许多村民都开始相信安妮塔是得了 sida。而且这回，sida 这张标签被贴在了她身上。这一疾病再次成了人们的日常谈资，唯一能够赶超其热度的只有国家政治话题了。1987 年 11 月，与选举相关的暴力事件让村民们大受震惊，许多人都觉得"事情不能再这样继续下去了"。某种程度上，全国性事件这种令人不快的转向让"人民群众"陷入了持久的困顿时期，而 sida 的出现则只是其中的考验之一罢了。另一考验则是"背包叔叔"大队可以想见的回归，作为杜瓦利埃家族安全部队的成员，他们在 1986 年 2 月之后就逃离了海地。有些人悄悄地说，"背包叔叔"队伍里最残忍的那些人（甚至是那些传闻已经死掉的人）正在带回新式武器。多凯村的一名 23 岁高中生告诉我，杜瓦利埃家族最臭名昭著的亲信之一正带着"新获得的知识"从南美洲回来。带着某种愤世嫉俗的味道（倒不是他自己的悲观，而是对杜瓦利埃主义的怀疑），这名学生继续说道：

> 他们说，他去［南美洲］学习细菌学。于是，他学会了制造微生物的方法，接着就去了［北］美洲学习细菌战……如今，他们可以将微生物掺进某些惹人烦恼的地方的水中。他们可以让好战的年轻人统统"消失"掉，与此同时还能吸引更多的［国际］援助来遏制流行病。

1988 年：新疾病，旧范式

在多凯村，人们对于 *sida* 日益增长的担忧完美契合了 1987—1988 年那个几乎像是世界末日的冬天。军事独裁开始了。曼诺死了，安妮塔也已经奄奄一息。有些村民问道，为什么这个地区的村子只有多凯村有人得了 *sida*？如果这种疾病确实是新的，正如绝大多数人看似相信的那样，那为什么这种疾病会率先袭击多凯村？有些人警告说，附近村子里那两个人的神秘死亡，可能不是因为"送来"的结核病，正如有人怀疑的那样：也许，他们是死于 *sida*，只有没有被诊断。其他问题则是以更加遮遮掩掩的方式被提出来的：其他人（比如迪厄多内·格拉西亚和卡霍姆·维奥）是否也患有这种疾病？它真的是由某种简单的微生物所导致的吗？还是有人在暗中作祟？

谣言四起。有人说，艾西菲（另一名从太子港回来的年轻村民）因为与高原上另一个村子的亲戚杰曼共用了衣物而感染了这种疾病。而附近村子的一名巫毒教牧师则据传与北美的一家制造公司签订了一份"给催泪瓦斯手榴弹装填上 *mò sida*"的合同，示威者如果置身在这种牌子的催泪瓦斯中，接下去就会实实在在地感染上 *sida*。有一名结核病患者遭到了人们的警告，人们叫他不要穿过任何大马路，不要站在十字路口，也不要在鸡栖息过的树下行走，以免他的疾病"恶化成 *sida*"。

与此同时，有人提到了乡村卫生工作者当时在开展的活动。1988年1月，乡村卫生委员会召开了一次会议，谈到要启动一项亟须的抗结核工程，其中还包括有关 HIV 教育的工作。来自多凯村及周边村庄的社区卫生工作者还就 *sida* 问题召开了另一次会议。但这些行动上的努力却陷入了普遍存在的消极心态的困境，人们觉得这种新型疾病是"医生的药物"也派不上用场的无情杀手，遂决定听其摆布。医生、护士变得心灰意冷，似乎觉得任何与之相反的说法都是空洞无力的，他们觉得自己真的已经无计可施。当时的气氛很是肃杀，无人不受其影响。

安妮塔于2月中旬去世，恰逢人们对于政治动乱的讨论显著减少的当口。曾经在政治与 *sida* 之间，似乎存在着某种对于显著性的争夺，但凡是政治形势"剑拔弩张"的时候，前者的显著性就会盖过后者。但如今，这两者之间的关系却好似变成了某种共生的关系。政治钳制一旦被解除，那么，各方面的管控就都会被放开；但如果出现了新的势力，那么，那些恐怕要失去最多东西的人就会管住自己的嘴，少说点话。随着村民们对不安全的政治氛围越来越感到畏惧，他们对于国家政治的讨论停止了，对于 *sida* 的讨论也变得越来越少。

安妮塔死后的数月时间里，村民们的讨论似乎包含了某种新出现的信心和笃定。人们普遍认为，她是死于 *sida*，但人们也提到，她的疾病从表面上看来似乎与曼诺的不尽相同。几乎所有人都认为，*sida* 是某种"被送来的疾病"（即巫术的结果），但很少有人相信，安妮塔是巫术的受害者。新出现的表征该如何解释这些差异呢？正如安妮塔的一位阿姨所说："我们不知道他们是否将 *sida* 之死送给了［她的丈夫］，但我们知道 *sida* 之死没有送给她。她的血液里有这种疾病，她是从他那里感染上这种疾病的。"她的父亲在找寻魔术疗法上的失败体现出了她的"自然"疾病的毒力，而不是她的敌人的力量。

安妮塔的阿姨谈道，多凯村的许多人都开始觉得人们可以通过两种途径感染上 *sida*："你如果与患有 *sida* 的人一起睡觉，那么就会感染上它。你可能看不出这个人生病了，但这个人的血液里有这种疾病。另一种途径就是有人将 *mò sida* 送给了你。曼诺死的时候，他的血液里没有 *sida*。他们将 *mò sida* 送给了他，但他的血液里并没有这种疾病。"表明曼诺的 *sida* "并不简单"的证据就是他的妻子没有得这种疾病。"如果这种疾病存在于他的血液里，那么他的妻子也就会感染上这种疾病，但她却没有，"安妮塔的一位阿姨评论道，"她做过测试，她没有生这种病。"

当安妮塔的病程快到终点的时候，这两个病例在因果机制上的这些差异就变得更加鲜明了，而且对 *sida* 快速演变的集体表征产生了重大影响。在 1988 年初的绝大多数访谈对象看来，曼诺的疾病是由他的某位妒忌心切的对手或一帮对手送给他的，而安妮塔则是因为与患有这种疾病的人发生了性关系才感染上了 *sida*。她不是巫术的受害者，事实上，安妮塔·约瑟夫也很不可能会成为巫术的受害者。正如村民们反复说的那样，安妮塔早年丧母，14 岁时离家出走，并因为贫困而被迫与人发生了性结合。包括安妮塔的叔叔在内的几个人补充道，他们都是佩利格雷大坝的受害者。

迪厄多内·格拉西亚是感染上 *sida* 的第三位村民，他的故事我们也在第五章中介绍过。对于这个病例，我们同样可以发现，许多特征与新出现的模型是一致的。他在太子港待了两年，有位来自多凯村的亲戚帮他在那里找到了一份在富裕人家做"庭院男孩"的活计。他要负责开门，把重物从车上卸下来，然后还要在这座城市的一处豪华郊区的清凉高地上照料花卉。绝大多数村民都认为，迪厄多内后来之所以会生病，是因为他与一位同样做佣人的对手起了争执，这场争执导致他于1985年回到了多凯村。我的两位报道人认为，他之所以会得 sida，是因为中了毒，有人在他走过的路上撒了某种看不见的"粉末"。但绝大多数村民（包括他的家人）则认为，迪厄多内的病是又一例"被送来的疾病"。后来，这名年轻人的父亲约内尔去咨询了巫毒教牧师，牧师也持后面这种观点。

虽然迪厄多内在1986年和1987年初就因为反复腹泻和体重减轻而来诊所就诊过，但他的兄弟（一名社区卫生工作者）则认为，他的病是在1987年8月才开始的：

> 他的牙龈开始疼痛，很容易出血。他咳嗽个不停，反反复复拉肚子，而且出现了发热和呕吐。这是他刚开始生病时候的表现，当时他在萨瓦内特［附近的一个村子］工作。在他从萨瓦内特回家的路上，他去了［另一名社区卫生工作者的］家。这位社区卫生工作者认为是感冒，给他开了感冒药，他回家以后，我就负责照顾他。他的身体慢慢好了起来。

迪厄多内的病情似乎确实出现了好转，这或许可以解释为什么人们直到安妮塔去世的那段时间——当时迪厄多内再次出现了咳嗽，呼吸也变得困难——才将他的疾病归咎于有人给他送去了 sida。到了4月，他的盗汗症状让我们不禁怀疑他是否得了结核病，另一家诊所的医生也得出了相同的意见。但约内尔却不愿接受这个诊断。

1988 年 9 月的最后一周，约内尔带着他儿子去见了附近村子的一名有名的巫毒教牧师——米姆叔叔。米姆同样将他儿子的疾病诊断为 *sida*，并认为它是由"住在太子港、但来自其他地方的某个人"送来的。这下子也就确认了这种疾病的最初诊断。后来，米姆叔叔解释说，*sida* "既是自然的，也是超自然的，因为他们知道该如何送出它，而你也同样可以从已经患有 *sida* 的人那里感染上它"；他还谈到了他可以提供的对于这种疾病的保护措施，也就是能够"保护你不让其他人给你送来任何类型的疾病"的护身符。

在迪厄多内去世前不久的一次访谈中，他说道："*sida* 是一种妒忌病。"当我请他更详细地解释下这句话的意思时，迪厄多内回答道：

> 我所看到的是穷人更容易生这种病。他们说富人才会生这种病，这我没看出来。但我确实看到，这种病由一个穷人送给了另一个穷人。这就像军队，兄弟射杀了兄弟。小士兵确实是我们当中的一员，也是人民当中的一员。但他必须服从国家的命令，所以当他们喊"开火！"的时候，他就射杀了自己的兄弟。或许，他们终于明白了这一点。

迪厄多内将他的乐观建立在了 1988 年 9 月的那场政变的基础之上，关于那场政变，人们最初以为可以借此"摆脱"那个血腥且如今普遍为人憎恨的政权（一系列军政府中最近的一届）。事实上，许多人都表现出了这样一种乐观的情绪，即便它是不甚明智的。但迪厄多内的情绪与他的病情却不符合：他的腹泻和咳嗽加重了；他的开放性溃疡被拿来与曼诺的皮肤病进行了比较。

迪厄多内于 10 月去世。他的母亲告诉我，她已经提前收到了警告："我认识的一位女士来到诊所……她坐到我身边，跟我说：'唉！你看看死亡离你有多近！'所以，我在他去世前那周就已经知道了。"虽然有不同意见认为"是结核病害死了他，因为这种病在他的血液里已经传播太久了"，但大多数人还是同意迪厄多内表弟的说法，后者解释了结核病和被送来的 *sida* 的关系："结核病和 *sida* 非常相似。他们说'结核病是 *sida* 的小弟弟'，因为你可以看到它们总是如影随形。但如果 *sida* 是被送来的，那么就确实是［*sida*］让你变得虚弱，并容易感染上结核病。你可以治疗它，但你还是会死。*sida* 是结核病的大哥，要找到治疗方法并不容易。"

自从迪厄多内去世，已经过去了十年，村民们仍旧在谈论 *sida*，他们仍然非常害怕它，正如害怕其他许多不幸那样。[19] 在那之后，其他许多人（同样是该地区土生土长的人）也都因为艾滋病而离世。但正是这里所讲述的这三个人——曼诺、安妮塔和迪厄多内——的经历塑造了 *sida* 新出现的文化模型。基于迪厄多内的表弟等人的说法以及更加结构化的访谈，我们可以归纳出海地这个村子在 1989 年的时候对于艾滋病的共有理解：

> *sida* 是一种"新型疾病"。
>
> *sida* 与"皮肤感染""耗尽"以及"腹泻"的关系密切，与结核病关系尤为如此。
>
> *sida* 可以是"自然地"（"上帝的疾病"）起病，也可以是"非自然地"起病。自然的 *sida* 是由与"携带病原体"的人发生性接触所致的。非自然的 *sida* 则是由某个故意想要让患者去死的人"送来"的。作祟的方式则是"派出（送出）死人"，就像结核病也可用相同的方式送出一样。

无论是"上帝的疾病"还是"被送来的"，*sida* 都有可能是由某种"微生物"引起的。

sida 可能通过接触受污染的或"脏"的血液而传播，但早前与同性恋和输血的联系则已经很少被提到。

sida 一词在更大的政治经济背景下与北美的帝国主义、穷人阶级团结的匮乏以及海地统治精英的腐败相关联。

对于居住在多凯村的许多人来说，当时存在着两种相关联但可区分的实体：作为传染病的 *sida* 和由巫术引起的 *sida*。人们可以针对这两种实体分别采取预防性措施。避孕套对前者有用，但对后者无用。人们普遍认为，有些护身符（gad 和 arèt）可以针对由巫术引起的 *sida* 提供部分保护，但不确定对于作为传染病的 *sida* 来说是否也会起到作用。

这种不确定性是否已经被共识所取代，我们尚不得而知，但有关 *sida* 的地方性理解的快速变化却似乎已经成为过去式。尽管当前的含义会受到质疑，而且会发生改变，但上面列出的这些要点总结归纳了某种文化模型，因为有关疾病性质的高度共识已经在村民中出现。虽然我们发现不同个体的模型之间存在显著的"表面差异"，但即使是这些有差异的版本似乎也都是由某种包含上述要点的框架所生成的。[20] 在缺乏戏剧性集体经历的情况下，集体共识往往要比个体模型来得更加稳定，而且演变的速度也要更慢，个体模型通常更容易遭到非议，而且也更容易发生快速修正。

艾滋病与疾病表征的研究

追溯 *sida* 作为集体表征的出现过程，可以阐明我们对于海地农村艾滋病的理解。回到 1984 年，当时，*sida* 还是某种"城市病"。关于这种疾病，人们最常谈到的就是它的新异性、与腹泻的关系以及与同性恋的关系。有关这种疾病的疾病叙事的缺失，对认为当时已经存在 *sida* 的文化模型的观念提出了质疑。然而，到了 1988 年 10 月，我们却可以听到许多故事了。曼诺的疾病仍旧是原型病例，成了检验其他病例的标准。当其他两个村民死于 *sida* 的时候，他们的疾病（虽然在某些方面与曼诺的疾病有很大不同）证实了 1987 年就已经得到详尽阐述的许多暂定的理解。

虽然许多观念和关联是新出现的，但很显然，*sida*——无论是这个词语还是这种综合征——已经嵌入了一系列完全是海地式的疾病观念中。这种用某个较老旧的诠释框架来"收养"某个全新的疾病类别的做法在医学人类学文献中有详细记载。"随着新的医学术语在社会中传播开来，"拜伦·古德指出，"它们会进入既有的语义网络。因此，虽然新的解释模型可能会被引入，但是医学理性的变化显然很少会紧随其后。"[21]

提到 *sida* 时所使用的因果语言在许多方面都与谈论结核病时所使用的语言有着相似性。例如，这种新型疾病与其他可能由邪恶魔法所引起的疾病建立起了关联。正如人们可能"送来结核病之死"（*voye yon mò pwatrinè*），送来艾滋病之死同样也是可能的。

这些观念与巫毒教的联系尚未可知。当然，我的有些报道人经常会将这些观念以及施展巫术的做法归入巫毒教的范畴。但是，绝大多数的访谈对象并没有做出这种二元区分。我们发现，人们没有遵从某种定义明确的"信仰体系"，反倒是普遍接受了"送来疾病"的可能性。对于强烈反对巫毒教的新教徒来说是如此，对于米姆叔叔的庙宇的常客来说也是如此。换言之，送死人的说法更准确地说应该是海地农村的疾病因果模型，而不是某种只流行于海地农村的特定群体中的模型。

　　然而，我们是在有关巫毒教的学术文献中了解到这种疾病因果的形式。马特罗将"送死人"称为"巫术中最可怕的做法"，并描述了海地人对于"送"这个字的理解："无论是谁，要是有人给他送了死人，使他成了一个或多个死人的猎物，那他就会开始变得消瘦，并开始吐血，很快就会死掉。除非这个人及时得到了诊断，并找到了一位有能力的*hungan*，成功地让死人离开了他，否则这个咒语的后果总是致命的。"[22]

　　在海地，会让人"变得消瘦并开始吐血"的致命疾病就是结核病，除非证其非然。结核病曾经被人们叫作"小房子疾病"，指的是患者单独居住于卧室中。如今，结核病仍旧是农村成年人的主要死因，正如下一章所要讨论的那样。人们对它充满了恐惧。虽然有人说，几乎所有死亡都可以是被送出的，但多凯村及附近村子的人们还是同意，*mò pwatrinè*（结核病之死）是最常被送出的死亡。在艾滋病出现之前所进行的结核病研究中，有些报道人断言，只有 *mò pwatrinè* 是可以被送出的。但到了1988年，同样还是这批报道人，他们在接受访谈时却都对一种新的可怖的"可以被送出的"死亡的出现表示同意。

　　这两种主要的因果框架——巫术和病原微生物学说——被精心地编织在了一起，并随时接受修正。例如，如果某个被广泛认为是 *mò pwatrinè* 受害者的人在接受了抗结核治疗后出现了显著的病情改善，那么人们就会认为他的结核病是"单纯的"。虽然许多人仍旧将结核病与巫术联系在一起，但有效抗结核方案的引入却似乎导致了好多像是这样的再分类。至于说药物是否对"被送来的"结核病也有效，存在许多争议。正如某位结核病患者所言："如果他们给我送了一个 *mò pwatrinè*，那你的药物就无济于事。"相反，对于 *sida* 来说，有些人反倒觉得，被送来的 *sida* 是这种疾病毒力较小的类型，因为至少你可以进行魔法干预。而"自然"类型则是普遍致命的。

此外，*sida* 一词也已经成了人们有关不幸的日常话语的重要组成部分，甚至成了好几首风靡全国的歌曲的主题，所有这些歌曲都提到了那些对于艾滋病的海地文化模型至关重要的联系。这一话语揭示出了 *sida* 一词所嵌入进去的那个语义网络，这个网络已经囊括了太多各式各样的联系，像是海地人民的无尽苦难、天谴、统治阶级的腐败以及北美帝国主义的弊病。

抱怨言辞的改变在杜瓦利埃独裁政权垮台前后的政治动荡期间变得尤为显著。例如，军政府有次就军官选举机制召开了一场警备森严的论坛，结果这场论坛被大家普遍称为"*sida* 论坛"，巧妙地运用了论坛正式名称"CEDHA 论坛"的谐音，后者是由军队提议的选举机制的首字母缩写。阴谋论（尤其是那些将艾滋病与种族主义"美国"的阴谋联系在一起的言论）仍旧很是突出。虽然这些说法源自太子港，但它们曾经一度对农村疾病现实的细节构成产生了比病毒本身更大的影响。有些农村地区迄今为止都还没有报道过任何一例本地 *sida* 病例；但是，在探访过海地北部和南部地区以后，我还是发现，这些地区的居民对于许多这样的说法并不陌生。

作为某种由巫术引起的疾病，*sida* 代表了地方性的——而非大规模的——不满情绪。几位村民将 *sida* 称为"妒忌病"，一种由穷人带给穷人（较其更穷的人）的疾病。因此，这种疾病已经传达了海地穷人无法形成持久的阶级团结的现实。我在多凯村听到的那些疾病故事，常常以这样的说法作结论，就好像迪厄多内有次以一声长叹结束了与我的对话，并预言道："只要穷人还在继续给其他穷人送去疾病，那么海地就永远也不会发生改变。"这些联系在海地的其他地方也很重要。1988 年，四旬斋前的狂欢节因为广泛传播的一条谣言（说是有一帮人计划通过向狂欢者注射带有 HIV 的血清来传播 *sida*）而受到了破坏。城市里的有些海地人评论道，有这种计划的人肯定是"伤害他们自己兄弟姐妹的穷人"。

我们可以列举出一些对于这种疾病表征的形成至关重要的因素。最重要的当然就是疾病本身的出现，这给个体及其家人的生活都带来了苦难与痛苦。*sida* 在多凯村的首次亮相，促使那里的村民开始关心起艾滋病，并且急切地想要某种能够谈论这种出现在他们身边的新型疾病的方式。后来，曼诺的疾病成了某种原型病例，这就意味着虽然后来出现的病例在表现和病程上都大不相同，但人们并没有快速地改变他们对于 *sida* 病因、症状和经历的看法。

当曼诺的疾病引起多凯村民对于 *sida* 的重视的时候，他们使用了怎样的"组织原则"来理解这样一种新的苦难？随着艾滋病传入海地而出现的一系列信息是非常重要的。广告牌、海报和 T 恤衫都声称，艾滋病是危险的。但是，最终让低教育水平人群能够在某种程度上接触到有关这种综合征的生物医学理解的则是电台节目，这些节目至少是塑造了某种新出现的艾滋病文化模型的轮廓。虽然电台节目没有立马就引起海地农村对于这种疾病的强烈兴趣，但它似乎提供了某种模模糊糊的坐标网格——与同性恋、输血、"美国"的联系，使得真正感兴趣的村民能够根据这些坐标网格来评估他们同伴的病情。在这方面，一家当地诊所在传播有关艾滋病的信息方面起到了补充全国媒体的作用——他们在教堂里、在社区委员会会议上传播这些信息，也在卫生工作者、注射员和助产士的会议上传播。

但是，这些信息来源似乎远没有那三个预先存在的、让 *sida* 以如此完美的形式嵌入其中的意义结构来得重要。血液范式假设了社会场域与血液在质量、质地与性质上的转变之间的因果关系，这种范式在人们清晰认识到 *sida* 的毒力之前很早就已经被拿来使用了。基于这种范式，所有血液疾病都被认为是危险的，是需要治疗的，但是与新出现的那种疾病不同，其他血液疾病很少会是难治的。sida 还勾起了人们对于结核病的多方面的联想。感染 sida 的那三位村民最后都得了活动性肺结核，其他绝大多数感染 HIV 的海地人也不例外。此外，人们很快就认识到，这种新型疾病要远比"坏血"来得严重，进而引起了人们的极大恐惧。这种疾病不仅会导致毁容，而且还是慢性的，会在几个月或几年时间内将身体的力量消耗殆尽。考虑到 sida 与结核在临床表现上的某些相似性，人们在谈到 sida 时会使用结核范式也就不足为奇了。这个长期存在的概念框架包括了人们对于病因（最值得注意的就是巫术）、占卜和治疗的精细入微的理解。最后，在其他那些解释框架之外，微生物范式——这一范式得到了来自普世医学 ① 的当地代表的官方支持——则已经存续已久。虽然有限制性条件，但这一范式在海地农村是被广为接受的。

这三个框架——其中嵌入了人们对于血液、结核病和微生物的理解——经由加工已经成了某种有关 sida 的"主范式"，这一范式将疾病与道德问题和社会关系联系在了一起。陶西格 ② 在谈到北美时写道："在我们社会的每一种具体的疾病理论背后，都潜藏着一个道德问题域，并起到了组织性的作用。"[23] 对于多凯地区来说，情况同样如此。在那里，sida 已经成了某种"妒忌病"和穷人的疾病——受害者对其苦难根源的道德解读。

总体上，医学人类学还是遵循了其母学科在研究文化、政治和历史

---

① 即生物医学。因人们普遍认为生物医学是超越地方脉络的，是放诸四海而皆准的，故又被称为普世医学。

② Michael Taussig（1940— ），澳大利亚人类学家、哥伦比亚大学教授，著有 *Shamanism, Colonialism, and the Wild Man; The Devil and Commodity Fetishism in South America*。

脉络中的疾病表征时的思路。当我们要研究的是某种新型疾病时，我们的民族志显然不仅应当认识到变化的重要性，同时还必须在历史学和政治经济学的向度上做出解释。[24]艾滋病作为一种"沿着社会的断层线进行传播"的疾病，它对于医学人类学的要求亦复如是。[25]

然而，这样的要求绝不意味着我们就能够对患者的亲身经历置之不理。事实上，倘使你细细去聆听患者及其家人的理解，自然而然地就会得出这个结论。我想起了曼诺所说的话，当他谈及他的疾病时，他这样说道："他们告诉我无药可治。但我对此并不确定。如果你能找到病因，那你就能找到治疗方法。"曼诺说他要去找到病因，其实是要去找到给他施了巫术的敌人，而他的依据则是对周围人与他的关系的评估。谁在妒忌他在这个村子里的相对意义上的成功？

安妮塔比曼诺更年轻，是这个村子里土生土长的人，她并不是巫术的受害者。与曼诺及其家人所提出的病因理论相反，安妮塔觉得，她是"从城里的某个男人那里感染上这种疾病的"。然而，她的其他分析则带有了更多的社会学意味。她补充道，她之所以会在那么小的年纪就谈恋爱，是"因为我没有母亲"。在她母亲去世后，她如是解释道，她的家庭陷入了更深的贫困，她觉得自己唯一能够不挨饿的办法就是离开村子到城里去。

对于她家贫困的原因，安妮塔同样很是坚持。"我父母的田地被水淹了，"她说，"这就是我们家贫穷的原因。"安妮塔坚持认为，如果没有水坝，她母亲就不会生病而死；如果她母亲还活着，安妮塔就不可能到城里去；如果她没有去太子港，她就不会"从城里的某个男人那里感染上这种疾病"。

如果海地没有陷入那张关系（政治和经济的关系，也是性的关系）的网络，那么大坝和艾滋病疫情也就不会如其所是。迪厄多内好几次都强调了这点。他和曼诺一样，也是巫术的受害者；和安妮塔一样，也习惯于用社会学术语来看待事物。关于艾滋病起源的问题，迪厄多内发表过那些所谓的"阴谋论"。他不止一次地怀疑 sida 会不会是"由美国送到海地来的，所以他们才会这么快地就宣称，是海地人（给世界）带来了 sida"。当被问及美国为什么希望海地人遭受瘟疫时，迪厄多内搬出了他早已准备好的答案："他们说，美国现在有太多海地人了。他们需要我们为他们工作，但现在那里的人太多了。"纵观海地被卷入这张国际性网络的历史，我们应该能更好地理解 sida 作为"被送来的疾病"的原因。HIV 的跨国传播发生在我们的有生之年，但对于这样一种主要是通过性来进行传播的疾病来说，有利于它实现全球快速蔓延的条件却早已存在，这也就进一步增加了我们要对这场大流行进行历史化理解的必要性。

第七章

穷人的痨病：20 世纪后期的结核病

就像贤者之石，我们认识到，对于治愈痨病的方法，我们一年一年仍将继续期盼下去。

《波士顿医学与外科学杂志》，1843 年

1995 年，死于结核病的人数要比历史上任何年份都多。如果照此趋势，那么在未来十年里至少会有三千万人死于结核病。还会有更多的人将一无所措地看着他们的朋友和家人渐渐消瘦下去，并饱受咳嗽和发热盗汗的折磨。他们可能会希望医学能够治好这种可怕的疾病。事实上，医学确实能够治好。自 1952 年以来，世界上已经有了有效且强力的药物，能够让每位结核病患者都恢复健康。

世界卫生组织，1996 年

如复仇般卷土重来？

近期，世界卫生组织宣布，仅在 1996 年，就有大约 300 万人死于结核病。[1] 自 1900 年以来（当时，结核病是美国绝大多数城市年轻成人的头号死因），这种疾病还未尝夺走过如此之多的生命。有人警告我们，结核病已经归来"复仇"。[2] 用现在的话说，结核病就是一种"新发传染病"。科学出版物和大众媒体中出现的是相同的叙事：结核病曾经被我

们所打败，而如今它又卷土重来，再次开始搅扰我们。

根据这本书中所出现的许多观点，结核病从来就没有离开过我们；只有从某个非常特殊的角度看过去，这种疾病才能够被视为新发或甚至是"再发"疾病。"如果说结核病是卷土重来，"凯瑟琳·奥特反驳道，"那么这就会掩盖数十年来结核病在全世界范围内始终没有降低过的高发病率。"[3] 受到结核病持续影响的是这个世界上的穷人，而他们的声音却被系统性地压制了。然而，他们应该得到诉说的机会，哪怕不是为了其他理由，而只是因为感染结核杆菌的穷人实在是太多太多了。有些人估计，多达 20 亿人——世界人口的三分之一——目前体内存在处于静止期但仍有活力的结核分枝杆菌。这一数字证实了另一观点：在撰写本文时，结核病仍旧是全球成年人的头号传染性疾病死因。[4]

因此，结核病就同时具有了两个头衔：一种完全可治愈的疾病；世界上大部分地区年轻人的头号死因。随着世纪末的脚步越来越临近 ①，我们有必要将我们的境况与上个世纪末的情况做一番比较。当时，罗伯特·科赫 ② 才发现结核杆菌不久，而行之有效的治疗方法尚不存在。"痨病"是导致死亡的头号原因，也是最让人们感到恐惧的疾病。"19 世纪后期，"瑞安指出，"人们越来越担心这种疾病会毁灭欧洲文明。"[5]

虽然在 18 和 19 世纪的结核病的受害者包括了所有阶级的成员，但它给穷人所带来的影响却总是更为突出的。例如，在 19 世纪 30 年代，英国的死亡登记显示，虽说结核病死亡很是常见，但是社会阶层越低，结核病死亡就越是常见："在'绅士、商人和劳工'中，'由痨病所导致

---

① 本书写于 20 世纪 90 年代，因此才有这样的说法，这里的"世纪末"指的是 20 世纪末，后面要比较的是 19 世纪末的情况。

② Robert Koch（1843—1910），德国著名医生和微生物学家，是现代细菌学的主要奠基人之一，发现了结核、炭疽、霍乱等许多传染病的病原体，并提出了明确疾病病原体的科赫法则，因其对结核病的研究而于 1905 年获诺贝尔生理学或医学奖。

的死亡'比例分别为16%、28%和30%。"[6]富人可以通过多种方式来"治好这种疾病"——他们可以去不同的气候带或是享用富含蛋白质的饮食——但是，对于所有那些罹患"奔马痨"①的患者来说，他们的病死率还是居高不下。

随着卫生条件的改善以及粮食和贸易顺差的发展，工业化国家的结核发病率开始下降，特别是那些从上述转变中获得最大利益的社群和阶层。然而，结核病仍旧很是常见，而且仍旧具有某种特定分布。1900年，美国白人因结核病所导致的年死亡率差不多是十万分之二百。"在美国黑人中，"历史学家芭芭拉·罗森克兰茨补充道，"这个数字为十万分之四百，差不多与19世纪中叶的全人群水平相当。"[7]可见，美国黑人所享受到的医疗进步成果落后了有50年。

技术经常被视为治疗社会疾病的良方，而有效的结核病化学疗法的发展则被誉为消灭结核病的开始。然而，穷人仍旧是更加容易感染结核分枝杆菌，而且也更加容易因此而罹病。当穷人出现结核病并发症时，他们更有可能得到的是不合标准的治疗——或者就是根本得不到治疗。二战后的那些年里，那些能够获得新型抗结核药物的患者期待着他们的疾病得到治愈。然而，在1940年代后期，究竟是哪些人能够获得链霉素和PAS（对氨基水杨酸）呢？答案是美国和少数欧洲国家的幸运公民，而这些国家的结核病发病率在出现有效的化学疗法之前就已经出现了明确且令人欣慰的变化趋势。因此，虽然说风险的分布从来没有均一过，但它的两极化倾向却也变得越来越严重了。

到了20世纪中叶，虽然结核病在某些方面仍旧叫人困扰，但人们

---

① 干酪样肺炎。病变以大片干酪样坏死为主，坏死组织液化后经支气管排出，可形成多发的急性空洞。临床上，患者可表现严重的中毒症状和呼吸系统症状，病情危重，如不及时有效地治疗，患者会迅速死亡，故有"奔马痨"之称。

对它的关注度已经是越来越少了。有位历史学家认为："到了 1960 年代，结核病已经几乎从公众视野中消失。"[8] 之所以会出现这样的隐形状态，部分原因在于富裕国家不断下降的绝对发病率，部分原因在于易感性方面持续存在的差异化分布。勒内·杜博斯和珍·杜博斯夫妇在 1952 年写道："虽然这种疾病如今在美国的某些地区只是小问题，但是在有色人种中仍旧普遍存在着极高的发病率。"不良结局也不仅只是按照种族来进行分布。在种族类别中，差异化的风险仍旧是一条铁律。这些作者指出，白人的病死率"在非熟练工人中比在专业人士中高出近 7 倍"[9]。讽刺的是，有效治疗方法的出现似乎只是进一步巩固了这种疾病分布和结局方面的巨大差异。不平等既存在于地方层面，也存在于全球层面：富人与穷人之间的"结核病结局差距"不断扩大，而富国与穷国之间的结局差距也同样在不断扩大。

简言之，这一"被遗忘的瘟疫"之所以会被遗忘，很大程度上是因为它不再叨扰富人了。事实上，如果从贫困人口的角度来重新审视结核病，就会看到一幅非常不一样的图景。至少在本世纪（20 世纪），结核病的出现并没有像它在穷人中的再次出现那样显得突出。[10] 对于结核病这样的疾病来说，它们有一个"藏身"之处，那就是在穷人之中，特别是当穷人在社会与医学意涵上被隔绝在了那些生命可能要更加重要的人之外的时候。这些被抛弃的人究竟是谁？我们将通过审视某些受这种疾病折磨的人的生命史的方式来开启我们的重思过程。

让

让·杜比松一直不确定自己的年纪有多大，他住在海地中央高原的一个小村子里，在那里耕种着一小片田地。他与妻子玛丽以及他们的三个活下来的孩子共同生活在一个两居室的小屋里。让回忆说，他这一辈子"除了麻烦事之外就不知道还有什么"。他的父母因为佩利格雷水电站大坝的建立而失去了土地——这一损失使他们的大家庭陷入了苦难。早在他生病之前，让和玛丽就已经很难养活他们的孩子：其中两个孩子在五岁生日之前就过世了，而且，那还是发生在生活成本变得如此难以承受之前。

所以，1990年的某天，当让开始咳嗽的时候，确实是糟糕透顶。有好几周时间，他都没把他的持续性干咳放在心上，但后来，他就开始出现间歇性发热。在他的家乡，没有诊所，也没有药房，而倘使要去最近的诊所（在附近的镇上），那么开销高得足够使得像是让这样的人在自家小屋的泥地上瑟瑟发抖。但当时，他已经开始出现盗汗。无论在什么情况下，盗汗都很糟糕，而如果你只有一张床单，而且还经常裹着衣服睡觉，那么盗汗这个症状就会尤为麻烦。

玛丽坚持认为，让该去寻求专业治疗了。但让却辩解道，当时已经是9月下旬，孩子马上就要开学了，他们有学费要交，有书和本子要买，还要给孩子缝制校服。最后，让没有去寻求生物医学的帮助，而是喝起了草药茶，作为对grip（相当于"感冒"的意思）的经验性治疗。

在接下去的几个月里，让的病情持续缓慢恶化，与此同时，他的体重也掉了不少。在让和玛丽所讲述的故事里，下一个事件就是1990年12月下旬让开始咯血。咯血在海地农村很常见，大多数住在那里的人都不相信grip会导致咯血。相反，让和他的家人得出结论说，让的问题在于pwatrinè（患有结核病）。他们知道，他有两个选择：要么是去诊所，要么就是寻求巫毒教牧师的救治。这两个选择并不互相排斥，但让觉得自己没有敌人，所以他就得出结论说，他的结核病是由"自然原因"所致，而非巫术。因此，消瘦而贫血的他就去到了离家乡最近的那个诊所。

在诊所里，他花了两美元，得到了复合维生素以及如下这些建议：好好吃饭，喝干净的水，睡觉时候打开门窗并远离其他人，还有就是去医院。让和玛丽在讲述这些建议的时候没有表现出什么讽刺，但他们却敏锐地认识到了这些建议是多么的不实用。如果要照此行事，那么这家人就将不得不卖掉他们的鸡和猪，甚至可能还要卖掉他们所剩无多的那点田地。因此，他们犹豫了，这也在情理之中。

但两个月后，让出现的第二次大咯血将他们送到了离太子港不远的一家教会医院。在那里，还在咳嗽的让被送进了开放式病房。我们无法查阅他的病历记录，但我们知道他在那里待了整整两周，直到医生建议去疗养院。住院期间，让的床位费是每天 4 美元；当时，海地农村的人均年收入约为 200 美元。如果医务人员给他开处方，他必须在给药前就付清药物的费用。因此，虽然让无法准确地告知我们他在住院期间接受了什么治疗，但他知道他实际上只服用了处方药量的一半。而且，让在医院里吃的都是玛丽自己准备的饭菜；海地的大多数医院都不提供食物。

让的体重继续下降。后来，他在花光了所有积蓄，包括卖掉了所有牲畜的钱后，他就只好办理出院。他没有去疗养院。自不必说，他的咳嗽还在继续，盗汗、发热也没有消停。"不过，我们很幸运，"让补充道，"我不再咯血了。"

回到家以后，让的一位兄弟来看望让，这位兄弟住在布瓦乔利——由 Proje Veye Sante 提供服务的一个小村子，当时 Proje Veye Sante 赞助了一个综合性的结核病治疗项目，这会在下一章里讲到。这个项目包括了经济援助和社区卫生工作者的定期访视，是为让·杜比松这样的人以及海地这样的国家而设计的，也就是说，这个项目是为那些无论走到哪里都只能得到简陋治疗的穷困饥饿的结核病患者而设计的。但不幸的是，这个项目当时只能为16个村子的永久居民提供服务，并且位于距离让家两个多小时车程的村子里。"有几个（村民）从中受益了，"让的兄弟回忆道，"所以，我就建议他搬到布瓦乔利，这样的话，他就能够得到这个项目的帮助了。"

玛丽·杜比松"拆掉了房子"，带着她的丈夫和孩子搬到了布瓦乔利。"我们既没有铁皮屋顶，也没有肥沃田地，"她达观地补充说道，"所以，搬家并没有你想得那么不好，而让又需要得到治疗。"1991年5月，这个眼窝凹陷、严重贫血、骨瘦如柴的男人终于开始了治疗。在接受了三个月治疗后，让的体重就增加了18磅。他的大女儿被诊断出患有淋巴结核，因此也开始了治疗。

让的结核病最后治好了，但在许多方面，他还是治得太晚了。虽然他现在已经没有活动性结核，但他的左肺却几乎已经完全毁损了。只要稍事活动，他就会气短。现在，绝大多数的体力劳动都由玛丽来承担，她的女儿（她也被治好了）则会帮着挑水锄地。"爬山对我来说已经很难了，"让看着眼前陡峭的山坡如是说道，"当你想试着艰难爬上去的时候，事情会变得很糟糕。"

科丽娜

1942年，科丽娜·巴约纳出生在了秘鲁中部山脉的瓦努科。就像该地区绝大多数的贫困农民那样，科丽娜的父母同样感到要想在这片残酷无情的荒郊野岭生活下去已经是越来越艰难了。当科丽娜嫁给卡洛斯·瓦尔迪维亚的时候，他们两人都梦想着能够逃脱这种严酷的农村生活。科丽娜还没到 20 岁的时候就生了一个儿子——海梅。

1974 年，他们三人迁居到了卡拉巴约，这是位于利马（拉丁美洲扩张最快的城市之一）北部的一处正在向四周扩展的新贫民窟。这处定居点的外围都是由 invasiones（西班牙语，入侵、侵占）组成的——荒凉干旱、尘土漫天的斜坡上满布着东倒西歪的棚户房，这些棚户房最初是用稻草、硬纸板和塑料搭建起来的，但过几年，当那些擅自占地者不再担心他们的房子会被强拆的时候，他们就用灰褐色的砖头重新修建了他们的房子。无论是对于那里的定居者，还是对于游客来说，卡拉巴约那陡峭而贫瘠的外围地区看起来就像是月球表面。

没过多久，科丽娜、卡洛斯和海梅就搬进了一套单间的房子。在 20 世纪七八十年代，科丽娜在一位学校老师的家里做女佣，而卡洛斯则在利马南部的工业区做巡夜保安。虽然没有自来水，但他们的房子终于是通上了电，而科丽娜和卡洛斯也能够送海梅去上高中。卡洛斯回忆说，虽然那段时间，这座城市经常有政治暴力发生，但总体还是比较安稳的。当时，卡拉巴约的失业率是比较高的（虽然不及后来那么高），但他们还是很幸运有着两份工作，特别是后来，到了 1980 年代中期，他们的儿子讨了老婆，又生了小孩，家里一下子就多了两张嘴要供养。

然而，到了 1989 年的某个时候，科丽娜开始出现咳嗽。起初，她试图用草药来给自己治病，原因主要是她没法去诊所看病。虽然附近有一座公共卫生站，但每逢科丽娜待在卡拉巴约的那些时辰，它却总是关门的。科丽娜最缺的就是时间：她每天要坐两个多小时的公交车上下班。后来，她的咳嗽加重，她才终于去了卫生站。在那里，医生给出了结核病的可能诊断。她的痰涂片显示结核杆菌阳性，于是，她便开始了标准的抗结核治疗。

1990 年 8 月，就在阿尔韦托·藤森 ① 当选秘鲁总统后不久，城市里的穷人经历了他们后来称作"藤森式休克"的事件——这个半球最为严苛的结构性调整政策开始快速铺开。通货膨胀快速升温，包括医疗服务在内的公共服务遭到了大幅削减。[11] 很快，卡洛斯就失去了工作。

在所有这些问题之外，科丽娜又开始咳嗽了。医生收集了更多的痰液以进行涂片检查和细菌培养，痰涂片呈阳性，但后来，当卡洛斯回来取培养结果时，他却被告知标本不见了。1991 年 4 月，在经历了更多次的耽搁以及症状的日益恶化之后，科丽娜终于被确诊为患有复发性肺结核。考虑到卫生站工作时间的不方便以及漫长的等待时间——还有就是与结核病相关的严重污名，正如她的一位医生所言——她开始在一家私人诊所接受治疗。

科丽娜在隐私性和便利性方面所得到的，却由着日益增加的花销而尽数失去了。这家人的微薄积蓄很快就花光了，这种事情在"藤森式休克"之后的那几个月时间里并不少见。也正因如此，科丽娜无法再继续她的治疗。据她丈夫回忆，他们当时只能买得起医生开具的四种药物中的两种。[12] 科丽娜的病情出现了恶化，她无法工作。后来，当她再次寻求治疗时（这次是在卡拉巴约的一家公共卫生中心），那里的医生却发现，标准治疗已经对她不起作用。1991 年 4 月，当她的病情再次恶化时，那里的医生就只好建议她上医院去寻求治疗。

科丽娜最初去了一家私立的大学教学医院，但她却付不起那里的药品和医疗用品费用。于是，她被转到了不远处的一家公立医院。在私立医院的时候，医生告诉科丽娜，她必须为医疗用品自掏腰包；但到了公

---

① Alberto Fujimori，日本裔秘鲁政治家、农学家、教授，1990—2000 年担任秘鲁总统。

立医院，却因为那里的医疗用品非常短缺，所以医生就告诉她，她必须自己把医疗用品（包括注射器、手套和纱布）给带来。此外，很不幸的是，科丽娜在到达这家医院不久就碰上了医务人员为了抗议新政府对公共开支的大幅削减而组织的全国性罢工。罢工期间，绝大多数的门诊服务都被一刀切地暂停了。因此，那段时间，科丽娜基本上就没得到什么针对她的结核病的治疗。

1991 年 8 月，罢工结束后不久，科丽娜就回来取药。结果，一位医生严厉地训斥她："Señora（西班牙语，女士），你没完成治疗都是你自己的错。早些时候，你怎么不来？"于是，他粗暴地将她转到了另一家医院，理由是：她并非来自他们这家医院的服务区域。这第三家医院虽然离瓦尔迪维亚家很近，但声誉并不是很好。科丽娜抱怨道，她在那里受到了很冷淡的待遇。一到那里，她就被立即转回了当地的卫生站接受治疗。

劳尔·加西亚医生是第一章所讲述的秘鲁社区组织 Socios en Salud 的负责人，他刚刚启动了一项有关卡拉巴约地区的健康调查。在调查该地区的耐药结核问题时，他遇到了科丽娜。他回忆说，她在与医疗系统打交道的过程中受到了许多精神上的创伤。"每次她去医院，医生都对她很是刻薄无礼。他们给她打上了'不听话'这个标签。"但被打上这个标签的科丽娜却"感到自己被伤害了"。"她充满了恐惧，"加西亚医生继续说道，"她决定再也不回医院寻求治疗。"

卡洛斯·瓦尔迪维亚对她的这个决定感到很是困扰，因为科丽娜的病情还在持续恶化。她不停地咳嗽，呼吸也出现了困难，即使是在休息的时候也是如此。她的儿子当时还住在他们家里，也为他的母亲感到很是担忧。"你应该回医院去的，"他恳求道，"这样他们才能治好你的病。"但没过多久，海梅自己也开始出现咳嗽。"他也不想去医院，"加西亚医生回忆道，"因为他不想受到他母亲那样的待遇。"最后，海梅去了当地卫生站寻求治疗，但标准治疗对他同样不起作用。

在接下去的三年时间里，科丽娜和海梅与活动性肺结核相伴左右。他们一家饱受咳嗽的折磨，家庭关系也变得越来越紧张。海梅的妻子选择了离开，留下了他们的两个孩子，而卡洛斯则开始喝酒。到了1994年的夏末，科丽娜开始咯血。当她最后因为咯血而不得不去寻求治疗时，医生记录下了如下这桩事实：感染她的菌株已经对除了乙胺丁醇之外的所有一线抗结核药物产生了耐药性。当时，不知何故，医生再次给她开具了那些已经被证明是无效的药物。科丽娜的病情自然对这些药物毫无反应。更糟糕的是，在11月份的时候，其中某种药物在她身上产生了严重的不良反应，险些要了她的命。此后不久，科丽娜就收到了建议，要她放弃治疗，因为所有努力都只是"徒劳"。

但科丽娜及其家人却没有那么轻易就选择放弃。经打听，他们了解到还有其他药物可以尝试，只是公立医疗体系不会免费提供这些药物罢了。在某位肺科医生所开具的处方里，有两种新药——环丙沙星和乙硫异烟胺，这两种药物的费用加起来差不多每月要500索尔 ①——是她丈夫收入的八倍（如果他有幸能找到工作的话）。

卡洛斯·瓦尔迪维亚眼见着自己的家人在他面前衰颓下去，每个月都想尽办法为他的妻子——还有他的儿子——凑齐500索尔的药费。那时，事实已经很清楚，海梅也罹患了耐药结核。有时，卡洛斯能够凑齐；但更多时候，他却无能为力。"在卡拉巴约，哪个失业者能每个月拿出1000索尔？"卡洛斯悲伤地说道。最后，他的儿子于1995年12月去世，身后留下两个尚且年幼的孩子。

---

①　秘鲁货币单位。

于是，科丽娜也就成了这两个孙子女的主要照顾者，这也为她找到了活下去的新理由。加西亚医生回忆起科丽娜曾经说过的话："我觉得自己已经活得够长了，直到这两个孩子交到我手里照顾。我只求上帝能让我活下去，以便照顾这两个孩子。"通过当地一家社区组织的努力，科丽娜最终接受了针对耐药结核病的多药联合治疗。虽然药物是免费的，但她很快出现了新的不良反应：她的腿上出现了瘀斑。一位肺科医生建议她停用所有药物，并再做一次痰培养。

1996 年 2 月，也就是科丽娜去世前一周，卡洛斯带着另一份痰样本去了卫生站。他知道，这么做是为了给他妻子找出其他适合她的药物。但突然间，科丽娜就出现了严重的呼吸困难。卡洛斯带她去了诊所，助理护士随后想要把她转往两家不同的医院。在教学医院的急诊室里，工作人员告诉科丽娜："我们已经无能为力了，你的病程太长了。"接着，他们又准备把科丽娜转到当地的公立医院，但科丽娜却表示，她不会再回这家医院了。她说："我宁愿在家里等死，也不回那里去。"而她这次也并没有等太久。

卡尔文

1951 年，卡尔文·洛奇出生于纽约市。他的父母都来自卡罗来纳州。在卡尔文出生前不久，他们就搬到了这座城市，希望能在那里找到稳定的工作，并逃离南方那种限制他们寻找经济机会的种族主义。但他们发现，纽约也好不到哪里去。在卡尔文和他的两个姊妹成长的过程中，他们的父亲做过一系列报酬少寿命短的工作；后来，他们的母亲在布鲁克林一家医院的病案室找到了一份工作，并在那里工作了很多年。

　　卡尔文就读于公立高中。在那里，他的学习成绩相当一般，并于1969年毕业。当时有传言说，他会入读当地的一所社区大学。但实际上，卡尔文从未完成过任何入学申请。在他打第二份工的第二个月，19岁的卡尔文应征入伍了。

　　卡尔文很少谈及他在越南的行伍经历。他在1971年4月的时候参加过激烈的战斗，他所在的部队当时遭到了猛烈的火力攻击，伤亡惨重。卡尔文没有受到炮火伤，但在崎岖地带行军途中，他的右脚底被什么东西给刺穿了。伤口很快就出现了感染，最终不得不接受手术和静脉抗感染治疗。这个伤口后来成了卡尔文诸多问题的根源。

　　卡尔文从军期间碰到的另一个问题与海洛因有关。有次讲述时，卡尔文将阿片类药物的使用与伤口所导致的慢性疼痛联系在了一起；但另一种说法是，他在受伤前几个月就已经在频繁地吸食海洛因。无论如何，卡尔文是在越南，而不是在纽约，首次吸食这种价格低廉、容易获取并且（根据许多人的说法）在士气越来越低迷的美国士兵中普遍服用的毒品。

　　1972年，卡尔文回到了纽约，与他的母亲还有一位姊妹生活在一起；他的父亲则已经搬回了北卡罗来纳州。虽然回到美国以后，卡尔文的确在吸烟喝酒，而且有时量还很大，但起初，他并没有吸食海洛因。当时，他并不认识还有谁在用这种毒品。是有次，他们去波士顿见亲戚（他母亲的表兄弟在那里开便利店），卡尔文才重新用上了海洛因和可卡因。从1970年代后期到1992年，卡尔文一直在吸食海洛因，有时频率比较固定，有时则断断续续。

　　从他病历中获取的有关他的绝大多数社会史片段都表明，卡尔文从越南回来后从未有过任何稳定的工作，但对波士顿地区退伍军人管理局（简称VA）医院的一名社工所进行的更为详尽的访谈则记录到，卡尔文曾经在一间家具仓库做过三年多的全职工作。当时，卡尔文和一个女人生活在一起，这个女人曾经为卡尔文的兄弟工作过。卡尔文的这个女朋友告诉另一位社工，卡尔文在 1982 年丢掉了这份工作，在那之后他就又开始吸食海洛因了。卡尔文的女朋友强烈反对他吸毒，这也导致她最后选择了离开。

1991 年，卡尔文因为葡萄球菌性心内膜炎住院，这次心内膜炎给他的一个心脏瓣膜造成了永久性损伤。住院期间，他右脚的旧伤开始越来越疼，并且流脓。他被诊断出患有骨髓炎，并接受了两个月的抗感染治疗。

正是这段持续了近一个月的住院经历让卡尔文产生了对于医院环境的某种厌恶感。但似乎，这种厌恶是相互的。医院的医疗记录将卡尔文描述成是个"难搞"的病人，而且有一次还说他"言语粗鲁"。"不依从"这个词在他的医疗记录里随处可见，只是我们不清楚具体原因罢了：其实，卡尔文很配合的接受心内膜炎和骨髓炎的艰难治疗，并且在过去一年中他也有规律服用降压药。

当卡尔文被转到专家那里接受成瘾治疗时，他已经花了一个月的时间戒毒，而且是在没有阿片类药物或苯二氮䓬类药物的帮助下。根据他自己的说法，他没有再吸食海洛因，虽然他后来接受了美沙酮治疗。

几个月后，也就是在 1992 年的春天，卡尔文开始咳嗽。作为一名重度吸烟者，他起初将自己的咳嗽归因于支气管炎，这个毛病他已经连着好多年反反复复复发过了。他不愿回到 VA 诊所。当他开始出现发热和大汗时，卡尔文相信自己是得了艾滋病，这就使他更不愿去寻求医疗帮助了。但最后，这些症状还是逼着他不得不去看急诊，在那里他很快就明确了诊断，不是艾滋病，而是肺结核。

卡尔文接受了几个礼拜的三药联合治疗，最开始确实有效。但他觉得其中有一种药——他不清楚是哪种，但不是异烟肼——导致他浑身发痒，所以他就自己把药给停了。后来的细菌培养显示，感染他的菌株对异烟肼具有耐药性。因此，虽然公共卫生官员相信卡尔文服用了三种有效药物，但他实际上只服用了两种。① 回过头去看，我们其实很难知道卡尔文所接受的那些错误治疗究竟有多少是医生主导的。显然，他向他的私人医生说过，他出现了令人痛苦的瘙痒症状，并被要求"服用吡哆醇和异烟肼"——尽管当时已经有证据表明，他的结核病菌株对异烟肼耐药。此外，有关美沙酮与他所服用的抗结核药物之间的相互作用，卡尔文还收到了彼此冲突的信息：公共卫生护士（似乎比医生更关心、更了解卡尔文的病情）担心这种相互作用的存在；而卡尔文的内科医生则否定了这种可能性。

治疗大约六个月后，卡尔文注意到他的咳嗽正在加重。虽然在结核病社区防治工作者的敦促下，他做了痰的细菌学检查，未发现肺部存在结核杆菌，但他的胸片显示，他的结核病复发了。随后，卡尔文的内科医生在原来的治疗方案上给他加了一种药。虽然医生重新查看了他的实验室检查结果，但显然有关异烟肼耐药的信息再次被遗漏了，因为医生还在给他用这种药。

卡尔文感觉好多了，但这并没有坚持很长时间。根据结核病社区防治工作者的说法，到了 1992 年 12 月，卡尔文就已经"病恹恹得和从前一样了"。他还在继续服药，但没有再返回公共卫生诊所或是 VA 诊所。1 月份的时候，肺结核很有可能还在活动的卡尔文乘着公共汽车或是火车"开溜"回了纽约。

---

① 原文应译为"公共卫生官员相信卡尔文服用了两种有效药物，但他实际上只服用一种"，应有误。

后来，卡尔文的内科医生（一个和蔼但是忙碌的人）将这名患者的治疗效果不佳归因于"他的 HIV 感染"。我们提醒他说，事实上，卡尔文好几次的血清学检查结果都是 HIV 阴性，这名医生则回忆说，他的这名患者所感染的结核分枝杆菌菌株具有"少许的耐药性"。他更进一步振振有词地说道，卡尔文是"众所周知的依从性差"，他只是"没有好好听从治疗方案"罢了。

但无论怎样，卡尔文的医生再也没有收到他的消息。当纽约的公共卫生部门建立结核病患者中央信息库时，卡尔文·洛奇的名字并没有出现在他们的名单之中。

理解苦痛：结核病的批判性视角

让、科丽娜和卡尔文的结局都不好。他们的命运究竟在他们人生轨迹的哪个节点上被打上了句号？他们的经历是 20 世纪末结核病患者的典型经历吗？

加西亚医生在科丽娜的生命终点遇见了她。他说，科丽娜的经历向他揭示出"外部因素的重要性及其对穷人生活的影响，这些因素决定了科丽娜究竟会活下去抑或是死去"。有关结核病的批判性视角必须叩问，在关系日益紧密的人群中，社会力量究竟是如何影响到那些处于不平等位置上的个体的发病率的。贫穷、社会不平等、经济政策、战争、种族歧视、性别歧视以及阶级歧视、医疗失职——究竟哪些力量决定了让、科丽娜和卡尔文所面临的风险及不良结局？

让我们一个一个地来看下这些案例。让的经历对于海地结核病患者来说是典型经历。由于海地几乎不生产非农产品，所以我们可以认为，让所属的阶层是海地唯一真正具有生产力的阶层，即农民。但是，属于这个阶层却给他带来了某些"与生俱来的权利"。例如，让实际上就成了这个半球最贫穷阶层的一员。自他出生那天起，他就拥有了无法上学、无法获及电力或安全饮用水、无法获及医疗服务的"权利"。此外，对于那个由他以及像他那样的人支撑起来的国家，让生来就被剥夺了任何参与治理这个国家的机会。正如海地人所说，他出生时嘴巴上就已经套着 baboukèt（口套）。事实上，让的情况要比海地许多农民都好，毕竟结核病是他这个年龄段的主要死因。但治疗上的延误还是给让带来了肺部的永久性损伤，不可挽回地影响到了他养家糊口的能力——养家糊口，对于当代海地人（即便是那些坚韧的人）来说，已经成了一桩极不安稳的事情。

科丽娜同样代表了拉丁美洲 MDR-TB 患者的典型经历。虽然她有可能一开始感染的就是结核分枝杆菌的耐药菌株，但同样有可能的是她的疾病在欠妥当的间断性治疗过程中具有了耐药性。但对于她的儿子海梅来说，他很有可能一开始就感染了耐药菌株。这种经历在秘鲁的普遍性到底有多大？秘鲁因其大为改进的结核病防治项目而受到赞誉，该项目使得结核病的诊治工作具有了系统性，使得一线药物具有了更高的可获得性，而且使得直接督导下治疗得以贯彻施行。[13] 但这种全面铺开的项目却并不适合科丽娜，因其没有考虑到病菌耐药性的增加；对于像她这样的患者来说，再治疗补贴方案——如果能给到他们的话——是不足够的。

虽然人们已经把注意力放在了易传染性结核病的检测和控制工作上，但像是科丽娜这样的病例还是会不可避免地具有更大的流行病学意义。正如海梅的悲剧性死亡所揭示的那样，科丽娜其实已经罹病并具有传染性至少六年之久了。然而，在那些年的绝大部分时间里，她仍旧在工作，每天要坐着拥挤的公交穿越利马城两次。在我写这篇文章的时候，利马北部已经发现了数百例高耐药性结核病患者；除了第一章提到的那些例外，几乎所有这些患者都没有得到适切的治疗。你可以认为，他们所有人都具有传染性。

卡尔文在美国这个比秘鲁富裕得多（虽然秘鲁的人均收入已经要比海地农村高出十倍）的国家的经历又如何呢？有可能卡尔文只是作为1991年数以千计的"超额病例"之一被登记在册。作为一名非裔美国人和静脉吸毒者，卡尔文显然符合如下这段描述：近期这场流行病主要影响的是生活在贫困中的美国公民，其中许多人都是有色人种，正如麦克布莱德的一篇综述所阐明的那样。[14]

与美国许多罹患结核病的穷人比起来，卡尔文的临床病程也并非不具有典型性。虽然他的最终命运尚未可知，但他显然得到了不适切的治疗，且最终"失访"。这种事情在马萨诸塞远不如在纽约来得常见，因为纽约取消了结核病防治计划，这就使得患者很难顺利完成治疗。例如，1989年，在纽约所有开始治疗的结核病患者中，只有不到一半可以宣布得到了治愈。[15] 在哈林医院所进行的一项研究显示，将近90%的患者没有完成针对其疾病的治疗。[16] 下面这段来自纽约市卫生局的简述就为我们描绘出了当时凄冷的图景：

> 到1992年的时候，纽约市的情况看起来很是惨淡。结核病病例数在15年内几乎增加了两倍。在哈林区中部，每10万人222例的患病率甚至超过了许多第三世界国家。超过6家医院都发现了MDR-TB的暴发，病死率超过80%，而且医务工作者也正在被感染，并死于这种疾病。[17]

卡尔文是否也罹患 MDR-TB？虽然我们没有看到多重耐药的记录，但是，在我们已经知道他所感染的菌株对某种药物耐药的情况下，他的医生还是继续给他服用这种药物，而且后来，这名医生在已经失败的治疗方案的基础上还给他添加了一种药物（众所周知，这样做会导致耐药性），这些做法都导致卡尔文面临着产生耐药性并感染他人的高风险。马穆迪和伊斯曼查阅了被转诊到科罗拉多州某家顶尖医院的耐药结核病患者病史，结果发现，平均在每位患者身上发生过 3.9 次由医生主导的差错。[18]

我们在其他案例中也很容易找到这样的医疗差错，这种管理上的不善与患者的贫穷境遇息息相关。让先后看过了一名护士、两名医生，并在某家医院度过了两周时间（且花光了他们家所有的积蓄），然后才在其他地方得到了有效的抗结核治疗。此外，他的活动性结核持续了很长时间（包括在开放式病房里度过的那些时间），这也有助于解释为什么结核病在海地这样的地方仍旧会迅速传播。科丽娜最初的痰样本被搞丢了，而她的医生则将耐药性错误地理解为是科丽娜的依从性太差。后来，当她终于确诊时，她的医生给她制定了一套不恰当的治疗方案，当时她还能负担得起这套治疗方案，于是就按这套方案接受了治疗——这种做法很容易导致耐药，甚至对二线药物都可能产生耐药。

每个案例中的患者都因治疗反应欠佳而受到了指责。每个案例中的患者都被夸大了他们的能动性——坚持使用某种昂贵且麻烦的治疗方案的能力。患者当然有可能不依从。但在让·杜比松的案例中，这种观念到底有多重要？生物医学从业者告诉他要好好吃饭。结果，他"拒绝了"。他们告诉他要喝洁净的水，但他还是坚持从村子附近的唯一一条小溪里打水喝。医生叫他睡在宽敞通风的房间里，并远离其他人，而他同样还是"不依从"，因为他没法在他两居室小屋的基础上加盖这样的房间。最重要的是，医生还叫他去医院。让"严重疏忽了"，拖拉了数月之久。

　　人们可以夸大医疗管理不善的后果，但这无法解释结核病患病率的偏态分布。由医生主导的错误不会制造贫穷或是社会不平等，而结核病患病率却在所有这些维度上存在差异。由这些案例提出的其他问题更难回答，但同样值得深思。例如，秘鲁的结构性调整计划是否增加了科丽娜死于结核病的风险？农业秩序的瓦解以及其他复杂的经济转型是不是迫使科丽娜离开秘鲁中部山脉的原因？然而，在去到卡拉巴约之后，她和她的家人却遭遇了一系列新的问题；他们虽然远离了干旱和风暴的影响，却落入了同样无法掌控，甚至更加难以预料的经济政策转变的泥淖。例如，在遥远的世界银行总部所做出的决定导致利马的就业结构发生了重大变化，主要商品的价格也出现了大幅波动。科丽娜很快就发现自己所侍奉的那个女人将变得不过只比自己稍微有钱那么一点点——"藤森式休克"给学校老师也带来了影响。当科丽娜患上耐药结核病的时候，她和她的家人基本上是没有任何办法可以战胜它的。

　　在卡尔文的经历中，种族歧视究竟扮演了怎样的角色呢？他不止一次想知道种族歧视给他的治疗所带来的影响。在 VA 医院，他感觉自己因为曾经吸毒而受到了惩罚。以白人为主的工作人员对酗酒——这是其他绝大多数患者的主要的物质滥用问题，这些患者同样以白人为主——的相对宽容让他感到恼火。但种族歧视所带来的更为重要的影响可能导致他感染上了结核病。作为一名生活在市中心贫民区、静脉吸毒的黑人越战老兵，卡尔文无疑属于结核病的高危人群。此外，决定这场战争的征兵名额分配的力量在某种程度上与导致卡尔文的父母被赶出吉姆·克劳 ① 时代的美国南方（Jim Crow South）的力量是相同的，因为部队里

---

① 　Jim Crow，是美国喜剧演员 Thomas Rice 于 19 世纪上半叶创造的一个黑人角色，作为白人的赖斯故意把自己的脸涂黑，迎合人们对于美国南方黑人的刻板印象，后来"吉姆·克劳"逐渐成为美国黑人的蔑称以及种族隔离和种族歧视的代名词。

年轻非裔美国人的比例明显更高。而部队里那些回国以后面临着最为惨淡的前景的人似乎也正是那些最有可能吸食海洛因或鸦片的人。

回　望

回望当今世界的结核病死亡率，有个让人感到心里不安的问题会露出水面，那就是：结核病与贫穷之间的相关性是否注定会导致结核病对于有权者来说是无足轻重的，而恰恰又是这些有权者掌控着从治疗到科研的所有经费？ 1994 年 8 月，国际抗结核和肺病联盟的一名官员似乎就说了同样的话。"你在北美从未听说过结核病，"他对一名记者如是说道，"因为当今时代，究竟是哪些人会感染上这种疾病？绝大多数都是移民、原住民、穷人和艾滋病患者。"[19] 而主要影响穷人的疾病似乎不太可能拿到研究和药物开发方面的经费——除非它们开始"新出现"在有钱人的意识和空间里。

回望过去有关肺结核差异化分布的专业性评论，你会发现，这种忽视并非总是如此。大量文献都记载了贫穷与结核病之间有害的协同作用。在最初的差不多 150 年时间里，美国和欧洲一样，都把结核病看作其头号杀手。雷米尔·沙特克 ① 的《1850 年马萨诸塞州卫生委员会报告》将结核病列为了美国的头号死因，即便到了 20 世纪后半叶（虽然患病率已经开始迅速下降），情况同样如此。[20] 但结核病的患病率在男女之间存在差异，在种族和阶级的维度上同样存在稳定的差异。

---

① Lemuel Shattuck（1793—1859），美国政治家、历史学家、出版商、统计学家。Shattuck 的这份报告充满了预见性，其中所提供的建议成为后来马萨诸塞州卫生委员会公共卫生计划的基础。

　　考虑到结核病的重要性，也许就不会感到奇怪，为什么不同社会群体在死亡率和易感性上的差异会引发那么多的评论。事实上，历史学家乔治娜·费尔德伯格①指出："从19世纪中叶开始，对于差异化的易感性的关注就占据了美国的结核病讨论空间。"[21] 但对于这些差异的诠释，费尔德伯格进一步指出，则取决于评论者的社会立场："每一代人都在尝试理解这种有偏好的——或差异化的——易感性，由此他们所提供的解释也反映并且强化了他们对于某种不断变化的科学和社会秩序的不确定感。"[22]

　　例如，"南方人普遍认为，黑人会罹患某种独特形式的痨病，并称之为'黑人痨病'"[23]。在这种观点中，易感性是由基因所决定的。这种建构不仅体现出某种农业制、蓄奴制的社会秩序中的既得利益，而且在某种程度上也反映出普遍存在的医学观点。1844年《波士顿医学与外科学杂志》上的一篇社论指出："遗传因素对于产生肺痨（当时对结核病的称呼）的影响是如此普遍地为人所接受，以致任何怀疑它的言论都似乎要成为科学上的某种异端邪说。"[24] 费尔德伯格总结出了如下这些观点：

　　　　由于北方的评论者经常将超额死亡率归因于"[黑人]在城市所居住街区的普遍不卫生状况、拥挤不堪的生活环境、营养不足以及贫困的其他影响"，故而在北方，有关遗传与环境因素的争论仍旧持续存在，而在南方，人们则更为频繁地会说黑人族群"天生的不谨慎"。[25]

---

① Georgina Feldberg，加拿大历史学家，从事医学及公共卫生的社会史研究，著有 *Disease and Class: Tuberculosis and the Shaping of Modern North American Society*。

　　像是这样的理论在有关为何会有如此大量的美洲原住民会死于肺结核的讨论中比比皆是。虽然来自秘鲁的确凿证据表明结核病在前哥伦布时代就已经存在于这个半球上，但有关北美原住民群体在欧洲人到来之前就已经存在结核病的证据却很少，而且毫无疑问的是，这一群体在接触欧洲人后，出现了结核病患病率的迅速上升。但是，结核病患病率在原住民群体中的上升与他们生活水平的迅速下降有着如此明显的联系，可见有关遗传因素的论断被普遍认为是缺乏说服力的。[26]

　　1882 年，罗伯特·科赫发现了结核杆菌，这给结核病的遗传假说带来了近乎致命性的打击。"到目前为止，我们都习惯将结核病视作社会苦难之结果，"科赫写道，"并且期盼着通过纾解贫困来减少这种疾病的发生。但今后，我们与人类的这场可怕瘟疫的战斗，将不再需要与什么捉摸不清的东西做斗争，我们需要斗争的将是某种真实存在的微生物。"[27]

　　也许有些矛盾但同时也很幸运的是，结核病作为"社会苦难之结果"的想法并没有因其病因学上的发现而受到削弱。20 世纪下半叶，人们开始越来越多地相信，持续存在的贫困和日益加剧的不平等是导致死亡率差异的原因。某位杰出医生"[曾经] 大胆宣称，一方面是穷困匮乏的天经地义，另一方面是财富过剩的荒谬至极，这两点因素对儿童感染结核病的作用比所有其他因素加起来都要多"[28]。

　　勒内·杜博斯和珍·杜博斯夫妇曾经说道，到 1900 年，"有一点已经变得很明确，那就是结核病在最为贫困的那部分人口中患病率最高，破坏性最大，而健康生活可以减轻结核病的有害影响。改革者可以从两方面入手来消除这种疾病，一方面要改善人们的个人生活，另一方面要消除社会弊病"[29]。这两种方法（它们的界限从没有那么分明）都为公共卫生官员（他们绝大多数人都是医生）所提倡。

　　参与近期抗结核运动（在 20 世纪早期的时候，抗结核运动主要是与兴建疗养院有关）的许多人都认为，教育是治愈这种疾病的关键所在。这种想法的副作用之一就是会导致出现把患者当作婴幼儿的这种习惯。改革者提到"粗心的痨病患者"，并认为这些患者首先需要的就是培训。正如这种观点的某个经典陈述所言："如今人们之所以会感染上痨病，就是因为那些感染者和被感染者的无知。只要人们的习惯得以改正（即便只是在疗养院里稍住时日），他们也就不会做出——同时也不会允许他人做出——那些曾经看起来非常自然的行为。"[30]

而其他医疗改革者则继续论辩道："结核病与住房、食物、工资、休息、服饰、保险等所有社会问题都密切相关，且绝无法将其与这些问题分割开来。"[31] 费尔德伯格的出色工作，如果放在历史尺度上，可以说是复兴了那些曾经抱持着坚定的生物社会视角来理解结核病的医生的观点。她曾经指出："刚进入20世纪的时候，美国医生所坚持的病因学还是这样一种病因学，它既包含微生物，同时也给营养不良、失业、人口拥挤、贫民窟里的生活条件以及其他社会痼疾留下了位置。"[32] 为了举例说明，她引用了约翰·霍普金斯大学结核病实验室主任、病理学家阿伦·克劳斯发表在1921年的一篇文章："结核病问题能否得以解决，部分取决于我们能否消除其他弊病及不平等，而后面这些问题毫无疑问才是更加根本性的问题。"[33]

这些不同立场的混合版本也出现了。芭芭拉·罗森克兰茨就曾经提到艾伦·N.拉莫特 ① 出版于1915年的那本《结核病护士（结核病运动中的实务工作者手册）》：

> 拉莫特收集了许多事实，以表明结核病主要是一种穷人

① Ellen N. LaMotte（1873—1961），美国护士、记者、作家，致力于结核病治疗，曾作为战地护士参加第一次世界大战，战后游历亚洲，对中国民国时期的禁烟运动做出一定贡献。

的疾病，折磨着那些"经济上存在困难且无法掌控自身环境的人"，还有"那些在精神和道德上都很贫穷，而且缺乏智力、意志力和自我掌控力的人"。她的结论是"这种人……几乎就是全部问题所在——否则的话，事情就会变得非常简单，以至于'问题'这个词我们可能都用不上。"这个结论叫人很不自在地与她想要鼓励护士去帮助穷人抵御结核病的观点构成了冲突。[34]

非裔美国人群体易感性的增加继续引发有关种族的猜测。胡贝尔在1906年发表的一篇热门文章挖苦了带有歧视色彩的"肺痨恐惧症"，但同时又声称："与白人相比，黑人的肺活量较小，而且脑容量不足，这就使得黑人如果感染上这种疾病，对于这种疾病的抵抗力就会更差。"胡贝尔最后警告说："除非黑人的卫生和道德环境得到改善，否则这个种族就会有灭绝的危险。"[35] 在1925年的一篇名为《黑人种族的肺活量》的论文中，两名来自亚拉巴马州的医生（基于他们对囚犯和儿童所进行的研究）发表了他们的研究发现："肺活量小是一项种族特征，而用于白人的肺活量标准无法直接用到黑人身上。"[36]

当评论者们无法援引解剖学方面的证据时，他们就开始猜想患者的各种"怪异信仰"。爱德华·利文斯顿·特鲁多① 在试图解释城市贫民中结核病的持续存在时就曾经提到"'普通无产者……对于城市生活的大合唱'的盲目热爱"[37]。通常，移民群体中结核病的高患病率会被归咎于他们的"生活方式"和不爱卫生。[38] 人们普遍认为，在某种程度上，

---

① Edward Livingston Trudeau（1848—1915），美国著名医生，致力于结核病防治工作，他在纽约州萨拉纳克湖畔建立了美国首座结核病疗养院——阿迪朗达克小屋疗养院，还建立了美国首个结核病实验室——萨拉纳克结核病研究实验室，后更名为特鲁多研究院（Trudeau Institute），是结核病研究的重要机构之一。此外，特鲁多医生的墓志铭也流传盛广："有时去治愈，常常去帮助，总是去安慰。"

"迷信"和"巫术"是造成非裔美国人不良健康结局的原因所在，这种观点甚至在黑人专业人士中也能听到。例如，全国城市联盟在1926年开展了一项名为"迷信与健康"的调查，其中就援引了一名在纽约执业的年轻黑人医生的故事：

> 无知、不愿放弃的迷信以及错误的知识往往支配着罹病的黑人并阻碍其康复。黑人青年会表现出对于长者的尊重——而长者在很大程度上都是宿命论者。他们愿意听从命运的一切安排，这种宿命论已经给东方带去了数百年的祸害。这种宿命论惹恼了这名医生，因为它束缚住了这名医生的手脚，并使得他的努力都付诸东流。[39]

随着时间慢慢过去，结核病与种族和阶级之间的强相关性并未消减。但是，对于这种相关性的关注的呼吁，却往往没有引起富有同情心的回应。有关结核病传播的观念演进——部分要归因于反对在公共场所随地吐痰的狂热运动——导致许多人对于那些常被认为是结核病高发群体的人群（如黑人或外国人）产生了敌意和恐惧。[40]1923年，一名医生在对州医学会发表讲话时指出："结核病仍旧是［黑人的］一个严重问题，而且考虑到黑人与白人之间的联系——黑人作为白人的厨师、护士、女佣、［和］洗衣工"，黑人于是就构成了某种"对白人的威胁"。[41]这种解释在1960年代非常普遍。"在南方，"麦克布莱德指出，"种族隔离主义者想要将黑人的结核病超额死亡率作为阻止白人和黑人青年同校的理由。"[42]

随着有效疗法的发展，种族差异（与阶层划分密切相关）变得更加根深蒂固。尽管美国公民总体的结核病患病率在继续下降，但黑人群体

（特别是那些年轻成人）的患病率却仍旧相对较高，对于他们来说，结核病仍旧是首位死因，甚至在第二次世界大战期间也是如此。死亡主要发生在大型工业城市，这些城市在 20 世纪的头几十年里吸引了大量黑人工人：

> 从 1938—1939 年，纽约市黑人的结核病死亡人数从 949 人上升到了 1036 人。在其他许多主要城市，黑人占到了 1939 年结核病死亡人数的一半以上。那一年，巴尔的摩 50% 的结核病死亡病例都是黑人，新奥尔良是 58%，华盛顿特区是 72%，伯明翰是 78%，亚特兰大是 78%，还有孟菲斯是 79%。在全国范围内 46 个最大型城市所报告的结核病死亡病例中，黑人就有 5925 人，占到了 32%。[43]

1946 年，哈林区的一位著名医生谴责市政府、州政府和联邦政府全然忽视了非裔美国人的结核病问题，这一问题在战争年代夺去了数千人的生命："这是一种正在以超乎寻常的速度杀死低收入阶层人们的传染病，而卫生部门却对此无动于衷。几天前，一架飞机载着波士顿的专家飞到了得克萨斯，就因为那里有五名儿童患上了小儿麻痹症——而且不是死亡，只是生病罢了。他们想要保护其他孩子。但我们这些生活在哈林区的人也需要得到保护，我们所面对的不是肢体瘫痪，而是死亡本身。"[44]

但我们对于患者群体的理解其实一贯如此。随着 1943 年以来有效疗法的发展，人们开始越来越多地关注个体病例的治疗。"在公共卫生官员和结核病专家的全国会议上，"麦克布莱德回忆道，"这种乐观而狭隘的公共卫生理念十分盛行，这种理念只关注到患者，却忽视了高危群体或造成这种风险的生活状况和社会行为。"[45] 到了 1950 年代后期，结核病已经被认为是一种即将被消灭的疾病，人们几乎没有半点兴趣去根除这种疾病。

假如人们越来越多地认为，个体——而非整个人群或阶层所忍受的生活状况——才是感染风险的唯一源头，那么在前抗生素时代就已经得到详尽描述的风险差异是否至少得到了相应的减小呢？答案恰恰是相反的，风险的不平等似乎还在不断扩大。例如，美洲原住民的结核病患病率虽然出现了大幅下降，但其下降的速度却要低于其他群体。J.M. 迈克尔和 M.A. 迈克尔在研究当代美洲原住民的健康状况时注意到，正如其他人也同样注意的那样，美洲原住民的发病率正在上升，而预期寿命则在缩短。虽然结核病在这些冷酷的数字中只是扮演了很小的角色，但如果风险差异成为我们关注的焦点，那么结核病就会显得非常重要。例如，假如你去看看根据年龄调整后的病死率，那么就会发现，1987 年美洲原住民的结核病死亡人数要超出所有"其他种族"结核病死亡人数的 400%。因此，结核病仍旧高居那些更多杀死美洲原住民的疾病的榜首。[46]

美国其他少数族裔的情况也大抵相似。在美国，"白人群体（结核病）的下降幅度要明显大于非白人群体。这也就导致，非白人群体与白人群体每年罹患结核病的风险之比从 1953 年的 2.9 上升到了 1987 年的 5.3"[47]。风险不平等的加剧证明超额病例是"国家问题"的论断是错误的；相反，它揭示出长期存在的风险不平等目前正在变得更加显著的境况。

正如接下去两章所要揭露的那样，相似的对于结核病的去社会化解读在当今社会仍旧占据主导地位。我们往往会从"不能完成疗程者"的个体心理特征或被认为是"处于风险中"的群体的文化特征中去寻觅治疗失败和结核病持续存在的原因。但是，我们没有任何证据表明，结核病患病率因信仰或心理构成而异。针对这些"处于危险中"的群体的教育干预也从未扭转结核病患病率的趋势。结核病的发病率主要是因经济发展程度而异，而结核病的病死率则是因有效治疗的可及性大小而异。皮埃尔·肖莱[1] 说得很好：作为一项"贫困指标，（结核病）反映出收入和财富分配的不平等程度……在一个偏离正轨又'放松管制'的世界里，结核病会持续存在，并继续蔓延，而且总是伤害到穷人。"[48]

"务实的团结"的作用

在这世纪之交[2]，我们所面临的挑战不仅仅是要解释结核病的分布不均，更是要解释为什么在这样一个有效治疗已经存在数十年的时代里，还会出现治疗效果不佳的问题。从 1943 年赛尔曼·瓦克斯曼[3] 及其同事发现链霉素到 1970 年代后期，人们已经研发出了十余种具有明显的抗结核效果的药物。新的诊断方法（包括免疫荧光染色和新的培养方法）同样令人印象深刻。事实上，1997 年，FDA 批准了一项只要几分钟就能够识别出分枝杆菌基因序列并实现扩增的检测技术，可以在 24 小时内就检测出耐药菌株的工具目前也在研制中。我们确实已经

---

[1] Pierre Chaulet（1930—2012），法国医生，曾参加阿尔及利亚战争，为民族解放阵线士兵进行手术，曾将 Frantz Fanon 介绍给民族解放阵线，阿尔及利亚独立后，致力于消灭阿尔及利亚的结核病。

[2] 指 2000 年。

[3] Selman Waksman（1888—1973），乌克兰裔美国生物化学家和微生物学家，发现了链霉素，并将其用于治疗结核病患者，是当时第一个能够有效治疗结核病的药物，1952 年获得诺贝尔生理学或医学奖。

拥有了科学上的知识——但残酷的事实却是，这里的"我们"并不包括 1996 年死于肺结核的那 300 万人中的绝大多数人。我们必须承认，我们的愧疚感要甚于前几代人，他们当年可没有我们这样多的资源。作为世界上首屈一指的结核病权威，迈克尔·伊斯曼在讲到我们没能改变世界上大部分地区的结核病患病率时使用了"可耻"这个词，我想是完全正确的。[49]

展望下个千年，我们很难保持乐观。对于所有一线药物和许多二线药物都产生耐药性的结核分枝杆菌菌株已经出现，而这无疑预示着，泛耐药菌株也将会到来。而且，HIV 还如影随形：合并感染者数量的增多（其中绝大多数都是穷人）意味着成千上万例潜伏性结核感染将会重新激活。而这些"超额病例"反过来又将会感染数千万人。我们没能在这些全新问题出现之前就遏制住结核病，如此一来，机会窗显然就已经关闭。

虽然结核病与贫穷和不平等有着千丝万缕的联系，但经验表明，只要我们给到恰当的干预，就可以对结果产生巨大的影响。"务实的团结"意味着我们要增加结核病防治的经费，意味着我们要以系统性、坚定不移的方式来提高治疗可及性。例如，我们现在知道，即使是在最凄苦的地方，短程多药联合治疗也能产生很棒的效果。在海地农村，正如第八章所述，我们了解到，如果在治疗患者的同时为其提供综合性的支持（包括经济和营养援助），那么结核病的治愈率就可以从不到 50% 提高到接近 100%。[50]

在旧金山，有个项目通过将结核病诊所的服务改到患者所期望的时间和地点，并更换掉那些将不良结局归咎于患者的工作人员，解决了诊所到诊率低的问题。[51] 在纽约，对于让罹患结核病的静脉吸毒者遵嘱完成治疗这件事，人们已经无奈地不抱什么希望，但有家诊所的治疗完成率却要高出两倍还多。他们之所以能够取得成功，大部分要归功于直接督导下治疗，但显然，他们所采取的综合性的、便利的，而且对患者友好的服务方式也起到了作用。[52]特别重要的是——如果你碰到有人说治疗敏感性疾病能够以某种方式让耐多药结核病消失时，这也是特别需要强调的——纽约在加快识别耐药菌株并根据其药敏结果对其进行抗生素治疗方面付出了许多努力。[53]

"务实的团结"意味着我们要尽可能避免耐药性的产生，同时也意味着我们要治疗像是科丽娜·瓦尔迪维亚这样的人。在本书等待付梓的这段时间里，俄罗斯及其他前苏联国家的 MDR-TB 大流行已经愈演愈烈，而公共评论却很少，更遑论公共行动了。这个维度的问题要求我们对昂贵的二线药物以及新药研发工作予以公共补贴。"自 1970 年代以来，制药业没有研制出任何一款新的抗结核药物。"科尔和泰伦蒂在 1995 年评论道，虽然研究人员偶然发现了几款对结核分枝杆菌具有敏感性的抗生素。[54]赖希曼悲观地说："绝大多数在最近这波疫情里公开宣布要研发抗结核药物的制药公司到目前为止都还保持着明显的沉默。很少有公司会对这类药物的研发感兴趣。"[55]

科赫当时发现痨病的致病菌的时候，曾希望终结那个只能"通过纾解贫困"来解决结核病的时代。但在我撰写本文的当下，结核病却仍旧是"社会苦难之结果"。如果诚如费尔德伯格所言："科学专业主义……从根本上侵蚀了有益健康的社会改革动力。"[56]那么，将抗击结核病的努力与更大范围内的应对社会苦难的努力割裂开来就必然是错误的。我们仍旧可以从那些没有我们的工具可供其使用的人的分析中学到某些东西。1923 年，病理学家阿伦·克劳斯发表过如下看法："社区里贫穷的人是多是少，也就将意味着结核病患是多是少；同样，拥挤且环境恶劣的住房是多是少、卫生条件差的工作和行业是多是少，也将意味着同样的事情。"[57] 这句话放在今天与放在 75 年前同样正确。

　　同时，我们也需要避免"公共卫生虚无主义"。[58] 即使我们缺乏"治愈"贫穷和社会不平等的处方，但我们手头确有治愈几乎所有结核病的手段。那些仍旧致力于通过提高有效药物可及性的方式来解决结核病问题的人们，必须打开他们在结核病问题上的分析视野。在海地以及在非洲的大部分地区，他们要我们选择到底是治疗结核病，还是治疗营养不良；在秘鲁，他们要我们选择到底是治疗敏感菌株感染患者，还是治疗耐药菌株感染患者；在哈林区，他们要我们选择到底为结核病争取更多经费，还是为经济适用房争取更多经费。对更有抱负的干预措施的呼吁反倒输给了某种特别狭隘的功利主义：他们告诉我们，这些干预措施不符合"成本有效性"。这种分析方法用于穷人，其缺点——充满了讽刺——照例存在。例如，在秘鲁，有一件事情你是不可能忽视的，那就是：世界银行部分支持了该国广受好评的一个结核病项目，但同时，世界银行却又是要求秘鲁实施结构性调整计划的机构之一，而该计划导致秘鲁穷人遭受了更多的苦难，或许也面临了更高的结核病风险。

　　当然，我们有可能会夸大任何政策改变的重要性。再次引用加西亚医生的话，那就是："即便没有'藤森式休克'，也会有别的什么东西。在秘鲁，总会有什么东西可以把穷人给打垮。"尽管勒内·杜博斯和珍·杜博斯夫妇错误地将结核病与某个时代——19 世纪——联系在了起来，却忘掉了当时地球上数十亿人所面临的不人道的处境，但在另一个方面，他们却是正确的："只有借助社会组织方面的严重错误，以及在个体生命层面的管理不当，结核病才会达到 19 世纪在欧洲和北美普遍存在的以及如今在亚洲和拉丁美洲大部分地区仍旧普遍存在的灾难性水平。"[59] 随着决策权——社会组织及个体生命的决策权——越来越多地集中于个别人的手上，我们不禁要问，究竟该由谁来决定分析的边界？该由谁来决定什么算是符合"成本有效性"，什么又不算？随着全球经济的"重组"，难道就没有任何余地，能够留给发展的别种战略？能够留给为穷人提供健康照护的别种愿景？

对于这些问题的解决可能会触及20世纪末结核病含义的核心。如果结核病曾经被叫作"资本主义社会因其对劳动力的无情剥削而要接受的第一项惩罚"[60]，那如今它又有着怎样的含义？难道接受惩罚就永远是穷人的宿命？

第八章

结核病防治的乐观与悲观：来自海地农村的教训

虽然我们知道关于它的绝大多数事情，但相比其他病原体，结核病还是杀死了更多的人，甚至比酗酒、艾滋病、疟疾、热带病以及埃博拉加起来都还要更多，而且好像没人关心这件事……羞耻在哪里？愤怒在哪里？

李·赖希曼 [①]，1997 年

社会世界制造出来的东西，社会世界——武装了知识的社会世界——也能够将其毁灭。

皮埃尔·布尔迪厄，1993 年

如果调查过现有的文献，你就会发现，人们对于结核病防治的进展有着不一样的看法。一方面，乐观主义的评论者怀着可理解的骄傲心情指出，我们在对于分枝杆菌致病机制的理解上取得了许多进展，同时也研发出了更加短程却又更加有效的治疗方案。近年来，越来越多的人同意，如果医务人员或卫生工作者开展直接督导下治疗，即便是短至六个

---

① Lee Reichman，美国肺科医生、结核病防治专家，曾担任纽约市结核病控制局主任，目前是新泽西医学院教授，成立了新泽西医学院全球结核病研究院，曾主编结核病领域的著名综合性教材 *Tuberculosis: A Comprehensive International Approach*，著有 *Timebomb: The Global Epidemic of Multidrug Resistant Tuberculosis*。

月的多药联合治疗也能够实现较高的治愈率。世界卫生组织对于 DOTS（直接督导下短程药物治疗）的采纳被世界各国专家盛赞为一项胜利。[1] 事实上，世卫组织宣称，DOTS 是"十年来最重要的公共卫生突破"。[2] 按照这种观点，治愈结核病的方法已经最终被发现了。

但另一方面，悲观主义者却提请大家注意，在学术文献所报告的进展与疫情最严重的那些地区的有效防治程度之间的鸿沟正在不断扩大。有些人指出，致病菌对我们最好的药物的耐药性正在变得越来越强；还有些人指出，我们缺乏有效的疫苗。但是，数以百万计的结核病死亡人数才是对乐观主义最令人信服的责难。

事实上，我们很难发现新的治疗方案对全球结核病发病率所产生的任何影响：在这个十年里，估计将有三亿人感染结核杆菌；9000 万人将发展为活动性结核病；而且，如果人们仍旧不把医疗服务可及性作为全球优先事项，那么 3000 万人将死于结核病。[3]默里和洛佩兹预测了 15 种主要死因的排位变化，结果发现，在传染性疾病中，只有结核病在接下去的 30 年里会继续保持它令人不快的排位；除了 HIV 疾病之外，其他所有传染病的排位在未来 30 年里估计都会下降。根据基线预测，到 2020 年，结核病将成为发展中国家的第四大总体死因。在所有传染病里，只有结核病和艾滋病（这两种疾病都会对年轻人造成更大程度的影响）预计在 2020 年会导致比现在更多的寿命年损失。[4]

由于针对结核病的有效治疗已经存在了几十年，所以，我们有必要解释——有时，甚至是辩解——在结核病治疗上的失败。这种解释存在争议，而文献中也包含了惊人的意见分歧。虽然患者"不依从"通常在所有解释里排在首位，[5]但绝大多数的结核病死亡都发生在结核病服务非常糟糕的极度贫困地区。在这些地区，退出治疗的人数往往要超过不依从的人数，这在相当程度上是因为治疗费用高到让人望而却步。这些地区的项目参与者还报告了照护质量低下、诊疗记录不准确、几乎完全缺乏随访以及高死亡率等问题。一篇综述指出，"在发展中国家，在标准条件下完成治疗的活动性疾病患者比例低至 20%—40%"[6]。而且，这些还只是被送医治疗的患者；1991 年，世卫组织估计只有大约一半的结核病患者被诊断了出来。[7]概言之，能够得到治疗的结核病患者实在太少，而那些得到治疗的患者又往往得不到适当的治疗。

　　理想与现实之间的这种鸿沟，在研讨会和印刷物上，引发了许多关于依从性的讨论——当然也引发了关于"文化适当的干预"的必要性、为患者提供更多便利以及以社区为基础的治疗的讨论。虽然人们已就某些目标达成了共识，但对于如何实现这些目标仍旧存在基本分歧。乐观主义者会强调，文化和协调方面的障碍是可以被跨过的；悲观主义者则会指出，那些导致整个社群陷入贫困的宏观力量让这些社群面临着结核病感染及相关疾病的风险，也面临着无法获得治疗的风险。其他人则补充道，人们对于结核病的兴趣正处于历史最低水平，如果考虑到结核病的死亡人数正处于历史最高水平，那么这种程度的兴趣无疑会叫人瞠目结舌。迪克西·斯奈德① 评论道："虽然结核病问题在世界范围内仍旧很是严重，但美国和其他工业化国家的人们已经不再关心这种疾病。"[8]

　　作为西半球遭受结核病影响最严重的国家，海地为那些更为悲观的想法提供了大量孕育的土壤。但我们在那里的经历（正如本章所述）则表明，许多问题是可以被克服的。本章还会介绍一项社会医学研究，该研究触及了依从性问题的核心。这项研究探讨了海地农村的一组活动性结核病患者的治疗依从性问题，在这些村子里，人们对于结核病的理解

---

① Dixie Snider，美国公共卫生专家、结核病防治专家，曾担任美国疾病控制与预防中心结核病防治部主任、首席科学官。

往往与传统的生物医学理解大相径庭。在两组对于这种疾病持有相似观念但分别接受了标准服务与增强服务的人之间所进行的比较，构成了对分析者和服务提供者（他们试图解释结核病在抗生素时代持续存在的原因）所提出的不恰当的因果论断的质疑。

结核病风险是如何随着时间的推移而逐步形成的

海地农村的结核病故事，是受到历史偶然和物质限制深重影响的故事。海地是拉丁美洲最古老的国家，在开始于 1791 年的奴隶起义之后就宣布从法国独立了出来。海地曾经是法国最宝贵的财产，截至 1789 年，海地所创造的财富甚至要超过北美所有 13 个殖民地的总和。法国之所以会积累起财富，就是因为在海地当时丰饶的土地上，有着 50 万奴隶在耕种。绝大多数我们能找到的文件都表明，当代海地人的奴隶祖先实际上就已经生病了："那些从非洲被带到海地的奴隶携带着他们文化体系的残存，即黄热病、雅司病和疟疾。西班牙人给他们带去了甘蔗、恶毒的奴隶制、天主教、天花、麻疹、伤寒和结核病。轮到法国人的时候，他们则给海地人带去了语言、法国文化的气息以及持续的恶毒奴役。"[9]

无论结核病是何时被引入海地的，结果证明这都将给海地带来长久的影响。到 1738 年，这种疾病已经蔓延到足以让造访该岛的法国医生感到震惊的程度。[10]18 世纪后期，莫罗·德·圣梅里① 曾经指出，雨季对于殖民地的 *poitrinaires*（海地农村至今仍旧经常会用这个词来指代结

---

① Moreau de Saint-Méry（1750—1819），法国律师、作家，法国在海地进行殖民统治时，他曾担任过公职，并撰写了许多有关海地的作品。

核病）来说尤其艰难。[11] 后来的一位评论者估计，*les tubercules*（法语，结核病）当时是继痢疾之后最常见的慢性疾病。[12]

虽然海地对于法国经济来说有着重大意义，但法国对海地医疗基础设施的投入却微乎其微。革命前夕，只有几家条件恶劣的军队医院开着。如果占到人口少数的白人生病了，他们会在家中得到治疗；而占到人口多数的黑人则只能在种植园的医务室里得到治疗（如果他们能得到治疗的话），而且治疗水平参差不齐。虽然某位历史学家的数据显示，大型种植园的奴隶相当健康，但绝大多数人都注意到，在新来的非洲人和克里奥尔奴隶之间，存在着死亡率的差异。[13] 一家种植园的记录显示，新买到的奴隶有三分之一会在"一两年"内死去。[14]

十年后，当独立战争结束时，情况又怎样呢？根据博德斯的说法，岛上所有的医生和外科医生都逃走了。大多数的医院及其机构都毁了，只有太子港和海地角（Cap Haïtien，以前被称为法兰西角）的军队医院还存在。城镇里一片狼藉，没有下水道，也没有厕所。能提供的仅有的那些治疗，是由在医院工作过的勤杂工或是助产士、草药师和接骨师提供的。博德斯写道："许多技术上还没有准备好的卫生工作者，面对着刚从奴隶制中解放出来的人们——他们大部分都生活在原始木屋里，没有水，也没有厕所，并且遭受着传染病的蹂躏与大肆杀害，对此他们毫无防护。（这是）来自我们前主人的'压迫的遗产'，那些主人们渴望利润，却对于原住民的生活条件和健康不闻不问。"[15]

至今，这种"压迫的遗产"在海地农村仍旧很常见。海地农村的人均年收入只有不到 300 美元，那里的人们长期处于饥荒边缘，面临着一系列因长期营养不良而恶化的健康问题。"原始木屋"确实很好地描绘出了当地目前的住房状况。1980 年，公共卫生与人口部估计，只有 1.8% 的海地农村人口能够获得安全饮用水。[16] 厕所在那里很是少见。如果我们从字面上去理解"大肆杀害"这四个字，那么由传染病所导致的死亡已经出现了增加："超过 50% 的死亡来自五岁以下的儿童，将近 75% 的死亡是由营养不良所致或与之相关。传染性疾病占到了死亡人数的大部分。儿童死亡的主要原因是腹泻、肺炎和破伤风，而结核病则是成人死亡的主要原因。"[17]

这些死亡率的数字在西半球是高居榜首的。据保守估计，婴儿死亡率超过了每 1000 名活产死亡 120 人。[18] 联合国儿童基金会 1987 年发布的一份报告指出："每五分钟就有一名海地儿童死于营养不良及相关疾病。"[19] 腹泻给所有年龄段的儿童都带去了损失。对于营养不良的学龄前儿童来说，它是他们的首要死因，对于那些有幸能够上学的儿童来说，它是他们病休的主要原因。

结核病是成年海地人最害怕的疾病之一。"在所有的健康问题中，"威斯说道："有一种健康问题因其起病隐匿、顽固难治、流行甚广的特点而与众不同，那就是肺结核。"[20] 据估计，海地有着西半球最高的结核病患病率。19 世纪的时候，人们还对于这种疾病还是很少听说，但到了 1941 年，莱本写道，在太子港综合医院所进行的 700 次尸检中，26% 的死亡是由结核病引起的。[21] 联合国指出，1944 年，在海地，"结核病是住院患者最重要的死亡原因"。联合国将这种疾病的高发病率与卫生条件差和贫穷联系在一起，并预言："在未来的许多年里，结核病恐怕还将给海地造成严重的人员病亡。"[22]

这个预言已经成真。1965 年，泛美卫生组织估计，结核病的患病率为每 100000 居民 3862 人。[23] 现有数据表明，结核病仍旧是 15—49 岁人群的首要死因。阿尔伯特·史怀哲医院的研究显示，在这个年龄组中，结核病所导致的死亡是下一常见死因所导致死亡的两三倍。[24]

近年来，情况似乎变得愈加糟糕。HIV 的出现进一步加剧了结核病的流行程度。1980 年代中期，在海地城市地区的疗养院里，据报道约有 45% 的结核病患者存在 HIV 的合并感染。最近一项研究调查了 7300 多名居住在人口稠密的贫民窟中的成年人，结果发现，他们虽然表面上看起来很健康，但 70% 的人筛查出来是结核菌素阳性，超过 15% 的人是 HIV 阳性。更令人担忧的是，社区筛查发现，活动性肺结核的患病率竟然高达每 100000 名成年人 2281 例。在 HIV 血清阳性的 1629 名患者中，5.8% 的筛查对象被认为患有活动性结核病。[25]

这些高得出奇的结核病患病率数字引出了有关结核病和 HIV 之间有害的协同作用的问题。在农村地区进行的一项研究发现，被诊断出结核病的患者中 15% 同时感染了 HIV。[26] 在另一个农村地区，阿尔伯特·史怀哲医院的所有结核病患者中 24% 合并感染了 HIV。在那里诊断出来的 20—39 岁成人结核病患者中，医院认为 31% 都"可归因于HIV"。这项研究的作者得出结论，HIV 血清阳性是海地年轻成人罹患肺结核的主要危险因素。他们的数据还显示，如果 HIV 的传播能够得到控制，那么，在海地年轻成人中，至少有四分之一的涂阳肺结核病例将得以避免。[27]

对于一线药物的耐药性是另一个值得担心的问题。关于海地耐药性的研究，已发表的很少，这在很大程度上是因为在缺乏可靠电力的情况下要培养结核分枝杆菌非常困难。仅有的一项包含细菌培养数据的大型病例系列研究显示，22% 的分离株至少对一种一线药物具有耐药性。[28]

虽然耐药性引出了一个全新的而且可能是重要的问题，但大多数关于治疗失败的研究都一致认为，问题主要出在能否设计并实施适合服务人群需要的项目。[29] 在海地南部的一座大城市，足足有 75% 的患者在诊断后 6 个月内放弃了治疗，超过 93% 的患者在一年内放弃了治疗。[30] 由

于在开展该研究的时候短程治疗尚不存在，所以我们必须假定，该病例
系列中的绝大多数患者都没有完全把病治好。

　　本章的剩余部分会详细介绍一家社区组织在实施结核病防治项目方
面所付出的努力，他们的项目考虑到了严重贫困在决定谁会或不会从干
预中受益时所发挥的核心作用。通过检视该项目，我也想提出对于某种
"非此即彼"的做法的反对，这种做法导致某些健康倡导者悲剧性地采
取了勒德主义的立场。[31] 这种立场认为，既然疾病的"根源"要通过发
展项目来得到解决，那么推迟结核病的治疗就是可以接受的。但是，卫
生政策并不是一场零和游戏。海地农村带给我们的经验教训之一就是，
针对结核病的有效干预不但紧迫而且便宜，我们不应认为，它会贬损更
加宏观的可能有助于降低结核病发病率发展工作的价值。

Proje Veye Sante 的经验

　　自 1984 年创立以来，Proje Veye Sante（小型社区卫生计划，我们
在第五章中已对其做过介绍）就一直在致力于为海地中央高原佩利格雷
盆地的无地农民和儿童提供服务。近年来，随着越来越多的村子开始参
与这个项目，派遣他们的社区成员前来接受培训从而成为卫生工作者，
这个项目的规模得到了十足的发展。虽然这个项目以一家大型诊所（好
救星诊所）——我和其他四名医生在那里供职——为中心，但它的大部
分工作都是在远离中心的边远村庄进行的：50 多名乡村卫生工作者构成
了 Proje Veye Sante 的骨干力量。所有的带薪职位都是由海地人担任的，
其中大多数都是这个地区的本地人。[32]

　　Proje Veye Sante 的服务范围包括散布在水库周边的那些定居点。

1956 年，水电大坝淹没了山谷并造就了这个水库，使得该地区的绝大多数农民都失去了土地，并陷入了贫困。服务范围的第 1 区环湖而设，在进行这项研究的时候，那里总共有差不多 25000 人，几乎都是生活在小村子里的农民。[33] 第 2 区的划界更为松散，由大量与第 1 区毗邻的边远村镇组成。

虽然第 2 区的村民能够获得的临床服务与第 1 区相同（差不多 80 美分就能获得医生的门诊咨询、实验室检查以及所有药品），但他们无法得到社区卫生工作者的服务，也没能参与 Proje Veye Sante 赞助的活动（如妇女健康倡议、疫苗接种运动、水资源保护工作和扫盲团体），因此无法从中受益。由社区卫生工作者实施的这些干预措施已被证明能够有力解决营养不良、腹泻病、麻疹、新生儿破伤风、疟疾和伤寒等问题。通过这些社区活动，卫生工作者能够识别出患者，并将他们转介到诊所，而且值得注意的是，诊所里提供的所有抗结核药物都是免费的（异烟肼、乙胺丁醇、吡嗪酰胺和链霉素当时都在诊所的药品目录中）。[34]

虽然 Proje Veye Sante 能够有效识别出肺结核患者并将其转介到诊所，但到了 1980 年代后期，有件事情却变得清晰起来，那就是：尽管我们的政策甚至为所有结核病患者免除了那 80 美分的费用，但新病例的检出却未必就意味着他们能够得到治愈。1988 年 12 月，在三名 HIV 阴性患者（他们都只有 40 多岁）死于结核病之后，Proje Veye Sante 的工作人员开了次会，重新讨论这些患者的治疗管理问题。工作人员为什么没能避免这些死亡呢？

人们对于这个问题的回答各不相同。有些社区卫生工作者认为，结局不良的结核病患者都是那些经济上最贫困的人，因此病情也是最严重；其他人（包括在场的医生）则将患者依从性差的问题归因于普遍存

在的认为结核病是由巫术造成的这样的信念，这种信念导致患者放弃了
生物医学治疗；还有些人则猜想，患者在经过治疗后，那些驱使他们就
医的症状消失了，于是他们就对化学治疗失去了兴趣。

在接下去的两个月时间里，我们制定了一项计划，希望改善结核病
患者的服务，并检验这些不同假设的正确性。简而言之，这项新计划的
目标是，发现病例，然后提供充分的化学治疗，并进行密切随访。虽然
接触者筛查及婴儿卡介苗接种也包含在这项计划内，但 Proje Veye Sante
的工作人员当时最关心的还是涂阳咳嗽患者的治疗——许多人都认为，
这是社区暴露的最重要来源。

我们在设计这项新计划的时候，希望它是主动且以社区为基础的，
同时也非常依赖社区卫生工作者开展密切随访工作。此外，我们还希望
它能够回应患者对于营养援助的吁求。第 1 区所有被诊断为肺结核或肺
外结核的居民都可以参与我们的治疗计划，参与进来以后，他们的乡村
卫生工作者会在他们确诊后的第一个月内对其进行每天的访视。前三个
月内，这些患者可以获得每月 30 美元的经济援助，同时还能够获得营
养补充剂。

此外，乡村卫生工作者每个月还会提醒患者要去复诊。"差旅费"
（比如，租一头驴的费用）会在他们就诊时以五美元的标准进行报销。
如果第 1 区的患者不来复诊，那么诊所就会派人——通常是医生或助理
护士——去没来复诊的人家里进行访视。我们制作了一系列的表格，包
括详细的初诊访谈手册以及家访报告，替代了用于诊所其他患者的内容
相对有限的表格，从而保证上述工作能够标准化运行。

1989 年 2 月至 1990 年 9 月的首批入组工作共有 50 名来自第 1 区
的患者加入了该计划。[35] 这些被识别出来的人里面，48 个人有肺结核，
七个人同时还有肺外结核（如脊柱结核），两个人以颈淋巴结炎（"瘰

病"）作为其唯一的结核病表现。同期，临床工作人员还诊断出了来
自第 1 区以外的 213 例肺结核患者，其中许多患者都来自第 2 区，但
也有少数患者是千里迢迢从更远的地方前来就诊的；这些患者中至少
有 168 个人后来又回到了诊所接受进一步治疗。在这些得到诊断的患
者中，前 50 名患者构成了对照组，用于评估新干预措施的有效性。作
为"对照组"，他们只是享受不到社区服务和经济援助罢了；所有的第
2 区患者仍旧会继续得到免费治疗。为了检验有关患者信念与临床结局
的假设，我们访谈了所有的患者，了解他们自己的解释模型以及结核病
经历。[36]

　　我们的两组患者在平均年龄（42 岁）和性别比（两组患者都是女
性明显多于男性）上不存在显著差异。[37] 但是，间接经济指标（如受教
育年限、有无收音机、有无厕所可以使用、铁皮屋顶还是茅草屋顶）表
明，来自第 2 区的患者可能要比来自第 1 区的患者更加贫穷一些。这并
不奇怪，因为第 1 区几个村庄的历史可以追溯到山谷被淹的那年，当时
他们就在那里盖起了棚户区。

结　果

　　以下的讨论内容详细解释了 Proje Veye Sante 的研究结果，表 8 对
其进行了总结。

死亡率： 第 1 区有一名患者在诊断后一年内死亡，但她并非死于结核
病。第 2 区有六名患者似乎都是死于结核病，其中一名患者是 HIV 血
清也呈阳性的年轻女性。

痰液检查阳性：每当患者出现复发症状，且已接受抗结核治疗大约六个月，临床工作人员就会尝试对其进行痰液检查，以判断是否存在抗酸杆菌（简称 AFB）。[38] 第 1 区所有患者的痰液检查在六个月时都是阴性的。一名年轻女性在次年怀孕时出现了痰液检查阳性；我们发现她感染了 HIV，并且可能感染上了一种新的结核菌株。在第 2 区的患者队列中，有九名患者在开始治疗后的差不多六个月时在他们的痰液中检测出了抗酸杆菌。

表 8　第 1 区与第 2 区患者的结核病特征比较

	第 1 区（人数 50）	第 2 区（人数 50）
全因死亡率（18 个月随访）	1（2%）	6（12%）
治疗六个月后痰涂片抗酸杆菌阳性	0	9（18%）
治疗一年后存在持续的肺部症状	3（6%）	21（42%）
平均体重增加 / 患者 / 年（磅，1 磅 = 0.454 千克）	9.8	1.9
治疗一年后重新开始工作	46（92%）	24（48%）
平均就诊次数 / 患者 / 年	11.6	5.4
平均家访次数 / 患者 / 年	32	2
HIV 合并感染	2（4%）	3（6%）
多少人否认巫术在他们疾病中的作用	6（12%）	9（18%）
一年无病生存率	50（100%）	24（48%）

持续的肺部症状：治疗一年后，我们对患者进行了全面的病史和体格检查，以筛查持续的肺部症状，如咳嗽、气促（呼吸困难）和咯血。第 1 区患者中只有三名报告了上述症状，两名患者在康复期出现了哮喘。然而，第 2 区患者中却有 20 名仍旧存在咳嗽或其他症状，这些症状符合结核病持续存在或仅得以部分治疗的表现。该组中还有一名患者存在哮

喘，但缺乏持续性结核病的影像学或其他证据。

体重增加：体重监测显示，两组患者在体重增加方面存在显著差异。在校正了与怀孕相关的变异因素之后，第 1 区的患者在治疗一年后平均增加了近十磅的体重。第 2 区的患者平均每人每年增加约两磅的体重。

重新开始工作：两组患者中绝大多数都是农民或集市女商贩，他们的家庭就靠着他们从事体力劳动的能力。尤其值得注意的是，在确诊一年后，第 1 区的患者中有 46 名表示他们已经能够重新开始工作。而第 2 区则只有不到一半的患者（24 名）有这个能力。

门诊就诊：由于患者每次就诊只能拿到一个月的药量，所以 Proje Veye Sante 的工作人员非常鼓励他们每月都来就诊，这能够间接衡量出患者对于抗结核治疗的依从性。对于第 1 区患者来说，每月就诊一次的理想几乎达成了：这些拿到少量"差旅费"的患者平均每年就诊 11.6 次。对照组患者平均每年就诊 5.4 次。

家访：当时我们的治疗方案要求患者在治疗的前两个月内至少肌肉注射 30 克链霉素，并由社区卫生工作者负责他们所在地区的患者的注射任务。第 2 区的绝大多数患者都是由当地的注射员进行链霉素注射。（有些人就住在有执照的执业护士附近，并在其他诊所取得链霉素。）这可能是 Proje Veye Sante 的工作人员对于第 1 区的家访次数要远高于第 2 区的主要原因：前者 32 次，而后者只有两次。

HIV 血清阳性率：两组患者的 HIV 血清阳性率并没有显著差异。第 1

区只有两名患者显示出 HIV 感染的血清学证据，这两个人都在海地城市地区生活过较长时间。其中一名患者在完成初始治疗一年后怀孕了，并在怀孕期间出现了痰涂片抗酸杆菌阳性。她接受了一种新的多药联合治疗方案，并在最初诊断出结核病后的大约 60 个月内都保持无症状。在第 2 区，同样有三名患者呈现 HIV 血清阳性，他们都曾生活在大太子港地区。

结核病的病因学观念：先前的民族志研究已经揭示出农村海地人在理解和讲述结核病方面极其复杂且不断变化的方式。[39] 对于两组患者的开放式访谈允许我们描绘出两组患者所使用的主要解释模型。由于有些医生、护士和社区卫生工作者假设，相信巫术是结核病的病因会导致更高的不依从率，所以我们就花了些工夫向每位患者了解这个问题。我们了解到，无论是哪个群体的患者都很少会有人否认巫术作为其自身疾病病因的可能性，但我们并没有看出，患者对于这种模型的公开信奉与他们对于生物医学治疗方案的依从性之间存在什么关系。

治愈率：1991 年 6 月，第 1 区的 48 名患者仍然保持着没有肺部症状的状态。两名存在持续咳嗽和 / 或呼吸困难的患者并不符合结核病的影像学或临床诊断标准（他们都出现了支气管痉挛性疾病）。因此，我们判断，没有人存在活动性肺结核，参与者的治愈率达到了 100%。就像前面说的，其中有一名患者合并感染了 HIV，但在她最初诊断出结核病的 60 个月后仍没有任何结核病症状。对于第 2 区来说，虽然我们不知道所有 50 名患者的准确位置，但后来，在他们确诊一年多的时候，我们还是随访到了40 名患者，基于他们的临床、实验室和影像学评估，其中只有 24 名患者可以说是没有活动性疾病。（该组六名患者在研究过程中死亡。）即便失访的那四名患者证实已经被治愈，也还剩下 26 人要么已经死亡，要么还存在着持续性结核病的症状和体征——所以，治愈率最多也就是 48%。

解释治疗结局

在一篇有关结核病在发展中国家的重要性的重要综述中，默里、斯蒂布洛和鲁永估计，这些国家的成年人可避免死亡中 26% 是由结核病所致，这就使得结核病成了可避免死亡的最大原因。[40] 但是，Proje Veye Sante 的经验却给出了这一重大失败的不同解释，毕竟这些死亡绝大多数都发生在同海地差不多的地方。虽然我们的样本量很小，并不足以得出任何普遍性的结论，但这里描述的这个项目还是表明：在极端贫困的地区，虽然医院治疗对于危重病人来说甚至都难以企及，但结核病的高治愈率仍旧是可能实现的。

即使是这么小的一个研究，我们也可以借此提出其他务实性的结论。首先，治疗赤贫者结核病的项目必须包括经济和营养援助，因为这些患者有许多都是在营养不良或合并其他疾病的情况下出现结核病复发的。Proje Veye Sante 抗结核项目表明，至少在海地，饥饿和贫穷是治疗失败的罪魁祸首，就如同它们经常会导致内源性感染的重新激活一样。处于欠发达状态的国家最好是将资源用于那些既能够解决患者的营养需要又能够以简单可靠的方式提供多药联合治疗方案的项目。

事实上，这些干预措施可能要比治疗方案的选择更加重要：虽然我们最初使用的是传统的抗结核治疗方案，而不是最近研究证明有效的短程多药联合方案，但我们的结果并不比斯蒂布洛及其同事的差，他们报告了两个月严格监督下的住院三联治疗序贯六个月的异烟肼加氨硫脲两联治疗方案能达到 90% 的治愈率。[41] 即使考虑到住院治疗的高昂费用，包含经济或营养援助的计划，仍或许要比许多贫穷国家现行的结核病防治计划更加便宜，也更加可行。同样，虽然直接督导下治疗似乎总是要比未督导治疗更好，但我们的经验却表明，即便是在人烟稀少、患者无法每天前往诊所或卫生站的困难环境中，我们也可以实现高治愈率。

　　其次，针对赤贫人口的结核病预防项目必须牢记一条有关结核病防治的核心准则：治疗即预防。虽然这些项目可能与低患病率、高收入地区的项目有着不同的优先事项，但在海地农村这样的地方，识别并彻底治疗活动性肺结核患者仍旧应当成为结核病防治的首要任务。对发展中国家的数据所进行的全面分析也得出了相似的结论。[42] 来自纽约市穷人的经验也可能会得出这样的结论，因为对哈林医院结核病患者的一项评估显示，只有 11% 的患者完成了治疗。[43]

　　消除结核病需要我们阻止传播，并防止静止期结核感染被重新激活。我们有工具可以做到这两点，那就是：治疗所有的活动性病例，并对绝大多数的静止期病例使用异烟肼进行"化学预防"。但是，除非当前的世界财富得到明显的再分配，对于接触者和无症状感染者（结核菌素试验阳性）进行化学预防在贫困地区所能发挥的作用将是非常有限的。虽然社区的结核感染率可能很高——我们自己的调查显示，70% 的海地农村成年人结核菌素试验呈阳性——但患有活动性肺病的个体是最有可能将这种疾病传染给其他人的，而且也是最有可能死于结核病的。然而，理想情况还是能够有更多的资源用于结核病防治，甚至于化学预防都作为通过直接督导的方式进行。

　　某种意义上，我们实现的高治愈率也表明，有关到底是治疗结核病还是预防结核病的争论根本上就是错误的，而这些争论的代价一如既往都是由穷人来承担。有些人虽然正确地认识到贫穷是结核病的病根，却错误地主张发展工作应当优先于结核病治疗。就像前面所说，这种勒德主义陷阱仍旧会构成对于现代结核病防治工作的一大危害。毕竟，我们知道治疗结核病的办法，而发展工作却屡屡出现纰漏。佩利格雷地区的人们太清楚这一点了，因为使他们陷入贫困并增加他们结核病感染风险的那个水电大坝就是被宣传成发展项目的。

到底是谁不依从？

让我们回到那个核心问题：如果有效的治疗方法已经存在了几十年，那为什么结核病仍旧是世界上首位的传染性疾病死因？在这个问题上，并不乏各式各样的观点。"阻碍结核病防治最严重的问题，"三位肺科医生在 1993 年的一篇综述中断言："就是患者对治疗的不依从。"我们在这篇文章里没看到他们有提到任何有关治疗的结构性障碍。"依从性的潜在决定因素，"他们继续说道，"包括患者的个人特征、疾病和 / 或治疗的特征、患者的信念和态度。"[44]

其他专家则得出了完全不同的结论。在一篇有关结核病防治的极具批判性的概述中，李·赖希曼得出结论说："患者不依从是我们所有问题中最微不足道的。"[45] 那些在抗击结核病方面有着长期经验的人也表达了类似的观点。"在发展中国家，"阿尔及利亚的肖莱写道，"对于抗结核化学治疗的不依从与其说是患者没有遵从治疗安排，不如说是其他因素的结果。"肖莱强调的主要是协调安排方面的一些因素，这些因素与公共卫生官员没能确保服务的稳定提供有着密切的关系："这些因素不是抽象的实体，也不是被迫接受的、无法控制的境况：就是有人——男人和女人——没能完成他们被指派而且能获得酬劳的工作。"[46] 与此相似，霍顿也提到了"体制惰性"，这种惰性阻碍了有效的结核病防治工作。在他看来，构成主要阻碍的不是患者，而是国家政府、科学政策制定者、市场以及国家卫生基础设施。[47]

显然，他们提供这些观点的自信程度并不能确保其准确性。由于有关同一主题的不同观点不可能都是正确的，所以有些观点必然只能是不恰当的因果论断。这些争论的核心同样还是"依从性"问题。"'依从'这个词，"苏马托霍在有关这一主题的一篇精妙综述中如是评论道："不幸地带有某种含义，即患者（在理想情况下）应该是驯服且听命于服务提供者的。"[48]但我们在海地的经验却表明，还有较其更加不幸的，那就是：这一术语夸大了患者的能动性，它表明所有患者都有能力遵从——或拒绝遵从——抗结核治疗的安排。假如世卫组织所言不虚，即多达一半的活动性结核病病例甚至从未得到过诊断，那么将患者不依从用作治疗结局不良的主要解释就是没有任何意义的。[49]而且，倘使你知道下面这桩事情，那么就同样会觉得这样做是没有任何意义的：在1992 年被调查的国家结核病防治计划中，有一半都说他们的国家在调查前一年里"药物缺货"。[50]

跨越时空界限的经验告诉我们，不同人群在遵从高要求治疗方法方面的能力是存在根本性差异的，无论这里说的治疗是 19 世纪让患者远离"痨病气候带"的劝告，还是让患者在一年时间里服用好几种昂贵药物的嘱托。绝大多数的新研究都将计划失败说成要么是由患者因素所导致，要么是由药物因素所导致，再要么就是由项目因素所导致。但在这些差别的背后却是有关这些阻碍因素之性质的更为宏观的理论。

文化、政治和经济因素固然重要，但不可能在所有地方都具有同样的重要性。虽然文化因素——比如，几乎随处可见的有关结核病的污名——可能对于富裕的工业化世界来说非常重要，但这些因素对于海地来说却没有那么重要。在海地，决定治疗成败的因素——比如，最初的分枝杆菌暴露史、内源性结核感染的再激活、并发症、治疗可及性、康复期长短、耐药性的出现、组织破坏程度，还有最后就是死亡率——主要是由经济变量决定的。在 Proje Veye Sante 项目中，我们发现，与能否获得经济援助相比，患者对于疾病病因的理解相对来说并不是那么重要，这也提示我们，经济因素对于贫困地区来说是排在首位的。

有关结核病的宏观的生物社会视角可以让有效抗结核治疗（和化学预防）的政治、文化和经济阻碍显得更加清晰。这样一种视角揭示出，对于海地这样的国家，"依从性"这个概念在分析上根本就是站不住脚的。在这些地方，穷人面临着结核病感染的系统性风险，同时又被剥夺了获得恰当治疗的机会。人们经常用患者不依从这个观念来为计划失败进行辩解。由患者因素所导致的失败应该作为某种"排除性诊断"——只有在排除了项目设计问题和可及性缺乏的因素之后才可以考虑这个"诊断"。

第九章

不恰当的因果论断：社会科学家与"新型"结核病

从社会地位和财产的极端的不平等中，从多种多样的情欲和才能中，都将产生出大量偏见，这些偏见都同样地违背理性、幸福和美德。①

让-雅克·卢梭，1755 年

最好的都缺乏信念，而最坏的却激情四溢。

威廉·巴特勒·叶芝，
《第二次降临》，1919 年

勒内·杜博斯②在他职业生涯的早期是一位杰出的微生物学家，但后来，他转向了对于结核病及其他流行性疾病的模式的思考。在将近半个世纪前，他就强调了结核病的社会性质："结核病是一种社会疾病，它所呈现的问题已经超出了传统的医疗模式……对于结核病的理解要求我们将社会经济因素对于个体的影响摆在与结核杆菌对于人体的损伤机制同等重要的位置上去思考。"[1] 人类学家及其他社会科学家长期以来都认为，如果对于这些根本性的社会力量不加以关注，那么结核病将无法

① 译文引自 [法] 让-雅克·卢梭著：《论人类不平等的起源》，吕卓译，第 84 页。
② René Dubos（1901—1982），法裔美国微生物学家、实验病理学家、环保主义者、人文主义者，1948 年因其对于土壤细菌的抗微生物特性的研究与赛尔曼·瓦克斯曼（Selman Waksman）共同获得了拉斯克医学奖。

消除。但是，究竟哪些社会力量参与了结核病的持续存在以及耐多药结核病的出现？这些力量有怎样不同的影响？另外，宏观且非个人的力量又是以何种方式体现为个体病理以及流行性疾病的？对于这些问题，社会科学家之间还存在着明显的分歧。

事实上，社会科学家之间的主要思想分歧类似于我们在医生和普通公众那里很容易辨别出的两种截然相反的立场。简单来说，一方面，有人相信，结核病的持续存在以及耐药性的增强，很大程度上是由与患者相关的因素所导致的；另一方面，又有人认为，其主要原因在于提供有效治疗时所面临的结构性阻碍。例如，在第八章中，这两种相互对立的立场清楚地体现在人们为解释海地的结核病死亡而提出的不同假设之中。每个论点都有好多的变体——例如，文化与个性有可能会被归在"个人主义"的立场下——但这些倾向贯穿了绝大多数有关结核病"卷土重来"的讨论。

第二章和第七章概括了这种死灰复燃的特征——全世界每年有数百万人死于结核病；同时，最近发生的一系列地方性结核病流行已经显著改变了当地的发病率和死亡率模式，即便是结核病死亡已经在20世纪的大部分时间里稳步下降的国家也不外如是。（以美国为例，美国的结核病病例报告数在历经了数十年的下降趋势之后，自1984年开始却出现了明显反弹。）为什么1950年代的允诺——当时人们宣布，结核病很快就会成为历史的尘埃——却成了空话？为什么在存在有效的化学治疗的情况下，结核病仍旧是年轻人的主要杀手？人们通常会援引两种因素来解释这种失败：HIV的出现以及MDR-TB菌株的出现。这两种因素的影响力已经大到该领域的某些领袖人物开始谈论"新型结核病"这样的概念。[2]

在前面的章节里，我们已经记录了HIV感染的迅速蔓延。通过两种主要机制，HIV 和结核病表现出了某种对于人类宿主特别有害的协同作用。首先，对于静止期结核感染患者来说（据估计，这些人大约占世界人口的三分之一），一旦他们感染 HIV，通常就意味着，他们的免疫系统控制分枝杆菌的能力将会减弱。对于这些双重感染的个体，潜伏性结核感染会随着细胞免疫的减弱而"重新激活"；在世界上的许多地区，结核病的重新激活都意味着存在未曾料想到的 HIV 感染。实际上，结核病可能是世界上最常见的与 HIV 相关的机会性感染：1992 年底，一家主要的消息源观察到，在当时 1180 万估计存在 HIV 感染的人中，有460 万人合并感染了结核分枝杆菌。[3]

基于这些流行病学发现，很自然地就可以得出协同作用的第二种机制。结核杆菌不同于艾滋病患者的其他许多机会性感染，也不同于HIV 感染本身，结核杆菌是可以在没有持续或密切接触的情况下进行传播的。活动性结核病患者一旦咳嗽，活菌就会以飞沫的形式喷出，并可能在空气中存活数小时。随后，免疫功能完全正常的个体可能会吸入这些细菌，从而被传染。如果 HIV 感染者比 HIV 阴性但结核菌素试验阳性（表明存在结核分枝杆菌感染）的对照组更容易出现活动性肺结核，那么很明显这种新疾病将会对结核病这个旧祸害产生巨大的影响。[4]

在形势已经很严峻的情况下，又出现了 MDR-TB，其成因在于结核病治疗时断时续或者方案有瑕疵，在这过程中，细菌发生了自然突变，并成了有利突变。产生 MDR-TB 的个体可能会传染给其他人，于是，这些人就会出现耐药菌株的原发性感染。[5]在世界上的许多城市，过去十年里都报道过至少对一线药物异烟肼和利福平具有耐药性的菌株。在美国，从华盛顿特区到旧金山，流浪者收容所、监狱和医疗机构里都有过关于 MDR-TB 大暴发的报道。而在拉丁美洲的大城市，以及在苏联，也都发生过 MDR-TB 疫情，虽然这方面的记载比较少。[6]

MDR-TB 对于纽约市的影响尤为严重，这在很大程度上得归因于 HIV，但也离不开纽约市对于其结核病基础设施分崩离析的纵容。例如，1968 年，差不多还有 4000 万美元用于维持纽约市 1000 张结核病指定床位、21 家"胸科诊所"及其工作人员的运营成本。但十年以后，结核病床位消失了，每年用于结核病的经费也削减了 1700 万美元之多。用于纽约市结核病监测和控制的联邦专项经费也减少了。1979 年，该市的结核病发病率出现了数十年来的首次上升，并持续上升至 1992 年。[7]

到 1991 年，该市的报告病例中已经有足足三分之一对至少一种一线药物产生了耐药性；近 20% 的病例对异烟肼和利福平都产生了耐药性。[8]纽约市已经成为 MDR-TB 大暴发的中心。原打算削减成本，结果却适得其反："如果将 1989—1994 年 MDR-TB 疫情的全部代价加起来，那么很容易就能够发现，我们在控制这种突变的分枝杆菌方面花费超过了 10 亿美元。我们在 1980 年代削减了差不多 2 亿美元的预算，结果却使得美国付出了沉重的代价，这里的代价不只是指直接的经费支出，同时还包括生产力的损失，当然还有人的生命。"[9]

众所周知，耐药性更高的菌株治疗起来也更加困难，即便是世界上最好的医疗机构也无法保证能够治愈。伊斯曼及其同事在迄今最大的一项队列研究中详细描述了他们对于 171 名患者（都是 HIV 阴性患者）的治疗经历。这些患者所感染的结核分枝杆菌均对异烟肼和利福平具有耐药性；绝大多数甚至对三种或三种以上的一线药物都具有耐药性。这些患者平均每人接受过六种以上的药物治疗，平均住院时间超过六个月，有些患者还接受过辅助性的手术治疗。他们的治疗持续了四年以上的时间。这些艰苦卓绝的努力导致了每名患者高达 250000 美元的花费，但总体反应率却只有 56%。[10]

对于那些同时罹患艾滋病和 MDR-TB 的人来说，情况更加糟糕。那些感染对药物敏感的结核菌株的艾滋病患者对于治疗的反应通常是极佳的。如果这些患者出现死亡，那通常也不是死于结核病——除非他们无法获得治疗。但对于那些感染多重耐药菌株的 HIV 阳性患者来说，前景就很黯淡了。"尽管采用了积极的多药联合治疗，"一篇综述总结道，"200 多名患者仍有 72%—89% 的人在 4—19 周内发生了死亡，其中 38%—70% 的死亡是由结核病导致的。"[11]

谁会感染上这些致命的结核病菌株呢？虽然"普通人群"都面临着理论上的风险，但迄今为止，美国的绝大多数病例都出现在城内贫民窟的穷人中，而大暴发则仅限于监狱、流浪者收容所和公立医院。MDR-TB 这种惊人的非随机分布说明有某些力量在大流行中发挥了作用。这种"新型"结核病的两个核心要素——耐多药菌株的出现以及 HIV 的出现——表面上看好像是生物学性质的，但实际上最好将其理解为生物社会现象。在某种意义上，说耐药结核病是一种由社会制造的生物学现象，只是简单陈述了显而易见的事实，因为耐药性是对于人类最近创造出来的化学治疗药物的反应而产生的。但是，正如我在前面章节里所说的，HIV 在特定人群中的迅速传播是由社会（政治、经济和文化）过程所塑造的，这些结构性暴力同样在很大程度上导致了 MDR-TB 的出现。

为了检视结构性暴力与耐药结核病的出现之间的关系，本章会介绍两个案例研究。其中之一来自海地，——我很遗憾地说，海地目前充当了某种天然实验室的角色，用于检验这种结构性暴力对于某种人群健康的不良影响。尽管在 15—50 岁海地人的尸检报告中，结核病往往被指为首要死因，[12] 但海地以前从未报道过 MDR-TB。事实上，在唯一一项有药敏数据的大型研究中，我们看到，"虽然链霉素和氨硫脲在海地广泛使用，但当地并未发现对异烟肼以外的其他药物的显著耐药性"[13]。

但是，据我们所知，MDR-TB 菌株可能已经存在，并且将首先出现在穷人中，正如罗伯特·大卫的案例所示。另一个案例——是关于一整个家庭——来自秘鲁城市地区。布兰卡·佩雷斯及其家人的经历向我们揭示了，在一个更多的以不平等为特征而非以绝对贫困为特征的地方，不平等以及不恰当的政策可能会以何种方式助长耐药结核病的传播。

罗伯特

1986 年 8 月，当时 19 岁的罗伯特·大卫注意到自己出现了干咳、盗汗以及晚上更为明显的间歇性发热和寒战等症状。就像绝大多数贫困的农民家庭那样，大卫一家生活在对于结核病的恐惧之中，一方面是因为这种疾病有着高病死率，一方面则是因为它会让幸存者——或幸存下来的家属——背负起无法偿还的债务。因此，最开始的时候，罗伯特就尝试用很容易买到的草药方子给自己做治疗。但是，后来他的咳嗽开始导致呼吸急促和体重减轻，于是罗伯特的父母经转诊就把他带到了安什市（海地中央高原的地区所在地）的一家医院。在那里，他被诊断出患有肺结核，并接受了某种两联治疗方案，具体用药不是很清楚，但其中可能包括异烟肼。

为了能够在这家公共机构接受治疗，罗伯特不得不往返于他的家乡和这家机构。倘若是坐卡车，那么路上要花去两小时；倘若是骑驴或步行，那就会是一整夜的长途跋涉。虽然他在准时赴约方面付出了不懈的努力（其中还包括在诊所内等候一整天），但罗伯特的症状却没有立即对治疗产生反应。

1987 年 6 月，他在离家乡更近的一个大型集镇寻求治疗。当时，他接受了 18 个月的治疗，最初用的是三联方案（异烟肼、乙胺丁醇和链霉素）。第二个疗程的时候，罗伯特回忆说，他听到医生讲，"好几次"在他的痰液里都发现了病菌（这意味着可能已经出现耐药性），可他的治疗方案却从未有过改变。在此期间，虽然他的家人在购买注射器和处方药方面付出了巨大的经济代价——包括卖掉了家里超过一半的田地，但罗伯特在获取药品方面还是遇到了相当大的困难。

1988 年 12 月，罗伯特结束了为期一年半的不规则治疗，但他的症状却依旧如前。1989 年 1 月份的时候，他发生了一次大咯血，但面对这种危及生命的并发症，他却基本上没得到什么生物医学治疗。"我们当时已经没有钱了，"当被问及为什么不寻求治疗时，他如是回答道，"而当我们借到钱的时候，咯血已经止住了。"

其他症状还是持续存在。1990 年 5 月，罗伯特去了太子港，在那里他住进了一家疗养院，接受了为期六个月的四联治疗（异烟肼、乙胺丁醇、吡嗪酰胺和利福平）。出院后，他又继续接受了两个月的四联治疗，接着又服用了两个月的异烟肼和乙胺丁醇。由于政治动荡——包括一家主要药房在袭击中被炸毁，且不限于此——罗伯特经常会买不到大部分他需要吃的药物。但一年多来，他确实感觉"好多了"。

罗伯特回到了海地中部，一直待在那里，但到了 1992 年 6 月，他的大部分症状（咳嗽、体重减轻、盗汗）再次出现。9 月，他再次住进了太子港的疗养院，在那里他只服用了噻肼①，即异烟肼和氨硫脲的混合制剂。但他的症状并没有明显好转，而且，罗伯特又一次因为首都的政治动荡而时常买不到药物。

这些政治动荡迫使罗伯特回到了中央高原，并最终来到了好救星诊

---

① Thiazina，该药无正式中文商品名，此仅做临时译名。

所。1993 年 1 月，当我们第一次见到罗伯特时，他解释说，他因为没钱而无法买到药物。他告诉诊所，他希望他的慢性咳嗽、盗汗和体重减轻能有所好转。罗伯特当时体重只有 110 磅，是个瘦弱的年轻人，呼吸有些困难。体格检查显示，他存在颞肌萎缩、结膜苍白以及重度鹅口疮，他的颈是软的，颈部淋巴结无病变。肺部听诊显示，左侧肺尖部呼吸音消失。余下的检查没有发现什么异常。实验室检查包括痰液检查（发现了大量抗酸杆菌）以及 HIV 血清学检查（结果是阴性的）。由于缺乏常规电力供应，我们无法进行分枝杆菌培养。

我们发现罗伯特非常渴望从他的顽固性结核病中恢复过来。他告诉我们，他尽了自己一切努力来遵从医生的嘱托。我们认为，他可能是感染了 MDR-TB，虽然这种疾病此前从未在海地报道过。在海地能找到的抗结核药物只有异烟肼、氨硫脲、吡嗪酰胺、乙胺丁醇、对氨基水杨酸、链霉素和利福平，这些药物当时在好救星诊所都有存货。考虑到罗伯特即便服用了噻肼痰液检查仍旧是强阳性，我们遂决定给他使用混合了所有其他药物的鸡尾酒疗法，虽然我们知道，他只有一种药物还没有用过，那就是对氨基水杨酸。

于是，1993 年 2 月，罗伯特开始了这一艰难的治疗过程。当他出现耳鸣的时候，我们给他停用了链霉素；不久之后，这一症状就缓解了。3 月和 5 月，罗伯特的痰液检查均呈阴性，但他的体重却仍旧在下降，肺部症状也只有轻度缓解。他将自己的恶心和腹痛归因于每天服用的大量药片。HIV 复测结果仍是阴性。

8 月，罗伯特的痰液再次被结核杆菌所占满。我们采集了一份痰液标本，把它送去美国做了细菌培养和药敏试验。结果显示，该分离株对异烟肼、利福平、乙胺丁醇、链霉素和吡嗪酰胺都具有耐药性，但对卡那霉素、环丝氨酸、卷曲霉素、乙硫异烟胺和环丙沙星还是敏感的。后面这些药物在海地都很难买到，所以我们就安排从海外订购了这些药物。最终，罗伯特开始了由环丝氨酸、卡那霉素、乙硫异烟胺和环丙沙星组成的四联治疗。

罗伯特在两个月内就有了显著的临床改善——体重增加了，气短缓解了，咳嗽也减少了。在接受了两个月治疗后，他的痰液就检测不出病菌了，并维持了六个月。然而，到了 1994 年 8 月，罗伯特却再次开始出现体重下降和咳嗽。虽然出现了上腹痛等不良反应，有次在他的肌肉注射部位还发生了脓肿，但他仍旧在继续接受治疗。复测结果显示，他的 MDR-TB 复发了，而且这次对卡那霉素也产生了耐药性。虽然他严格遵从了一项高要求的治疗方案，但病菌仍旧在毁坏他的肺脏。1995年 12 月，罗伯特·大卫在他姐姐家中去世。[14]

布兰卡、安德烈斯和结核病家庭

虽然最开始的症状可能很轻微，但布兰卡·佩雷斯在 1995 年 7 月开始出现发热、寒战以及咳痰的时候，她很清楚自己即将面临什么。布兰卡还有她的丈夫安德烈斯（他们当时都是 22 岁）与布兰卡的六个兄弟姊妹共同生活在她母亲的房子里。在这六个兄弟姊妹中，有两个人正在接受活动性结核病的治疗。但他们本身并不是导致佩雷斯一家被贴上"结核病家庭"（Familia Tebeceana）这一标签的原因。实际上，布兰卡是她家里第五个被诊断出这种疾病的人。在她兄弟姊妹九人中，已经有两个人死于结核病。

一切都开始于 1987 年，当时布兰卡的姐姐索尼娅被诊断出结核病。索尼娅接受过多次治疗，虽然她说自己有着"近乎虔诚"的依从性，但治疗效果还是不算理想。由于秘鲁的结核病治疗是督导下的治疗，所以索尼娅很有可能有原发性耐药性——也就是说，她最初感染的就是耐药菌株，所以她的治疗才会失败。但不管怎样，她的痰涂片多年来始终呈阳性，她住在卡拉巴约山丘上的一座小房子里，住在一起的有她的母亲、八个兄弟姊妹，以及变化不定的配偶、伴侣和孩子。

自然没过多久，家里的其他人也开始出现咳嗽。巴勃罗是家里唯一的儿子，1990 年被诊断出结核病。当时，巴勃罗虽然还只是个十几岁的孩子，但已经是家里的顶梁柱。他做着街头小贩的营生，黎明前就搭车到利马的中央集市，收集垃圾堆里的旧酸橙，然后回到卡拉巴约的集市进行销售。乘坐拥挤的公交车，单程需要花费近两个小时。巴勃罗担负着养活兄弟姊妹的责任，经常在无法下工的日子里漏掉吃药。多年来，他反反复复地接受治疗，又反反复复地退出治疗，卫生中心把他看作是典型的"问题患者"。

随着疾病逐步毁坏他的肺脏，巴勃罗的呼吸变得越来越困难，终于到了无法工作的地步。1994 年 11 月下旬，巴勃罗在多次请求后被转给了一位肺科医生。虽然他最后见到了这位专科医生，并被初步诊断为MDR-TB，但巴勃罗却再也没有机会遵从肺科医生的建议了，因为第二天，他就去世了，去世的时候仍旧在接受一线抗结核药物的治疗。

1991 年，索尼娅的丈夫劳尔也被诊断出结核病。索尼娅在接受直接督导下治疗的过程中痰涂片仍旧保持阳性，但直到 1993 年，她的疾病才被确诊为 MDR-TB；而劳尔的耐药性则是直到 1996 年年中才得到确诊。索尼娅和劳尔付出了不懈努力去购买二线药物，科丽娜·巴约纳（我们在第七章讲述过她的故事）也曾经服用过这些同样的药物。但就像科丽娜一样，他们没法稳定地购买药物，因为街头小贩的活计几乎养不活他们自己和他们的女儿。多年来，他们的痰涂片一直保持着阳性，而好几次危及生命的咯血则把索尼娅给吓坏了。

布兰卡的另一个姐姐路易莎在 1991 年也被诊断出结核病。她和她的兄弟姊妹经历了同样的治疗失败然后重新治疗的模式。她在看到巴勃罗死后就放弃了希望，拒绝了任何进一步的治疗。她经常对索尼娅说："你何必那么麻烦去买药呢？你知道我们都会死的，就像巴勃罗那样。"在巴勃罗死后一年，路易莎于 1995 年 11 月去世了。

罗莎在 1995 年的头几个月里被诊断出结核病。在接受抗结核治疗的时候她怀了孕，但流产了。罗莎在完成治疗后就一直处在无症状的状态。去年，布兰卡的母亲也接受了结核病治疗，目前症状也消失了。

由于所有这些原因，布兰卡在 1995 年 7 月开始咳嗽的时候也怀疑自己是得了结核病。但她最初并没有寻求诊断或治疗。后来，在 8 月的一个早晨，也就是在她出现症状后大约一个月的时候，布兰卡出现了一次大咯血。布兰卡的姊妹们（那时候已经可以说是结核病的专家了）把她送到了当地的卫生站，在那里查出她的痰液里有大量的结核杆菌。虽然她有已知的 MDR-TB 接触史，但布兰卡还是开始接受了单一方案（*esquema único*，西班牙语）——秘鲁国家结核病计划批准的持续六个月的四联抗结核标准治疗方案。

对于完全敏感的结核病患者来说，直接督导下四联治疗方案起效迅速，患者通常在几周内就会感觉好转。绝大多数患者通常在治疗的第一个月内痰涂片就会转阴——并且传染性可能也会消失。但是，到了 9 月中旬，布兰卡在接受了整整一个月治疗后症状却没有任何改善。她的胸片看起来更加糟糕了，痰涂片也仍旧是阳性。事实上，治疗期间布兰卡每个月都会复查一次痰涂片，每次结果都是阳性。

从头至尾，为布兰卡提供日常药物的当地卫生工作者都在担心她会不会对这些药物产生了耐药性。他们了解她的家族史；事实上，就是他们造出了"结核病家庭"这个词来描述佩雷斯一家以及其他因结核病而出现大量死亡的家庭。因为担心布兰卡感染了 MDR-TB，所以卫生工作者在 11 月的时候从她那里采集了一份痰液标本，并将其送去做细菌培养和药敏试验。

1996 年 1 月上旬，布兰卡的药敏结果最终显示，她的结核病菌株和她姐姐一样对异烟肼和利福平这两种最强效的抗结核药物具有耐药性。虽然有这些实验室结果，但卫生部门还是告诉布兰卡，她必须完成单一方案治疗，即便该方案当时仅包含两种药物——而且正是她明确具有耐药性的那两种药物，这也让每天去看她的卫生工作者感到很沮丧。布兰卡既灰心又害怕，但她还是照要求做了。结果，她的症状继续恶化。

1 月下旬，当她完成为期六个月的每日治疗方案时，布兰卡的痰液里还是能找到大量的结核杆菌。她忍受着发热和咳嗽的折磨，而且经历了危及生命的咯血；她的体重已经不到 80 磅。按照秘鲁国家结核病控制计划的要求，布兰卡接受了该计划肺科医生的评估。经过评估以后，肺科医生给她用上了国家计划批准的三联"替代"方案。另外，这名医生还给她开了两个三线药物——环丙沙星和乙硫异烟胺，跟她解释说，如果她能同时服用这两种药物，那么治疗效果会更好。布兰卡认出了这些药物的名称，当年索尼娅和劳尔也吃过这些药物。由于这些药物不属于公共卫生计划的标准治疗方案，所以布兰卡知道她必须自掏腰包。但她和安德烈斯（两个小孩子的父母）哪里能做到每个月拿出 200 美元来购买这些药物啊！这笔钱远远超出了她全家的月收入。

大家庭凑齐了钱，给布兰卡买了一周的药量。但她回忆说，这仅仅是让她感觉更糟，因为她知道，她家是不可能承受得起这种经济负担并生存下去的。布兰卡宣布她会找到其他买药的方法。她非常渴望能获得有效治疗，并且也是为了她的孩子着想，她改变了自己的名字，搬到了另一个服务区，希望能得到另一家卫生中心的收治。1996 年 2 月，她以布兰卡·罗德里格斯的化名重新开始了标准治疗——虽然实验室检查已经显示，她对她所接受的最强效的药物具有耐药性。她的症状有所改善，但在第二次治疗期间，她的痰涂片仍旧是阳性。

在结束这个疗程以后，布兰卡的症状再次出现，而且接着就恶化了。她已经没有其他进一步的治疗方案可以选择。在接下去的两个月时间里，她就一直卧床不起，体重不断下降，而且反复咯血——这是奔马病的典型表现。

就在事态已经坏到好像不可能再坏下去的时候，布兰卡的丈夫也病倒了。安德烈斯是个卖书的街头小贩，但他在家里也负责做饭，并且包揽了所有的家务。所以，一开始的时候，他以为自己越来越严重的疲劳和肌肉酸痛只是因为工作过度。然而，到了 1996 年 8 月，他开始出现咳嗽，而且不久就被诊断出患有结核病。安德烈斯觉得自己接触过好多MDR-TB，因此不愿意接受标准治疗，对于那些药物，他的妻子，还有他妻子的兄弟姊妹都表现出了耐药性。但他最后还是被拉入了官方程序里。同样，在他的大部分治疗时间里，他的痰涂片一直都是阳性。

10 月，布兰卡的 19 岁妹妹安娜也被诊断出结核病。当时，她正怀孕，还没满三个月。她是佩雷斯一家里第六个得结核病的孩子。

不过，佩雷斯家还是收到了一些好消息：10 月份的时候，布兰卡、索尼娅和劳尔一块儿开始接受一种新的治疗方案，使用的是对于他们的分离株具有敏感性的药物。这些药物是由第一章中介绍的社区组织Socios en Salud 提供的，这家组织也曾经尝试治疗过科丽娜·巴约纳。

除了药物之外，他们还会提供营养支持，同时还会指派社区卫生工作者进行日常访视。到了 11 月中旬，布兰卡的痰液检查自最初确诊以来首次转阴。劳尔和索尼娅的痰涂片也很快转阴了。

1996 年底，安德烈斯还有他的家人都相信，他罹患的是 MDR-TB，他对于自己被迫接受标准治疗这件事情感到很生气。MDR-TB 治疗方案的出现在当地"结核病社区"中造成了某种程度的紧张气氛，因为正如有些服务提供者所认识到的那样，许多接受了官方治疗但没有见效的患者也开始认识到，他们可能已经在这个过程中"排除"了其他可能有效的药物——例如，索尼娅已经对五种药物产生了耐药性，虽然最开始的时候，她只对两种药物具有耐药性。布兰卡最初也只对两种药物具有耐药性，但在她完成经验性再治疗方案后，她就已经对五种药物具有了耐药性。正如某位患者所说，还有其他患者在等待"从单一方案中解放出来"的过程中就死掉了。此外，这些药物也让安德烈斯感到恶心："如果没有效果，那我为什么要服用这些让我感到难受的药物呢？"

Socios en Salud 进行的实验室检查显示，安德烈斯确实患有 MDR-TB。1997 年 1 月，在距离完成单一方案还差几天的时候，安德烈斯开始拒绝服药。于是，他被迫签署了一份声明，承认是他自己"放弃治疗"的。仅仅出于这个原因，安德烈斯就永远不再会被作为原发性 MDR-TB 病例纳入国家统计数据。而且，就像佩雷斯家的其他成员那样，他还被错误地贴上"问题患者"的标签，他之所以会罹患 MDR-TB，是因为他自己依从性不好。

对安德烈斯感染的菌株所做的 DNA 指纹图谱分析显示，他所感染的菌株自然就是差点害死他妻子的那种菌株。后来，在 1997 年 1 月下旬，他开始接受恰当的治疗。如今，他的病情正在逐步改善。

贫穷、不平等与 MDR-TB：迷思与神话

生物医学文献是如何解释耐药性的出现的呢？迈克尔·伊斯曼在《新英格兰医学杂志》上发表了一篇颇有影响力的综述，他写道："在单药治疗、服药不规律、漏服药物、剂量不够、药物吸收不良或治疗方案中的活性药物不足的情况下，结核分枝杆菌的敏感菌株可能会在几个月内就产生多重耐药。"[15] 在这句话中，伊斯曼提出了 MDR-TB 的一系列"高危因素"。对于成千上万像罗伯特·大卫那样的人来说，其中每个因素都不可避免地是他们生活的一部分。这些人都是营养很差的成年人，发生了结核病的重新激活，却只能得到少数几种药物的治疗，而且还经常没钱买。同样，这句话也浓缩了布兰卡·佩雷斯的经历，她眼看着自己的家人被更具有耐药性的结核病所杀害，而且还有各种各样的指责压在这样的"结核病家庭"身上。

社会因素决定了生物医学结局；在这里，显然存在着某种"MDR-TB 的政治经济学"。也就是说，存在着的某些更宏观的力量使得单药治疗和服药不规律在海地、卡拉巴约或哈林区这样的地方要比 MDR-TB 尚未成为问题的富裕社区更有可能发生。如果考虑到这点的话，罗伯特·大卫和佩雷斯一家的经历又是如何证明了本章的核心论点——MDR-TB（以及一般来讲的"新型"结核病）的出现与结构性暴力密不可分的呢？

就像绝大多数 MDR-TB 患者一样，罗伯特以前接受过结核病的治疗。但他所接受的治疗方式不太恰当，只使用了两种药物，而且还都是他负担不起的药物。病情复发的时候，他并没有开始服用以前从未服用过的药物。第二个疗程的时候，他从技术上来说是"不依从的"——但是，这样一个术语在描述一位其家庭愿意卖光所有的土地来为其寻求治

疗的年轻人的经历时到底能派上多大用场呢？即便是在疗养院的时候，他也买不起药物。而且，这一问题还因为当时持续不断的政治暴力而变得更加严重。后来，罗伯特在 Clinique Bon Sanveur 接受治疗的时候，我们在医疗管理上同样犯了错误。虽然我们在 1994 年初就怀疑他患有 MDR-TB，但由于缺乏电力供应，我们没有给他做细菌培养，直到他的经验性治疗方案再次失败。甚至，到了后来，当他终于得到定制化治疗的时候，他所服用的药物可能也是完全不够的。

　　罗伯特·大卫的可悲经历清楚地表明了个体能动性和结构性暴力之间的复杂关系。在大多数结核病流行的地方，患者对于治疗方案的依从程度会显著受到他们所无法掌控的力量的限制。生物医学文献在讨论这个问题的时候表现出了它们的某种盲区。在海地最大规模开展的药敏测试的病例系列研究中，我们只读到了这样的话："海地的原发性耐药有许多可能的原因，包括无须处方即可获得异烟肼、过去将异烟肼用于咳嗽治疗以及未完成疗程率较高。"[16] 我们在任何地方都没有读到有关绝大多数海地人在获取有效生物医学治疗方面所面临的不可逾越的阻碍的讨论。我们在任何地方也都没有读到有关当时缺乏能够确保病例得到识别与治疗的高效的国家结核病计划的讨论。

　　就像科丽娜·巴约纳及其家庭那样，佩雷斯一家的悲剧同样不只是讲述了医疗管理的不善与结核病防治政策的不当（虽然这些都是事实）。卡拉巴约的案例向我们展示了，高度的社会不平等是如何导致耐药性得到增强的。在人人富有的地方，结核分枝杆菌的传播通常很快就会被阻断；而在人人贫困的地方（比如海地），因为很少有人能够获得抗结核药物，所以发生获得性耐药的几率也较小。病原体能够产生最强耐药性的地方是秘鲁城区，因为在这些地方，你虽然能够获得许多药物

（包括氟喹诺酮类这样的新型药物），但又无法保证这些药物的供给不会中断。

　　在拉丁美洲、亚洲以及南非的一些贫富交织的城市，绝大多数的二线抗结核药物都可以买到；可是，国家结核病计划既不控制也不确保这些二线药物的供应，它们只控制一线药物的供应——如果真的有控制的话。[17]这些中等收入国家的穷人往往只能间断性地获得二线药物（范围从氟喹诺酮类药物到卡那霉素），可他们又无法稳定地获得这些药物。因此，许多最初只是对异烟肼和利福平具有耐药性的患者，最终可能会出现像卡拉巴约的某些患者那样的惊人的耐药谱。

　　佩雷斯一家的病史，就像其他"结核病家族"的病史那样，同样揭示出原发性 MDR-TB 感染的重要性。安德烈斯的经历显示出原发性感染究竟是如何被误诊为获得性 MDR-TB 的——这里的"获得性"指的是由所谓的依从性差而获得的 MDR-TB。

　　与艾滋病的情况一样，关于结核病的迷思和神话对于这种疾病的组织化应对方式也产生了重要的影响。虽说 MDR-TB 是一种新出现的现象，但我们已经可以发现，关于这种疾病的一系列迷思正在形成，这些迷思强大到难以置信的程度。我们在海地、秘鲁、墨西哥、俄罗斯和美国工作的时候，发现了大量关于这种疾病的普遍看法，但以下六种迷思似乎占据了主导地位。

1. MDR-TB 无法治疗

　　药物、住院和手术的高昂费用使得许多国际卫生专家宣布，对于 MDR-TB 的治疗是"不符合成本有效性的"，或者在贫穷国家根本就是不可能实现的。在秘鲁城区工作的时候，我们与国家结核病计划合作为患者提供治疗，当时我们分析过得到我们治疗的前 50 名患者的结局。

这些患者平均对五种药物耐药，并且病程已经很长，出现了严重的肺部损伤。所有患者都接受了直接督导下的个体化治疗，使用的是对他们的分离株具有敏感性的药物。虽然不良反应是普遍的，但大多数患者甚至都可以耐受毒性更大的二线药物的高剂量长时间治疗。所有患者的痰涂片和痰培养都转阴了，只有一名患者放弃了治疗，超过 85% 的患者痰涂片和痰培养在接近长期治疗结束时仍然保持阴性。显然，我们找到了在贫穷国家治愈 MDR-TB 的办法。[18]

2. 在贫穷国家，MDR-TB 的治疗成本太高，它会转移治疗药物敏感性疾病的注意力和资源

目前有关 MDR-TB 的治疗推荐，取决于既定分离株的耐药谱以及共患病的存在情况，但它们通常都包括使用至少四种或五种药物、最好长达 24 个月或更长时间的治疗。绝大多数的权威都建议，初始治疗应该包括一种胃肠道外给药（可注射）的药物，并且强烈建议进行直接督导下治疗。其他建议（包括在负压病房中对感染患者严格进行隔离，并使用紫外线杀菌）则旨在减少 MDR-TB 的院内和社区传播。需要接触肺结核患者的医务人员建议佩戴个人适用的新型口罩。[19]

即便是拥有大量资源的地方（如墨西哥、巴西和秘鲁）显然也无法遵循这里的所有建议。很有可能对于拉丁美洲的绝大多数国家来说，紫外线和负压病房都远远不是它们的优先事项。但是，即便是在海地（该地区最贫穷的国家），为 MDR-TB 患者提供有效治疗也绝非不可能，同样可能的还有简单且廉价的可用于立即减少 MDR-TB 院内传播的措施。

是时候质疑那些自信地宣称 MDR-TB 治疗成本"太高"的声音背后的分析了。假使我们要将结核病防治工作交给成本有效性大师来进行

管理，那么不难证明，最主要的成本其实是因为我们未能诊断出 MDR-TB 并对其进行治疗而导致的。我们当然可以从纽约市的经历中吸取这个教训，但这个例子绝非真正意义上的地方性。1990 年，CDC 报告了一个病例，在这个病例中，一位 MDR-TB 患者传染给了九位亲友。这十个人的治疗费用（他们分别住在得克萨斯州、加利福尼亚州和宾夕法尼亚州）超过了一百万美元。[20]

"跨国"病例为上述论点提供了额外支持。我们自己在秘鲁的抗结核病工作就源于一个跨国病例——美国的一名救援人员因为在卡拉巴约感染了 MDR-TB 而死于波士顿（这个故事在第一章中有过讲述）。未能诊断出 MDR-TB，不仅让他付出了生命的代价，而且在美国还造成了大量的直接医疗成本和接触者追踪成本。我们相信，在这个例子中，可能还发生了院内传播，因为在医院工作人员中注意到了皮试结果转阳① 的情况。类似的故事在文献中都有详细记载。[21] 未来几年内，这些跨国病例的数量只会增加，特别是在大规模的地方流行（如苏联）得不到及时控制的情况下。"货币的全球化，"正如皮埃尔·肖莱所指出的那样，"伴随着结核病传播的全球化。"[22] 因此，我们的分析以及我们的应对方式也都必须同样具有跨国性。

无论 MDR-TB 在何处暴发，我们似乎都应该基于严格的成本有效性分析迅速采取应对措施。但同时，我们也不应该放弃其他论点，包括如下这一基本道德立场，即穷人和其他无权者——包括囚犯——都有权享有高质量的结核病治疗。值得注意的是，在过去十年里，MDR-TB 成

---

① 如果两年之内结核菌素皮试结果由阴性转为阳性，或反应强度从原来的硬结直径小于十毫米增至大于十毫米，提示新近感染过结核杆菌，或可能存在活动性病灶。

了墨西哥的重要问题；但同时，该国又声称在亿万富翁的新增人数上破了世界纪录。除非这些发展与 MDR-TB 的治疗成本太高的说法相吻合，否则我们就应该警惕基于误导性的指数（如相关国家的国内生产总值）所做出的双重或三重标准。我们大多数人在提到"三联治疗"的时候，并没有暗示显然存在的有关 MDR-TB 治疗的三重标准，即：治疗某些人群，忽视另外一些人群，并完全否认其他地区的暴发。[23]

3. 治疗药物敏感结核病是应对耐药性疾病流行的最好方法

　　人们经常在会议上（如果不是在出版物上）注意到如下观点：通过治疗药物敏感性疾病，MDR-TB 暴发有可能得到遏止。这种观点是错误的。但是，更好地治疗药物敏感性疾病确实可能会降低治疗期间获得耐药性的机会，正如维斯及其同事在得克萨斯州的发现以及弗里登及其同事目前在纽约市的发现。但在这两个地方，积极诊断并治疗 MDR-TB 病例同样是这些工作的核心。[24]

　　如果结核病计划大大提高了他们治疗药物敏感性结核病的能力，但不治疗现有的 MDR-TB 病例，结果会怎么样呢？这恰恰就是在目前好多因其结核病防治计划（这些计划在治疗药物敏感性结核患者方面取得了越来越大的成功）而受到赞誉的国家普遍存在的情况，同样也是在西伯利亚某些监狱的情况。在这种环境下，既然药物敏感性结核患者的检测和治疗得到了改善，他们涂片阳性和咳嗽的时间就会缩短，那么药物敏感性菌株的传播也就会变得越来越少。但如此一来，即使是在那些 MDR-TB 病例目前只占所有结核病病例很小一部分的地方，MDR 菌株原发感染的相对重要性也会因此而增加，因为这些患者连续数年未得到有效治疗，往往已经形成结核性空洞，[25] 并且在绝大多数情况下都会继续频繁造访从医院到当地卫生中心的医疗机构。

西班牙的经验已经向我们表明了，当我们对 MDR-TB 甩手不管时，到底会发生什么事情。西班牙号称有着欧洲最高的艾滋病新发病例数，其结核病报告病例数也很高。1994 年，马德里的结核病报告病例数是每 10 万居民 33.5 例。最近，鲁兰及其同事报告了该国首起重大 MDR-TB 院内暴发，地点是在马德里的一家传染病医院。1991 年 9 月—1995 年 5 月，在 HIV 专用病房住院的 HIV 感染者中有 47 人被诊断出 MDR-TB，在那里工作的一名感染 HIV 的员工也被诊断出 MDR-TB。除一名患者外，其他患者都已死亡，诊断出 MDR-TB 之后的平均生存时间只有 78 天。该研究的作者写道："流行病学曲线表明，在 HIV 病房的患者中存在着 MDR-TB 的传播模式，这种模式从 1991 年一直持续到 1995 年 6 月。到 1995 年上半年，HIV 病房的患者所感染的结核分枝杆菌菌株有 65% 是多重耐药菌株。"[26]MDR-TB 未得到积极诊治意味着 MDR-TB 在不到五年时间里就成了这家医院占主导地位的菌株。[27]

4. MDR-TB 的传染性低于药物敏感性结核

虽然人们常说，耐药结核菌株可能不像药物敏感菌株那样具有传染性或感染性，但现有数据并不支持这种说法。[28] 相反，耐多药肺结核似乎与药物敏感菌株一样容易传播，即便在现有的少数研究中，指示病例往往合并感染了 HIV。虽然空洞性病变在 HIV 感染者中并不常见，但我们现在知道，即便没有空洞性病变那种巨大的细菌负担量，HIV 感染者也是结核病的有效传播者。[29]

许多研究都报告了 MDR-TB 高水平（18%—50%）的医务人员感染率，同时也对医务人员的几例 MDR-TB 感染进行了报告。[30]西班牙城市地区的一家接收转诊患者的医院在暴发了 MDR-TB 之后对员工进行了筛查，结果发现，竟然已经有 80% 的医院员工感染了结核分枝杆菌。

那些结核菌素试验阴性的员工在 30 个月的研究期内转阳（感染）的比例高达 26%，转阳的相对风险与他们在 HIV 专用病房的工作时长呈现出剂量反应关系。[31]

但拉丁美洲和俄罗斯的经验却强烈表明，HIV 绝非 MDR-TB 暴发的必要因素。事实上，诊断和治疗的长期延误——或者更常见的情况是根本没有治疗——就会导致出现更多的空洞型肺结核以及更多的涂片阳性咳嗽患者。为了探究耐多药菌株在没有 HIV 的情况下发生传播的难易程度，巴西的研究人员前瞻性地对 64 名 MDR-TB 患者的 HIV 阴性密切接触者进行了跟踪随访。结果发现，四年时间里，在 218 名既往健康的接触者中，有近 8% 的人患上了结核病——每 1000 人——接触月[①]有 1.6 例。其中，大多数人患的都是耐药性结核，46% 的人与他们接触的人有着相同的耐药谱。[32] 在秘鲁，就像前面说的，对于耐药谱的研究已经表明，密切接触者有着很高的感染率；这一结论也得到了 DNA 指纹图谱分析的证实。

5. 患者不依从是导致 MDR-TB 的主要原因

我们经常听到这样的观点：患者不依从是结核病持续存在并卷土重来的主要原因——本书通篇都在反驳这一观点。类似的观点也被用来"解释"MDR-TB，正如这句摘自 1994 年的一篇文章的话所揭示的："患者不依从是结核病防治工作现存的最严重的问题，也是导致复发和耐药的主要原因。"[33] 但是，其他来自贫穷国家的专家则提供了完全不同的图景。

在拉丁美洲，就像在美国，由医生所导致的差错很常见，比如滥用

---

① 人数与接触月数乘积的总和，表示总的接触时长。

那些最为有效的抗结核药物。根据我们在拉丁美洲和苏联不同地方的经验，似乎那些依从性好的活动性 MDR-TB 患者反倒有着更高的不良结局风险——即产生新的耐药性或死亡的风险。患者不依从当然也不是北美和欧洲 MDR-TB 大暴发的核心原因，这些地方的暴发到目前为止都发生在医院内，是感染控制程序不当所致。

6. 既然贫穷是问题所在，那么在贫穷国家进行结核病防治的最好方法就是促进发展

整个西半球的 MDR-TB 疫情不可避免具有某种模式化——对穷人产生了更大的影响。正如布鲁德尼和多布金所言："重新控制结核病疫情将是艰巨的，需要我们有效解决的关键性问题：贫困、无家可归和物质滥用，这些问题对艾滋病疫情来说同样常见。"[34] 关于疫情动力学的这些合理观点已经在某些圈子里导致了错误结论，即控制结核病的最好办法就是支持"发展项目"。但即便是最善意的减贫努力，也无法治愈当今世界上数百万的活动性结核病患者，因此这种想法完全不足以解决该问题。

争论的焦点还在于到底怎样的减贫策略才算是有效的。有些大型发展项目——如佩利格雷水电站大坝——在本书以及在其他地方受到了强烈谴责，却被吹捧为有效的减贫策略。好在其他的干预对于治愈结核病来说无疑是有效的，并且这些干预属于医生和其他医疗工作者的责任。正如维斯及其同事所说："对于患者的毒瘾、酗酒、无家可归、精神疾病或漠不关心，没有简单的解决方法，但耐药和复发的问题却需要立即得到解决。"[35] 要想立即解决这些问题并不容易，但其中许多办法都是直截了当的，归根结底是要许下为所有活动性结核病患者提供有效治疗的坚定承诺。

社会科学与不恰当的因果论断

关于 MDR-TB 显然还存在着诸多不确定，虽然人们总是很有把握地提出各种不同的关于其原因和处理的说法。关于那些不同的力量（这些力量共同导致某些人群容易感染上结核，而另外一些人群又可以免于感染），社会科学家到底是如何展开讨论的呢？关于本章前面所描述的那些近期的趋势，我们到底写的是什么呢？我们又是如何讨论那些明显存在于临床和流行病学文献中的不一致的因果论断的呢？

虽然我们有大量关于结核病的社会医学文献，但社会科学家却还没有就"新型"结核病发表过什么评论。那么，就让我们来看一下社会医学或人类学领域发表的那些关于结核病的研究。这里的每项研究都是在贫穷国家开展的，每项研究都提出了某些因果论断，想要解释为什么结核病仍旧是它们所研究地区的主要死因、为什么那里的患者没能遵从医生给出的治疗方案。有的时候，这些研究会附和临床文献中的潮流，将治疗失败归因于患者的信念或行为。

韦瑟在海地南部进行的重要研究发表在《社会科学与医学》上，这项研究大部分的讨论都落脚在结核病患者及其家人的"健康信念"。这对于人类学家来说当然是合情合理的关注，尤其是对于她这样一位为我们提供了有关海地农村结核病经历的最为细致的研究的人类学家。她认为，该地区结核病控制计划的失败主要是因为"诊所对于当地文化缺乏了解，因此未能在这种文化中运作"[36]。但是，韦瑟在这里假设了某种存在于文化与结果之间的并非显然的联系。虽然韦瑟也注意到，对于当地的农村家庭来说，十周的治疗费用相当于他们半年的收入，但关于治疗方面的这种显著的经济阻碍，她的文章却没有进一步展开讨论，而只是把它列在了其他显然要更加重要的导致治疗失败的"文化"因素的后面。人们可以更加肯定地争辩说，海地结核病控制计划之所以失败，不是因为文化上不敏感，而是因为对于赤贫者缺乏责任。

在第八章所描述的 Proje Veye Sante 中，我们访谈了 100 名结核病患者，以了解他们对于自己疾病（几乎所有人都同意是结核病）的理解。绝大多数患者都相信可能是巫术导致了他们的疾病。无论是医学人类学文献，还是我们咨询过的许多海地医疗人员，都预测说，这些人最有可能放弃抗结核治疗。但我们发现，那些人虽然相信可能是巫术导致了他们的疾病，但这并不能预测他们对于化学治疗的依从性差。在海地中央高原，到底是什么因素预测了治疗依从性呢？在能够免费且便利地获得治疗的患者中，依从性和结局仅与患者能否获得补充食物及收入有着密切关系。于是，我们就得出了如下结论：文化、政治和经济因素虽然不可避免有其重要性，但并非在所有的地方都有同等的重要性。

我们在其他文献中也发现了这种人类学家的期望与治疗结局不一致的情况。例如，鲁贝尔和加罗报告了加利福尼亚州墨西哥裔移民农场工人中结核病患者的高依从率，这些患者将他们的症状归因于从支气管炎到 susto 这种"民间疾病"等不同的疾病："有趣的是，对于这些患者的访谈显示，虽然他们对于长期的治疗方案以及临床医生的大量宣教很是听从，但他们还是继续否认他们结核病的诊断。"[37]

再以南非为例。在南非，所有民族的黑人都有着比白人高得多的结核病发病率。最近的一项人类学研究识别出了几个导致科萨族结核病患者疗程未完成率比例高的原因，其中最主要的原因就是患者"根深蒂固的神秘信仰"，比如认为结核病可能是由巫术所致，因此最好的治疗办法就是求助占卜师，占卜师能够解读出到底是谁导致了疾病。作者还列出了其他几个原因，从药物的副作用到某些患者的"粗心"，但没提到南非黑人的贫穷或种族隔离及其对提供医疗服务所造成的影响。因此，也就无怪乎研究人员会如此把结论聚焦在患者的认知特征上：

> 因此，作为一名人类学家，我可能要恳请那些治疗黑人结核病患者的医务人员能够意识到，他们的患者对于疾病的看法可能有别于医务人员自己的看法，患者可能已经咨询过非西方的医生，或者他们就只是在寻找适合的时间再开始采用不同的策略来试着解决困扰他们的问题。[38]

这么想是很合理的，但人们也可以同样肯定地争辩说，导致南非黑人出现更高的发病率和病死率的原因不是他们的"神秘信仰"，而是缺乏获取资源的渠道，正如一组医生在他们的一项研究里所总结的："贫穷仍旧是导致许多疾病在南非黑人中蔓延，并导致南非黑人面临广泛的饥饿和营养不良的主要原因，而种族隔离在造成并维持这种贫穷方面所发挥的作用已经有大量记载。"[39]

即便在这里，也很有必要进行更为全面的社会分析。我们自然不会将贫穷和种族隔离搁置不管，但南非的结核病高患病率与某种"种族资本主义"有着密切的联系，而这种"种族资本主义"甚至比种族隔离本身都要更加古老。历史学家兰德尔·帕卡德曾经指出，仅仅依靠制度化的种族隔离是不足以解释这种疾病的偏态分布的。事实上，在种族隔离法颁布之前（这些法律只有几十年的历史），发病和结局的差异化模式就已经显现了：

> 仅仅讨论种族隔离、种族歧视和黑人贫穷是不够的，因为它们本身只是更为根本的与南非工业资本主义兴起有关的政治经济转变的症状。要想回答结核病为什么在南非还是一个如此

严重的问题，终究还在于理解这些转变的历史过程。[40]

后来事实证明帕卡德是正确的，因为南非的结核病如今要比非洲其他许多更穷的国家更加严重。此外，南非经济的不平等也造成了 MDR-TB 患病率的上升，正如同人们被迫迁回"家乡"可能造成了南非结核病疫情农村化要比其他地区更为严重。

在拉丁美洲（另一个以高度不平等为特征的地区）也出现了类似的情况。但是，即便是在结核病相关的社会科学文献中，社会的这些特征还是没有得到讨论。一项在洪都拉斯开展并发表在《医学人类学》上的研究在开头的部分给我们讲述了这样一个有说服力的故事：

> 有一天，在特古西加尔巴［中美洲洪都拉斯的首都］的一家重要的卫生中心，全科医生识别出了十名存在结核病症状的患者。他让他们去楼上的实验室［只需要爬一层楼］拿实验室检查的许可，但只有五个人去了，其中只有三个人第二天把痰液样品带了回来，只有一个人后来回来取了报告，其结果是阴性的，而其他两个人的结果都是阳性的，而他们谎报了住址。他们虽然患有结核病，但已经不知踪影。[41]

一支研究小组访谈了大约 500 名洪都拉斯人，希望找出这种不依从的原因。最开始，这项研究拟定了六个或许可以解释这种不依从的假设，但这些假设都没有将治疗失败与公共卫生体系的失败或整个洪都拉斯社会联系起来；没有一个假设提到贫穷或是社会不平等，尽管接受调查的人正确地将结核病与"极端贫困、肮脏以及营养不良"联系在了一起。[42]

研究人员发现，患者和公众那里充满了奇怪的"知识、态度和行为"，而且还"极度缺乏有关这种疾病的教育"。访谈患者的时候，许多患者都"在与研究人员交谈时保持着某种谨慎的距离，而且看起来还有些害怕和不信任"。（这名作者推测，他们有"孤立感……还有内疚感"。）当然，最重要的是，这些患者都缺乏依从性，"拒绝承认［结核病的］存在，想要通过自己吃药来缓解症状"。有些患者完全不听话，"冥顽不灵地拒绝医务人员的访视"。"即便患者已经无法忽视他的症状，"这名作者补充道，"他宁愿死，也不接受治疗。"[43]

尽管如此，顾问们（比如这名作者）还是希望能改善现状。他们设计了一张活动挂图，解释了"患者及其家人应该采取的措施"，并且印上了"痰杯的样式，配有吸引人的清晰插图"。但遗憾的是，"［卫生］部没有改善它的结核病计划服务，没有及时提供必要的采样杯"，也没有提供活动挂图。但一系列广播节目、海报和小册子还是起到了"消除患者对疾病的直接困惑"的作用。[44]这名作者似乎相信，洪都拉斯正在努力解决它的结核病问题，从他的描述中听上去，洪都拉斯更像是瑞典，而不是拉丁美洲最贫穷的国家之一。

即便是更加深思熟虑的研究，有更加可靠的数据，我们也可以轻易辨识出同样的循环逻辑。巴恩霍恩和阿德里安斯在印度中部的瓦尔达区工作，他们比较了52名依从性好的结核病患者和50名依从性差的患者，以明确导致患者不服药的因素。他们发现，抗结核化学治疗依从性的最强预测因素是"三个社会经济变量——家庭人均月收入、家庭住房类型和家庭月收入"。"值得注意的是，"作者们补充道，"紧接着这三个最强因素排下来的是另外三个社会经济变量——居住地、使用的燃料和教育。"[45]

在这项研究中，有关结核病病因的信念与治疗依从性之间没有很强的相关性。虽然人们觉得好多"健康信念"是依从性的强预测因素，但这些"信念"听起来似乎更像是间接的社会经济指标："依从性好的人同时也倾向于清洁他们的身体、吃好的食物、去初级保健中心看病，而依从性差的人则倾向于孤立自己，并祈求上帝治好他的病。"同样，其他归为"家庭态度"的因素还包括：有人做饭和"定期吃早餐"。[46]

　　实际上，研究人员发现，依从性所有的强预测因素根本上都是经济因素，而不是认知因素或文化因素。然而，他们的结论却似乎南辕北辙："对［不依从的］决定因素的关注或许可以通过提供教育干预方面的指导来改善结核病患者的照护。"虽然巴恩霍恩和阿德里安斯坚持认为，治疗的社会经济阻碍是确实存在的，并且是根本性的，但在大部分的讨论中，这些阻碍都成了次要的："在消除某种治疗方案的阻碍之前，患者必须建立与其相符合的健康信念与社会规范。"当研究人员呼吁要"解放"患者的时候，他们并不是说要将患者从结构性暴力中解放出来，这种结构性暴力制造并维持了世界范围内蔓延在穷人中的结核病疫情——显著且仍旧在不断升级的结核病疫情。相反，他们提出："未来针对广大公众的健康教育项目应着眼于将公众从错误的想法和负担中解放出来。"[47]

　　在另一篇发表在《社会科学与医学》上的论文中，一位杰出的人类学家报告说，在菲律宾的某座城市，儿童的呼吸道症状通常会被归因于 piang——一种最好由传统疗愈者进行治疗的民间疾病："这种不专业的诊断导致结核病儿童的病情在他们被带到医生那里去之前被长时间延误了。"[48]如果情况真的是这样，那么，除了改变文化之外，改变患者的依从性就别无他法了。但是，在附近地区工作的瓦莱萨和麦克杜格尔仅仅通过让抗结核药物变得易于获得且易于服用，就使患者依从性提高了一倍。[49]

　　在东非（另一个以极端贫困、医疗基础设施薄弱及结核病高发为特征的地区），"将结核病症状归因于巫术或其他民间疾病这种做法，与寻求专业治疗方面的延误以及治疗开始后未完成疗程率高有着相关性"[50]。类似的说法也经常出现在海地，但在那里，除了绝大多数接受调查的医生会这么想以外，我们并没有发现巫术和结核病结局之间存在相关性——尽管依从性好的患者经常将他们的结核病归因于巫术。

　　这种种的不一致又将我们带回到了知识社会学那里。人们究竟期待医学人类学家说些什么并做些什么呢？对于许多医生和公共卫生专家来说，他们对于人类学家的期待就是要我们"做些文化方面的工作"。人们期待着我们引出那些会限制可能有价值的疾病防治工作的地方信仰和习俗，我们应当揭示出到底是什么原因导致当地人这么做。这种角色在艾滋病研究中经常出现的"知识、态度、信念和行为"调查中得到了具体体现。这些调查的目的不在于揭露日常生活中那种杂乱无章的偶然性，也不在于揭露有时可能会导致认知因素与结局失去相关性的宏观力量；资助方也不想要寻求这些通常会被视作无用或者比无用更为糟糕的信息，他们想要寻求的是能够提炼出文化知识之内核的"快速民族志评估"。而且，很多时候，我们也乐于扮演这种束手束脚的角色，即便这意味着我们要对于那些最终决定结核病结局的力量和结构缄口不言。

　　当然，基于如此少量的论文进行归纳概括是不太合适的。但是，即便对有关抗结核治疗依从性的社会医学文献进行更为彻底的评价，也无法推翻由这里所引用的文章而得出的印象。这些研究往往是在以结核病高发和极端贫困为特征的地区——或者引用这些研究中所说的就是"文化"——中进行的，这些特征先验地对有关患者文化会影响治疗失败的结论构成了质疑。这些患者的公分母是结核病和贫穷，而不是他们的文化。除此之外，他们还经常共用着极其糟糕的结核病服务，正如在印度农村工作的弗里莫特-默勒所描述的那样：

> 只有当收集到足够数量的患者从而能够证明从很远的地方
> 派来发药小组是合理的时候，治疗才会开始。一开始，从发现
> 痰液检查阳性到开始治疗有两个月的时间间隔。47 名患者在治
> 疗开始前就死掉了，14 名患者离开了镇子，20 名患者从一开
> 始就拒绝治疗，26 名患者在发了一两次药以后就停止了治疗，
> 还有两名患者更情愿吃自己的药。[51]

太过于坚持文化或性格因素对于治疗失败的因果作用，有可能会导致文化（或心理）差异与结构性暴力被混为一谈，从而做出不恰当的因果论断，这种不恰当的因果论断明显存在于我们所描述的研究中。理论上讲，我们在将任何的治疗失败归因于患者之前，必须首先确保所有这些患者能够充分且容易地获得这些治疗。然而，在这些研究实施的地方，没有哪个地方做到了充分的治疗易及性。这些地方迫切需要的，不是提高患者质量的措施，而是提高照护质量的措施。[52] 全世界，最没有可能遵从治疗的是那些最没有能力遵从治疗的人。

在我批评过的每一项社会医学研究中，研究人员善意地想要将患者视角整合进去的努力总是因为夸大了患者的能动性而悖论地将责任都推给了那些穷病人。如此一来，他们也就迎和了许多医生及其他服务提供者的普遍看法。他们的解释往往侧重于地方行动者——尤其是患者——及地方因素。奇怪的是，其中许多研究都相信，教育干预对于特定人群的结核病患病率能够产生显著的影响。但据我所知，没有任何证据能够说明这一点。历史回顾（如麦克基翁所做的回顾）表明，至少在英格兰和威尔士，结核病死亡率的差异与患者——以及疗愈者——对于这种疾

病的理解完全无关。[53]

社会医学研究表明，患者和疗愈者不仅在结核病的病因方面存在可预期的分歧，而且在治疗失败的原因方面也存在很大的分歧。[54]科兰多报告说，当他们询问墨西哥地区的卫生官员"您将您管辖区域内的结核病控制问题归因于什么？"时，那些接受调查的人"以压倒性的多数将责任归咎于他们患者的问题：'贫穷'、'缺乏教育'、'动机不足'、'迷信'以及'未能理解遵从治疗建议的重要性'"[55]。

在旧金山的一家胸科诊所，我们也看到了类似的模式。1960 年代，这家诊所多达 34% 的患者未能按时就诊。医务人员和患者对于该问题的看法再次表现出了很大的差异。医生和护士倾向于关注患者的问题——"患者群体的社会及文化特征"，而患者则列出了许多结构性的阻碍，从门诊的时间地点不方便，到"哪怕存在情有可原的状况也要严格按照登记顺序来接诊病人"，再到未能将患者家庭作为整体来进行治疗，而是在不同的日子由不同的医生分别接诊成人和孩子。[56]通过将门诊改到更方便的时间和地点，从而解决这些结构性问题，再加上"专业人员态度的改善"，五年后，该诊所门诊爽约的比例从 34% 降到了 6%。[57]而患者群体的社会和文化特征则没有发生改变。

人类学家及其他社会科学家长期都在抱怨说，他们的观点没有被纳入结核病防治工作之中。虽然医生和他们的生物医学同事确实经常会忽视那些在不断变化的结核病流行病学中起作用的社会力量，但对于生物医学文献所做的评论表明，他们已经越来越愿意将社会因素纳入他们对结核病防治工作的失败原因的解释之中。事实上，CDC 以及学术界的专家如今都可能会谈论到社会及经济决定因素。然而，医学人类学家却往往不太愿意考虑那些基本的生物医学见解，包括如下这个见解：对于他们穷困的报道人来说，未经治疗的结核病可能会造成超过 80% 的病死率；对于药物敏感性结核病来说，至少 95% 的患者经过适当的治疗可以被治愈。但即便如此，在未来的几年时间里，药物敏感性结核还是会杀死成千上万的人，而且是慢慢地将他们杀死，这就使得其中许多人成了滋生耐药菌株的温床。这就是 20 世纪后期结核病令人发指的地方，但并不是因为人们没有将文化概念纳入疾病防治工作之中。

这些主张植根于这样一种充满希望的信念：社会科学很有可能掌握了某些能够阻止这些新型流行病蔓延的关键。但如果我们不想成为学术界的"卡珊德拉"，那我们最好认识到持续性结核病的那些主要存在于结构性层面的原因，并思考我们为什么没能在过去的疾病防治工作中产生很多的影响。换句话说，我们只有不落入过去的陷阱，才更有可能完成摆在我们面前的研究任务。当我反思自己的领域时（每门社会医学科学都欢迎做一下类似的反思），我的脑海中很快就冒出五个这样的陷阱，总结在后文里。

将结构性暴力与文化差异混为一谈

每门社会医学科学（医学人类学、医学社会学、卫生经济学等）都喜欢立桩标出自己的领地。于是，这些领域的代表就会声称，他们的学科焦点对于解释所要分析的现象（无论这种现象到底是什么）至关重要。在医学人类学中，"文化"经常被视为决定性的变量。由于文化只是潜在的几个决定性因素之一，所以那些引用认知主义"文化"观念来解释穷人疾病的人类学家及其他研究人员就成了合理的批判对象：

> 医学人类学家和社会学家倾向于将文化成分提升到能够解释一切的地位。这里的重点是文化决定论。即便社会关系

> 得到的不只是反思性的认可，医学社会科学家也通常只是将
> 社会关系局限于小型的"初级"群体，如家庭和微型单元的
> 一小部分……很少或根本没有人会尝试包含更大的社会整体
> 结构。[58]

这种文化认知主义取向的一个副作用就是会将结构性暴力和文化差异混为一谈。相关趋势在医学心理学中已经很明显，在那里，性格特质——这门学科的领地——被用来解释艾滋病、酗酒和毒品成瘾等疾病的风险。

对于贫穷及不平等的作用的忽视

许多人类学家都认为，他们学科的领地就是"文化方面的工作"。同时，他们也倾向于淡化有效治疗的经济阻碍。长期以来，贫穷就是感染结核病及死于结核病的主要危险因素；早在 MDR 菌株出现之前，情况就是如此。拜伦和济慈等人死于肺结核的时候，情况就已经如此，即便在当时，"白色瘟疫"绝大多数的罹难者就已经是穷人。撇开地方流行病的巨大转变不谈，至少全球性的分析并未表明，结核病作为死因的重要性有了明显下降。事实上，只有在一种值得关注的条件下，结核病才能说是新发疾病。[59]

不平等的社会再生产与结核病的持续存在之间的关系几乎没有得到过任何检视。据我所知，还没有什么研究是探讨陡峭的不平等梯度到底是通过什么可能的机制加剧抗结核药物耐药性的。我们之所以没能看到 MDR-TB 感染风险的政治经济学以及医疗质量不足风险的政治经济学，可能是因为我们希望将自己对于文化如何塑造个人经验的（完全合理的）研究与（不准确的）因果论断联系在一起。

对于患者能动性的夸大

在整合患者视角方面所做出的值得称赞的努力，有时可能会遮蔽绝大多数（但不是全部）结核病患者所感受到的能动性方面的真实限制。临床医生做出了不恰当论断。《胸科学》一篇有影响力的评论宣称，患者不依从是"美国结核病防治工作目前存在的最严重问题"[60]。关于人的能动性的假设构成了绝大多数有关治疗失败与不依从的讨论的基础。在世界各地的结核病诊所，与患者相关的因素都排在医疗服务提供者对于治疗失败的各种解释的首位。这些解释就像苏马托霍礼貌且敏锐地指出的那样，虽然体现了医疗服务提供者的"观察和经验，但是把患者无法掌控的环境、结构和运营性因素都给剔除了"[61]。

要求改变"生活方式和行为"的呼声往往针对的是那些能动性受到最大限制的人。对于能动性的夸大同样也发生在更早的年代，正如历史学家芭芭拉·罗森克兰茨在研究 20 世纪初复杂的治疗方案时所观察到的："当患者的贫穷使他们无法遵循相关建议时，由细菌学研究所决定的以疾病为主导的卫生方案就相当于形同虚设。"[62]

对于患者能动性的夸大在生物医学文献中尤为明显，部分原因在于医学有点突兀，向来就是更多关注患者个体，这不可避免地会导致"去社会化"。强烈的行为主义倾向毁掉了许多有关结核病的心理学文献。人们对现代流行病学也已经提出了类似的批评。[63]但要知道，恰恰是社会科学强调了脉络化的重要性，因此我们没能用更有力的脉络化观点来补充临床医生的观点就显得更加值得关注了。

事实就是，只有在人群已经遭受到一系列的外部攻击（传染病只是其中之一）之后，人们才会提起患者"能动性"的论调。对于这一事实，又有谁会比社会科学家更懂得其中所包含的可悲的讽刺呢？除了面对感染结核病的风险之外，穷人别无选择；因此，对于那些充满了结构性暴力的环境来说，结核病只不过是其中的一个因素罢了。正如我们所见，对于大多数人群来说，感染、患病以及缺乏护理机会的可能性大小是由一系列系统性力量所决定的。例如，在南非，这些力量就包括贫穷和种族主义；而在其他地方，性别不平等则与贫困共同造成了结核病在贫困妇女中更高的发病率。[64] 在美国，增高的经济不平等指数似乎使得疫情在城市破败的贫民区的扩散变得更加容易，而在此之前，这些地区已经被艾滋病、静脉注射吸毒、无家可归以及种族主义蹂躏得满目疮痍。此外，公然的政治暴力和战争——它们本身往往就反映了长期持续的结构性暴力——与更高的结核病发病率有着众所周知的相关性。

有关"民间疗愈"的浪漫化想象

在医学人类学领域的评论中，有一种主旋律就是将民间疗愈描绘成某种比生物医学疗法更高级更好的东西，这或许是因为民间疗愈深深地植根于地方性文化也未可知。虽然这个领域的有些人已经质疑过这种想法，但后来这个议题已经获得了远远超出人类学范畴的重要性。[65] 然而，到目前为止，针对活动性肺结核或肺外结核的非生物医学治疗方法都被证明是极其无效的，它们对病死率不会产生任何影响。

如果民间疗愈真的如此有效，那么世界上的富人必定已经把它垄断了。对于那些特权者来说，他们尝试民间疗愈及其他非生物医学的治疗方式，只是把它们作为辅助疗法，往往是用在那些对生物医学干预来说是难治愈的慢性疾病上。（顺带说一句，我自己曾经治疗过数十名海地民间疗愈者的结核病、疟疾和伤寒。）我们所生活的这个世界越来越彼此交织。罗伯特·大卫使用草药来治疗结核病，这件事所象征的不是他的文化完整性，而是这个世界上的资源不公平分配。

持续存在的学科孤立

我们医学人类学家就像其他分支学科从业者那样，通常对于自己领域晦涩难懂的争论很是熟稔，却往往不愿意学习传染病学或流行病学的基础知识，即便这些知识与我们所选择的干预领域很相关。当我们要研究的是某种疾病的大流行，而且这种大流行既与生物力量显著相关又与社会力量显著相关时（据我所知，所有的大流行都是这样），这种带有宗派性质的研究方法就可能让我们付出很高的代价。

例如，在艾滋病大流行中，为什么人类学家就普遍受到了忽视？这或许是因为我们过于频繁而且过于大声地做出了不恰当的因果论断：大流行的最初几年，我们在许多专业会议上反复重申，人类学在"文化习俗"方面有着"特殊的知识"，——当时，"文化习俗"被认为与我们所工作的某些地区的艾滋病高发病率有着关联性。[66] 例如，谈到海地，我们总是会谈论很多关于巫毒教作用的内容。即便在"带有异国色彩"的文化习俗被证明与 HIV 传播无关之后很久，这些转移注意力的话题还是继续占据着我们专业会议的突出位置。但与此同时，重要的多学科研究却总是停滞不前，或只是建立在粗糙的社会理论基础之上。

未来对于 MDR-TB 的研究

对于那些在 20 世纪早些时候就已经预测到如果没有社会行动就无法根除社会疾病的人来说，MDR-TB 的出现就是让人心碎的证明。但这种先见之明绝不是什么值得庆祝的事情。MDR-TB 的出现无论在生物学意义上还是在社会意义上都有着复杂性。要想阻止它的传播，我们就必须对其加以治疗和预防，而这离不开我们对于那些会促进或阻碍其传播的力量的理解。更准确地说，人类学（以及其他社会科学）到底该如何为控制 MDR-TB 这一新祸害作贡献？

　　我想到了几个研究任务。首先，还有谁比社会科学家更有资格去辨识社会力量（从种族主义到政治暴力）借以促进或阻止结核病的传播或复发的机制？既然人们已经提出了几个相当明显的机制，那我们就有责任为这些不同的因素构建出一个层次体系，并了解这些因素在不同的地方是如何获得了差别化的权重。新的研究技术（如 DNA 指纹图谱技术）有望为传播动力学提供新的洞见，但也会带来新的社会困境，需要我们寻求创新性的应对方式。[67]

　　其次，民族志研究对于明确 MDR-TB 患者在获得可能的最佳治疗方面的阻碍并且对其进行排序将非常重要。无论患者对于病因的信念是怎样的，可能的最佳治疗似乎都应该包括至少 18 个月乃至更长时间的多药联合治疗，辅以足够的营养。以患者为中心的方法虽然重要，但并不足够："研究人员所面临的挑战是，他们首先要认识到，患者的依从性会受到一系列复杂因素的影响，其中许多因素都超出了患者的掌控范围；其次还要开始着手识别并描述这些因素。"[68]

　　第三，社会科学家必须更多地参与多学科研究和试验。我们可以为那些想要设计项目以提高最佳治疗可及性的人提供很多帮助。在拉丁美洲及俄罗斯的许多迫切需要得到有效治疗的地方，我们必须对那些声称 MDR-TB 治疗不符合成本有效性的自信主张加以批判性检视。针对社区 MDR-TB 治疗工作所做的结果研究，必须与有关这种疾病的传播动力学的创新性研究联系起来。这种探索性的工作能够将民族志研究与传统流行病学及分子流行病学联系起来。

　　第四，针对那些根深蒂固的医疗不平等，揭露并谴责其维持机制的研究可能有助于纠正这些不平等。如此一来，我们无疑也将揭露这一新出现的"社会疾病"疫情背后真正的共同因素。

　　相比我们经常听到的那些针对社会科学研究的呼吁，上面的这些建议带有更为粗糙的功利主义。但很明显的是，无论我们是社区卫生工作者、民间疗愈者，还是医生、实验室科学家，我们都应该迅速行动起来，与那些捍卫贫病者利益的人（无论他们的职业是什么）并肩而战。当然，其中有些措施可能只是权宜之计，但这些措施对于结核病患者来说却非常重要。"记住这一点很有用，"罗森克兰茨评论道，"'社会疾病'通常影响的是社会边缘群体，这些群体急切期待着根本性的洞见与社会性的变革能够向弱势地位与疾病之间牢固确立的相关性发出挑战。"[69]

第十章

瘟疫不断：社会不平等的生物学表现

你难道不知道有众多的同胞缺少你过多占有的生活资料而死亡和痛苦吗？你难道不知道占有超过个人生活所需的公共生活资料，需要经过全人类的确认和一致同意吗？①

让-雅克·卢梭，1755 年

我们不必精通外交事务即可做出判断：对于世界上的工业化国家来说，相比于向第三世界国家出口武器，消除天花能给他们带来多大的安全？然而，用于后者的经费十年只有三亿美元，用于前者的单在 1983 年这一年就达到了 280 亿美元。或许，花费几百万美元来改善中美洲儿童的健康，要比花费数十亿美元来武装他们的父母——往往还有这些儿童，更能够为该地区带来安全。

霍华德·希亚特，1987 年

两个世界，两个希望？

假设你是一名负责照顾 HIV 感染者的医生。你的患者或许是当今世界上超过三千万 HIV 感染者的一个典型代表。[1] 也就是说，你的患者

---

① 译文引自［法］让-雅克·卢梭著：《论人类不平等的起源》，吕卓译，第 64 页。

很年轻——平均年龄不到 30 岁——并且怀揣着绝大多数年轻人都有的希望和梦想。你的一半患者是女性，其中绝大多数人都有孩子要抚养。而且，你的绝大多数患者都生活在贫困之中。

这当然也描述了我自己的患者的特征。他们有些人住在美国的城市，其他人则住在海地的农村。一方面，这两组患者几乎没有任何共同点可言：他们的语言不同，文化亦不同；他们以不同的方式感染上HIV；他们国家的医疗卫生系统迥异，药物和诊断能力的相对可获得性也差异巨大。但另一方面，随着时间的推移，他们的共同点——也就是贫穷和 HIV——却变得越来越具有决定性意义。

没有什么能比 1996 年 7 月在加拿大温哥华举行的第十一届世界艾滋病大会更能清楚地说明这一点。这次会议的主题是"同一个世界，同一个希望"。正如许多人所指出的那样，这次会议的气氛与此前任何一次都不太相同。"与前十届艾滋病大会几乎消散不去的悲观情绪相比，"《波士顿环球报》指出，"这次会议突然出现了某种渐欲迷人眼的乐观情绪——即相信科学终将战胜 HIV。"[2] 医疗媒体也表达了相同的看法。"世界艾滋病大会上的乐观情绪"——这是《传染病新闻》头条新闻的大标题。在同行评审期刊上，也出现了同样令人鼓舞的报道。[3]《新闻周刊》在 1996 年 12 月 2 日的期刊封面上甚至迈出了更大的步子，径直提出了"艾滋病的终结？"这样的问题。

这种乐观情绪要追溯到"革命性"新型抗病毒药物的问世。1996年，美国食品药品监督管理局以前所未有的速度批准上市了三种蛋白酶抑制剂，还有其他几种药物也已经处在研发阶段。[4] 联合疗法的奇迹——特别是包含逆转录酶和蛋白酶抑制剂的三联鸡尾酒疗法——在温哥华的会议上大受赞誉，而且好似抓住了医疗服务提供者、制药公司，特别还有患者的想象力。《华尔街日报》的编辑大卫·桑福德动情地讲述了自已在接受联合疗法后起死回生的故事，他写道："对于艾滋病患者来说，在 1996 年这一年，一切都变了，而且变得好快。"[5]《新闻周刊》则写道，在有些 HIV 感染者身上能够看到某种"拉撒路效应"①："出现了更多的药物、更多的选择、更多的时间，还有更多的希望。这是生命的轮回：你要做的就是活下去，直到下一种药物出现，再下一种药物出现，再下下一种药物出现。"[6]

同一时期，病毒载量检测技术作为首个便捷的病毒活动指数也被研发了出来并得到了审批，而这种技术的出现似乎只是巩固了人们有关这些新药的特别想法。对于病毒载量高的患者来说，使用联合疗法通常会使得可检测到的 HIV 载量出现明显下降。[7]当受人尊敬的研究者谈到那些已经检测不出病毒载量的患者时，人们的热情上升到了顶点。研究者们宣布，他们会努力搜寻病毒可能藏匿的"避难所"，这就进一步点燃了人们对根治性疗法或"消融治疗"的希望。[8]这些希望在欧美各地的大众媒体、诊所以及艾滋病服务机构中都得到了呼应和放大。

上面说的是好消息，坏消息则与金钱有关。而且，这个坏消息甚至戳穿了"同一个世界，同一个希望"的幻想。倘若将实验室检测和医务人员费用都加到账单里，那么联合疗法的费用可能要超过每年 20000 美元。这个数字本身可能没有多大意义，但如果缺乏能够按需提供这些疗法的策略，那这个数字就会具有很大很大的意义，而这正是我那些海地和美国的绝大多数患者所面临的境况，也是如今绝大多数 HIV 感染者所面临的境况。

假设你允许自己在温哥华享受一小会儿的兴奋与希望。这是天大的

---

① 拉撒路是圣经人物，被耶稣从坟墓中唤醒复活。

消息，可不是吗？毕竟，现代医学的哪位从业者会是发自内心的勒德分子呢？过去几十年的进步通常都是来自实验室，源于成年累月的基础研究，而非偶然发现。十年的辛勤劳动换来了蛋白酶抑制剂和其他抗病毒药物的发明。新的病毒载量检测技术则是上一代检测技术的自然延续。这些发现还有它们所依据的研究有着重大的意义。

虽然现代医学的力量给我们留下了深刻的印象，但这些进步未能得到公平的分配却令我们感到万分沮丧。[9]对我来说，要想戳穿"同一个世界，同一个希望"的幻想，最快的方法之一就是回到海地——在海地，不受控制的 HIV 仍旧在持续蔓延。而在美国的某些地方，情况则和海地一模一样。正如发展中国家的绝大多数城市，在美国的许多城市，艾滋病已经成为年轻人的首要死因。沿着社会断层线进行传播的HIV 继续在这个世界上的贫穷和边缘人群中牢固确立自己的位置，并在亚洲、非洲和拉丁美洲的部分地区实现了大范围的蔓延。有些学者很是严肃地做出如下估计：到 2000 年，HIV 感染者将达到 4000 万至一亿。[10]

究竟是什么原因导致我们未能阻止 HIV 的传播？究竟是什么力量促进了它的传播？正如我在这本书里所论证的那样，社会不平等是决定HIV 分布的核心因素。在美国，正如在其他地方，这种疾病正在穷人及其他边缘人群中扎下根来；从前受到限制的"高危人群"在某些地方已经变得不太重要。相比男性艾滋病，女性艾滋病的发病率正在以更快的速度上升：1985—1994 年，女性艾滋病的病例数增加了三倍。[11]在女性艾滋病病例中，77% 是黑人和西班牙裔女性，她们中的大部分人都陷于贫困。结构性暴力——性别不平等、种族主义和贫穷——是导致这些趋势的核心因素。

不仅仅是 HIV 的分布存在显著差异，艾滋病患者的结局也存在极大的不平等。在美国，诊断出艾滋病后的生存时间有着很大的差异，女性和有色人种的预期寿命要比白人男性短。[12]1994 年，美国黑人男性的艾滋病病死率几乎是白人男性的四倍，黑人女性的艾滋病死亡率则是白人女性的九倍。[13] 究竟是什么因素造成了这种差异？有些人提出了生物学上的易感性差异，并指出病毒类型的差异以及男性和女性在生物学构成上的差异可能是造成不良结局的原因。[14] 其他传统观点认为，文化和心理因素是造成生存时间差异的重要因素。

我和一些同事最近花了一年时间来回看这些结局数据，结果发现，类似的假设并不少见，少见的是能够证实这些假设的研究证据。事实上，质量最高的实证研究恰恰得出了相反的结论：无论有着怎样的文化和心理因素，治疗结局不良的患者往往生活在贫困之中，总体而言以少数族裔和女性为主，而他们之所以会出现不良结局，是因为他们在获得有效治疗方面面临着重重阻碍。[15] 杰森、克鲁利和摩尔的工作为这一假设提供了强有力的证据支撑。他们在一个内城艾滋病患者队列中发现，在去除这些阻碍因素之后，黑人和白人以及男性和女性的生存时间差异就被抹平了。于是，他们得出了如下结论："医疗服务可及性是比性别、种族和收入水平更为重要的生存预测指标。"[16] 换言之，只要确保有效医疗干预公平可及，就可以抹平社会不平等的生物学表现。这是个了不起的论断，假若属实，对于医生及其他服务提供者来说，的确是个令人振奋的消息。

是个令人振奋的消息，没错，但同时也是个挑战：杰森及其同事对于结局不平等的成功抹平，对于如今所有容许可及性的不平等不断加深的人来说，毫无疑问是某种谴责。倘使"同一个世界，同一个希望"这句口号恰如其分，那么有效的新型疗法的出现应该标志着缩小结局差距的新机会的到来才是。这种结局方面的差距在 HIV 及艾滋病文献中已经得到了大量的记载。可是,唉呀,你完全不需要去海地工作,就可以了解到这一问题的严重性。不要说联合疗法的价格,只要想想结核病的实例就够了。在发明了几乎百分之百有效的联合疗法之后,虽然已经过去了 50 年,结核病却仍旧是这个世界上导致可预防死亡的最主要的传染病。[17] 如果世界卫生组织的统计是正确的,那么 1996 年死于结核病的人数大约有 300 万,超过了死于 HIV 感染并发症的人数,也超过了 1900 年以来任何一年死于结核病的人数。[18] 如果我们连为年轻人提供有效且廉价的药物都做得如此糟糕,那么我们又有什么机会能够提供那些效果更差而价格又高出好几百倍的药物呢?

艾滋病似乎已经在追随结核病的足迹。在艾滋病的病例里,有效疗法的不公平分配同样可能会加深富人和穷人之间的鸿沟,正如保罗·怀斯所说:"无论新的干预措施具有怎样的预防或治疗特性,如果我们允许这些新的干预措施——尤其是那些效力较强的措施——在可及性方面的差异持续存在,那它们就可能会扩大人们在治疗结局方面的差距。"[19] 这是医学进步的阴暗面:治疗方法越好,对于那些没有得到治疗的人来说就越不公平。在我写作本书的时候,美国大约有十万公民正在接受蛋白酶抑制剂治疗;但也许感染者的人数要达到 100 万。欧洲的情况则更糟糕。[20]

绝大多数可能会从新药中受益的人都生活在发展中国家,可他们几乎没人正在接受——甚至只是准备接受——新药治疗。人们告诉我们,蛋白酶抑制剂对于贫穷国家的居民来说不是"恰当技术"。基于这种观点,抗病毒治疗对于那些很不幸既是非洲人又是 HIV 感染者的人来说简直就是"黄粱一梦"。至少在庞大的国际卫生官僚机构以外,"人人享有医疗保健”的运动似乎已经燃油耗尽。在日内瓦^①、巴黎^②和贝塞斯达^③，很少有人真的会把下面这个事实当回事儿，那就是：非洲才是最能从这些药物中受益的大陆。再次想问：全球公共卫生的“魏尔肖”们究竟在哪里？

“得检点下你的行为”

从卫生官僚机构内部看到的景象当然不同。在这里，人们会听到大量有关为什么实现联合疗法全民可及是“不现实”或“不切实际”的原因。人们不必前往非洲就可以听到这些原因。由于未能提供治疗在许多人看来是某种医疗不公正的行为，所以为可及性方面的不公平进行辩护所要提供的“理由”可能就会包装上非常繁复的外衣。在不公平昭然若揭的地方，情况更是如此。通常，在贫病交加的地方，未能提供治疗（failure to treat）会被说成“治疗失败”（treatment failure）。通过这种方式，结局不良的责任就可以被更容易地推给那些未得到治疗的人，由他们而不是由生产、销售或开具药物的人来承担这些责任。

以纽约为例。纽约可能是这个世界上最富裕的城市，但同时生活在这里的人也可能是这个世界上受到艾滋病影响最深重的人群之一。纽约是一座以经济不平等为标志的城市，经济不平等在促进 HIV 传播的同时，似乎也削弱了治疗艾滋病的能力。1996 年，《华尔街日报》以“珍贵药丸”（"Precious Pills"）为大标题，刊登了一篇有关蛋白酶抑制剂及纽约穷人

---

① 世界卫生组织所在地。
② 联合国教科文组织所在地。
③ 美国国立卫生研究院所在地。

的头版文章。这篇文章的副标题是"得检点下你的行为"。编辑引用了一名艾滋病外展工作者的话说："很多人都说，他们听说这种新药不太一样，更加强大，听说这种药不像 AZT。但我告诉他们，'如果你想要得到这种药，就首先得检点下你的行为。'"[21]

这篇深思熟虑的报道包含了与某些最可能（至少在理论上最可能）从联合治疗中受益者的对话。许多人都在获得新药方面遇到了巨大困难。这篇文章讲述了一名女性为了购买毒品而卖掉自己的珍贵药丸的故事，从而呼应了穷人缺乏治疗依从性的流言。文章指出，这种行为不仅对于患者来说存在风险："研究人员担心，如果因为失去保险、吸食毒品或犯罪或单纯只是因为健忘而暂停服药，哪怕只是几天工夫，也可能会产生危险的新耐药菌株。"[22] 因此，有关穷人依从性的质疑也就升级为公共卫生层面的担忧，人们认为把药物"浪费"在穷人身上可能只会加剧疾病的影响力。

我们已经听到了坊间传闻，说是纽约市的医生正在基于对患者依从性的评估来决定是否用药。"这种事情肯定在发生，"曼哈顿下城一家艾滋病服务机构的规划主管如是说道，"社会工作者、个案管理员还有其他这类人员都感到万分沮丧，因为他们知道，有些医生不会给吸毒者开药。"不予治疗的理由是为了保护公众："医生坚持认为，缺乏用药依从性不仅会给患者个体带来灾难性的影响，还会借由耐多药病毒的传播造成潜在的公共卫生风险。"[23]

大众媒体经常会谈到耐多药菌株的魔影，而且这也被广泛用作只针对可信赖者提供联合疗法的理由。这种想法一面看似非常明智，可另一面，我又该如何解释给格洛丽亚听？ 39 岁的格洛丽亚一只眼睛已没有视力，是因视网膜的病毒机会性感染并发症所致。格洛丽亚从来都不是什么瘾君子，但她曾经爱上过一个男人，并与他生了两个孩子，这两个孩子都没有感染 HIV。她说，她希望看到自己至少有一个孩子能高中毕业。她没有保险，也没有被允许参与一项有关蛋白酶抑制剂的研究，因为她曾经未能坚持完成一项 AZT 试验。（她报告说，这种药物让她头疼，而且因此出现贫血。）每当人们要考虑给她使用联合疗法时，她过去这段"不依从"的历史总是会被拎出来讨论，并产生某种影响。

对于患者的不依从给予如此强烈的关注，显然存在许多问题。那些认为所有 HIV 感染者都缺乏自律能力以远离不健康行为（感染的事实在这里变成了性格上的某种缺陷）的人如今指出，这些人不适合接受联合疗法。毕竟，如果人们连自己的行为都无法管好，那他们肯定也无法接受联合疗法，因为后者需要执行相当严格的治疗计划。《新闻周刊》最近引用了艾滋病专家道格·迪特里希博士的话，他曾经为蓝十字蓝盾协会 ① 制订艾滋病治疗报销指南。"如果你给那些依从性差的人使用蛋白酶抑制剂，"迪特里希博士声称，"那就真的是浪费，相当于是把这些药物扔进马桶里给冲掉。"[24]

传统想法亦是如此。每当药物需要实行定额分配，"明珠暗投"的说法就总是成为评论文章的主要内容。我们读到有文章说，这些人"活在当下"，因此无法采取预防措施以预防不良事件的发生。我们读到有文章说，这些人是"捉摸不透的缺乏依从性的人"，他们培养出耐药菌株，害得其他所有人都遭殃。迪特里希博士担心，患者无法管好自己的行为，因此谈到要开展"依从性筛查"。但是，经过细致的研究，人们却发现，医生是无法识别出究竟谁缺乏依从性的。[25]

此外，某个人过去缺乏依从性，也未必意味着这个人对于新的治疗

---

① 蓝十字蓝盾协会（Blue Cross Blue Shield）是由美国 35 家医保公司所组成的联盟，为超过一亿美国人提供医疗保险。

方案也缺乏依从性。《华尔街日报》编辑大卫·桑福德肯定会被人们说成是"模范患者"，但请听听他的故事。正如他所说，在他的 CD_4 细胞下降到 200 以下时，医生给他开了 AZT 和氨苯砜——"一种治疗麻风病的药物"。当药剂师问他是否需要接受用药咨询时，桑福德先生拒绝了。"我也不想吃药，"他继续说，"绝对不想吃什么治麻风病的药。也不想吃 AZT，这种药有潜在的不良反应，包括肝脏损伤。我吃了五天就自己把药给停掉了。"然而，桑福德先生对于他后来接受的联合疗法却表现出了极高的依从性，他盛赞这种疗法让他死里逃生。过去，桑福德先生不仅缺乏依从性，而且还表现出了"活在当下"的想法。此外，照他自己的说法，他做事容易鲁莽："为了活在当下，为了在最高档的饭店用餐，为了一年能去国外玩个两三回，我把我母亲的遗产——差不多 180000 美元——全给花光了。"[26] 但所有这些事情都没给他带来不利的影响——这是理所当然的，因为桑福德先生随后就遵从了一种新的、更好的抗病毒治疗方案。

扪心自问，我们能否将患者无法用到新技术的责任都推给患者？我们难道能够在病人的心灵和思想中找到罪魁祸首？我们不难看到，经济和协调方面的阻碍可及性的因素仍旧在医疗服务分配中扮演着主要角色。这种情况下，我们又如何声称，个人动机或文化信念将决定医疗干预的效果？在一个因不平等而四分五裂的医疗体系中，只有在其他存在于个体之外的阻碍可及性的因素都得到排除以后，才能做出患者故意不依从的排除性诊断。

我在海地工作的经历使得这一点变得更加清晰。我究竟该如何解释给我的海地患者听？他们中的许多人就像格洛丽亚那样，可能不懂"日常安排"，但同时，他们也一样缺乏日常照护。我料想，在海地，我不得不祈祷我的患者不要问我有关蛋白酶抑制剂的事情。我怀疑，你要是跟他们说"这不是适当技术"（这已经是绝大多数国际卫生圈子的传统想法），他们才不会买账。在海地，"适当技术"这一观念已经被当作某种手段，用来证明世界财富不公平分配的合理性。要是他们问我，我自己能否获得这些药物，那我该如何作答？当然，要是坦率地作答，那么答案就是："是的，我能够获得这些药物。"我可以坐上飞机，然后不需要花费像他们步行走到我们诊所那么长的时间，就能拿到茚地那韦、沙奎那韦或其他任何我想要的药物。几个月后，如果过去的经验有任何指导性的意义，那我甚至都不必再离开海地，不必再付出什么代价，就能找到这些药物。对于海地的富人来说，他们或多或少都能够拿到与其他任何地方的富人所能拿到的相同药物。

当我读到并听到有人将患者不依从作为使用联合疗法的唯一限制因素时，这个问题出现了我的脑海中。我有很多事情想要告诉我的患者，但我却无法要求自己说出这样的建议：要他们"检点下自己的行为"。假若我知道，他们的生活已经被贫穷，被种族主义，还有很多时候，被性别不平等所蹂躏，那我只有在能够以适当的方式告诉他们这个建议的时候，我才会这么说。如果我能告诉他们，他们应该得到我所能提供的最好的医疗照护，那我也会这么去告诉他们的。

最终，格洛丽亚接受了联合疗法。而且，她的情况变得好多了——甚至就好像她得的是某种可治疗的传染病一样。生活在这座世界上最富裕的城市的其他人就没这么幸运了。最近对 700 名患有艾滋病的纽约人所做的一项调查显示："在接受鸡尾酒疗法方面存在着显著的种族差异，在接受调查的白人患者中，有 35% 没在使用任何抗逆转录病毒药物；但在接受调查的非裔美国人患者中，则有 54% 没在使用抗逆转录病毒药物。"[27]

检点下我们自己的行为

如今，感染 HIV 的贫困者所面临的风险越来越明显了。《华尔街日报》总结道："在这个对高昂的医疗费用给予高度关注的时代，新疗法的出现势必会再次向我们抛出这个问题，即国家究竟在多大程度上愿意照顾那些病情最严重的人，尤其是那些生活在社会边缘的人。"[28]

倘若作为医生的你正在帮助这些生活在"边缘"的人，那就有可能会把这个问题改成：我们究竟在多大程度上愿意只向那些有能力支付医疗费用的人提供医疗服务？对于种种不平等，我们被要求忍气吞声，但这些不平等却越来越不利于良好的医疗实践。即使是那些权宜之计（比如，旨在为穷人提供艾滋病治疗的联邦计划）也受到了某些政客的猛烈抨击。这些政客可能已经得出结论，他们和他们的人民永远不可能需要这些药物——他们也许是正确的。超过一半的州在实施这些计划时没有将蛋白酶抑制剂纳入"可报销"药品的清单。其他州则通过抽签的形式来分发这些新的抗病毒药物。例如，在密苏里州，总共有 2639 名患者需要使用这些药物，但最后只有 75 名幸运儿。[29] 那些用了新疗法以后已经产生效果的人也不例外。1997 年 5 月，密西西比州的许多艾滋病患者都收到了来自卫生部门的这样一条通知：30 天内，他们的抗病毒鸡尾酒疗法将会终止。州政府显然对联邦药物计划所提供的配比资金没有什么兴趣。[30]

好好反思一下，也许我们医生才是需要检点一下自己行为的人。说到这里，我并不想夸大医生及其他医疗服务提供者的权力。事实上，关于有效医疗服务的可及性问题，越来越多的是制药产业、医疗产业以及联邦政府在掌握着控制权。但是，医学的力量不仅源自科学的奇迹，也源自道义劝告的力量。我们对于某些干预措施的呼吁，不是因为它们符合"成本有效性"——目前常说的但未经质疑的五字箴言，而是因为这些措施是我们可以为我们的患者（尤其是我们那些贫穷的患者）所做到的最好的事情。毕竟，我们在抗击艾滋病方面所取得的成功，最终，并不是由我们在治疗富人方面做得多好来加以衡量的。十年前，艾伦·布兰特做出了如下预言，如今读来，这更像是某种最终警告：

> 在未来的年月里，我们毫无疑问将学到更多有关艾滋病及其防治措施的知识。从我们应对这种疾病的方式中，我们还将学到很多有关我们社会的性质的知识。艾滋病不仅将成为衡量我们医疗和科学本领的准绳，还将成为衡量我们正义及同情能力的准绳。[31]

"订制一枚定时炸弹"

随着世纪末的钟声即将敲响①，有一个叫人不安的难题摆在了我们面前，那就是：我们检测并治疗传染病的能力虽然在增长，可它增长的速度却似乎还是不及某些大流行病蔓延的速度。就让我们再来看看结核病吧。下面这些数字常被提及，除了震惊之外，我想不出其他更好的词语来形容它们：这十年里，结核病的新发感染有好几亿，而死亡病例则可能多达 3000 万。[32] 赖希曼强烈谴责了我们在没能真正面对结核病这件事情上缺少"愤怒"；他指出，如果结核病的治疗问题得到了认真对待，那么有关这一问题的讨论"将不得不搬到当地的足球场上去进行，

---

① 本书写于 20 世纪 90 年代，这里指的是 2000 年的到来。

如此才能容下所有感兴趣的人"[33]。

有一种不祥的可能性是，高度耐药的结核病将会成为重要死因。十多年前，迈克尔·伊斯曼就发出了信号，他提醒我们要当心由无效的结核病防治计划所造成的"无意的基因改造"，并警告我们，有一枚定时炸弹正在等待着哪天爆炸。由于未能预防或控制针对一线药物的耐药性，"我们正在不知不觉中将某种完全可治的传染性疾病转变成某种治疗费用极高且危及生命的疾病"[34]。伊斯曼的评论呼吁我们要将更多的注意力放在如何扭转国际结核病趋势这一问题上，并指出"积极的多国计划"或许可以拆除这枚定时炸弹的引信。

促使伊斯曼做出这样的评论的起因是秘鲁的两项大型结核病结局调查报告。1984年，霍普韦尔及其同事估计，1980年诊断出的2510名患者的总体治疗成功率仅为47%，这主要是因为41%的患者未能完成十个月以上的治疗。但即便在那些完成十个月以上完全督导下治疗的患者中，也有超过21%的患者出现了治疗失败、复发或死亡。作者得出的结论是，接受治疗者的这些不良结局是"多年的化学治疗效果不佳导致耐药性高发"的结果。[35]

秘鲁的结核病患病率仍旧很高，但自从霍普韦尔及其同事介绍了秘鲁经验的概况以后，这些年里秘鲁已经做了很多工作。按照世卫组织的指南，秘鲁政府于1991年重新制订了它们的国家结核病计划。过去几年里，该计划的治疗完成率有了显著提高，部分原因在于它们采用了直接督导下的短程四联治疗方案（DOTS）。所有新诊断为结核病的患者都接受了单一方案的相同治疗方案。最近的未发表数据也显示，获得性耐药性的情况减少了——这是值得称许的趋势，这种趋势通常在开展直接督导治疗的情况下才会出现。

国际结核病防治领域的同仁们特别将秘鲁挑了出来进行表扬。但是，霍普韦尔及其同事在 1984 年描述的那些"治疗失败"的病例的情况又如何呢？由于这些病例没有得到有效治疗，而未经治疗的结核病的自然史我们已经很了解，所以我们可以有把握地提出某些假设。绝大多数耐药患者都是年轻人；绝大多数患者都已经形成空洞，有着巨大的细菌载量——在霍普韦尔的病例系列中，大约 50% 放弃治疗的患者在放弃治疗时都是痰阳患者。[36] 因此，绝大多数人都有着高度的传染性，而且这种传染性通常要持续好几年。当这些患者出现结核病相关的主诉（呼吸困难、咯血、全身症状、阵发性咳嗽）时，他们会到地区诊所和医院去看病，但这些地方却没有采取任何针对呼吸道传染病的预防措施。最终，许多人——也许是绝大多数人——都死去了，但在那之前，他们已经把疾病传染给了其他许多人。

我们自己在秘鲁城区的工作也证实了这些假设。在利马的部分地区，MDR-TB 疫情已经影响到了相当多的人，并且威胁到了这个国家最近在结核病防治方面所取得的成绩。接触者追踪和民族志研究表明，这一疫情绝对没有局限在该城市的地区。许多有活动性 MDR-TB 的患者都会工作尽可能长的时间，他们这么做通常是为了支付二线药物的费用，他们知道自己需要这些二线药物，但用来买药的钱却往往是时断时续。此外，他们还继续因为自己的结核病相关症状而频繁地到诊所和医院看病。院内传播的速度仍旧很快，我们 10% 的患者曾经做过医务工作。此外，这些患者在利马市内以及在秘鲁国内都有着很强的流动性，因为他们许多人都与他们的农村老家还保持着密切的联系。利马北部的疫情也已经跨过了秘鲁国界：最近，波士顿和纽约郊区至少报告了两例对所有一线药物都耐药的结核病病例，这两个病例显然都是在利马北部地区感染的。看来，定时炸弹已经爆炸了。

成本有效性
与我们时代的借口

作为秘鲁国家计划的主要设计者，世界卫生组织对于这些非同寻常且令人不安的事态发展有何看法？世卫组织的全球结核病规划在 1997 年世界结核病日前夕发表的材料中宣布，秘鲁的"结核病正在被一项模范级别的 DOTS 计划所打败"。至于 MDR-TB，同一出版物认为："DOTS 几乎不可能导致患者出现越来越常见的那种无法治愈的结核病类型。其他治疗策略实际上正在导致 MDR-TB 的出现，而且可能弊大于利。"[37] 在这种观点下，解决 MDR-TB 问题的答案就是开展更多的基于一线药物的短程 DOT，但对于耐药 MDR 菌株的处置管理工作，他们却持有相当公然的反对态度："世卫组织结核病规划建议，对于发展中国家的国家结核病规划来说，使用［二线］药物来治疗慢性病例仍旧是低优先级事项，因为这些病例的治疗成本太高，而且治愈的可能性有限。"[38]

对于临床医生来说，这些观点有着显而易见的致命缺陷：那些如今已经罹患 MDR-TB 的病人无论如何也都不能这么轻易地就放弃掉。例如，米拉格罗斯是一名 30 岁的女性，她曾经在利马的一家公共卫生医院的结核病诊所工作。她告诉我，她曾经很喜欢照顾小孩，尤其是那些罹患结核病的小孩，因为人们总是躲避他们。在我第一次见到米拉格罗斯的时候，她已经罹患 MDR-TB，而且病得很重。她每天发烧、大汗，并因此变得衰弱，形销骨立。她的右肺已经被疾病损毁，而且被切除了一部分；另一侧肺也已经严重受累。医生告诉她，他们已经无能为力了；世卫组织的建议已明确，在贫穷国家进行 MDR-TB 的治疗不符合成本有效性。

不用说，米拉格罗斯自然不太喜欢这个逻辑，她的三个同样罹患MDR-TB的姊妹也不喜欢。（她还有个姐姐已经死于这种疾病。）作为结核病工作者，米拉格罗斯知道，实际上有抗生素是对于她所感染的分离株敏感的。在使用了这些抗生素以后，她的病情很快就出现了好转——几乎就好像她得的是某种可治疗的传染病一样。米拉格罗斯似乎特别欣慰能够看到，顶着官方的反对意见，她还是得到了治疗，并出现了病情上的好转。她说，她想要证明这种意见是漏洞百出的。也许，她的努力最后会失败，但她的这些努力终将证明，那种冷漠无情的演算法——即认为有些人的生命是有价值的，而其他人的生命则是无足轻重的——是大有问题的。

质疑那些答案

如果 MDR-TB 已经成为拉丁美洲中等收入国家（更不用说苏联地区）的一个问题，那为什么国际卫生官僚机构目前却不鼓励解决这个问题呢？反对在发展中国家开展针对 MDR-TB 的积极治疗，被认为是符合公共卫生的"现实政治"①——也就是说，世界就是这个样子，可用于结核病防治的资源本来就存在着巨大的数量差异。对于发展中国家来说，以 DOTS 为重点的非消除性控制手段被认为是解决结核病问题的最好方法。

至少有四方面的理由——临床的、流行病学的、分析的和道德的——使我得出结论，忽视 MDR-TB 是不可接受的策略。临床方面的

---

① 政治决策应基于现实考量，而非道义或意识形态。

理由很简单、很直接，与讨论抗病毒治疗时我们所提出的那些理由没什么不同。在这个世界上，存在着许多像米拉格罗斯或是我们在这本书里介绍过的其他人那样的人，而且这些人也很重要。他们罹患了耐药结核，而短程治疗对于耐药结核来说是完全无效的。

　　反对 MDR-TB 治疗的观点在流行病学上也同样存在缺陷。未经治疗的 MDR-TB 会在易感人群中造成一系列的亚流行①。亚流行的一种类型是 MDR-TB 的"快速"暴发，在这种情况下，进行性原发感染开始侵入家庭、工厂、教室，尤其还有诊所、医院、监狱。面对日益严重的全球 HIV 大流行，我们可以预测，MDR-TB 的比例会迅速上升，因为那些合并感染 HIV 和结核的人更有可能会进展为活动性结核病。然而，更大规模的将会是 MDR-TB 的"缓慢"流行，因为绝大多数感染MDR 菌株的人都不会发展为进行性原发感染。但是，那些处在潜伏期的 MDR-TB 感染却会导致，今后的疾病流行（无论是快是慢）将会对我们最好的药物具有耐药性。此外，我们还可以做出如下预测：营养不良、HIV 及其他合并疾病的高患病率、居住环境拥挤以及各种社会动荡，这些因素都将会对这两种类型的暴发产生推动作用。

　　当药物敏感性疾病得到有效治疗，而 MDR-TB 却被忽视的时候，耐药菌株占到全部病例的相对比例只会逐年增加。或许总有一天，由DOTS 产生的耐药性要比它治愈的病例更多。这种"反常"结果可能会发生在那些耐药水平足够高的地方（无论是原发耐药还是继发耐药，因为这两种耐药的传播动力学是相同的）。在这种情况下，DOTS是不足以治愈活动性结核病的；相反，它将会扩大对于一线药物的耐药性。

① 亚流行 (subepidemic)，更大的疾病流行中的一部分。

非消除性控制手段的理论建模已经预测了这类事情的发生。"为了避免出现反常结果，"布劳尔、斯莫尔和霍普韦尔指出，"发达国家的治疗失败率应低于35%—40%，而发展中国家的治疗失败率则应低于10%。因此，与发达国家的控制计划相比，发展中国家的控制计划应设置更高的标准（更低的治疗失败率）。"他们认为，只有"在发展中国家治疗耐药结核的相对效果能够得到提升的情况下"，我们才能容忍更高的治疗失败率。[39] 因此，未能治疗 MDR-TB 这件事情很有可能会成为那些如今被誉为"成功案例"的国家结核病计划的阿喀琉斯之踵。

只有发病率重要，而比例不重要——对于那些反对这一观点的人来说，秘鲁疫情的其他特征引发了他们对病例率上升的深深的担忧。在那里，HIV 的侵蚀以及大规模的城市化进程肯定会阻碍未来在降低发病率方面的努力，因为这两种进程都有可能会对结核病的传播动力学产生不利影响。虽然城市化进程在不断推进，但是与农村根脉的联系却很少会被切断。相反，复杂的社会网不仅连接起了城市和乡村，还连接起了一个国家和另一个国家。正是因为这些原因，再加上这种疾病往往表现为惰性，所以结核病疫情只会在很短的时间内呈现局部流行的态势。据估计，美国三分之一的结核病病例都发生在那些出生在另一个国家的人中，而且这一比例还在上升。[40] 世界上有三分之一的人口都感染了结核分枝杆菌活菌，在这种情况下，大门是没法被关上的——在全球化的时代，当然没法被关闭。结核病的传播方式意味着，任何"地方性"的MDR-TB 暴发都会构成某种全球性的问题。

坚持认为 MDR-TB 的治疗成本太高，以致无法在贫穷国家开展MDR-TB 的治疗，也是社会分析的某种失败。这至少有两方面的表现。首先，反对 MDR-TB 治疗的"宏观"政治经济观点，充满了各式各样的错误。我们能够明确地证明，我们没能有效遏制结核病，但却找不出任何证据能够支持下面这种说法，即：我们缺乏治愈所有结核病病例的充分手段——无论在哪里，无论易感性模式如何，都找不出这样的证据。事实上，世界财富已经积累到了空前的程度。然而，这种财富的积累却伴随着日益加剧的不平等以及结核病疫情最严重地区的资源外流。只要简单地追踪下资金轨迹，就可以揭示出可用资本的规模以及资源跨国流动的规模。例如，1996 年，秘鲁总共偿还了 12.5 亿美元的债务——占到政府总支出的 14% 以上，主要是给美国的银行以及国际金融机构。对 1997 年所做的预测则估计，秘鲁的债务支付总额将达到 18.5 亿美元，占到政府所有支出的 18.7%。[41] 此外，你要是认为在秘鲁治疗 MDR-TB 成本太高，但倘使我告诉你，秘鲁政府花了 3.5 亿美元购入了 12 架战斗机，还说这笔交易"划算极了"，你又会觉得这只是在强词夺理吗？[42]

其次，这种"鸵鸟政策"也反映了民族志分析的失败。研究结核病患者治疗过程的社会科学家都知道，作为结核病主要受害者的年轻人并不会默默接受这种疾病所导致的缓慢死亡。随着信息获取的渠道越来越多，患者及其家人知道 MDR-TB 是可以通过二线药物来进行治疗的，就像许多贫穷国家的艾滋病患者如今也都知道有效的抗病毒疗法是存在的那样。在秘鲁这样的中等收入国家（这些国家实际上存在着贫富交织的不平等状况），事实上，二线抗结核药物已经可以买到——只不过是以高得离谱的价格进行出售的。正如我们已经看到的那样，私人肺科医生会将这些药物开给那些愿意竭其所能救治患者的家庭。但由于这些家庭都是贫困家庭，所以他们无法定期购买这些药物。正是以这种方式，不规律地服用二线药物也就排除了其他那些甚至可能更为有效的药物。

最后，反对在贫困地区进行 MDR-TB 治疗的观点在道德上也是不合理的。借由某种分析上的诡计，即声称世界是由某些边界分明的民族国家组成的，其中有些是富国，而有些则是穷国，我们被要求接受某种叙事——某种终究是关于不平等会加剧的叙事，并克制自己想要对于这种叙事加以警告的念头。但是，仔细地对大流行病进行系统分析则会让我们看到更多的连接，而非割裂。在指出这些分析上的失败之后，到底为什么 MDR-TB 在美国是可以治疗的，而在秘鲁或海地则是"无法治疗"的，这一问题的真正原因就会浮出水面。人们可能会认为，反对在发展中国家开展针对 MDR-TB 的积极治疗是"明智的"或"务实的"。但作为一项政策，这么做却无异于是对人的生命赋予了不同的价值。对于那些倡导这种政策的人来说，无论他们的国籍是什么，他们自己肯定是不愿意接受这样的死刑判决的。但因为 MDR-TB 的受害者往往都是穷人，因此没什么价值，所以这些政策才会看起来是合理的。所以，国际结核病防治领域的"魏尔肖"们究竟在哪里呢？

在魏尔肖的时代，随着病菌说的兴起，针对传染病的战争成了致力于改善穷人境况的进步力量的集结号。[43] 事实上，在医学的整个发展历史中，医生及其他疗愈者都在履行某种"社会契约"，其中就包括对于赤贫患者的照护。至于说这项职责究竟在多大程度上被视为医学和公共卫生的核心目标，该问题的答案会随着时间和地点而有所不同。传染病疫情已经不止一次地向那些忽视穷人疾病的社会发出了警告。关于维多利亚时代早期英国的伤寒，威廉·巴德①博士如是写道：

> 虽然这种疾病也没有少攻击富人，但它主要是在穷人中盛

---

① William Budd（1811—1880），英国医生和流行病学家，他率先认识到了传染性疾病的传染性。

行。但由于我们的人性彼此相通，所以我们所有人——无论贫
富——在这里其实是以比我们想象的更加紧密的方式联系在一
起的。事实上，人类大家庭的成员被千千万万条隐蔽的纽带联
系在一起，而这个世界却通常很少会考虑到这些纽带的存在。
那些从未通过慈善或爱心行为联系过自己更为贫穷的邻居的
人，可能有一天会发现——但为时已晚——他与他的邻居通过
一条纽带联系在一起，这条纽带可能会将他们两个人一下子都
送进同一座坟墓。[44]

　　如果采取这个世界上穷人的视角——必然就是我们在海地所能采取
的视角，我们也许会发现，我们从未将对赤贫者的照护摆在足够中心的
位置。但即便是在某个像美国这样富裕的国家，对于穷人健康问题的关
注，非但从不坚定，而且正在减少。至少在美国，投资人所有[①]的医疗
计划已经迅速改变了我们应对疾病的方式。"医疗成了一桩大生意，"
一份报告指出，"患者成了利润中心[②]，他们的许多疾病则成了产品线。"
营利性连锁医院如今允许医生成为"股权合伙人"[③]。[45]这些新趋势的一
位支持者在《新英格兰医学杂志》上写道："在新的医疗环境中，非营
利性医疗计划已经没有多大作用。"[46]

　　倘若除了牟取暴利者之外其他角色都已经没多大作用的话，那我们
创造出的到底是怎样的"医疗环境"啊？诚然，通过做善事来做好事并
没有什么错。但是，在放松戒备之后，我们如今却发现自己正处在某种

----

①　指商业化运作的、投资人持股的、以利益最大化为目标的私立医疗模式。

②　指商业机构中相对独立的业务部门，预期会对机构整体利润做出可识别的贡献，每
个利润中心的收支情况会单独进行核算。

③　指拥有机构股权的合伙人。

独特的现代境地：虽然科学技术的进步终究制造出了可以避免过早死亡的工具，但我们却撕毁了可以确保这些工具得到明智使用的社会契约。因此，纠缠赤贫患者的那些病原体，在很大程度上，也就会成为将他们与我们联系在一起的"千千万万条隐蔽的纽带"。按照现代公共卫生粗糙的思考方式，自我保护是否会成为唯一能够为采取有效措施以遏制穷人瘟疫提供辩护的理由？

最后的话

让-雅克·卢梭知道，他永远也无法提供足够多的细节来"揭下不平等迄今为止所戴过的所有不同的面具"。有些面具虽然往往很隐蔽，却实在是过于荒谬，以致无法遮掩太长时间。"在一小撮人尽享奢侈品的同时大量的饥民却缺乏生活必需品，"他在1755年写道，"这些都显然是违背自然法的。"[47]① 他的这些观点在今天同样适用，而且实际上在用于描述我们独特的现代不平等时可能更合适。显然，我们生活在一个拥有着空前财富与技术进步的时代。但是，不断增长的且日益全球化的市场经济却没有像它所允诺的那样让所有人都富裕起来。相反，不断增加的世界财富却导致各式各样的不平等都出现了急剧的增长。[48]

这种趋势对于那些在这种"新的世界秩序"中失去机会的人的健康来说究竟意味着什么呢？就像卢梭那样，我试图"追踪不平等的进程"——在这里，就是不平等在穷人的行列、在穷人的身体中穿行而过的那些进程。即便我不想以过于哲学化的方式来结束此书，可我却做

---

① 译文引自［法］让-雅克·卢梭著：《论人类不平等的起源》，吕卓译，第89页。

不到不去强调日益扩大的贫富差距所招致的那些代价。越来越多的数据——威金森综述了来自八组不同研究人员的十组独立数据——表明，收入分配与北美、欧洲和亚洲国家的全国死亡率有关。威金森评论道，这种相关性"不能被视作一两个偶然发现的结果"[49]。

倘若站在我患者的角度去看，那么现代不平等的代价甚至比威金森及其他那些将"社会"框定为民族国家的人所计算出来的还要大。威金森在写到"贫困的主要问题（至少在发达世界）显然是相对贫困的问题"的时候，还是没有看见其中最坏的问题。[50]正如我试图表明的那样，我们不能认为，本书里所讲述的许多人的深重困难，是割裂英美这类国家境内的苦难与富裕的。那些记录现代不平等之受害者的人，可能看不见海地农村、秘鲁城市及撒哈拉以南非洲地区的那些病人，但后者在诸多意义上却是导致"国内"犯罪及社会分裂的那些相同过程的牺牲品。

现代不平等既是地方性的，也是全球性的。《当代瘟疫：传染病与不平等》这本书想要传达的核心论点之一就是，倘若缺乏系统性、批判性的分析，那么这些全球性的联系就会被掩盖。但是，不平等花样多，层出不穷，使得不平等——以及随之而来的瘟疫——成为相当现代的事物。正如这本书的副标题所表明的那样，我们最好认为，这些疾病还有这些不平等共同构成了我们的当代瘟疫。人们之所以没有普遍认为这两者是不可分割地联系在一起的，部分原因在于流行病学和国际卫生的局限性——这些学科越来越多地躲在那些所谓的"经过验证"的方法背后，却忽略了那些更为巨大的决定为什么有些人会生病而其他人可以免于疾病风险的力量和过程。麦克迈克尔简明扼要地说道（本书的其他地方曾经引用过这句话）："现代流行病学，倾向于解释并量化水面上软木的浮沉，却基本上忽视了水面下那些决定软木终将漂浮至'风险的水岸'的哪个位置的更汹涌的暗流。"[51]有些学科分不清什么是"严谨"

(rigor)，什么是"致命的僵化"（rigor mortis）。

　　在某种意义上，正是因为有这样的不足，所以才需要人类学（本书开头批判性地分析过），同样需要的还有其他脉络化的学科。"人类学和社会史学，"凯博文在谈及国际卫生时说道，"提供了必要的补充，因为这些学科能够批判那些需要得到改写的深层次的预设。我们只有具体理解了特定的苦难世界，以及政治经济学和文化变迁对其加以形塑的方式，才有可能接受那些复杂的可能会影响到健康的人类经验。"[52]

　　我们未能以社会的视角去看待问题，这明显是不可接受的，因为这里所记述的那些事件、过程和疾病，虽然也许有其生物学的面向，但到底都有着根本上是社会性的起源。换言之，它们都是生物社会性的。这本书里所质问的那些不恰当的因果论断，主要就是源于它们未能以社会的视角去看待问题。提出这样的主张，是去神秘化工作的核心，而这样的去神秘化工作或许才能够提供学者存在于这样一个因不平等而四分五裂的世界上的合理性。正如布尔迪厄在《世界的苦难》中所总结的那样：

　　　　揭示造成生活痛苦甚至难以为继的机制，不等于将其消除；揭露矛盾不等于解决矛盾。但是，人们尽管可以对社会学信息的社会效果存疑，它起到的作用却不容否认：使受苦的人看到把痛苦归咎于社会，从而免于自责的可能性；使公众了解从群体方面被掩盖的一切形式的不幸的社会根源，即使这些不幸是最私密和隐而不宣的。[53]①

---

① 译文引自［法］皮埃尔·布尔迪厄著：《世界的苦难：布尔迪厄的社会调查》(下)，张祖建译，中国人民大学出版社 2017 年版，第 1191 页。

　　基于坚定的信念，也基于对不平等对健康的意义的批判性重估，我们还有很多工作要去做，尤其是为了那些赤贫的患者。换言之，我们以社会的视角去看待问题，但或许还需要以医学的方式去解决问题。新千年是实现这一目标的一个特别好的时机。也许有些讽刺的是，我们恰恰需要科技来弥补医学和疗愈艺术的不足。但正如我们所看到的，科技也离不开社会医学，以及其他可能抵抗不平等所带来的似乎不可避免的影响的学科。

　　30 年前，美国公共卫生局局长曾经声称："传染病的历史是时候翻篇了。"但 30 年过去，这些病原体（其中大部分是可以治疗的）仍旧是这个世界上的头号杀手。这就是我们所能做到的全部了吗？如果我们无法超越过去，如果我们无法抵抗当前的趋势，那我们就有可能会削弱现代医学的巨大力量。如果我们生活的地方是理想乡，那我们可能进行良好的医学实践或开展高质量的研究就够了。但无论你怎么看，我们生活的这个地方都是绝望乡。治疗可及性与治疗结局的不平等正日益成为我们这个世界的主要特征。我们作为疗愈界和教学界的积极成员，从广义上来说，这些不平等可以成为我们集体行动的焦点。我们面前摆着一项艰巨的任务——那就是避免社会不平等以不良健康结局的形式得以显现。而我们是有技术的。

　　我们得知，穷人将永远与我们同在。假若的确如此，那么传染病也将永远与我们同在——富人努力不让瘟疫靠近他们，但终究只会是徒劳一场。

注 释

引 言

1. 关于我结论的综述，见 Farmer 1992，第 18 章。

2. World Health Organization 1996.

3. Bloom 1992, p. 538.

4. 这些估计值来自世界卫生组织，后者进一步指出，急性下呼吸道感染、腹泻（包括霍乱、伤寒和痢疾）、结核、疟疾、乙肝、HIV/AIDS、麻疹、新生儿破伤风、百日咳和肠道蠕虫病位列感染性疾病杀手榜的前几位；见 "Infectious Diseases" 1996。

5. Friedman, Williams, Singh, and Frieden 1996.

6. Sen 1992, p. ix.

7. Fineberg and Wilson 1996, p. 859.

8. 对于这条通例来说，当然也有许多例外。同样也有迹象表明，关于苦难的人类学以及对于穷人疾病的更大关注，正在人类学及医学领域变得越来越重要；比如，见 Kleinman, Das, and Lock 1997。从某些声明——比如 Ad Hoc Committee to defend Health Care（1997）最近的那份声明——中，我们也可以看到，在美国，有越来越多的医生开始表现出对于一个未能解决穷人需求的医疗保健系统的不耐烦。

9. Scheper-Hughes 1992, p. 21.

10. Wagner 1975, p. 2.

11. Starn 1992, p. 168.

12. Ibid., p. 163.

13. 见 Fabian 1983 年关于"人类学如何制造它的研究对象"的文章。关于民族志写作及其准则，见 Geertz 1988，这本书提供了一份相当完整（虽然态度上有些轻蔑）的关于这个主题其他研究的列表。

14. Asad 1975, p. 17.

15. Marcus and Fischer 1986, p. 134.

16. 关于该文献的评论，见 Farmer, Connors, and Simmons 1996，第五章。

17. 我在这整本书中使用"对于个体能动性的夸大"这个术语来表明社会科学
和大众评论中普遍存在的某种失败，即未能纳入对于贫困和不平等如何限
制个体能动性这一问题的理解。在人类学中，这种夸大与"贫困文化"这
一概念的使用见 Lewis 1969 和 Valentine 1968。关于"贫困文化"之争的
意识形态遗产，Morris 在 1996 年发表的那篇犀利文章提供了颇有助益的
概述。

18. 值得注意的是，至少在美国，冠心病风险群体主要是低收入阶层的男性，
而不是所谓的"A 型人格"的富裕商人。关于心脏病、种族和社会阶层之
间的相关性的综述，见 Ayanian, Udvarhelyi, Gatsonis, Pashos, and Epstein
1993; Escobedo, Giles, and Anda 1997; Giles, Anda, Caspar, Escobedo, and
Taylor 1995; 以及 Ferguson, Tierney, Westmoreland, Mamlin, Segar, Eckert,
Zhao, Martin, and Weinberger 1997。另见 John Ayanian（1993, 1994）关于该
主题的两篇社论。Kawachi, Kennedy, Lochner, and Prothrow-Stith 1997 探索
了这些相关性背后的一些机制。

19. 请再次注意，关于在美国，地方性的不平等——如种族不平等——显然与
心脏介入治疗可及性的缺乏相关，见 Ayanian, Udvarhelyi, Gatsonis, Pashos,
and Epstein（1993）及 Giles, Anda, Caspar, Escobedo, and Taylor（1995）的
研究。

20. Eisenberg 1984, p. 526.

21. Farmer 1992, p. 8.

22. 我在这本书中将多次利用这些数量庞大且内容多样的文献。关于概述，见
Antonovsky 1967; Bunker, Gomby, and Kehrer 1989; Dutton and Levine 1989;
Evans, Barer, and Marmor 1994; Haan, Kaplan, and Camacho 1987; Hahn, Eaker,
Barker, Teutsch, Sosniak, and Krieger 1995; Kitagawa and Hauser 1973; Kosa,
Antonovsky, and Zola 1969; Krieger, Rowley, Herman, Avery, and Phillips 1993;
Pappas, Queen, Hadden, and Fisher 1993; Syme and Berkman 1976; Thiede and

Traub 1997; Wilkinson 1992。*Dædalus* 的特刊（1994 年秋季号，第 123 卷，第 4 期）也综述了"健康与财富"这一主题。

23. Lerner 1969, p. 111. 另见 Adler, Boyce, Chesney, et al. 1994, p. 15。

24. Dutton and Levine 1989, p. 31.

25. Ryan 1971, p. 163.

26. 随着基本营养和卫生需求得到满足，贫困与疾病之间通常的线性关系也会发生变化。Wilkinson（1996）对收入分配（社会不平等的一个关键标志）与富裕和中等收入国家的健康结局之间的相关性进行了批判性的概述。他指出，在其中许多国家，"健康几乎与经济增长指标无关，但与收入分配密切相关"(221)。关于高度不平等与发病率和死亡率增加之间的相关性的更多信息，可见 Kawachi, Kennedy, Lochner, and Prothrow-Stith 1997；和 Kennedy, Kawachi, and Prothrow-Stith 1996。在 *Infections and Inequalities* 一书中，我试图从跨国视角来探讨这个话题，从而阐明拉丁美洲与工业化国家之间一些经常被掩盖的联系。

27. Nardell and Brickner 1996, p. 1259.

28. Wise 1993, p. 9.

29. 比照 Paul Wise 关于婴儿死亡率的说法："在极度贫困的地方，临床干预的目的不是减少贫困，而是减少贫困改变健康结局的能力；因此，只有当社会影响不再表现为差异化的结局时，临床干预对于婴儿死亡率这一悲剧的作用才会成功。"（同上，p. 12）

30. 例如，可见 Farmer, Robin, Ramilus, and Kim 1991。

31. Chaisson, Keruly and Moore 1995.

32. Sen 1992, p. 69.

33. Wilkinson 1996, p. ix.

34. Kadlec 1997, pp. 59–60.

35. 按照惯例，所有患者和报道人的姓名均已更改，某些可识别出身份的细节和地名也已更改。

第一章

1. Weise 1971, p. 6.
2. Diederich and Burt 1986, p. 366.
3. Feinsilver 1993, p. 103.
4. 见 Feilden, Allman, Montague 和 Rohde 1981。关于海地农村卫生条件的综述，另见 Farmer 1992，第五章，和 Farmer 1996a。
5. 对于结核病兴趣的缺乏是许多评论文章的主题。劳里·加勒特很好地刻画了专业圈子对于其他我所感兴趣的话题所持有的某些态度："如果 1960 年代中期的许多年轻科学家认为，细菌学已经过时（这一领域经常被称作'一门所有重大问题均已得到解答的学科'），那么寄生虫学的研究就被认为是十足的史前研究。"(Garrett 1995a，37) 1960 年代中期的年轻科学家，后来自然就成了我在 1980 年代初期读书时的那些教授。但是，我还应该补充的一点是，对于任何像哈佛医学院这样大的学院，你总能在教职员工里找到这条规则的例外，他们非常坚定，也充满热忱。我很感激 Arnie Weinberg、Jamie Maguire、Ed Nardell、Bob Moellering 和已故的 Ed Kass 对我的指点。
6. 我在 Farmer 1995b 中已经探讨过慈善工作、发展工作和社会正义工作之间的差别。
7. 将这些观点称为"勒德主义批判"在某种程度上来说还是宽宏大量的，因为这些观点的许多拥护者都在讨论贫困者的健康状况。也就是说，他们认为，先进技术尤其对于穷人来说是过于昂贵的（不符合"成本有效性"）。如前所述，这些观点在如今称为"国际卫生"的这个领域中很是常见，而在发展圈子里则是根深蒂固的。然而，这些专业人士却很少反对在他们自己的国家——也就是我们自己的国家——大量应用这些昂贵的技术。
8. 关于该村庄的更多信息，见第五章。大坝项目的历史及其对多凯村村民的影响则记录在 Farmer 1992 中。
9. Farmer 1988b 尝试对海地在全球经济中的位置进行了沃勒斯坦式的分析。像是许多人类学家那样，我试图表明，像是海地这样的地方不仅仅只是被"一下子卷入"了全球资本主义，而且还建立了对于大型政治经济体系的地方性的（且相当不可预见的）应对方式。参见 Mintz（1977）和 Roseberry（1988）可了解对这一观点的详细说明。Dupuy（1997）对海地在现代世界经济中的位置进行了更全面的分析。

10. 像是沃勒斯坦这样的先驱者的工作后来又得到了许多研究不同"文化现象"的社会理论家的补充。（近期的一个例子就包含在 King 1997 中。）虽然很难对这些作家进行分类，但"他们所有人或多或少都在至少两点上保持一致：一，拒绝将由国家定义的社会作为［学术］对话的合适对象或社会和文化分析的单元；二，以不同的方式，在不同的程度上，致力于将'世界作为整体'来认识"。（King 1997，p. viii）

11. Garrett 1995a, p. 618.

12. 再次申明，这种失望的感觉并非我独有；关于人类学近期理论趋势的讨论，可见 Marcus and Fischer 1986，以及 Escobar 1992, Ortner 1984 和 Roseberry 1988。

13. Scheper-Hughes 1993, p. 967.

14. 在采用这种方法时，我遵循了我这一代人类学家中普遍存在的倾向。我们回应的是这种分析的缺乏：Marcus 和 Fischer 在一篇广为传阅的文章中指出："某种对其历史和政治经济影响完全负责的诠释人类学……仍有待被书写。"（1986，p. 86）

15. 我们共同探讨了其中的部分问题（如，Farmer, Robin, Ramilus, and Kim 1991; Farmer and Kim 1991; Farmer and Kim 1996），但我们知道，其他问题必然还不会得到解答。例如，我们自己的特权地位意味着，尽管我们有时会嘲笑"发展圈子"，但我们这些批评者其实也属于我们自己的高傲阶层。在这个问题上，Nancy Rose Hunt（1997）写过关于"艾滋病衍生品"——靠着他人的苦难来维系自己生计的人——的引人入胜的文章。

16. 关于这项工作的概述，见"TenYears of Commitment"1997。这篇文章（及 *PIH Bulletin*）可从 Partners in Health, 113 River Street, Cambridge, MA 02139 处获取。

17. De Cock, Soro, Coulibaly, and Lucas 1992.

18. Pape, Liautaud, Thomas, Mathurin, St Amand, Boncy, Pean, Pamphile, Laroche, and Johnson 1983. 例如，我们曾经见过，HIV-TB 合并感染表现为心包填塞（结核性心包炎）、截瘫（结核性脊椎骨髓炎），甚至还有肾功能衰竭（由结核性肾炎而非 HIV 肾病所致）的病例。关于 200 名 HIV 疾病患者症状的详细说明，见 Farmer 1997c。

19. 特别要感谢 Tom White 的持续支持，他让我们有可能优先为赤贫患者提供服务；同时还要感谢上南卡罗来纳州主教教区，他们为我们提供了建设新住院病房的经费。

20. 关于贫困城市社区这类模式的总体性回顾，见 Geiger 1992 和 McCord and Freeman 1990。

21. 见 Martinez 1980 对秘鲁境内移民背景的介绍。

22. Starn 1992, p. 159.

23. 引用自 "Peru: Politics and Violence; Sendero's Strategy from Close Up; Study Recommends Looking Beyond 'Terrorist' Label" 1989, p. 5。关于秘鲁农民起义的起源，见 McClintock 1984 和 Palmer 1986。关于"光辉道路"的更多信息，见 Bourque and Warren 1989 和 Degregori 1986。

24. 不同研究的估计值有所不同。这里引用的数字来自世界卫生组织全球结核病规划结核病研究和监测部门负责人 Paul Nunn（例如，可见 World Health Organization 1997b）。另见 Blower, Small, and Hopewell 1996。

25. Zimmerman 1997, p. 45.

26. Centers for Disease Control and Prevention 1992.

27. 在一项关于 1993—1996 年美国结核病趋势的研究中，33% 的结核病培养阳性且有药敏结果的患者在国外出生（Moore, Onorato, McCray, and Castro 1997）。

28. 见 Farmer, Bayona, Becerra, et al. 1997。如果没有来自 Tom White 和马萨诸塞州实验室研究所分枝杆菌学实验室的"务实团结"，这项工作是不可能完成的。

29. 见 Alexander 1997。

30. Farmer, Bayona, Shin, Alvarez, Becerra, Nardell, Nunez, Sanchez, Timperi, and Kim 1998.

31. 民族国家的概念到底是一种分析框架还是一种意识形态，这个问题是有争议的。沃勒斯坦指出，在当前的历史体系中，"地理文化方面的一个关键值是，每个国家都应该是一个民族。这就是我们所说的'公民身份'的内涵，而它又反过来构成了关于（每个国家）优位和主权的广为接受的神话的基础"（1994，p. 9）。

32. 见 Angell 1997b；通过逐点比较艾滋病试验与臭名昭著的塔斯基吉梅毒试验，Angell 证明了其类比的合理性。因为这项工作，Angell 遭到了科学界知名人士的批评（例如，见 Varmus and Satcher 1997），还有两名有影响力的艾滋病专家因此辞去了 New England Journal of Medicine 的编辑委员会职务（见 Saltus 1997）。相关辩论在 The New York Times 的头版上继续进行，并探讨了由美国资助的在科特迪瓦进行的艾滋病研究的讽刺意味（见 French 1997）。另见 Lurie 和 Wolfe 的原始评论（1997）和 Angell 在 New England Journal of Medicine 上的社论（1997a）。

33. Lancet 上的一篇措辞尖锐的社论质疑了所谓的"伦理行业"："伦理学家是不是对这些试验一无所知（这似乎不太可能，因为他们一直在拱土翻找伦理上可疑的医疗实践），又或者他们认为，贫穷非洲人的命运不值得进行伦理上的思考？"["Editorial: The Ethics Industry"（社论：伦理行业）1997]

34. 热衷于推销文化相对主义的人类学家有时也加剧了这种混淆。例如，Hammel（引自 Handwerker 1997，p. 799）就问道："如果不说是帝国主义，那我们又是基于什么原则要坚持将民权或人权这样的理念应用于那些还没有通过自己的历史得出这些想法的社会呢？"通过这样的质问，他也就对于前面所提到的"两个世界"的神话做出了贡献。在大多数情况下，人类学家所讨论的社会，以及他们由此所讨论的那些伦理上让人无法接受的实践，都与作为观察者的人类学家的（往往是强大的）社会紧密联系在一起。在一个联系日益紧密的世界中，虽然压倒性的证据表明，我们生活在同一个世界，但激进的文化相对主义却仍旧存在。在将世界体系方法应用于医学伦理时，重要的是不要抹去任何地方道德世界的文化特定经验。正如 Kleinman 所指出的："激进的文化相对主义是对于民族志、文化分析及跨文化比较所提出的那个观念的严重误解，这个观念就是：在应用任何我们认为具有普遍性的伦理范畴之前，我们最好先理解构成地方道德世界的那些

实践和理念的脉络。"(1995a，p. 1672)

35. Saba and Ammann 1997.

36. Wallerstein 1995, p. 269.

第二章

1. Morse 1995, p. 9.

2. Lederberg, Shope, and Oaks 1992，pp. 34–112. 针对病毒性出血热的出现，Oldstone（1998）也采取了类似的广阔视角。

3. Morse 1995.

4. Eckardt 1994, p. 409.

5. Levine 1964.

6. Ibid.

7. Garrett 1995a, p. 47.

8. Levine 1964, p. 3.

9. 针对疟疾作为再发疾病的这一问题，Olliaro, Cattani, and Wirth 1996 提供了有帮助的分析。关于近期疟疾控制失败的批判性回顾，见 Garrett 1995a，第二章。

10. 请注意，我对于"热带医学"这一术语的重新解读是相当无害的，这一术语众所周知的有着与殖民工作相关的起源。Sheldon Watts 对热带医学进行了更为尖锐、更有依据的重新评估。他写道："从一开始，热带医学就因此是一种'帝国的工具'，旨在使白人'种族'能够生活在——或至少是可以剥削——全球的所有地区。"(1998，p. xiii）另见 Cueto 1992 和 Solórzano 1992。

11. 见 Frenk and Chacon 1991。另见 Kleinman 对国际卫生的"客观性"所做的出色批判（Kleinman 1995b，pp. 68–93）。

12. 见 Gwatkin and Heuveline 1997。

13. McCord and Freeman 1990.

14. Satcher 1995, p. 3.

15. MacKenzie, Hoxie, Proctor, et al. 1994.

16. Lurie, Hintzen, and Lowe 1995.

17. World Health Organization 1992a; McCarthy, McPhearson, and Guarino 1992.

18. Goma Epidemiology Group 1995.

19. McMichael 1995, pp. 633–634.

20. Bifani, Plikaytis, Kapur, Stockbauer, Pan, Lutfey, Moghazeh, Eisner, Daniel, Kaplan, Crawford, Musser, Kreiswirth 1996.

21. B. Kreiswirth，与作者的个人通信。

22. Johnson, Webb, Lange, and Murphy 1977.

23. Lederberg, Shope, and Oaks 1992, p. 223.

24. Preston 1994, p. 68.

25. Ibid., p. 71.

26. 世界卫生组织 1978 年的报告也强调了（尽管不如 Richard Preston 说得那么形象）在遵守接触预防措施方面的失败。"在某些情况下，"Preston 说道，"医疗系统可能会加剧疫情，就像镜片将阳光聚焦在一堆柴火上。"（1994，p. 68）

27. Garrett 1995b.

28. Lederberg, Shope, and Oaks 1992, p. 213.

29. Ryan 1993, p. 384.

30. DiBacco 1998.

31. Iseman 1985, p. 735.

32. Bloom and Murray 1992.

33. Murray 1991, p. 150.

34. Snider, Salinas, and Kelly 1989, p. 647.

35. Ibid.

36. Friedman, Williams, Singh, and Frieden 1996.

37. Ott 1996, p. 158.

38. Ibid., p. 157.

39. McKenna, McCray, and Onorato 1995，p. 1073. 历史学家 Katherine Ott 尖锐地指出："使人面临风险的不是出生在国外这件事，而是反复暴露于风险的可

能性大小，再加上贫困和健康不良。"(1996，p. 163)

40. 见 Farmer 1992。

41. Farmer 1990b.

42. Mann, Tarantola, and Netter 1992, p. 1.

43. Lederberg, Shope, and Oaks 1992, p. 39.

44. United Nations Development Program 1992, p. 13.

45. Sampson and Neaton 1994，p. 1100. 然而，他们漏掉了一项研究，我和我的合作者在 1996 年的那篇综述（Farmer, Connors, and Simmons 1996）中也把它给漏掉了。在 1990 年发表的一篇短讯中，Krueger、Wood、Diehr 和 Maxwell 在西雅图发现了"自我报告的收入对于 HIV 抗体状态的独立影响"。他们在结论中指出："由于贫困跨越不同的年龄、不同的种族和不同的性取向，因此专门针对贫困人口的项目可能很难设计和实施。"(p. 813)

46. Chaisson, Keruly, and Moore 1995; Farmer,Connors, and Simmons 1996; Fife and Mode 1992; Wallace, Fullilove, Fullilove, et al. 1994.

47. Waldholz 1996. 有些更加新的药物甚至更贵。

48. Zinsser 1934, p. 87.

49. 关于人类学方法和概念如何可以为流行病学提供洞见的案例研究，见 Janes, Stall, and Gifford 1986；另见 Inhorn and Brown 1997。此外，我在本书的第四章和第五章中也批判性地重新检视了加勒比地区的 HIV 流行病学。

50. Centers for Disease Control and Prevention 1993a.

51. Field 1995; Patz, Epstein, Burke, and Balbus 1996.

52. McMichael 1995, p. 634. 另见 Krieger and Zierler 1996。

53. Garrett 1995b, p. 147. Garrett 全面且引人入胜的 *The Coming Plague*（1995a）一书非常出色地强调了许多导致疾病新发的核心社会因素。另见 Poinsignon, Marjanovic, and Farge（1996）的文章。

54. 除了美国国家医学研究所的出版物之外，另见美国疾病控制与预防中心（1994a）和美国国家科学院（Roizman 1995）的声明。

55. 见 Wilkinson1996 年针对不平等及其所导致的社会凝聚力缺乏对"发达"社会的人群健康产生不利影响的机制所做的综述。Aïach, Carr-Hill, Curtis, and Illsley（1987）以及 Fassin（1996a）也探讨了该主题。

56. Krieger, Rowley, Herman, Avery, and Phillips 1993，p. 99. 关于这个主题，另见 Navarro 1990 及 Marmot 1994。

57. Satcher 1995, p. 2.

58. Wilson 1995, p. 39.

59. Haggett 1994.

60. Horton 1995, p. 790.

61. Warner 1991, p. 242.

62. Small and Moss 1993.

63. Levins 1995, p. 50.

64. Lederberg, Shope, and Oaks 1992, p. 33.

65. Latour 1988, p. 243.

66. World Health Organization 1992b.

67. Berkelman and Hughes 1993, p. 427.

68. Eisenberg and Kleinman 1981, p. 11.

第三章

1. Farmer, Connors, and Simmons 1996.

2. Centers for Disease Control and Prevention 1981.

3. 见 Oppenheimer 1988 对疫情早期数据收集方式所做的回顾。

4. Langone 1985, p. 52. 正如 Paula Treichler 就这篇文章所指出的那样："尽管 Langone 的结论更加生动且无可辩驳（呈现出无可争辩的样子），但他的结论实际上与许多科学家的结论相似。"（1988，p. 250）

5. 关于记录这些趋势的数据的回顾，见 Slutsker, Brunet, Karon, et al. 1992, pp. 610–614。然而，应该指出的是，变化的艾滋病发病率在男同性恋中呈现出某种模式：白人及中产阶级男同性恋的发病率出现了下降，而有色人种及较贫穷的男同性恋则没有出现这种下降。见 Lemp, Hirozawa, Givertz, et al. 1994; Osmond, Page, Wiley, et al. 1994。

6. 转引自 Treichler 1988，p. 193。就 HIV 而言，这张图片在流行病学上是不准确的——白人雅痞夫妇不是异性恋获得性 HIV 感染的罹患人群——但这张图片却可能准确地描绘出了究竟哪个"我们"才是杂志编辑所关心的。

7. Treichler 1988.

8. Fumento 1993, p. 32. Fumento 这本书的第一版于 1990 年出版。1993 年的平装版前言仍旧不知悔改地指出，异性恋艾滋病仍旧是一个迷思。

9. Slutsker, Brunet, Karon, et al. 1992, pp. 612–613.

10. 见 Selik, Chu, and Buehler 1993。1991 年，CDC 报告说，在美国的 15 个城市中，艾滋病已成为 25—44 岁女性的首要死因。

11. Treichler 1988, p. 193.

12. *American Journal of Public Health* 上的一篇社论（Stein 1994）似乎支持这些说法，因为它指出，只有在 1994 年横滨的 HIV/AIDS 会议上，女性的声音才最终被听到。

13. 见 Centers for Disease Control and Prevention 1995; Gwinn, Pappaioanou, George, et al. 1991; Wasser, Gwinn, and Fleming 1993。关于综述，见 Farmer, Connors, and Simmons 1996，第 2 章。

14. 这些数字取自美国疾病控制与预防中心的报告以及 Mann, Tarantola, and Netter（1992）的概述。另见 Centers for Disease Control and Prevention 1997, p. 37，其中详细说明了男性与女性的 HIV 感染比率约为 3 比 1；正如预期的那样，这份报告仅仅证实了——在我看来有点姗姗来迟——本文及 Farmer, Connors, and Simmons 1996 所提出的观点。

15. Global AIDS Policy Coalition 1995.

16. United Nations Development Program 1992, p. 2.

17. World Health Organization 1995b.

18. 关于达琳的故事及艾滋病对这个社区的影响的更多民族学细节，见 Pivnick 1993 及 Pivnick, Jacobson, Eric, et al. 1991。纽约艾滋病的社会志在 Mindy Fullilove 和 Robert Fullilove（例如，见 Fullilove 1995; Fullilove, Fullilove, Haynes, et al. 1990; Fullilove, Lown, and Fullilove 1992）、Michael Clatts（1994; 1995）、Alisse Waterston（1993）、Samuel Friedman（1993）、Donald DesJarlais（DesJarlais and Friedman 1988; DesJarlais, Friedman, and Ward 1993;

DesJarlais, Padian, and Winklestein 1994）及 Rodrick Wallace（1988; 1990; Wallace, Fullilove, Fullilove, et al. 1994; Wallace, Huang, Gould, and Wallace 1997; Wallace and Wallace 1995）等人的作品中得到了非常详细的记载。

19. 关于海地农村性结合的更多信息，见本书第五章以及 Allman 1980 和 Vieux 1989。

20. 见 Sarthak Das（1995）极好的民族志研究，这里讲述的故事就是由他收集的。关于印度艾滋病情况的概述，见 Farmer, Connors, and Simmons 1996，第 2 章；Naik, Sarkar, Singh, et al. 1991; Mathai, Prasad, Jacob, et al. 1990。

21. 见 Hunter 1995，p. 37。

22. Mitchell, Tucker, Loftmann, and Williams 1992；转引自 Schneider and Stoller 1995，p. 4。

23. Centers for Disease Control and Prevention 1995. 关于这些数据的综述，见 Lewis 1995，p. 57。

24. 这项名为"人类免疫缺陷病毒流行病学"（Human Immunodeficiency Virus Epidemiology，简称 HER）的研究的初步数据表明，60% 的患者是非裔美国人，17.5% 是拉丁裔，21.5% 是白人（Paula Shuman，与作者的个人通信）。另见 Smith, Warren, Vlahov, Schuman, Stein, Greenberg, and Holmberg 1997。

25. Wallace 1988.

26. 见 Fullilove 1995，p. 46，及 Fullilove, Fullilove, Haynes et al. 1990。Fulliloves 大量参考了 Wallace 的工作（如，1988 和 1990）。另见第二章所引用的 McCord 和 Freeman 于 1990 年开展的研究，该研究指出，对于某些群体来说，哈林区的年龄别死亡率比孟加拉国更高。关于纽约静脉注射吸毒者的出色且负责任的民族志描述，见早先引用的 Anitra Pivnick 的工作（1993; Pivnick, Jacobson, Eric, et al. 1991）及 Alisse Waterston 的工作（1993）。关于非裔美国人社群的艾滋病及公共卫生应对的概述，见 McBride 1991 及 Wilson and Pounds 1993。

27. 关于该研究的概述，见 Farmer 1995a。

28. 见 Das（1995）的综述。

29. 见 Shyamala Nataraj（1990）的描述及 Priscilla Alexander（1995）的有帮助的综述。

30. Denison 1995, p. 205.

31. Ward 1993, p. 61.

32. Schoepf 1993, p. 57.

33. Ellerbrock, Lieb, Harrington, et al. 1992，p. 1707；着重号为另加。

34. HER 研究中的女性甚至有着更低的人均收入（Paula Shuman，与作者的个人通信）。

35. 关于艾滋病的城乡分布，见 Wasser, Gwinn, 和 Fleming 1993。HER 研究还表明，地理作为艾滋病风险的决定因素远没有许多其他标准来得那么重要。尽管这项研究的结果尚未发表，但纳入该研究的女性的"风险图谱"及艾滋病结局与佛罗里达州的女性相似，尽管 HER 研究的所有女性来自遍及全美各地的城市地区（Paula Shuman，与作者的个人通信）。

36. 例如，见 Miller 1993。

37. Zierler 1997，p. 209. Zierler 后来富有同情地补充道："考虑到那些面临着 HIV 感染和暴力最大风险的女性的阶级和种族分布，这些剥夺权利的扼杀力量可能也包括女性的伴侣。针对女性的施暴者可能因为种族歧视、经济贫困以及随之而来的社会异化而遭受过针对他们自己的攻击。"(p. 217)

38. Treichler 1988, p. 194.

39. Ibid., p. 207；着重号为另加。

40. 关于这个群体以及他们的艾滋病预防工作的更多信息，见 Farmer, Connors, and Simmons 1996，第 8 章，"Zanmi Lasante" 词条；另见 Farmer 1997b。文中所引用的文件是我自己的翻译。

41. 其他许多评估也都同意："值得注意的是，尽管人们会将妓女描述为传播媒介，但截至 1989 年 1 月，在美国，'……还没有任何关于男性因与特定妓女性交而感染的病例。'"(Carovano 1991，p. 136)

42. Ward 1993, p. 60.

43. Wyatt 1995.

44. Grover 1988, p. 30.

45. Farmer 1996b 检视了这些（有意和无意的）混淆对苦难分析的影响。关于美国健康数据对于阶级的忽视的概述，见 Krieger and Fee 1994 及 Navarro 1990。

46. Schoepf 1993，p. 59. 关于美国吸毒者相关文献的批判性再分析，见

Waterston 1993 及 Bourgois 1995。

47. 见 Krieger, Rowley, Herman, Avery, and Phillips 1993，p. 99。

48. Nyamathi, Bennett, Leake, et al. 1993, p. 68.

49. Ibid., p. 70.

50. Holmes and Aral 1991，p. 337. 然而，应该指出的是，这些干预与这些作者对问题性质的出色分析并不真正吻合。例如，见收录 Holmes 和 Aral 这篇文章的书（Wasserheit, Aral, and Holmes 1991）。

51. Denison 1995，p. 205. 这种现象绝不是艾滋病独有的。Waterston 有力地指出，街头吸毒者"事实上也和广大公众一样，相信异常行为的意识形态与反叛的吸毒者的神话。因此，它们在社会再生产中的作用就被掩盖了，实际的抵抗被颠覆了，而其他替代性的选择也被压制了"（1993，p. 245）。

52. 1994 年在内布拉斯加州进行的一项研究表明，有两个孩子的单身母亲需要年收入超过 21887 美元才能维持生计——这个数字要比 1994 年的联邦贫困线高出约 9000 美元。"这些数字是对体面但只提供必需品的生活标准的保守估计，"该报告的作者指出，"这点收入不会剩下什么积蓄，能用来买房、支付大学费用或用作退休储备金——这些项目通常就定义了什么是中产阶级的生活标准。"[（联邦贫困线）1994，p. 9]

53. Polakow 1995b, p. 592. 另见 Polakow 1995a。关于此主题的更多信息，见 Lykes, Banuazizi, Liem, and Morris 1996，他们做了出色的资料汇总。该主题的其他重要研究包括 Kluegel and Smith（1986）及 Morris and Williamson（1982）。

54. 在一篇感人且清晰的文章中，William Ryan (1971) 探讨了谴责受害者这一主题及其在 20 世纪美国思潮中的意义。关于艾滋病大流行背景下对于受害者的谴责，见 Farmer 1992，p. 4。另见 Brandt（1988）、Kraut（1994）和 Zyporyn（1988）的研究。

55. 见 Plummer 1998。关于通过有效治疗性传播疾病来减少 HIV 传播的更多信息，见 Laga, Alary, Nzila, et al. 1994; Laga, Manoka, Kivuvu, et al. 1993；及 Grosskurth, Mosha, Todd, et al. 1995。

56. 关于这些研究（既有欧洲的研究，也有北美的研究）的概述，见 Don DesJarlais 及其同事的最新文章（DesJarlais and Friedman 1988; DesJarlais, Friedman, and Ward 1993; DesJarlais, Padian, and Winklestein 1994）。

57. 关于与艾滋病相关的压制性工作者的例子，关于妓女组织重要性的洞见，见 Priscilla Alexander（1988, 1995）及 Gloria Lockett（1995）的论文。需要强调的是，不同地区的性工作者所面临的限制存在着巨大差异。正如 Alexander（1995, pp. 107–113）所示，妓女在欧洲、北美和澳大利亚更容易组织起来；贫穷国家性产业中的那些女性要更加悲凉。在贫穷国家，性工作的性质也存在巨大差异。

58. Alexander 1995, p. 105；Alexander 很好地概述了向性工作者提供低质量照护的影响。

59. 几项研究调查了美国贫困妇女 HIV 感染识别不足的问题。例如，Schoenbaum and Webber（1993）报告说，在布朗克斯区一家为穷人服务的急诊室中，只有 11% 的女性接受了 HIV 风险评估。其他研究则进一步揭示了美国艾滋病管理知识方面的显著差异以及预期的伴随结果。见 Farmer, Connors, and Simmons 1996，第 4 章和第 7 章的概述。

60. Centers for Disease Control and Prevention 1995.

61. 这些是 HER 研究的初步数据，是从 CDC 那里获得的未发表数据。部分数据发表在 Smith, Warren, Vlahov, Schuman, Stein, Greenberg, and Holmberg 1997。

62. Chaisson, Keruly, and Moore 的一项重要研究表明，如果穷人得到了一流的 HIV 治疗，那么“医疗服务可及性是比性别、种族和收入水平更为重要的生存预测指标”（1993, p. 755）。这是一个了不起的论断，倘若属实，对于医生及其他医疗服务提供者来说是令人振奋的消息。其中一个小组的发现尤为重要，他们在 1991 年报告了结局方面显著的种族差异（Easterbrook, Keruly, Creagh-Kirk, et al. 1991）。

63. 见 Nina Glick-Schiller 1993 年对这一现象的研究。

64. 1997 年 7 月，CDC 报告说，1996 年 1—9 月有 30700 名美国公民死于艾滋病，比 1995 年同期死亡人数（37900 人）减少了 19%。CDC 宣布：“我们进入了 HIV 流行的新时代。”然而，正如我们可能预料的那样，这种改善并不是平均分布的：男同性恋的艾滋病死亡率下降了 22%，而女性的死亡率则只下降了 7%；白人下降了 28%，但黑人只下降了 10%，西班牙裔只下降了 16%。见“Significant Drop Seen in AIDS Cases”1997；另见 Fleming 1996。关于这些统计数据对女性的影响的更多信息，见 Stolberg 1997。

65. 虽然目前还没有关于血清检测结果不一致的夫妇（其中受感染的伴侣正在接受高效抗逆转录病毒治疗）的 HIV 传播率的研究，但绝大多数艾滋病临床医生都相信，如果血浆中检测不到病毒载量，那就意味着其他组织及体液中的病毒复制受到了抑制。但值得注意的是，即使在接受这些方案治疗的患者中，血浆病毒血症受到抑制也不能避免 CD₄ 阳性 T 淋巴细胞中具有复制能力的病毒的复活。例如，见 Finzi, Hermankova, Pierson, et al. 1997；及 Wong, Hezareh, Günthard, et al. 1997。

66. Das 1995, p. 8.

67. Hollibaugh 1995, p. 225. Hollibaugh 的文章并没有引用有关有色人种女同性恋在美国女性 HIV 感染者中占很大比例的数据，但她的评论是清晰、坦率且有帮助的。其他作者确实强调了白人女权主义者和黑人女权主义者之间的分歧。"归根结底，"非裔美国女权主义者 Veronica Chambers 指出："我无法相信绝大多数白人女性会支持我。"（1995，p. 25）

68. Lee 1995b, p. 205. Nancy Krieger 和 Sally Zierler 指出："虽然女性作为一个群体可能有着相同的作为生理女性的经历，但这些经历发生在不同的性别化的社会中，这些社会处于全球经济之中，同时在其内部也因为社会阶级、种族及其他社会分层而处于分裂的状态。"（1995，p. 251）

69. Schoepf 1993, p. 70.

70. Collins 1990, p. 10.

第四章

1. Viera 1985, p. 95. 这些猜测在随后的修订版本中得到了再次发表，我想，这是相当不知悔改的。

2. Kleinman and Kleinman 1997, p. 103.

3. 这个短语是 Allan Brandt（1997）一篇文章的副标题，十分恰当。

4. *AIDS and Accusation*（Farmer 1992）的法文版于 1996 年出版，书名为 *Sida en Haïti: La Victime Accusée*（Paris：Karthala）。

5. 关于海地艾滋病患者在克罗姆大街拘留所被羁押时的经历，精彩但悲惨的描述，见 Nachman 1993。

6. 引自 Abbott 1988, pp. 254–255。

7. 美国国家癌症研究所的 Bruce Chabner 博士，引自 *Miami News*，1982 年 12 月 2 日，p. 8A。

8. 医生们还发表了以下评论（显然是没做多少思考的评论）："如果这种综合征最早出现在农村人口中，而且似乎确实如此，那么它就是出现在那些与太·子·港·或·其·他·城·市·地·区·很少或没有直接或间接接触的人中。"(Moses and Moses 1983，p. 565；着重号为另加）。正如第五章所述，没有任何数据表明，艾滋病是从海地农村传到城市的。

9. Métraux（1959）1972, p. 15.

10. Glick-Schiller and Fouron 1990, p. 337.

11. 海地的异国情调化（尤其是在美国外交政策方面）是 Farmer 1994 的主题。Lawless（1992）对北美有关海地和海地人的民间模型进行了出色且全面的综述。

12. 第一个描述引自 Allman 1989，p. 81；第二个描述引自 Lief 1990，p. 34。

13. 在 *The Uses of Haiti*（Farmer 1994）中，我探讨了海地在过去五个世纪中的象征性用途。

14. 世界银行将 HIV 背景下的"普遍流行"定义为"产科诊所就诊的女性中 5% 或更多人被感染"的情况（World Bank 1997）。根据最新的统计数据，海地的感染率为 8.4%（1993 年），圭亚那为 6.9%（1992 年），巴西为 5.1%（1996 年）；美洲没有其他国家超过 3.6%（World Health Organization 1998）。

15. Liautaud, Laroche, Duvivier, and Péan-Guichard 1983.

16. 肿瘤学家最初怀疑，卡波西肉瘤可能与之前的巨细胞病毒感染有某种关系。关于该主题的数据综述，见 Groopman 1983。关于揭示巨细胞病毒与地方性卡波西肉瘤之间缺乏相关性的研究，见 Ambinder, Newman, Hayward, Biggar, et al. 1987。最近，有证据表明，人类疱疹病毒 8 型在卡波西肉瘤中起到致病作用（André, Schatz, Bogner, et al. 1997）。

17. 见 Pape, Liautaud, Thomas, Mathurin, St Amand, Boncy, Péan, Pamphile, Laroche, and Johnson 1983。

18. 在海地农村，我们自己的工作最终也揭示出相似的情况，见 Farmer 1997c。

19. Pape, Liautaud, Thomas, Mathurin, St Amand, Boncy, Péan, Pamphile, Laroche, and Johnson 1983, p. 949.

20. Ibid., p. 948.

21. Stephen Murray（与作者的个人通信，另见 Murray and Payne 1988 及 Payne 1987）对海地研究者—医生（包括 Pape 及其在 GHESKIO 的同事）在各种出版物中所使用的统计数据提出了尖锐的质疑。例如，Murray 指出，同一批研究样本是不可能从 N 等于 34（其中 13 人是双性恋）扩大到 N 等于 38（其中 19 人号称是双性恋）的（比较 Pape, Liautaud, Thomas, Mathurin, St Amand, Boncy, Péan, Pamphile, Laroche, and Johnson 1984 及相同作者在 1986 年的研究）。Murray 博士的质疑（涉及双性恋与疫情的相关性）值得加以仔细考量，并在学术文献中得到答复。但应该指出的是，与 GHESKIO 小组合作的是越来越多生病的报道人，其中有些人后来就不愿意透露自己的双性恋倾向了。在许多国家，关于艾滋病流行的早期报告同样是暂时性的，是需要接受修订的（见 Altman 1986, Oppenheimer 1988, Panem 1988，及 Shilts 1987）。

22. 在另一篇综述中，Pape 和 Johnson 指出："在 1983 年，绝大多数的男性艾滋病患者都是双性恋，他们与来访的北美人或居住在北美的海地人发生过至少一次性接触。"（1988，p. 32）

23. 海地裔美国人艾滋病合作研究小组（1987）同样无法找到任何一个有非洲居留史或旅行史的海地艾滋病患者。

24. Guérin, Malebranche, Elie, et al. 1984; Johnson and Pape 1989.

25. Johnson and Pape 1989. 虽然这两个人群在已明确的 HIV 感染风险因素方面绝没有什么可比性，但将这些发现与来自北美的当代研究进行比较是有助益的。在一项针对 6875 名"男同性恋者与双性恋者"的回顾性研究中，有 4.5% 的人在 1978 年就已经是血清阳性了（Jaffe, Darrow and Echenberg 1985）。

26. Johnson and Pape 1989, p. 67.

27. 例如，在一封针对 Pape 及其同事 1983 年发表在 *New England Journal of Medicine* 上的那篇文章的回复信中，耶鲁大学的两名研究人员指出："Pape

等人没有令人信服地排除营养不良导致他们所描述的患者出现免疫缺陷和机会性感染的可能性。"（Mellors and Barry 1984，p. 1119）更早时候寄给同一杂志的一封信指出，"营养不良可能存在于最近移民到欧洲、加拿大或美国的海地人中"，这或许可以解释海地婴儿罹患艾滋病的原因（Goudsmit 1983，p. 554）。Beach 和 Laura（1983）在 *Annals of Internal Medicine* 中也附和了这一理论。抗体检测技术的出现终结了有关营养不良或其他疾病被伪装成艾滋病的说法：在 GHESKIO 的患者中，足足 96% 临床诊断为艾滋病的患者被发现血清 HIV 抗体阳性。

28. 这是 Leibowitch（1985）综述的主题，Shilt（1987）有关大流行病的畅销书也重申了这一点。

29. Greenfield 1986, p. 2200.

30. Moore and LeBaron 1986, p. 81, 84.

31. Chaz 1983.

32. Gilman 1988, p. 102.

33. Pape 及其同事还检测了用于其他诊断检测的血清，并发现在 1986 年前六个月由太子港的三家商业实验室进行采血的 1037 名成年人中，8% 具有 HIV 抗体（Pape and Johnson 1988）。这些人的健康状况尚不清楚，但由于在采血时三个实验室均未进行 HIV 血清学检测，因此采集样本未用于诊断 HIV 感染。

34. World Health Organization 1998.

35. 太阳城的一组研究人员报告说，1986 年接受产前护理的 1240 名健康女性中有 8.4% 为血清 HIV 抗体阳性（Halsey, Boulos, Brutus, et al. 1987; Halsey et al. 1990）。1987 年，在太阳城的 2009 名"性活跃女性"中有 9.9% 为 HIV 抗体阳性；1989 年，在这样的 1074 名女性中，有 10.5% 被发现感染了 HIV（Brutus 1989b）。1988 年，在 Gonaïve 的一家主要为低收入人群提供服务的诊所中，1795 名患者中有 9% 检测出血清阳性（Brutus 1989a）。

36. Pape and Johnson 1993, p. S344.

37. Jean et al. 1997, p. 605.

38. Pape and Johnson 1989, p. 70.

39. Pape, Liautaud, Thomas, Mathurin, St Amand, Boncy, Péan, Pamphile, Laroche, and Johnson 1986, p. 7.

40. Ibid.

41. 在疫情初期，人们注意到 HIV 传播的另一种方式是使用受污染的针头。在海地，肌肉注射可能由医务人员进行，但在缺乏医疗设施的地区，也可能被称为 *pikiris*（注射员）的人进行。一次性针头和注射器在海地都很少见，因此经常未经消毒就会被重复使用。Pape 及其同事（同上）发现，在艾滋病症状出现前的五年时间里，83% 的男性艾滋病患者和 88% 的女性艾滋病患者都接受过非肠道用药。尽管这些数字带有暗示性，但超过 67% 的对照（血清阴性的兄弟姊妹和朋友）也接受过注射，这表明其他因素也参与了 HIV 的传播。

42. Ibid., p. 6.

43. HTLV-1（另一种逆转录病毒）也有类似的传播方式，这种病毒被认为很少（如果有的话）发生女性到男性的传播。见 Kajiyama, Kashwagi, Ikematsu, et al. 1986 及 Murphy, Figeroa, Gibbs, et al. 1989。

44. 见 Peterman, Stoneburner, Allen, et al. 1988。在哈佛大学举行的一次研讨会上，旧金山总医院艾滋病流行病学系主任 Andrew Moss 博士指出，一旦发生 HIV 的性暴露，女性被感染的可能性是男性的十倍："性伴侣数量是传播的危险因素（即使在静脉注射吸毒者中也是如此），这点让我感到很担心，女性感染率是男性的两倍，这点也让我感到很担心，因为这表明异性传播而非共用针头是造成新发感染的原因。"（Harvard AIDS Institute 1990, 5）Farmer, Connors, and Simmons 1996 也对这些数据进行了综述。

45. Mellon, Liautaud, Pape, and Johnson 1995. 另见 Deschamps, Pape, Hafner, and Johnson 1996。

46. McBarnett 1988, p. 71.

47. 持续存在的有关女性是"艾滋病传播者"的观念，正如 Anastos 和 Marte 所指出的，在很大程度上是由于"根深蒂固的社会上的性别歧视以及种族歧视和阶级歧视"，这种观念也扭曲了对美国流行病学的解读：女性 HIV 感染者"被公众和医学界视为将 HIV 传播给她们的孩子和男性性伴侣的媒介，而不是自身也经常在生活中从男性那里感染上 HIV 的受害者"。

（Anastos and Marte 1989，p. 10）Farmer 1992，第 21 章进一步检视了北美人"谴责受害者"的倾向。关于女性 HIV 流行病学被误读的综合性研究，见 Farmer, Connors, and Simmons 1996。

48. 患有卡波西肉瘤的艾滋病患者的比例从 1984 年之前（包含 1984 年）的 15% 下降到了 1986—1988 年的 5%，这一转变后来在北美的艾滋病患者中也被注意到了；见 Franceschi, Dal Maso, Lo Re, Serraino, and La Vecchia 1997。

49. Pape and Johnson 1988, p. 36.

50. 在海地，同性性交在 HIV 传播中的相对重要性的下降似乎是卡波西肉瘤发病率下降的原因。在北美艾滋病患者中，卡波西肉瘤几乎只见于男同性恋（而非其他人群，如静脉注射吸毒者）。

51. 对美国媒体的艾滋病报道所做的研究发现了某些导致公众将加勒比地区的艾滋病主要视为海地问题的原因。1985 年 7 月 25 日，当 CBS 新闻做了一个有关澳大利亚 HIV 传播的报道时，"这是该网络首次提及美国、非洲或海地以外的艾滋病"（Kinsella 1989，p. 144）。

52. Pape and Johnson 1988，p. 32. 讽刺的是，虽然海地面临着极端贫困，但海地的艾滋病患者却比其他几个加勒比国家的公民更有可能接受到适当的诊断检查。尽管海地的卫生基础设施是该地区最薄弱的，它的病例数却是最多的，作为"艾滋病来源国"受到的国际关注也是最多的，相对国内生产总值，它所遭受的经济打击也是最严重的。或许，在某种程度上，由于这些负面力量的存在，海地医生和研究人员在参与针对该疫情的专业应对中一直处于核心位置。海地人发表的 HIV 相关研究比其他加勒比国家的研究人员更多，而 GHESKIO 运营的国家实验室在诊断艾滋病及其他形式的 HIV 疾病方面也是最有经验的机构之一。

53. Lange and Jaffe 1987, p. 1410.

54. Perez 1992.

55. Garris, Rodríguez, De Moya, et al. 1991.

56. Osborn 1989, p. 126；着重号为另加。

57. 正如我对传统流行病学的批评所表明的那样，将艾滋病患者分类为不同的"风险人群"是危险的。但这样分类的工作为下述假设提供了支持，即多米尼加共和国出现了非常相似的趋势。例如，在 Perez（1992）的一项研究中，从 1987—1991 年，"异性恋"的艾滋病发病率从 31% 增加到 59%，而"同性恋"的发病率则从 43% 下降到了只有 6%，他的结论是："多米尼加共和国的艾滋病疫情似乎已经完成了从 WHO 模式 I 到模式 II 的转变。"

58. Pape and Johnson 1988, p. 36.

59. Bartholemew, Saxinger, Clark, et al. 1987.

60. Ibid., p. 2606.

61. Merino, Sanchez, Muñoz, Prada, García, and Polk 1990，pp. 333–334。丹麦的情况也是如此。在丹麦，与北美男同性恋者的性接触，而不是"滥交"本身，是第一批艾滋病病例的重要危险因素（Gerstoft, Nielsen, Dickmeiss, Ronne, Platz, and Mathiesen 1985）。

62. Koenig, Pittaluga, Bogart, et al. 1987, p. 634.

63. 同上。当 Payne（1987）质疑 Koenig 和同事就多米尼加共和国同性恋所做的观察的民族志效度时，Koening 和同事回答说，他们"关于多米尼加共和国的信息（来自）对那些做同性恋旅游生意的旅店所做的现场参访。这些地方经常有来自美国和加勒比国家的游客光顾"（Koenig, Brache, and Levy 1987，p. 47）。在一项似乎支持 Koening 论点的回顾性研究中，Gracía 写道："1970 年代，（普拉塔港）受到同性恋游客的青睐，并被认为是多米尼加共和国 HIV 的最初入境口岸之一。1970 年代，游客主要是 60 多岁的男同性恋，他们会和当地的年轻男妓发生性关系。"（1991，p. 2）

64. García 1991, p. 2.

65. Ibid.

66. Jean et al. 1997, p. 600.

67. Hospedales 1989; Pape and Johnson 1993, p. S342.

68. Carpenter 1930, p. 326.

69. Métraux 指出，海地人"对旅行社使他们国家成为'巫毒之地'感到很恼火，这也是可以理解的"（[1959] 1972，p. 359）。

70. Francisque 1986, p. 139.

71. Graham Greene 的 *The Comedians*（1966）的主人公是太子港的一个旅游老板，他在 1961 年深情地回忆起大量游客涌入他的酒吧并在泳池里做爱的那些日子。"鼓手逃去了纽约，现在所有的比基尼女孩都留在迈阿密，"他向两个潜在客户解释道，"你可能是我唯一的客人了。"(p. 11)

72. 引自 Trouillot 1990，p. 200。

73. Barros 1984，p. 750.

74. 引自 Altman 1983，p. 1。

75. Abbott 1988, p. 255.

76. Métellus 1987, p. 90.

77. Greco 1983, p. 516.

78. d'Adesky 1991, p. 31.

79. 引自 Moore and LeBaron 1986，p. 82。

80. Murray and Payne 1988，pp. 25–26. Payne 此前曾指出："有些男同旅游指南，比如 1982 年的 *Bob Damron Guideline*，包含了多达十个有关巴哈马的条目，但只有四个条目是关于多米尼加共和国的，一个是关于海地的。"(1987，p. 47) 值得注意的是，正如 Langc 和 Jaffe (1987) 指出的那样，巴哈马的艾滋病发病率当时甚至高于海地。

81. Guérin, Malebranche, Elie, et al. 1984, p. 256.

82. 同上。有趣的是，Murray 和 Payne 引用了一位美国记者对 Guérin 的采访，而不是发表在 *Annals of the New York Academy of Sciences* 上的研究："在假设的传播媒介——海地一端，GHESKIO 的 Jean-Michel Guérin 博士告诉 (记者)Anne-Christine d'Adesky 说：'他的所有患者——无一例外——都否认与游客发生过性关系。'"(1988，pp. 25–26) 需要注意的是，*Annals* 这篇汇总了十位医生的研究文章明确指出了哪些患者承认与北美同性恋游客发生过性关系。因此，Guérin 的意思很明显是说，这些患者最初都否认了这种接触。如前所述，这种最初否认的情况在其他最终被证明有过同性恋性接触史的海地人中也存在。尚不清楚为什么这种误解会持续存在，但德戴斯奇已经放弃了这种说法，因为她后来的文章就强调了游客与海地贫困男人之间所发生的性交易；见 d'Adesky 1991，p. 31。

83. Langley 1989, p. 175.

84. Patterson 1987, p. 258.

85. 见 International Monetary Fund 1984 有关贸易统计及其动向的总结。类

似研究也揭示了其他对于形塑艾滋病疫情十分重要的社会经济网。例如，地理学家 Peter Gould 将进出 Abidjan 的空中交通密度与 HIV 在欧洲和非洲内部及两大洲之间的跨国传播联系了起来（Gould 1993，p. 82）。

86. Liautaud, Pape, and Pamphile 1988，p. 690. 即便到了 1997 年，古巴的 HIV 感染率也只是略微有所增加——增加到了 0.013%，也就是说，在这样一个有 1100 万人口的国家，据报道只有约 1400 名感染者（World Health Organization 1998）。主要由于 1980 年代末和 1990 年代初的政治动荡——这些事件本身就会导致 HIV 传播的增加——海地最近没有进行血清学调查。1997 年，WHO 估计，全国范围内的血清阳性率为成年人口的 5%，这会使得海地成为西半球仅有的存在"普遍流行"的国家之一（World Health Organization 1998；另见 Deschamps, Pape, Hafner, and Johnson 1996）。请注意，5% 这个数字汇总了农村和城市的血清阳性率统计数据；由于农村地区受到的影响相对较小，因此可以肯定的是，海地城市的 HIV 发病率在过去十年中有了显著上升。下一章将会讨论 HIV 是如何进入海地农村地区的。

87. Wolf 1982, p. 4.

第五章

1. 在分析不平等交换和城市非正规部门时，Portes 和 Walton（1982，p. 74）将海地认定为所有拉丁美洲国家中农村化程度最高的国家：1950 年该国的农村化程度被描述为 88%，1960 年是 85%，1970 年是 81%。

2. Pape and Johnson 1988.

3. 见 Farmer 1992。

4. 关于 *plasaj* 的延伸讨论，见 Allman 1980 及 Vieux 1989。

5. 见 Pape and Johnson 1988。

6. Desvarieux and Pape 1991, p. 275.

7. GESCAP 是在世界艾滋病基金会的慷慨支持下成立的。

8. 考虑到诊所和 Proje Veye Sante 的工作人员是对他们所服务的社区负责，而不是对资助组织或研究机构负责，并且考虑到该地区的贫穷和非 HIV 相关性疾病，也就不会感到奇怪，为什么这类研究没有被视为高优先级事项。为了履行我们对社区的义务，所有血清学研究都成了预防档案的一部分。该档案包括一系列实验室检查（如血细胞比容和梅毒 RPR[①]）、胸片和体格检查。任何异常结果都会被积极追查；牙科护理也作为该项目的一部分被免费提供。该方案在四次不同的公开会议上汇报给了社区成员，引起了社会成员对这项工作的极大热情。

9. 另外有一名年轻女性（她是一位卡车司机的固定性伴侣）被发现血清学检测呈阳性。然而，在研究过程中，就在某次无异常发现的体格检查之后不到一周，她就突然去世。尽管死因不明（她有爆发性水泻并出现了休克），但我们在这个队列里没有把她考虑进去。

10. Farmer 1992, p. 262.

11. Feilden, Allman, Montague, and Rohde 1981, p. 6.

12. Ibid., p. 4.

13. Locher 1984, p. 329.

14. Neptune-Anglade 1986, p. 150.

15. "请注意，在城市中，为了收入而忙碌的 10—14 岁女孩基本上都是家庭女佣……这些'里斯塔维克'（restavek）[②] 发现自己处于社会等级的最底层。"（Ibid., p. 209）文中引文为我自己的翻译。

16. 见 Farmer 1988b 对海地经济数据所做的综述。在 1998 年 9 月 18 日的一次个人通信中，美国国务院海地办公室的一名主管官员向我提供了海地人均年收入的估计值——约为 175 美元（未按购买力平价进行调整）；她引用了 1998 年 4 月国际货币基金组织的内部备忘录作为其数据来源。

17. Girault 1984, p. 177.

18. Ibid., p. 178. 关于最近的"粮食安全"问题的批判性观点，见 Woodson 1997。

19. Trouillot 1986, p. 201. 文中引文为我自己的翻译。

———————

① 快速血浆反应素环状卡片试验，是梅毒血清检测试验之一。

② 海地的童仆，海地的贫困家庭会把子女送到富裕家庭作家佣。

20. Population Crisis Committee 1992.

21. Moral 1961, p. 173. 文中引文为我自己的翻译。

22. Allman 1980.

23. 但另外可以参见 Laguerre 1982。

24. 对于这样一个非常复杂且不断变化的主题来说，这里所做的只是粗略讨论。关于海地性结合的更完整讨论，见 Lowenthal 1984, Murray 1976, Neptune-Anglade 1986, Sylvain-Comhaire 1974，及 Vieux 1989。

25. United Nations Development Program 1992, p. 6.

26. 见 Mintz 1964, Neptune-Anglade 1986，及 Nicholls 1985。

27. 见 Murray 1986。

28. Neptune-Anglade 1986, p. 155.

29. 关于这些问题对于发展中国家女性的影响，玛丽亚·德布劳恩（Maria de Bruyn）进行了有益的综述。她写道："即使她们敢提出建议，要求不进行危险性行为或要求使用避孕套，她们也经常会遭到男性的拒绝，会被指控存在通奸或滥交（使用避孕套的想法会被解释为婚外情的证据），会被怀疑已经感染 HIV，或被说是指责她们伴侣不忠。"（1992，p. 256）性别不平等与贫困共同增加女性感染 HIV 的风险的机制是 Farmer, Connors, and Simmons 1996 著作的主题。

30. Desvarieux and Pape 1991, p. 277.

31. Farmer 1992.

32. Collaborative Study Group of AIDS in Haitian-Americans 1987, p. 638.

33. 关于海地人的美国"民间模型"，见 Lawless 1992，与艾滋病相关的"民间模型"，另见 Farmer 1992。

34. sida 一词源于法语缩略词 SIDA，即 syndrome immunodéficience acquise（获得性免疫缺陷综合征）。法语缩略词通常写作 S.I.D.A.、SIDA 或 Sida；而 sida 则是克里奥尔语的写法。我在这里之所以采用后面这种写法，是为了反映不同国家及文化环境所使用的术语的显著差异。

35. 见 Farmer 1996a 关于"海地失去的岁月"的更完整讨论。

36. Farmer 1996a 研究了 1991 年政变对凯地区 HIV 诊断率的影响。

37. de Bruyn 1992, p. 253.

38. 例如，见 Laga, Manoka, Kivuvu, et al. 1993。

39. 贫穷的年轻女性可能特别容易遭受到生殖器官创伤："未经同意的、匆忙的或频繁的性交可能会抑制阴道粘液的产生及阴道肌肉组织的松弛，这两者都会增加生殖器官创伤的可能性。对是否进行性交缺乏控制可能会增加性交频率，并降低性活动开始的年龄。无法获得可接受的卫生服务可能会导致感染和损伤得不到治疗。营养不良不仅会抑制粘液产生，还会减缓愈合过程并抑制免疫系统。"(United Nations Development Program 1992，pp. 3–4)

40. 例 如， 见 Liautaud et al. 1992; Deschamps, Pape, Williams-Russo, Madhavan, Ho, and Johnson 1993; and Behets, Desormeaux, Joseph, et al. 1995。

41. 我们确实知道，在对 1991 年来到我们女性健康诊所就诊的 100 名女性所做的一项研究中，足足 25% 的女性有滴虫病。GESCAP 想要感谢 Anna Contomitros 博士开展了这项包括巴氏涂片的研究。另见 Fitzgerald 1996。

42. 但是，来自 GHESKIO 的数据（例如，Deschamps et al. 1992）表明，那些罹患 HIV 疾病的人会继续进行性行为。

43. DiPerri, Cade, Castelli, et al. 1993.

44. Lief 1990, p. 36.

45. 关于最近有关艾滋病的人类学著作的综述，见 Farmer 1997b。

46. Benoist and Desclaux 1995, p. 363.

奇迹与苦难：一支民族志间奏曲

1. Farmer 1992，pp. 43–45. 我把自己从这个故事的场景中略去，与其说是无知，不如说是对于反思性人类学的某种放纵的自我坦诚的回应，这种放纵的自我坦诚往往混淆了读者对于研究主题（大概就是那著名的"他者"）的兴趣与对于自我指涉的作者的耐心。

2. Geertz 1988, pp. 4–5.

3. Kleinman 1995b, p. 76. 他继续说道："脉络和人际对话会形塑知识，以致它总是某个地方世界特有的。"

第六章

1. 本章的几个概念——文化模型、原始类型模型、语义网络、社会建构等已经在医学人类学中以不同的方式使用过。本章吸收了诠释范式所提出的对于"语言的经验主义理论"的批判（例如，Good and Good 1982），也吸收了认知人类学的工作，后者已经开始将注意力从疾病模型的形式属性转移到它们与自然话语的关系，因此也就转移到了疾病表征的情境与展演特征上（例如，见 Price 1987）。关注亲身经历对于这种视角来说是至关重要的，即便是在研究集体表征是如何出现时也是如此。（关于这种观点的有力陈述，见 Kleinman and Kleinman 1989。）通过将这些关注点与对历史和政治经济学的责任结合起来，我们如今可以再往前进一步。一个重要的"桥接概念"可能是文化模型，那些试图展示"文化模型［如何］构建经验，［如何］提供对那种经验的诠释和推论，以及行动目标"(Quinn and Holland 1987，p. 6) 的认知人类学家对这一概念进行了确切的描述。但正如 HIV 相关疾病这个例子所展示的，与其相关的文化模型和理论本身需要由疾病分类及社会环境进行不断修正 (Farmer and Good 1991)。

2. 这一有关多凯村对于艾滋病理解的变化过程的过程性民族志建立在大量的访谈基础之上，其中绝大部分的访谈这里都没有引用，虽然它们都帮助我更好地理解了这里所引用的那些话的意义。这一更大的项目是在 1983 年启动的。在后来的六年里，我至少每年一次就结核病和艾滋的话题访谈同一批村民，他们总共有 20 位；绝大多数对话都进行了录音。(1988 年，一名研究助理替我分担了其中七名村民的访谈工作。) 其中有三年时间，我们还讨论了第三种疾病（坏血）。这些录过音的对话由我发起，发生在许多不同的地方，最常见的是在被访谈人的家里。在这 20 个成年人中，有两个已经死亡，还有一个已经离开了多凯。访谈是开放式的，通常都侧重于特定的"疾病故事"。针对这三种疾病中的每一种，我们总是讨论以下主题：这种疾病的关键特征（包括典型表现、病因、病程，如相关的话，还会包括对发病机制的理解）、适当的治疗干预措施、这种疾病与该地区其他常见疾病的关系以及有关风险和脆弱性的问题。

　　除了这些访谈之外，研究还涉及与所有罹患结核病和艾滋病的村民以及绝大多数罹患坏血的村民进行的长时间的交谈。我还访谈了受害者家属以及这里所描述的事件中的其他关键行动者。由我和 Proje Veye Sante 的其他成员开展的几次结构化调查和年度人口普查的信息为这些定性数据提供了补充。当然，自 1983 年 5 月以来，我平均每年在多凯村要度过六个月的时间，因此我目睹了这里所描述的那些变化。

3. 关于这一时期政治变化的讨论，见 Farmer 1994。

4. 见 Centers of Disease Control and Prevention 1982a 及 Nachman and Dreyfuss 1986。

5. 我们或许已经能够在纽约、迈阿密、波士顿、蒙特利尔和其他目前居住着大量海地人的北美城市强烈感受到那种反海地情绪。关于针对海地人的艾滋病相关歧视的综述，见 Farmer 1990a, Farmer 1992，及 Sabatier 1988。

6. 在那五个从未听说过这个词的人中，有三个是"从未去过太子港"的男人。这种"恋家的人"在中央高原是很少见的，那里的村民做着许多销售农产品的工作。

7. 在海地，集市女商贩以消息灵通出名。她们"经常会去附近的城市和太子港，这让（她们）无所不知——不仅包括价格的涨跌，还包括全国性事件，不仅包括真实的事件，还包括在整个集市上流传的那些谣言"（Bastien [1951] 1985, p. 128）。引文为我自己的翻译。

8. 但应该指出的是，人们普遍认为 Ti Malou 患有坏血，这是一种通过草药而非输血进行治疗的常见疾病（Farmer 1988a）。

9. 关于坏血的更多信息，见 Farmer 1988a。

10. Weidman 1978。关于血液范式的更多信息，另见 Farmer 1988a 及 Laguerre 1987。

11. 这种说法并非没有事实根据。Ferguson（1987）和 Hagen（1982）记录了 *duvaliériste*[①]Luckner Cambronne 在买卖海地人的血液过程中的作用，海地人的血液因其血清中富含抗体而被用于医学实验。因此，海地日常生活中

① 法语，意为杜瓦利埃政权支持者。

的抗原激发也许就成了某种财富来源——尽管对于献血者来说不是财富来源，因为他们的献血酬劳是很微薄的。

12. 关于抱怨言辞及其与疾病表征的相关性的讨论，见 Gaines and Farmer 1986。人们早就注意到，海地人的关于疾病病因有着复杂的多因素想法。大量的民族志文献表明，农村海地人的解释框架往往会为"自然主义"病因腾出空间，也会为由人的能动性所主导的因果链腾出空间。尤其相关的是 Coreil （1980）对海地农村炭疽疫情的研究。

13. 关于海地农村医疗从业者的讨论，见 Coreil 1983 及 Laguerre 1987。

14. 正如 Sabatier 所指出的那样："西班牙人将梅毒称为'伊斯帕尼奥拉岛疾病'，相信这种疾病是哥伦布从美洲返航时从现在叫作海地的那个地方带回来的。"（1988，p. 42）

15. Farmer 1992 更全面地描述了艾滋病在这个村庄的出现。

16. "送"这个词也被用于描述这一过程，这一过程需要一位 *houngan*（巫毒教祭司）进行宗教仪式。在翻译 "*voye yon mò sida*" 这个短语的时候，我使用了不太准确的"送去一个 *sida* 之死"，而不是更累赘的"送去一个已经死于 *sida* 的死人"。

17. Métraux （1959）1972, p. 274.

18. 这个故事在 Farmer and Kleinman 1989 中有更完整的讲述。

19. 一切好像都完全没有发生改变。几十年前进行的民族志研究使得 Métraux 做出了如下评论："在日常生活中，符咒、巫术和咒语的威胁使得人们只是将其作为另一件需要担心的事情与干旱以及咖啡和香蕉的价格列在了一起。魔法至少是一种人们并非完全无力应对的危害。"（[1959] 1972，p. 269）Hurbon 也提出了类似的见解，他指出："在一个已经满是陷阱的世界中，咒语只是日常挣扎的一部分罢了。"（1987，p. 260）引文为我自己的翻译。

20. 见 Garro 1988。

21. Good 1977, p. 54.

22. Métraux （1959）1972, p. 274.

23. Taussig 1980, p. 7.

24. 见 Moore 1987。

25. 这一表述借用自 Bateson and Goldsby 1988。Lindenbaum 在她有关巴布亚新

几内亚农村的巫术和库鲁病——另一种新型传染病——的经典研究中也使用了相似的生动表述:"恐惧情绪的地理分布沿着不平等关系的道路行进。"(1979, p. 146)

第七章

1. World Health Organization 1996.

2. "TB Returns with a Vengeance"(结核病复仇归来) 1996。

3. Ott 1996, p. 157.

4. Bloom and Murray 1992.

5. Ryan 1993, p. 8.

6. Dubos and Dubos 1992, pp. xiv–xv, 注释 1。

7. Rosenkrantz 这句话引自她为 Dubos and Dubos 1992 所写的引言 (p. xxi)。

8. Feldberg 1995, p. 1.

9. Dubos and Dubos 1992, p. 22.

10. 见 Farmer, Robin, Ramilus, and Kim 1991; Spence, Hotchkiss, Williams, and Davies 1993。

11. 关于"藤森式休克"对于秘鲁城市里的穷人健康的影响的深入分析,见 Kim, Shakow, Bayona, et al. 1999。

12. 目前的标准倾向于以四种药物起始进行经验性治疗,以避免产生结核分枝杆菌耐药菌株。

13. World Health Organization 1996.

14. McBride 1991.

15. Frieden, Fujiwara, Washko, and Hamburg 1995.

16. Brudney and Dobkin 1991a.

17. Frieden, Fujiwara, Washko, and Hamburg 1995, p. 229.

18. Mahmoudi and Iseman 1993.

19. 引自 Feldberg 1995, p. 214。

20. "无论是由于疾病定义的变化、记录存储的新方法，还是由于死亡率的实际变化，死亡人数的记录在 1850—1890 年期间下降了近三分之一。"（同上，p. 13）

21. Ibid., pp. 11–12；着重号为另加。

22. Ibid.

23. Ibid., p. 23. Feldberg 进一步指出，南北战争前的许多南方医生"相信，把'黑人'当作'黑皮肤的白人'来进行治疗，是医生能犯下的最大的错误"（同上，pp. 24–25）。关于这个主题的更彻底的综述，见 McBride 1991。

24. 引自 Feldberg 1995，p. 14。

25. Ibid., p. 26. 但是，并非所有的南方医生都相信当地占主导地位的解释模型。费尔德伯格指出，在 1873 年，弗吉尼亚州里士满的一名医生敏锐地指出："两个种族在疾病上最显著的差异是，黑人结核病的患病率和死亡率要比白人高得多。"

26. 关于综述，见 Rieder 1989。

27. 引自 Feldberg 1995, p. 439。

28. Henry Wiley，引自 Feldberg 1995, p. 30。

29. Dubos and Dubos 1992, p. 210.

30. 引自 Feldberg 1995, p. 101。

31. Ibid., p. 105.

32. Ibid., p. 4.

33. Ibid., p. 4.

34. Rosenkrantz 这段话引自她为 Dubos and Dubos 1992 所写的精彩引言（p. xxii）。

35. 胡贝尔这段话同样引自 Rosenkrantz 为 Dubos and Dubos 1992 所写的引言（pp. xxv–xxvi）。

36. 引自 McBride 1991, p. 58。

37. 引自 Feldberg 1995, p. 48。

38. Kraut 1994.

39. 引自 McBride 1991, p. 46。

40. 关于仇外心理和结核病之间的关系，见 Kraut 1994。

41. 引自 McBride 1991, p. 61。

42. Ibid., p. 151.

43. Ibid., p. 126.

44. Ibid., p. 129. 对脊髓灰质炎的优先关注仍在继续，正如 Feldberg 所指出的那样："1949 年，在脊髓灰质炎病例上升到'流行病'级别的 30/100000 的患病率的时候，结核病患病率则超过了 90/100000；仅在 1951 年，新发结核病病例就达到 119000。结核病死亡率也几乎是脊髓灰质炎死亡率的三倍。"（1995，p. 2）

45. McBride 1991, p. 151.

46. Michael and Michael 1994.

47. Snider, Salinas, and Kelly 1989, p. 647.

48. Chaulet 1996, p. 7. 引文为我自己的翻译。

49. Iseman 1985.

50. Farmer, Robin, Ramilus, and Kim 1991.

51. Curry 1968.

52. Frieden, Fujiwara, Washko, and Hamburg 1995.

53. Telzak, Sepkowitz, Alpert, et al. 1995.

54. Cole and Telenti 1995, p. 701s.

55. Reichman 1997, p. 7.

56. Feldberg 1995, p. 38.

57. Krause 这段话同样引自 Feldberg 1995，p. 107。

58. "公共卫生虚无主义"一词由哥伦比亚大学的 Ron Bayer 创造；Farmer and Nardell 1998 对此进行了讨论。

59. Dubos and Dubos 1992, p. 225.

60. Ibid., p. 207.

第八章

1. Third East African/British Medical Research Council Study 1980; Cohn, Catlin,

Peterson, Judson, and Sbarbaro 1990; Hong Kong Chest Service/British Medical Research Council 1982; Snider, Graczyk, Bek, and Rogowski 1984; Singapore Tuberculosis Service/British Medical Research Council 1988.

2. 见"If More Widely Used"1997，p. 14。

3. World Health Organization 1997c.

4. Murray and Lopez 1996.

5. 关于结核病持续存在或再发的不恰当的因果论断的综述，见 Farmer 1997d。

6. Menzies, Rocher, and Vissandjee 1993，p. 33。另见 Addington 1979; Fox 1983; Kopanoff, Snider, and Johnson 1988; Yeats 1986; and Haynes 1979。

7. World Health Organization 1991.

8. Snider 1989, p. S336.

9. Wiese 1971，p. 38. 关于结核病由欧洲传入海地的说法，Kiple 表示赞同："当第一批欧洲人抵达该地区时，结核病和细菌性肺炎对于该地区来说显然都是相当新鲜的事物——事实上，那些欧洲人可能将疾病带给了许多人。"（1984，p. 13）但是，加勒比地区的非洲人后裔并不像他们前面的印第安人那样易感；有些人指出，非洲人后裔的易感性同样低于他们的压迫者。正如 Kiple 所写："西班牙人很快就注意到，[非洲奴隶] 在面对那些正在击垮印第安人的疾病时是多么顽强。"（1984，p. 12）Kiple 认为，奴隶成了"某种免疫上的精英，成了世界上最可怕的疾病环境中的幸存者"。如果这是真的，那么种植园令人震惊的死亡率就几乎肯定是由"工作"条件所造成的。

10. Service d'Hygiène 1933, p. 12.

11. Moreau de Saint-Méry 1984，p. 1068. 在回顾了殖民时期的文献并在当代海地开展了广泛的田野调查之后，Wiese 断言："这种疾病在他们的医学信念和实践中占据了一席之地，其中许多信念和实践基本上至今都保持不变。"（1971，p. 100）

12. Tardo-Dino 1985, p. 198.

13. Cauna 1984.

14. Foubert 1987, p. 3.

15. Bordes 1979，pp. 16–17. Bordes 没有注意到，这些卫生工作者中的许多人不被允许为白人患者"进行放血或打绷带"；见 Moreau de Saint-Méry 1984，

p. 559。

16. 在一篇令人震惊的综述中，Jean-Louis 指出，只有 5% 的农村海地人有饮用
水可以喝。他随后将这个数字与附近岛屿的数字进行了比较：多米尼加共
和国是 60%，巴拿马是 62%，牙买加是 86%，特立尼达和多巴哥是 99%，
古巴则是"几乎所有人口"（1989，p. 14）。

17. Feilden, Allman, Montague, and Rohde 1981, p. 1.

18. 在 1988 年 11 月 10 日于太子港举行的一场名为"健康、医学和民主"的会
议上，Henec Titus 博士提供了以下数据：截至 1988 年 8 月下旬，海地当年
共有 202700 名婴儿出生，死产有 30360 名；此外，还有 38000 名 1—4 岁
的儿童死亡。Titus 博士继续说道："如果我们将这两个数字加起来，那么
就会发现，每 200000 名出生婴儿中有超过 50000 人死亡，死亡率为 25%。
1965 年，在'营养的十年'期间，我进行了一项关于婴儿死亡率（当时估
计为 20.3%）的研究。这意味着，尽管环境方面取得了某些进展，尽管疫
苗接种方面取得了重要进展……但我们并没有真正改善我们的情况。"（该会
议论文集 *Forum Libre 1* 的第 2 页）引文为我自己的翻译。

19. "Haitian Child Dies Every 5 Minutes" 1987。见 Beghin, Fougère, and King 1970
及 Feilden, Allman, Montague, and Rohde 1981 的综述。

20. Wiese 1971, p. 40.

21. Leyburn 1966, p. 275.

22. United Nations 1949, pp. 70–72.

23. Pan American Health Organization 1967, p. 290.

24. 关于这些数据的综述，见 Feilden, Allman, Montague, and Rohde 1981。

25. Desormeaux, Johnson, Coberly, et al. 1996.

26. Pape and Johnson 1988.

27. Long, Scalcini, Manfreda, et al. 1991.

28. Scalcini, Carré, Jean-Baptiste, et al. 1990. 直到最近，还没有关于耐多药菌株
的报道，但这可能是因为人们还未发现它们。我们在中央高原的一小组患
者中很轻易地就发现了八个病例，见 Farmer, Bayona, Becerra, et al. 1997。

29. Shears 1988.

30. Wiese 1974.

31. Farmer and Nardell 1998.

32. Farmer 1992 更详尽地描述了 Proje Veye Sante 及其服务的地区。

33. 请注意，本文与 Farmer, Robin, Ramilus, and Kim 1991 的明显不一致是由 Proje Veye Sante 所服务的村庄数量增加所致。

34. 利福平后来在成人结核病的初始治疗中取代了链霉素。诊所还为经培养证实的 MDR-TB 病例储备二线药物。

35. 一名最初住在第 1 区的患者后来搬出了服务区，不再由社区卫生工作者提供服务。据说这名患者在离开该地区后几个月就死了，我们没有在任何组别的数据分析中将其考虑在内。

36. 关于该方法的简要综述，见 Kleinman, Eisenberg, and Good 1978。关于 Kleinman 对该方法的局限性所做的评估，见 Kleinman 1995b，pp. 5–15。

37. 在随后的几年里，女性优势逐渐减少，这表明由于显著的治疗阻碍而未得到治疗的女性患者出现了积压。

38. 痰标本中存在抗酸杆菌通常意味着存在活动性肺结核。虽然这种结核病检测方法并不完美——因为所有肺外结核患者和许多肺结核患者的痰涂片都会存在假阴性的问题——但痰涂片检查是包括海地在内的大多数发展中国家的标准检测方法。

39. Farmer 1990c.

40. Murray, Styblo, and Rouillon 1990.

41. Styblo 1989.

42. Murray, Styblo, and Rouillon 1990.

43. Brudney and Dobkin 1991a；另见 Brudney and Dobkin 1991b。

44. Menzies, Rocher, and Vissandjee 1993, p. 36.

45. Reichman 1997, p. 11.

46. Chaulet 1987, p. 21.

47. Horton 1995.

48. Sumartojo 1993, p. 1318. Sumartojo 博士更喜欢用"依从"(adherence) 这个词 [1]。

---

① compliance 和 adherence 在英文中都表示"依从"，法默在本书中用的都是前者。

49. World Health Organization 1991.

50. Weil 1994.

第九章

1. Dubos and Dubos 1992, p. xxxvii.

2. Snider and Roper 1992.

3. Mann, Tarantola, and Netter 1992.

4. 很大程度上由于 HIV 和 TB 合并感染的发病率增加（特别是在这个世界上最贫穷的地区），Schulzer 和同事使用数学模型做出了如下预测：到 20 世纪结束时，年轻人的涂阳结核病将增加 60%（Schulzer, Fitzgerald, Enarson, Grzybowski 1992）。正是这种急剧上升的趋势使得 *Lancet* 刊发社论，问道："我们已经失去非洲了吗？"（Stanford, Grange, and Pozniak 1991）

5. 最近在 HIV 感染者中描述了第三种机制，即耐药菌株的外源性再感染，见 Small, Shafer, Hopewell, et al. 1993。免疫功能正常的患者甚至也可能发生外源性再感染，但这种情况似乎很少见（Peter Small，与作者的个人通信）。

6. Farmer, Bayona, Becerra, et al. 1997.

7. Frieden 及其同事最近指出，由于改善了结核病防治策略，"趋势正在逆转"，见 Frieden, Fujiwara, Washko, and Hamburg 1995。

8. 关于结核病政策的这些变化所产生的影响，见 Brudney and Dobkin 1991b 所提供的出色概述。

9. Garrett 1995a, p. 523.

10. 见 Goble, Iseman, Madsen, et al. 1993。

11. Iseman 1993, p. 785.

12. 关于海地结核病发病率的更多信息，见第八章。

13. Scalcini, Carré, Jean-Baptiste, et al. 1990, p. 510.

14. Robert David 的病例使我们更加积极地找寻其他的 MDR-TB 病例。我们发现了其他六名也有这种疾病的患者。这些病例的耐药谱与 Robert David 的不同。还有另外两个病例是由其他诊所转介给我们的。

15. Iseman 1993, p. 784.

16. Scalcini, Carré, Jean-Baptiste, et al. 1990, p. 509.

17. 关于抗结核药物的全球供应情况的更多信息，见 Weil 1994。俄罗斯的情况甚至更糟，在那里，苏联时代结核病防治基础设施的崩溃导致结核病治疗越来越不稳定。获得性 MDR-TB 菌株已经开始流行，一定程度上是由监狱和拘留中心内的机构性增强所致，见 Englund 1998。

18. Farmer and Kim 1998.

19. Iseman 1985; Maloney, Pearson, Gordon, Del Castillo, Boyle, and Jarvis 1995.

20. Centers for Disease Control and Prevention 1990b.

21. McKenna, McCray, and Onorato 1995.

22. Chaulet 1996, p. 8.

23. 针对有关流行病规模的官方沉默，Briggs and Briggs 1997 进行了民族志层面内容丰富的探索。

24. Weis, Slocum, Blais, et al. 1994; Frieden, Fujiwara, Washko, and Hamburg 1995.

25. 空洞型结核病患者被认为具有高度传染性，因为每个空洞可能包含数十亿个病菌。

26. Rullán, Herrera, Cano, et al. 1996, p. 125.

27. 在撰写本文时，我刚刚从西伯利亚（那里监狱的结核病疫情已经失控）回来，结束了那里的实况调查任务。尝试用一线药物对所有诊断为结核病的囚犯进行经验性治疗导致耐药性得到了增强——已经达到令人生畏的程度，同时也导致了低治愈率。例如，在 Tomsk 监狱系统，1998 年对 212 名患有活动性结核病的囚犯进行的队列研究表明，大多数人以前都接受过治疗，而且大多数人都患有耐药性疾病。

28. Snider, Kelly, Cauthen, Thompson, and Kilburn 1985.

29. DiPerri, Cade, Castelli, et al. 1993.

30. Beck-Sague, Dooley, Hutton, et al. 1992; Pearson, Jereb, Frieden, et al. 1992.

31. Rullán, Herrera, Cano, et al. 1996.

32. Kritski, Ozorio-Marques, Rabahi, et al. 1996.

33. Weis, Slocum, Blais, et al. 1994, p. 1182.

34. Brudney and Dobkin 1991a, p. 749.

35. Weis, Slocum, Blais, et al. 1994, p. 1183.

36. Weise 1974, p. 359.

37. Rubel and Garro 1992, p. 627.

38. de Villiers 1991, p. 72.

39. Nightingale, Hannibal, Geiger, Hartmann, Lawrence, and Spurlock 1990, p. 2098.

40. Packard 1989, p. xvi.

41. Mata 1985, p. 57.

42. Ibid., p. 59.

43. Ibid., p. 62, 60, 61, 58.

44. Ibid., p. 62, 63.

45. Barnhoorn and Adriaanse 1992, p. 296.

46. Ibid., p. 299, 302.

47. Ibid., p. 291（着重号为另加）, 301, 302.

48. Rubel and Garro 1992, 630, 参考 R. Lieban（1976）的一篇文章；着重号为
    另加。

49. Valeza and McDougall 引自 Sumartojo 1993, p. 1314。

50. Rubel and Garro 1992, p. 630.

51. Friemodt-Möller 1968, p. 22. 在大多数研究中，提高服务质量势必会显著改
    善临床结局。在讨论印度城市地区（那里的医疗服务可及性明显要更高）
    的结核性脑膜炎时，一项大型研究发现：“尽管实际上有大约一半的患者来
    自 Madras City 以外的地区，但爽约在那里不是非常严重的问题。90% 的门
    诊患者会准时就诊。此外，对于剩下的那些不准时的患者，95% 的患者药
    物漏服时间不会超过一周，虽然缺乏适当的补服动作，这一数字已经是非
    常值得称赞的了。所有就诊迟到的人都有迟到的正当理由。”（Ramachandran
    and Prabhakar 1992, p. 171）另见 Grange and Festenstein 1993。

52. Chaulet 在一篇社论中严厉批评了医疗专业人员自己的不依从：“我们只有
    在采取了这些一般性的措施之后才能将注意力转向提高依从性的问题。”

(1987，p. 20)

53. McKeown 1979. 但要注意的是，McKeown 的观点符合我在本书中批评过的那种勒德主义的立场。

54. 关于结核病控制的截然不同的解释，见人类学家 Steven Nachman 那篇令人不安的文章（Nachman 1993）。Nachman 曾经短暂研究过被美国移民归化局拘留的海地人，他撰写了令人信服的民族志，且没有做出不恰当的因果论断。关于强调患者视角重要性的综述，见 Conrad 1985。纳入综述的那些论文中，很少有文章强调未能遵从异烟肼预防性治疗方案与未能遵从活动性疾病治疗之间的巨大差异。

55. Collando 这句话引自 Rubel and Garro 1992，p. 627。

56. Rubel and Garro 1992.

57. Sumartojo 1993.

58. Onoge 1975，p. 221. 医学人类学家并不是唯一重视那些不被认为对结核病大流行的形成起到核心作用的因素的人。虽然 René Dubos 有时在他的分析中态度非常坚决，称结核病是"资本主义社会因其对于劳动力的无情剥削而要接受的第一项惩罚"，但他也认为，这种疾病反映了人类在和谐地适应环境方面的失利。这种失利最明显地体现在了 19 世纪"工业城市没有特色的忧郁"之中，这种忧郁取代了工业革命之前的那种更加明快的田园式生活："他家乡的那些最贫困的村民学会了用鲜艳的缎带、欢快的曲调以及教堂的盛况来装饰存在的沉闷与劳累。"见 Dubos and Dubos 1992，p. 207，202。René Dubos 有时也会采取勒德主义立场，即便在开发出了有效的抗结核化疗之后也是如此。关于天花，他曾经写道："消除天花的计划，就像所有的社会乌托邦，最终将成为图书馆书架上的珍本。"（引自 Oldstone 1998，p. 41）

59. 关于有用的综述，见 Porter and McAdam 1994。

60. Addington 1979, p. 741.

61. Sumartojo 1993, p. 1312.

62. Rosenkrantz 这段话引自她为 Dubos and Dubos 1992 所写的精彩引言（p. xxi）。

63. 见 McMichael 1995。

64. Margono, Garely, Mroueh, and Minkoff 1993. 虽然生物学上的通用法则很重

要——细胞免疫在怀孕期间会减弱，但是即便在孕妇中，结核病也有着惊人的分布模式。在美国女性中，贫穷的城市有色人种女性受到了更严重的影响。另见 Snider 1992。但值得注意的是，近年来美国的绝大多数病例都是男性。

65. 例如，见 Patel 1987。

66. Farmer 1991.

67. 例如，见 Small and Moss 1993 的综述。

68. Sumartojo 1993, p. 1318.

69. Rosenkrantz 这段话引自她为 Dubos and Dubos 1992 所写的引言（p. xxxiv）。

第十章

1. 当然，关于世界范围内 HIV 感染的患病率及发病率的估计存在很多争议。但如果我们信赖联合国艾滋病规划署，那么这个 3000 万的数字就是保守估计。联合国艾滋病规划署和世界卫生组织估计，1997 年有 580 万人感染了 HIV。"我们对艾滋病疫情的了解越多，情况看起来就越糟糕，"Peter Piot 在发布这些数字时说道，"我们如今意识到，HIV 的传播率被严重低估了——尤其是在撒哈拉以南的非洲地区，迄今为止的绝大部分感染者都集中在那里。如今，南非估计有十分之一的成年人感染了 HIV——自 1996 年以来增加了三分之一以上。在纳米比亚，艾滋病杀死的人数几乎是第二大杀手疟疾的两倍。"见"HIV Claims（HIV 统计）"1997, p. 14, 29。

2. "Successes Offer Hope" 1996。报刊上刊登出了几篇类似的文章和社论。例如，见 Warsh 1997；Warsh 在注意到此前世界艾滋病大会的阴郁气氛之后写道："但是，如果站在 1997 年的有利位置上看去，那么 15 年来对于治疗方法的搜寻终于——突然而且令人惊讶地——取得了成功。"

3. 见 Charnow 1996, Stephenson 1996，及 Fauci 1996。

4. Barnett 1996.

5. Sanford 1996, p. 1.

6. Leland 1996.

7. O'Brien, Hartigan, Martin, et al. 1996.

8. 例如，见 Ho 1995。

9. 历史学家 Sheldon Watts 说得好："在过去半个世纪里，医学作为一门在治疗和预防危及生命的疾病方面已被证明有效的充分科学的学科取得了胜利。但同时，在为少数特权者及多数弱势者是否提供有效的卫生服务方面也出现了越来越大的差距。"（1998，p. 269）

10. Mann, Tarantola, and Netter 1996.

11. Centers for Disease Control and Prevention 1995.

12. See Bastian, Bennett, Adams, et al. 1993; Lemp, Hirozawa, Cohen, et al. 1992; Easterbrook, Keruly, Creagh-Kirk, et al. 1991；及 Hogg, Strathdee, Craib, et al. 1994。

13. Centers for Disease Control and Prevention 1994b.

14. Soto-Ramírez, Renjifo, McLane, et al. 1996.

15. 关于这些假设的批判性综述，见 Farmer, Connors, and Simmons 1996，第二部分。

16. Chaisson, Keruly, and Moore 1995, p. 755.

17. Bloom and Murray 1992.

18. World Health Organization 1996.

19. Wise 1993, p. 13.

20. Group Interassociatif TRT-5/Traitements et Recherche Thérapeutique 1996.

21. Waldholz 1996, p. 1.

22. Ibid.

23. 见 Sontag and Richardson 1997，p. 1, 31。

24. Leland 1996, p. 68.

25. 关于综述，见 Mushlin and Appel 1977; Wardman, Knox, Muers, and Page 1988。幸运的是，有些在计划 HIV 治疗方面颇为积极的医生意识到了他们在预测未来的依从性方面的无能为力。"我认为，我们没有权利或有科学依据能够将任何人排除在普遍规则之外。"美国国立卫生研究院艾滋病药物使用指南编写组主席 Charles Carpenter 博士说，"我惊讶地发现，居然有那么多人

（包括那些静脉注射吸毒的人）能够坚持完成治疗。我认为，我们无法提前判断候选人的好坏。"(Sontag and Richardson 1997, p. 31) 最近，旧金山强烈呼吁为美国穷人提供高效抗逆转录病毒疗法，旧金山的 Bangsberg 及其同事认为："治疗像无家可归者这样的主要是少数族裔贫困人口的临床医生应该坚定不移地使有效治疗成为可能。"(Bangsberg, Tulsky, Hecht, and Moss 1997, p. 63)

26. Sanford 1996, p. A12.

27. 见 Richardson 1997，p. 25。

28. Waldholz 1996.

29. Leland 1996.

30. "For Mississippi AIDS Patients" 1997。

31. Brandt 1988, p. 168.

32. Reichman 1997.

33. Ibid., p. 4.

34. Iseman 1985, p. 735.

35. Hopewell, Sanchez-Hernandez, Baron, and Ganter 1984.

36. Hopewell, Ganter, Baron, and Sanchez-Hernandez 1985.

37. World Health Organization Global Tuberculosis Programme 1997.

38. Weil 1994，p. 124. 这种反对态度并不是遮遮掩掩的。在 1998 年 5 月接受 *TB Monitor* 采访时（见 "MoneyIsn't the Issue" 1998），世卫组织全球结核病规划项目的副主任 "点名批评了那些主张对 MDR-TB 患者进行治疗的人"，而我则被认为是反对 MDR-TB 治疗的 "头号批评者"。

39. Blower, Small, and Hopewell 1996, p. 500.

40. McKenna, McCray, and Onorato 1995.

41. Economist Intelligence Unit 1997.

42. *New York Times* 指出，这里的 "划算" 可能是适得其反的：从白俄罗斯购买的喷气式飞机是没有保修或服务合同的。见 "Peru's Cut-Rate Fighter Jets" 1997。

43. Nancy Tomes 最近写了关于 "微生物的社会主义" 的文章。支持这种观点的人认为，穷人和移民的健康问题应该居于有关社会变革的宏伟计划的核心位置；见 Tomes 1998，第 9 章。

44. Budd（1874）1931, pp. 174–175.

45. Hirsh and Klaidman 1997, p. 42.

46. Hasan 1996, p. 1055.

47. Rousseau（1755）1994, p. 81, 85.“卢梭经常被认为是不平等的反对者，”Louis Dumont 指出，“但实际上他的思想非常温和，而且在很大程度上是传统的。”（Dumont 1970，p. 12）

48. 日益加剧的不平等所带来的影响是缺乏记录的。关于近期某些大规模经济政策对健康的影响的更多信息，见 Kim, Millen, and Gershman 1999。关于美国贫穷和财富同步增长的问题，见 Krugman 1990。美国国会预算办公室提供了以下数据：从 1977—1992 年，最贫穷的那 10% 人口的税后收入减少了 20.3%，而最富有的那 10% 人口的税后收入增长了 40.9%，最富有的那 5% 人口的税后收入增长了 59.7%，最富有的那 1% 人口的税后收入则增长了 135.7%。见 Piven and Cloward 1996，pp. 74–75。

49. Wilkinson 1996, p. 212.

50. Ibid., p. 216.

51. McMichael 1995, p. 634.

52. Kleinman 1995b, p. 69.

53. Bourdieu 1993, p. 944.

参考文献

Abbott, E.

  1988.　　*Haiti: The Duvaliers and Their Legacy.* New York: McGraw-Hill.

Addington, W. W.

  1979.　　"Patient Compliance: The Most Serious Remaining Problem in the
Control of Tuberculosis in the United States." *Chest* 76 (6, Suppl.):
741–43.

Ad Hoc Committee to Defend Health Care.

  1997.　　"For Our Patients, Not for Profits: A Call to Action." *Journal of the
American Medical Association* 278 (21): 1733–34.

Adler, N. E., T. Boyce, M. A. Chesney, et al.

  1994.　　"Socioeconomic Status and Health: The Challenge of the Gradient."
American Psychologist 49 (1): 15–24.

Aïach, P., R. Carr-Hill, S. Curtis, and R. Illsley.

  1987.　　*Les Inégalités Sociales de Santé en France et en Grande-Bretagne.* Paris:
INSERM.

Alexander, A.

  1997.　　"Does WHO Policy Create More MDR-TB?" *TB Monitor Interna-
tional,* May, pp. 1–3.

Alexander, P.
1988.　　*Prostitutes Prevent AIDS: A Manual for Health Educators.* San Francisco: CAL-PEP.

———.
1995.　　"Sex Workers Fight Against AIDS: An International Perspective." In *Women Resisting AIDS: Feminist Strategies of Empowerment,* edited by B. E. Schneider and N. E. Stoller, pp. 99–123. Philadelphia: Temple University Press.

Allman, J.
1980.　　"Sexual Unions in Rural Haiti." *International Journal of Sociology of the Family* 10:15–39.

Allman, T. D.
1989.　　"After Baby Doc." *Vanity Fair* 52 (1): 74–116.

Altman, D.
1986.　　*AIDS in the Mind of America.* Garden City, N.Y.: Anchor Books.

Altman, L. K.
1983.　　"Debate Grows on U.S. Listing of Haitians in AIDS Category." *New York Times,* 31 July, p. 1.

Ambinder, R. F., C. Newman, G. S. Hawyard, R. Biggar, et al.
1987.　　"Lack of Association of Cytomegalovirus with Endemic African Kaposi's Sarcoma." *Journal of Infectious Diseases* 156 (1): 193–97.

Anastos, K., and C. Marte.
1989.　　"Women: The Missing Persons in the AIDS Epidemic." *Health PAC Bulletin* 19 (4): 6–13.

André, S., O. Schatz, J. R. Bogner, et al.
1997.　　"Detection of Antibodies Against Viral Capsid Proteins of Human Herpesvirus 8 in AIDS-Associated Kaposi's Sarcoma." *Journal of Molecular Medicine* 75 (2): 145–52.

Angell, M.
1997a.　　"Editorial: The Ethics of Clinical Research in the Third World." *New England Journal of Medicine* 337 (12): 847–49.

———.
1997b.　　"Tuskegee Revisited." *Wall Street Journal,* 28 October, p. A22.

Antonovsky, A.
1967.　　"Social Class, Life Expectancy, and Overall Mortality." *Milbank Memorial Fund Quarterly* 45:31–73.

Aral, S., and K. Holmes.
1991.　　"Sexually Transmitted Diseases in the AIDS Era." *Scientific American* 264 (2): 62–69.

Asad, T., ed.
1975.　　*Anthropology and the Colonial Encounter.* London: Ithaca Press.

Ayanian, J. Z.
1993.   "Editorial: Heart Disease in Black and White." *New England Journal of Medicine* 329 (9): 656–58.
————.

1994.   "Editorial: Race, Class, and the Quality of Medical Care." *Journal of the American Medical Association* 271 (15): 1207–8.
Ayanian, J. Z., S. Udvarhelyi, C. A. Gatsonis, C. L. Pashos, and A. M. Epstein.
1993.   "Racial Differences in the Use of Revascularization Procedures After Coronary Angiography." *Journal of the American Medical Association* 269 (20): 2642–46.
Bangsberg, D., J. P. Tulsky, F. M. Hecht, and A. R. Moss.
1997.   "Protease Inhibitors in the Homeless." *Journal of the American Medical Association* 278 (1): 63–65.
Barnett, A.
1996.   "Protease Inhibitors Fly Through FDA." *Lancet* 347:678.
Barnhoorn, F., and H. Adriaanse.
1992.   "In Search of Factors Responsible for Noncompliance Among Tuberculosis Patients in Wardha District, India." *Social Science and Medicine* 34 (3): 291–306.
Barros, J.
1984.   *Haïti de 1804 à Nos Jours.* 2 vols. Paris: Éditions l'Harmattan.
Bartholemew, C., C. Saxinger, J. Clark, et al.
1987.   "Transmission of HTLV-1 and HIV Among Homosexual Men in Trinidad." *Journal of the American Medical Association* 257 (19): 2604–8.
Bastian, L., C. Bennett, J. Adams, et al.
1993.   "Differences Between Men and Women with HIV-Related *Pneumocystis Carinii* Pneumonia: Experience from 3,070 Cases in New York City in 1987." *Journal of Acquired Immune Deficiency Syndromes* 6 (6): 617–23.
Bastien, R.
1961.   "Haitian Rural Family Organization." *Social and Economic Studies* 10 (4): 478–510.
————.

[1951] 1985. *Le Paysan Haïtien et sa Famille: Vallée de Marbial.* Paris: Karthala.
Batchelor, W.
1984.   "AIDS: A Public Health and Psychological Emergency." *American Psychologist* 39 (11): 1279–84.
Bateson, M. C., and R. Goldsby.
1988.   *Thinking AIDS: The Social Response to the Biological Threat.* Reading, Mass.: Addison-Wesley.
Bayer, R.
1990.   "The Ethics of Research on HIV/AIDS in Community-Based Settings." *AIDS* 4 (12): 1287–88.

Beach, R., and P. Laura.
1983.   "Nutrition and the Acquired Immune Deficiency Syndrome." *Annals of Internal Medicine* 99 (4): 565–66.
Beck-Sague, C., S. W. Dooley, M. D. Hutton, et al.
1992.   "Hospital Outbreak of Multidrug-Resistant *Mycobacterium tuberculosis* Infections: Factors in Transmission to Staff and HIV-Infected Patients." *Journal of the American Medical Association* 268 (10): 1280–86.
Beghin, I., W. Fougère, and K. King.
1970.   *L'Alimentation et la Nutrition en Haiti.* Paris: Presses Universitaires de France.
Behets, F. M. T., J. Desormeaux, D. Joseph, et al.
1995.   "Control of Sexually Transmitted Diseases in Haiti: Results and Implications of a Baseline Study Among Pregnant Women Living in Cité Soleil Shantytowns." *Journal of Infectious Diseases* 172 (3): 764–71.
Benoist, J., and A. Desclaux, eds.
1995.   *Sida et Anthropologie: Bilan et Perspectives.* Paris: Karthala.
Berkelman, R. L., and J. M. Hughes.
1993.   "The Conquest of Infectious Diseases: Who Are We Kidding?" *Annals of Internal Medicine* 119 (5): 426–28.
Bifani, P. J., B. B. Plikaytis, V. Kapur, K. Stockbauer, X. Pan, M. L. Lutfey, S. L. Moghazeh, W. Eisner, T. M. Daniel, M. H. Kaplan, J. T. Crawford, J. M. Musser, B. N. Krieswirth.
1996.   "Origina and Interstate Spread of a New York City Multidrug-resistant Mycobacterium Tuberculosis Clone Family." *Journal of the American Medical Association* 275 (6): 452–57.
Bloom, B. R.
1992.   "Tuberculosis: Back to a Frightening Future." *Nature* 358:538–39.
Bloom, B., and C. J. L. Murray.
1992.   "Tuberculosis: Commentary on a Resurgent Killer." *Science* 257:1055–63.
Blower, S. M., P. M. Small, and P. C. Hopewell.
1996.   "Control Strategies for Tuberculosis Epidemics: New Models for Old Problems." *Science* 273:497–500.
Bolton, R., M. Lewis, and G. Orozco.
1991.   "AIDS Literature for Anthropologists: A Working Bibliography." *Journal of Sex Research* 28 (2): 307–46.
Boodhoo, K.
1984.   "The Economic Dimension of U.S. Caribbean Policy." In *The Caribbean Challenge: U.S. Policy in a Volatile Region,* edited by H. Erisman, pp. 72–91. Boulder, Colo.: Westview Press.
Bordes, A.
1979.   *Évolution des Sciences de la Santé et de l'Hygiène Publique en Haïti.* Vol. 1. Port-au-Prince: Centre d'Hygiène Familiale.

Bourdieu, P.
1990. *In Other Words: Essays Towards a Reflexive Sociology.* Cambridge: Polity.
————, ed.
1993. *La Misère du Monde.* Paris: Seuil.
Bourgois, P.
1995. *In Search of Respect: Selling Crack in El Barrio.* Cambridge: Cambridge University Press.
Bourque, S., and K. Warren.
1989. "Democracy Without Peace: The Cultural Politics of Terror in Peru." *Latin American Research Review* 24 (1): 7–35.
Brandt, A.
1987. *No Magic Bullet: A Social History of Venereal Disease in the United States Since 1880.* New York: Oxford University Press.

————.
1988. "AIDS: From Social History to Social Policy." In *AIDS: The Burdens of History,* edited by E. Fee and D. M. Fox, pp. 147–71. Berkeley: University of California Press.

————.
1997. "Behavior, Disease, and Health in the Twentieth-Century United States: The Moral Valence of Individual Risk." In *Morality and Health,* edited by A. M. Brandt and P. Rozin, pp. 53–77. New York: Routledge.
Briggs, C. L., and C. M. Briggs.
1997. "'The Indians Accept Death as a Normal, Natural Event': Institutional Authority, Cultural Reasoning, and Discourses of Genocide in a Venezuelan Cholera Epidemic." *Social Identities* 3 (3): 439–69.
Brown, P.
1983. "Introduction: Anthropology and Disease Control." *Medical Anthropology* 7 (3): 1–8.
Brudney, K., and J. Dobkin.
1991a. "Resurgent Tuberculosis in New York City: Human Immunodeficiency Virus, Homelessness, and the Decline of Tuberculosis Control Programs." *American Review of Respiratory Disease* 144:745–49.

————.
1991b. "A Tale of Two Cities: Tuberculosis Control in Nicaragua and New York City." *Seminars in Respiratory Infections* 6:261–72.
Brutus, J. R.
1989a. "Problèmes d'éthique Liés au Dépistage du Virus HIV-1." Paper presented at the Congrès des Médecins Francophones d'Amérique, 12–16 June, Fort-de-France, Martinique.

————.
1989b. "Séroprévalence de HIV Parmi les Femmes Enceintes à Cité Soleil, Haïti." Paper presented at the Fifth International Conference on AIDS, 5–7 June, Montreal, Canada.

Budd, W.

[1874] 1931. *Typhoid Fever: Its Nature, Mode of Spreading, and Prevention.* New York: George Brady Press.

Bunker, J. P., D. S. Gomby, and B. H. Kehrer, eds.

1989.   *Pathways to Health: The Role of Social Factors.* Menlo Park, Calif.: The Henry J. Kaiser Family Foundation.

Carovano, K.

1991.   "More Than Mothers and Whores: Redefining the AIDS Prevention Needs of Women." *International Journal of Health Services* 21 (1): 131–42.

Carpenter, F.

1930.   *Lands of the Caribbean.* Garden City, N.Y.: Doubleday, Doran and Co.

Castro, K. G., and D. E. Snider.

1995.   "Editorial: The Good News and the Bad News About Multidrug-Resistant Tuberculosis." *Clinical Infectious Diseases* 21:1265–66.

Cauna, J.

1984.   "L'état Sanitaire des Esclaves sur une Grande Sucrérie (Habitation Fleuriau de Bellevue, 1777–1788)." *Revue de la Société Haïtienne d'Histoire et de Géographie* 42 (145): 18–78.

Centers for Disease Control and Prevention.

1981.   "Pneumocystis Pneumonia—Los Angeles." *Morbidity and Mortality Weekly Report* 30 (21): 250–52.

———.

1982a.   "Opportunistic Infections and Kaposi's Sarcoma Among Haitians in the United States." *Morbidity and Mortality Weekly Report* 31 (14): 353–54, 360–61.

———.

1982b.   "Update on Kaposi's Sarcoma and Opportunistic Infections in Previously Well Persons—United States." *Morbidity and Mortality Weekly Report* 31 (22): 294, 300–301.

———.

1990a.   "AIDS in Women—United States." *Morbidity and Mortality Weekly Report* 39 (47): 845–46.

———.

1990b.   "Outbreak of Multi-Drug Resistant Tuberculosis—Texas, California, and Pennsylvania." *Morbidity and Mortality Weekly Report* 39 (22): 369–72.

———.

1992.   "Meeting the Challenge of Multidrug-Resistant Tuberculosis: Summary of a Conference." *Morbidity and Mortality Weekly Report* 41 (RR-11): 51–57.

———.

1993a.   "Diphtheria Outbreak—Russian Federation, 1990–1993." *Morbidity and Mortality Weekly Report* 42 (43): 840–47.

————. 1993b. "Sexually Transmitted Disease Guidelines." *Morbidity and Mortality Weekly Report* 42 (RR-14).

————. 1994a. *Addressing Emerging Infectious Disease Threats: A Prevention Strategy for the United States*. Atlanta: U.S. Department of Health and Human Services.

————. 1994b. "AIDS Among Racial/Ethnic Minorities—United States, 1993." *Morbidity and Mortality Weekly Report* 43 (35): 644–47, 653–55.

————. 1995. "Update: AIDS Among Women—United States, 1994." *Morbidity and Mortality Weekly Report* 44 (5): 81–85.

————. 1996. "Update: Mortality Due to HIV Infection Among Persons Aged 25–44 Years—United States, 1994." *Morbidity and Mortality Weekly Report* 45 (6): 121–24.

————. 1997. *HIV/AIDS Surveillance Report* 9 (2): 1–43.

Chaisson, R. E., J. C. Keruly, and R. D. Moore.
1995. "Race, Sex, Drug Use, and Progression of Human Immunodeficiency Virus Disease." *New England Journal of Medicine* 333 (12): 751–56.

Chambers, V.
1995. "Betrayal Feminism." In *Listen Up: Voices from the Next Feminist Generation*, edited by B. Findlen, pp. 21–28. Seattle: Seal Press.

Charnow, J.
1996. "Mood Upbeat at International AIDS Conference." *Infectious Disease News* 9 (8): 10.

Chaulet, P.
1987. "Compliance with Anti-Tuberculosis Chemotherapy in Developing Countries." *Tubercle* 68 (Suppl.): 19–24.

————. 1996. "Les Nouveaux Tuberculeux." *Le Journal de la Tuberculose et du Sida* 6 (4): 6–8.

Chaze, W.
1983. "In Haiti, A View of Life at the Bottom." *U.S. News and World Report*, 31 October, pp. 41–42.

Clatts, M. C.
1994. "All the King's Horses and All the King's Men: Some Personal Reflections on Ten Years of AIDS Ethnography." *Human Organization* 53 (1): 93–95.

———.
1995. "Disembodied Acts: On the Perverse Use of Sexual Categories in the Study of High-Risk Behavior." In *Culture and Sexual Risk: Anthropological Perspectives*, edited by H. ten Brummelhuis and G. Herdt, pp. 241–56. New York: Gordon and Breach.

Cohen, J.
1996. "The Marketplace of HIV/AID$." *Science* 272:1880–81.

Cohn, D. L., B. J. Catlin, K. L. Peterson, F. N. Judson, and J. A. Sbarbaro.
1990. "A 62-Dose, 6-Month Therapy for Pulmonary and Extrapulmonary Tuberculosis: A Twice-Weekly, Directly Observed, and Cost-Effective Regimen." *Annals of Internal Medicine* 112 (6): 407–15.

Cole, S. T., and A. Telenti.
1995. "Drug Resistance in *Mycobacterium tuberculosis*." *European Respiratory Journal* 20 (Suppl.): 701–13s.

Collaborative Study Group of AIDS in Haitian-Americans.
1987. "Risk Factors for AIDS Among Haitians Residing in the United States: Evidence of Heterosexual Transmission." *Journal of the American Medical Association* 257 (5): 635–39.

Collins, P. H.
1990. *Black Feminist Thought: Knowledge, Consciousness, and the Politics of Empowerment.* New York: Routledge.

Comhaire-Sylvain, S.
1960. "Les fiançailles dans la région de Kenscoff, Haïti." *Bulletin d'Ethnologie de la République Dhaïti,* 3:23–24–25.

Connors, M.
1995. "The Politics of Marginalization: The Appropriation of AIDS Prevention Messages Among Injection Drug Users." *Culture, Medicine, and Psychiatry* 19 (4): 1–28.

Conrad, P.
1985. "The Meaning of Medications: Another Look at Compliance." *Social Science and Medicine* 20 (1): 29–37.

Coreil, J.
1980. "Traditional and Western Responses to an Anthrax Epidemic in Rural Haiti." *Medical Anthropology* 4 (4): 79–105.

———.
1983. "Parallel Structures in Professional Folk Health Care: A Model Applied to Rural Haiti." *Culture, Medicine, and Psychiatry* 7 (2): 131–51.

Cueto, M.
1992. "'Sanitation from Above': Yellow Fever and Foreign Intervention in Peru, 1919–1922." *Hispanic American Historical Review* 72 (1): 1–22.

Curry, F. J.
1968. "Neighborhood Clinics for More Effective Outpatient Treatment of Tuberculosis." *New England Journal of Medicine* 279 (23): 1262–67.

d'Adesky, A. C.
    1991.   "Silence + Death = AIDS in Haiti." *The Advocate* 577:30–36.
Das, S.
    1995.   "AIDS in India: An Ethnography of HIV/AIDS Amongst Bombay's Commercial Sex Workers." Undergraduate honors thesis, Departments of Anthropology and Sanskrit and Indian Studies, Harvard University, Cambridge, Mass.
de Bruyn, M.
    1992.   "Women and AIDS in Developing Countries." *Social Science and Medicine* 34 (3): 249–62.
De Cock, K. M., B. Soro, I. M. Coulibaly, and S. B. Lucas.
    1992.   "Tuberculosis and HIV Infection in Sub-Saharan Africa." *Journal of the American Medical Association* 268 (12): 1581–87.
Degregori, C.
    1986.   *Sendero Luminoso.* Lima: IEP.
Degregori, C., J. Coronel, P. del Pino, and O. Starn, eds.
    1996.   *Las Rondas Campesinas y la Derrota de Sendero Luminoso.* Lima: IEP.
Denison, R.
    1995.   "Call Us Survivors! Women Organized to Respond to Life-Threatening Diseases (WORLD)." In *Women Resisting AIDS: Feminist Strategies of Empowerment,* edited by B. E. Schneider and N. E. Stoller, pp. 195–207. Philadelphia: Temple University Press.
Deschamps, M. M., et al.
    1992.   "HIV Seroconversion Related to Heterosexual Activity in Discordant Haitian Couples." Poster presented at the Eighth International Conference on AIDS/Third STD World Congress, 19–24 July, Amsterdam. Abstract C1087.
Deschamps, M. M., J. W. Pape, A. Hafner, and W. D. Johnson.
    1996.   "Heterosexual Transmission of HIV in Haiti." *Annals of Internal Medicine* 125 (4): 324–30.
Deschamps, M. M., J. W. Pape, P. Williams-Russo, S. Madhavan, J. Ho, and W. Johnson.
    1993.   "A Prospective Study of HIV-Seropositive Asymptomatic Women of Childbearing Age in a Developing Country." *Journal of Acquired Immune Deficiency Syndromes* 6 (5): 446–51.
DesJarlais, D. C., and S. R. Friedman.
    1988.   "Needle Sharing Among IVDUs at Risk for AIDS." *American Journal of Public Health* 78 (11): 1498–99.
DesJarlais, D. C., S. R. Friedman, and T. Ward.
    1993.   "Harm Reduction: A Public Health Response to the AIDS Epidemic Among Injecting Drug Users." *Annual Review of Public Health* 14:413–50.

DesJarlais, D. C., N. Padian, and N. Winklestein, Jr.
1994. "Targeted HIV-Prevention Programs." *New England Journal of Medicine* 331 (21): 1451–53.

Desormeaux, J., M. P. Johnson, J. S. Coberly, et al.
1996. "Widespread HIV Counseling and Testing Linked to a Community-Based Tuberculosis Control Program in a High-Risk Population." *Bulletin of the Pan American Health Organization* 30 (1): 1–8.

Desvarieux, M., and J. W. Pape.
1991. "HIV and AIDS in Haiti: Recent Developments." *AIDS Care* 3 (3): 271–79.

de Villiers, S.
1991. "Tuberculosis in Anthropological Perspective." *South African Journal of Ethnology* 14:69–72.

DiBacco, T.
1998. "Tuberculosis on the Rebound." *Washington Post*, 27 January, p. A9.

Diedrich, B., and A. Burt.
1986. *Papa Doc et les Tontons Macoutes*. Translated by Henri Drevet. Port-au-Prince: Imprimerie Henri Deschamps.

DiPerri, G., G. P. Cade, F. Castelli, et al.
1993. "Transmission of HIV-Associated Tuberculosis to Health Care Workers." *Infection Control and Hospital Epidemiology* 14:67–72.

Dozon, J., and L. Vidal, eds.
1995. *Les Sciences Sociales Face au Sida: Cas Africains autour de l'Exemple Ivoirien*. Paris: Orstom.

Dubos, R., and J. Dubos.
1992. *The White Plague: Tuberculosis, Man, and Society.* 2d ed. New Brunswick, N.J.: Rutgers University Press. First ed. published 1952.

Dumont, L.
1970. *Homo Hierarchicus: The Caste System and Its Implications.* Chicago: University of Chicago Press.

Dunn, F.
1984. "Social Determinants in Tropical Disease." In *Tropical and Geographic Medicine,* edited by K. Warren and A. Mahmoud, pp. 1086–96. New York: McGraw-Hill.

Dunn, F., and C. Janes.
1986. "Introduction: Medical Anthropology and Epidemiology." In *Anthropology and Epidemiology,* edited by C. Janes, R. Stall, and S. Gifford, pp. 3–34. Dordrecht: D. Reidel.

Dupuy, A.
1997. *Haiti in the New World Order: The Limits of the Democratic Revolution.* Boulder, Colo.: Westview Press.

Dutton, D. B., and S. Levin.

1989. "Socioeconomic Status and Health: Overview, Methodological Critique, and Reformulation." In *Pathways to Health: The Role of Social Factors,* edited by J. P. Bunker, D. S. Gomby, and B. H. Kehrer, pp. 29–69. Menlo Park, Calif.: The Henry J. Kaiser Family Foundation.

Easterbrook, P. J., J. C. Keruly, J. Creagh-Kirk, et al.

1991. "Racial and Ethnic Differences in Outcome in Zidovudine Treated Patients with Advanced HIV Disease." *Journal of the American Medical Association* 266 (19): 2713–18.

Eckardt, I.

1994. "Challenging Complexity: Conceptual Issues in an Approach to New Disease." *Annals of the New York Academy of Sciences* 740:408–17.

Economist Intelligence Unit.

1997. "First Quarter 1997 Report." *The Economist,* p. 329.

"Editorial: The Ethics Industry."

1997. *Lancet* 360 (9082): 897.

Eisenberg, L.

1984. "Rudolf Ludwig Karl Virchow, Where Are You Now That We Need You?" *American Journal of Medicine* 77 (3): 524–32.

Eisenberg, L., and A. Kleinman.

1981. *The Relevance of Social Science to Medicine.* Dordrecht: D. Reidel.

Ellerbrock, T. V., S. Lieb, P. Harrington, et al.

1992. "Heterosexually Transmitted Human Immunodeficiency Virus Infection Among Pregnant Women in a Rural Florida Community." *New England Journal of Medicine* 327 (24): 1704–9.

Englund, W.

1998. "Resistant TB Strains Spreading from Russia." *Baltimore Sun,* 14 September, p. 1A.

Epstein, P. R.

1992. "Pestilence and Poverty: Historical Transitions and the Great Pandemics." *American Journal of Preventive Medicine* 8:263–78.

Escobar, E.

1992. "Culture, Practice, and Politics: Anthropology and the Study of Social Movements." *Critique of Anthropology* 12 (4): 395–432.

Escobedo, L. G., W. H. Giles, and R. F. Anda.

1997. "Socioeconomic Status, Race, and Death from Coronary Heart Disease." *American Journal of Preventive Medicine* 13 (2): 123–30.

Evans, R. G., M. L. Barer, and T. R. Marmor.

1994. *Why Are Some People Healthy and Others Not? The Determinants of Health of Populations.* Hawthorne, N.Y.: Aldine de Gruyter.

Fabian, J.
　1983.　*Time and the Other: How Anthropology Makes Its Object.* New York: Columbia University Press.
Farmer, P. E.
　1988a.　"Bad Blood, Spoiled Milk: Bodily Fluids as Moral Barometers in Rural Haiti." *American Ethnologist* 15 (1): 131–51.

　————.
　1988b.　"Blood, Sweat, and Baseballs: Haiti in the West Atlantic System." *Dialectical Anthropology* 13:83–99.

　————.
　1990a.　"AIDS and Accusation: Haiti, Haitians, and the Geography of Blame." In *AIDS and Culture: The Human Factor,* edited by D. Feldman, pp. 67–91. New York: Praeger.

　————.
　1990b.　"The Exotic and the Mundane: Human Immunodeficiency Virus in the Caribbean." *Human Nature* 1:415–45.

　————.
　1990c.　"Sending Sickness: Sorcery, Politics, and Changing Concepts of AIDS in Rural Haiti." *Medical Anthropology Quarterly* 4 (1): 6–27.

　————.
　1991.　"New Disorder, Old Dilemmas: AIDS and Anthropology in Haiti." In *The Time of AIDS,* edited by G. Herdt and S. Lindenbaum. Los Angeles: Sage.

　————.
　1992.　*AIDS and Accusation: Haiti and the Geography of Blame.* Berkeley: University of California Press.

　————.
　1994.　*The Uses of Haiti.* Monroe, Maine: Common Courage Press.

　————.
　1995a.　"Culture, Poverty, and the Dynamics of HIV Transmission in Rural Haiti." In *Culture and Sexual Risk: Anthropological Perspectives on AIDS,* edited by H. ten Brummelhuis and G. Herdt, pp. 3–28. New York: Gordon and Breach.

　————.
　1995b.　"Medicine and Social Justice: Insights from Liberation Theology." *America* 173 (2): 14.

　————.
　1996a.　"Haiti's Lost Years: Lessons for the Americas." *Current Issues in Public Health* 2:143–51.

　————.
　1996b.　"On Suffering and Structural Violence: A View from Below." *Dædalus* 125 (1): 261–83.

————.

1996c. "Social Inequalities and Emerging Infectious Diseases." *Emerging Infectious Diseases* 2 (4): 259–69.

————.

1997a. "AIDS and Anthropologists: Ten Years Later." *Medical Anthropology Quarterly* 11 (4): 516–25.

————.

1997b. "Ethnography, Social Analysis, and the Prevention of Sexually Transmitted HIV Infections Among Poor Women in Haiti." In *The Anthropology of Infectious Disease*, edited by M. Inhorn and P. Brown, pp. 413–38. New York: Gordon and Breach.

————.

1997c. "Letter from Haiti." *AIDS Clinical Care* 9 (11): 83–85.

————.

1997d. "Social Scientists and the New Tuberculosis." *Social Science and Medicine* 44 (3): 347–58.

Farmer, P. E., J. Bayona, M. Becerra, et al.

1997. "Poverty, Inequality, and Drug Resistance: Meeting Community Needs in the Global Era." In *Proceedings of the International Union Against Tuberculosis and Lung Disease, North American Region Conference, 27 February–2 March, Chicago, Ill.,* pp. 88–101.

Farmer, P. E., J. Bayona, S. Shin, L. Alvarez, M. Becerra, E. Nardell, C. Nunez, E. Sanchez, R. Timperi, and J. Y. Kim.

1998. "Preliminary Results of Community-Based MDRTB Treatment in Lima, Peru." Poster presented at the Conference on Global Lung Health and the 1998 Annual Meeting of the International Union Against Tuberculosis and Lung Disease, 23–26 November, Bangkok.

Farmer, P. E., M. Becerra, J. Bayona, et al.

1997. "The Emergence of MDRTB in Urban Peru: A Population-Based Study Using Conventional, Molecular, and Ethnographic Methods." Poster presented at the Conference on Global Lung Health and the 1997 Annual Meeting of the International Union Against Tuberculosis and Lung Disease, 1–4 October, Paris.

Farmer, P. E., M. Connors, and J. Simmons, eds.

1996. *Women, Poverty, and AIDS: Sex, Drugs, and Structural Violence.* Monroe, Maine: Common Courage Press.

Farmer, P. E., and B. J. Good.

1991. "Illness Representations in Medical Anthropology: A Critical Review and a Case Study of the Representation of AIDS in Haiti." In *Mental Representation in Health and Illness*, edited by J. A. Skelton and R. T. Croyle, pp. 132–62. New York: Springer-Verlag.

Farmer, P. E., and J. Y. Kim.
  1991. "Anthropology, Accountability, and the Prevention of AIDS." *Journal of Sex Research* 28 (2): 203–21.

——.
  1996. Introduction to Series in Health and Social Justice. In *Women, Poverty, and AIDS: Sex, Drugs, and Sructural Violence*, edited by P. E. Farmer, M. Connors, and J. Simmons, pp. xiii–xxi. Monroe, Maine: Common Courage Press.

——.
  1998. "Community-Based Approaches to the Control of Multidrug-Resistant Tuberculosis: Introducing 'DOTS-Plus.'" *British Medical Journal* 317:671–74.

Farmer, P. E., and A. Kleinman.
  1989. "AIDS as Human Suffering." *Dædalus* 118 (2): 135–60.

Farmer, P. E., and E. Nardell.
  1998. "Nihilism and Pragmatism in Tuberculosis Control." *American Journal of Public Health* 88 (7): 4–5.

Farmer, P. E., M. Raymonville, S. Robin, S. L. Ramilus, and J. Y. Kim.
  1992. "The Dynamics of HIV Transmission in Rural Haiti." Poster presented at the Eighth International Conference on AIDS/Third STD World Congress, 19–24 July, Amsterdam. Abstract C4608.

Farmer, P. E., S. Robin, S. L. Ramilus, and J. Y. Kim.
  1991. "Tuberculosis, Poverty, and 'Compliance': Lessons from Rural Haiti." *Seminars in Respiratory Infections* 6:373–79.

Fass, S.
  1988. *Political Economy in Haiti: The Drama of Survival.* New Brunswick, N.J.: Transaction.

Fassin, D.
  1996a. "Exclusion, Underclass, Marginalidad." *Revue Française de Sociologie* 37:37–75.

——.
  1996b. *L'Espace Politique de la Santé: Essai de Généalogie.* Paris: Presses Universitaires de France.

Fauci, A.
  1996. "AIDS in 1996: Much Accomplished, Much to Do." *Journal of the American Medical Association* 276 (2): 155–56.

"Federal Poverty Level Not Realistic."
  1994. *Omaha World Herald*, 18 October, p. 9.

Feilden, R., J. Allman, J. Montague, and J. Rohde.
  1981. *Health, Population, and Nutrition in Haiti: A Report Prepared for the World Bank.* Boston: Management Sciences for Health.

Feinsilver, J.
1993.   *Healing the Masses: Cuban Health Politics at Home and Abroad.* Berkeley: University of California Press.
Feldberg, G. D.
1995.   *Disease and Class: Tuberculosis and the Shaping of Modern North American Society.* New Brunswick, N.J.: Rutgers University Press.
Ferguson, J.
1987.   *Papa Doc, Baby Doc: Haiti and the Duvaliers.* Oxford: Basil Blackwell.
Ferguson, J. A., W. M. Tierney, G. R. Westmoreland, L. A. Mamlin, D. S. Segar, G. J. Eckert, X. H. Zhao, D. K. Martin, and M. Weinberger.
1997.   "Examination of Racial Differences in Management of Cardiovascular Disease." *Journal of the American College of Cardiology* 30 (7): 1707–13.
Field, M. G.
1995.   "The Health Crisis in the Former Soviet Union: A Report from the 'Post-War' Zone." *Social Science and Medicine* 41 (11): 1469–78.
Fife, E., and C. Mode.
1992.   "AIDS Incidence and Income." *Journal of Acquired Immune Deficiency Syndromes* 5 (11): 1105–10.
Fineberg, H. V., and M. E. Wilson.
1996.   "Social Vulnerability and Death by Infection." *New England Journal of Medicine* 334 (13): 859–60.
Finzi, D., M. Hermankova, T. Pierson, et al.
1997.   "Identification of a Reservoir for HIV-1 in Patients on Highly Active Antiretroviral Therapy." *Science* 278:1295–1300.
Fitzgerald, D.
1996.   *Final Report HAS: Project 2005.* Boston: Management Sciences for Health.
Fleming, P.
1996.   "Update: Trends in AIDS Incidence—United States." *Morbidity and Mortality Weekly Report* 46:861–67.
"For Mississippi AIDS Patients, A Lifeline May Be Cut Off."
1997.   *Boston Globe,* 2 June.
Foubert, B.
1987.   "L'habitation Lemmens à Saint-Dominque au début de la Révolution." *Revue de la Société Haïtienne d'Histoire et de Géographie* 45 (154): 1–29.
Fox, R. G., and O. Starn, eds.
1997.   *Between Resistance and Revolution: Cultural Politics and Social Protest.* New Brunswick, N.J.: Rutgers University Press.
Fox, W.
1983.   "Compliance of Patients and Physicians: Experience and Lessons from Tuberculosis." *British Medical Journal* 287:33–35.

Franceschi, S., L. Dal Maso, A. Lo Re, D. Serraino, and C. La Vecchia.
1997.　"Trends of Kaposi's Sarcoma at AIDS Diagnosis in Europe and the
United States, 1987–94." *British Journal of Cancer* 76 (1): 114–17.

Francisque, E.
1986.　*La Structure Économique et Sociale d'Haïti.* Port-au-Prince: Imprimerie
Henri Deschamps.

French, H.
1997.　"AIDS Research in Africa: Juggling Risks and Hopes." *New York
Times,* 10 October, pp. 1, 14.

Frenk, J., and F. Chacon.
1991.　"Bases Conceptuales de la Nueva Salud Internacional." *Salud
Pública de México* 33:307–13.

Frieden, T., P. Fujiwara, R. Washko, and M. Hamburg.
1995.　"Tuberculosis in New York City—Turning the Tide." *New England
Journal of Medicine* 333 (4): 229–33.

Friedman, L. N., M. T. Williams, T. P. Singh, and T. R. Frieden.
1996.　"Tuberculosis, AIDS, and Death Among Substance Abusers on
Welfare in New York City." *New England Journal of Medicine*
334 (13): 828–33.

Friedman, S.
1993.　"AIDS as a Sociohistorical Phenomenon." *Advances in Medical Soci-
ology* 3:19–36.

Friemodt-Möller, J.
1968.　"Domiciliary Drug Therapy of Pulmonary Tuberculosis in a Rural
Population in India." *Tubercle* 49 (Supp.): 22–23.

Fullilove, M. T., R. E. Fullilove, K. Haynes, et al.
1990.　"Black Women and AIDS Prevention: A View Towards Understand-
ing the Gender Rules." *Journal of Sex Research* 27 (1): 47–64.

Fullilove, M., A. Lown, and R. E. Fullilove.
1992.　"Crack 'Hos and Skeezers: Traumatic Experiences of Women Crack
Users." *Journal of Sex Research* 29 (2): 275–87.

Fullilove, R. E.
1995.　"Community Disintegration and Public Health: A Case Study of
New York City." In *Assessing the Social and Behavioral Science Base for
HIV/AIDS Prevention and Intervention Workshop Summary,* pp.
93–116. Washington, D.C.: National Academy Press.

Fumento, M.
1993.　*The Myth of Heterosexual AIDS.* 2d ed. Washington, D.C.: Regnery
Gateway.

Gail, M., P. Rosenberg, and J. Goedert.
1990.　"Therapy May Explain Recent Deficits in AIDS Incidence." *Journal
of Acquired Immune Deficiency Syndromes* 3 (4): 296–306.

Gaines, A., and P. Farmer.
1986.   "Visible Saints: Social Cynosures and Dysphoria in the Mediter-
         ranean Tradition." *Culture, Medicine, and Psychiatry* 11 (4): 295–330.
García, R.
1991.   "Tourism and AIDS: A Dominican Republic Study." *AIDS and Soci-
         ety* 2 (3): 1–3.
Garrett, L.
1995a.   *The Coming Plague.* New York: Farrar, Straus and Giroux.
———.
1995b.   "Public Health and the Mass Media." *Current Issues in Public Health*
         1:147–50.
Garris, I., E. M. Rodríguez, E. A. De Moya, et al.
1991.   "AIDS Heterosexual Predominance in the Dominican Republic."
         Journal of Acquired Immune Deficiency Syndromes 4 (12): 1173–78.
Garro, L.
1988.   "Explaining High Blood Pressure: Variation in Knowledge About
         Knowledge." *American Ethnologist* 15 (1): 98–119.
Geertz, C.
1988.   *Works and Lives: The Anthropologist as Author.* Stanford, Calif.: Stan-
         ford University Press.
Geiger, H. J.
1992.   "Urban Health and the Social Contract: Poverty, Race, and Death."
         Henry Ford Hospital Medical Journal 40 (1–2): 29–34.
Gerstoft, J., J. Nielsen, E. Dickmeiss, T. Ronne, P. Platz, and L. Mathiesen.
1985.   "The Acquired Immunodeficiency Syndrome (AIDS) in Denmark."
         Acta Medica Scandinavica 217:213–24.
Gifford, S.
1986.   "The Meaning of Lumps: A Case Study of the Ambiguities of Risk."
         In *Anthropology and Epidemiology,* edited by C. Janes, R. Stall, and S.
         Gifford, pp. 213–46. Dordrecht: D. Reidel.
Giles, W. H., R. F. Anda, M. L. Caspar, L. G. Escobedo, and H. A. Taylor.
1995.   "Race and Sex Differences in Rates of Invasive Cardiac Procedures
         in U.S. Hospitals: Data from the National Hospital Discharge Sur-
         vey." *Archives of Internal Medicine* 155:318–24.
Gilman, S.
1988.   "AIDS and Syphilis: The Iconography of Disease." In *AIDS: Culture
         Analysis/Cultural Activism,* edited by D. Crimp, pp. 87–107. Cam-
         bridge, Mass.: MIT Press.
Girault, C.
1984.   "Commerce in the Haitian Economy." In *Haiti—Today and Tomorrow:
         An Interdisciplinary Study,* edited by C. Foster and A. Valdman,
         pp. 173–79. Lanham, Md.: University Press of America.

Glick-Schiller, N.

1993. "The Invisible Women: Caregiving and the Construction of AIDS Health Services." *Culture, Medicine, and Psychiatry* 17 (4): 487–512.

Glick-Schiller, N., and G. Fouron.

1990. " 'Everywhere We Go We Are in Danger': Ti Manno and the Emergence of a Haitian Transnational Identity." *American Ethnologist* 17 (2): 329–47.

Global AIDS Policy Coalition.

1995. *Status and Trends of the HIV/AIDS Pandemic as of January 1, 1995.* Cambridge, Mass.: Harvard School of Public Health/François-Xavier Bagnoud Center for Health and Human Rights.

———.

1996. *Status and Trends of the HIV/AIDS Pandemic as of January 1, 1996.* Cambridge, Mass.: Harvard School of Public Health/François-Xavier Bagnoud Center for Health and Human Rights.

Goble, M., M. Iseman, L. Madsen, et al.

1993. "Treatment of 171 Patients with Pulmonary Tuberculosis Resistant to Isoniazid and Rifampin." *New England Journal of Medicine* 328 (8): 527–32.

Goeman, J., A. Méheus, and P. Piot.

1991. "L'Epidemiologie des Maladies Sexuellement Transmissibles dans les Pays en Développement à l'Ere du Sida." *Annales de la Société Belge de la Médecine Tropicale* 71:81–113.

Goldberger, J., G. Wheeler, and E. Sydenstricker.

1920. "A Study of the Relation of Family Income and Other Economic Factors to Pellagra Incidence in Seven Cotton-Mill Villages of South Carolina in 1916." *Public Health Reports* 35:2673–714.

Goma Epidemiology Group.

1995. "Public Health Impact of Rwandan Refugee Crisis: What Happened in Goma, Zaïre, in July, 1994?" *Lancet* 345:339–44.

Good, B.

1977. "The Heart of What's the Matter: The Semantics of Illness in Iran." *Culture, Medicine, and Psychiatry* 1 (1): 25–58.

Good, B., and M. J. D. Good.

1982. "Toward a Meaning-Centered Analysis of Popular Illness Categories: 'Fright Illness' and 'Heart Distress' in Iran." In *Cultural Conceptions of Mental Health and Therapy,* edited by A. J. Marsella and G. M. White, pp. 141–66. Boston: Reidel.

Gorman, M.

1986. "The AIDS Epidemic in San Francisco: Epidemiological and Anthropological Perspectives." In *Anthropology and Epidemiology,* edited by C. Janes, R. Stall, and S. Gifford, pp. 157–74. Dordrecht: D. Reidel.

Goudsmit, J.
1983.　"Malnutrition and Concomitant Herpesvirus Infection as a Possible
　　　　Cause of Immunodeficiency Syndrome in Haitian Infants." *New
　　　　England Journal of Medicine* 309 (9): 554–55.
Gould, P.
1993.　*The Slow Plague: A Geography of the AIDS Pandemic.* Cambridge,
　　　　Mass.: Blackwell.
Grange, J., and F. Festenstein.
1993.　"The Human Dimension of Tuberculosis Control." *Tubercle and
　　　　Lung Disease* 74:219–22.
Greco, R. S.
1983.　"Haiti and the Stigma of AIDS." *Lancet* 2 (8348): 515–56.
Green, E. C.
1994.　*AIDS and STDs in Africa: Bridging the Gap Between Traditional Healing
　　　　and Modern Medicine.* Boulder, Colo.: Westview Press.
Greene, G.
1966.　*The Comedians.* London: Bodley Head.
Greenfield, W.
1986.　"Night of the Living Dead II: Slow Virus Encephalopathies and AIDS:
　　　　Do Necromantic Zombiists Transmit HTLV-III/LAV During Voodoois-
　　　　tic Rituals?" *Journal of the American Medical Association* 256 (16): 2199–200.
Groopman, J.
1983.　"Viruses and Human Neoplasia: Approaching Etiology." *American
　　　　Journal of Medicine* 75 (3): 377–80.
Grosskurth, H., F. Mosha, J. Todd, et al.
1995.　"Impact of Improved Treatment of Sexually Transmitted Diseases
　　　　on HIV Infection in Rural Tanzania: Randomised Controlled Trial."
　　　　Lancet 346:530–36.
Group Interassociatif TRT-5/Traitements et Recherche Thérapeutique.
1996.　"Communiqué: Accès aux Antirétroviraux; l'Europe en Panne." 31
　　　　October, Paris.
Grover, J. Z.
1988.　"AIDS: Keywords." In *AIDS: Cultural Analysis/Cultural Activism,*
　　　　edited by D. Crimp, pp. 17–30. Cambridge, Mass.: MIT Press.
Grunwald, J., L. Delatour, and K. Voltaire.
1984.　"Offshore Assembly in Haiti." In *Haiti—Today and Tomorrow: An In-
　　　　terdisciplinary Study,* edited by C. Foster and A. Valdman,
　　　　pp. 231–52. Lanham, Md.: University Press of America.
Guérin, J., R. Malebranche, R. Elie, et al.
1984.　"Acquired Immune Deficiency Syndrome: Specific Aspects of the
　　　　Disease in Haiti." *Annals of the New York Academy of Sciences*
　　　　437:254–61.

Guinan, M., P. Thomas, P. Pinsky, et al.
1984. "Heterosexual and Homosexual Patients with the Acquired Immunodeficiency Syndrome." *Annals of Internal Medicine* 100 (2): 213–18.

Gwatkin, D. R., and P. Heuveline.
1997. "Improving the Health of the World's Poor." *British Medical Journal* 315:497.

Gwinn, M., M. Pappaioanou, J. R. George, et al.
1991. "Prevalence of HIV Infection in Childbearing Women in the United States: Surveillance Using Newborn Blood Samples." *Journal of the American Medical Association* 265 (13): 1704–8.

Haan, M., G. A. Kaplan, and T. Camacho.
1987. "Poverty and Health: Prospective Evidence from the Alameda County Study." *American Journal of Epidemiology* 125 (6): 989–98.

Hagen, P.
1982. *Blood: Gift or Merchandise?* New York: Alan R. Liss.

Haggett, P.
1994. "Geographical Aspects of the Emergence of Infectious Diseases." *Geographic Annals* 76:91–104.

Hahn, R. A., E. Eaker, N. D. Barker, S. M. Teutsch, W. Sosniak, and N. Krieger.
1995. "Poverty and Death in the United States—1973 to 1991." *Epidemiology* 6 (5): 490–97.

"Haitian Child Dies Every 5 Minutes."
1987. *Miami Herald*, 25 April, p. 20A.

Halsey, N., et al.
1990. "Transmission of HIV-1 Infections from Mothers to Infants in Haiti." *Journal of the American Medical Association* 264 (16): 2088–92.

Halsey, N., R. Boulos, J. Brutus, et al.
1987. "HIV Antibody Prevalence in Pregnant Haitian Women." *Abstracts of the Third International Conference on AIDS*, June, Washington, D.C., p. 174.

Handwerker, W. P.
1997. "Universal Human Rights and the Problem of Unbounded Cultural Meanings." *American Anthropologist* 99 (4): 799–809.

Harvard AIDS Institute.
1990. "HAI Forum Panelists Debate the True Numbers of the AIDS Epidemic." *Harvard AIDS Institute Monthly Report*, May, pp. 2–6.

Hasan, M. M.
1996. "Let's End the Non-Profit Charade." *New England Journal of Medicine* 334 (16): 1055–57.

Haynes, R. B.
1979. "A Critical Review of the 'Determinants' of Patient Compliance with Therapeutic Regimens." In *Compliance in Health Care*, edited by B. Haynes, D. W. Tayler, and D. Sackett, pp. 26–39. Baltimore: Johns Hopkins University Press.

Herzfeld, M.
1992. *The Social Production of Indifference: Exploring the Symbolic Roots of Western Bureaucracy.* Chicago: University of Chicago Press.

Hiatt, H.
1987. *Medical Lifeboat.* New York: Harper & Row.

Hirsh, M., and D. Klaidman.
1997. "Bad Practices." *Newsweek*, 11 August, pp. 42–43.

"HIV Claims Close to 16,000 New Victims Each Day."
1997. *Infectious Disease News* 10 (12): 14, 29.

Ho, D.
1995. "Time to Hit HIV, Early and Hard." *New England Journal of Medicine* 333 (7): 450–51.

Hogg, R. S., S. A. Strathdee, K. J. P. Craib, et al.
1994. "Lower Socioeconomic Status and Shorter Survival Following HIV Infection." *Lancet* 344 (8930): 1120–24.

Hollibaugh, A.
1995. "Lesbian Denial and Lesbian Leadership in the AIDS Epidemic: Bravery and Fear in the Construction of a Lesbian Geography of Risk." In *Women Resisting AIDS: Feminist Strategies of Empowerment*, edited by B. E. Schneider and N. E. Stoller, pp. 219–30. Philadelphia: Temple University Press.

Holmes, K., and S. Aral.
1991. "Behavioral Interventions in Developing Countries." In *Research Issues in Human Behavior and Sexually Transmitted Diseases in the AIDS Era*, edited by J. Wasserheit, S. Aral, and K. Holmes, pp. 318–44. Washington, D.C.: American Society for Microbiology.

Hong Kong Chest Service/British Medical Research Council.
1982. "Controlled Trial of 4 Three-Times Weekly Regimens and a Daily Regimen All Given for 6 Months for Pulmonary Tuberculosis. Second Report: The Results Up to 24 Months." *Tubercle* 63:89–98.

Hopewell, P. C., B. Ganter, R. B. Baron, and M. Sanchez-Hernandez.
1985. "Operational Evaluation of Treatment for Tuberculosis: Results of 8- and 12-Month Regimens in Peru." *American Review of Respiratory Disease* 132 (4): 737–41.

Hopewell, P. C., M. Sanchez-Hernandez, R. B. Baron, and B. Ganter.
1984. "Operational Evaluation of Treatment for Tuberculosis: Results of a 'Standard' 12-Month Regimen in Peru." *American Review of Respiratory Disease* 129 (3): 439–43.

Horton, R.

1995. "Towards the Elimination of Tuberculosis." *Lancet* 346:790.

Hospedales, J.

1989. "Heterosexual Spread of HIV Infection." *Reviews of Infectious Diseases* 11 (4): 663–64.

Hunt, N. R.

1997. "Condoms, Confessors, Conferences: Among AIDS Derivatives in Africa." *Journal of the International Institute* (University of Michigan) 4 (3): 1, 16–18.

Hunter, N. D.

1995. "Complications of Gender: Women, AIDS, and the Law." In *Women Resisting AIDS: Feminist Strategies of Empowerment*, edited by B. E. Schneider and N. E. Stoller, pp. 32–56. Philadelphia: Temple University Press.

Hurbon, L.

1987. *Le Barbare Imaginaire*. Port-au-Prince: Éditions Henri Deschamps. "If More Widely Used, DOTS Could Strike Powerful Blow Against TB."

———.

1997. *Infectious Disease News* 10 (10): 52–53.

"Infectious Diseases Continue to Be Dangerous Global Health Crisis."

1996. *Infectious Disease News* 9 (6): 1.

Inhorn, M.

1995. "Medical Anthropology and Epidemiology: Divergences or Convergences?" *Social Science and Medicine* 40 (3): 285–90.

Inhorn, M., and P. Brown.

1990. "The Anthropology of Infectious Disease." *Annual Reviews in Anthropology* 19:89–117.

———, eds.

1997. *The Anthropology of Infectious Diseases*. New York: Gordon and Breach.

International Monetary Fund.

1984. "Directions of Trade Statistics." In 1984 Yearbook. Washington, D.C.: International Monetary Fund.

Iseman, M.

1985. "Tailoring a Time-Bomb." *American Review of Respiratory Disease* 132:735–36.

———.

1993. "Treatment of Multidrug-Resistant Tuberculosis." *New England Journal of Medicine* 329 (11): 784–91.

Jaffe, H. W., W. W. Darrow, and D. F. Echenberg.

1985. "The Acquired Immunodeficiency Syndrome in a Cohort of Homosexual Men: A Six-Year Follow-Up Study." *Annals of Internal Medicine* 103 (2): 210–14.

Janes, C.
1986.   "Migration and Hypertension: An Ethnography of Disease Risk in an Urban Samoan Community." In *Anthropology and Epidemiology*, edited by C. Janes, R. Stall, and S. Gifford, pp. 175–212. Dordrecht: D. Reidel.
Janes, C., R. Stall, and S. Gifford, eds.
1986.   *Anthropology and Epidemiology*. Dordrecht: D. Reidel.
Jean, S., et al.
1997.   "Clinical Manifestations of Human Immunodeficiency Virus Infection in Haitian Children." *Pediatric Infectious Disease Journal* 16 (6): 600–606.
Jean-Louis, R.
1989.   "Diagnostic de l'état de Santé en Haïti." *Forum Libre (Santé, Médicine et Democratie en Haïti)* 1:11–20.
Jencks, C.
1992.   *Rethinking Social Policy: Race, Poverty, and the Underclass*. Cambridge, Mass.: Harvard University Press.
Johnson, K. M., P. A. Webb, J. V. Lange, and F. A. Murphy.
1977.   "Isolation and Partial Characterization of a New Virus Causing Acute Hemorrhagic Fever in Zaïre." *Lancet* 1 (8011): 569–71.
Johnson, W., and J. W. Pape.
1989.   "AIDS in Haiti." In *AIDS: Pathogenesis and Treatment*, edited by J. Levy, pp. 65–78. New York: Marcel Dekker.
Kadlec, D.
1997.   "How CEO Pay Got Away." *Newsweek*, 28 April, pp. 59–60.
Kajiyama, W., S. Kashwagi, H. Ikematsu, et al.
1986.   "Intrafamilial Transmission of Adult T-Cell Leukemia Virus." *Journal of Infectious Diseases* 154 (5): 851–57.
Kaus, M.
1992.   *The End of Equality*. New York: Basic Books.
Kawachi, I., B. P. Kennedy, K. Lochner, and D. Prothrow-Stith.
1997.   "Social Capital, Income Inequality, and Mortality." *American Journal of Public Health* 87 (9): 1491–98.
Kendig, N.
1998.   "Tuberculosis Control in Prisons." *International Journal of Tuberculosis and Lung Disease* 2 (9): 557–63.
Kennedy, B. P., I. Kawachi, and D. Prothrow-Stith.
1996.   "Income Distribution and Mortality: Test of the Robin Hood Index in the United States." *British Medical Journal* 312:1004–8.
Kim, J. Y., J. Millen, and J. Gershman, eds.
1999.   *Dying for Growth: Global Restructuring and the Health of the Poor*. Monroe, Maine: Common Courage Press.

Kim, J. Y., A. Shakow, J. Bayona, et al.
    1999. "Sickness Amidst Recovery: Public Debt and Private Suffering in a Peruvian Shantytown." In *Dying for Growth: Global Restructuring and the Health of the Poor,* edited by J. Y. Kim, J. Millen, J. Gershman, and A. Irwin. Monroe, Maine: Common Courage Press.

King, A. D., ed.
    1997. *Culture, Globalization, and the World-System: Contemporary Conditions for the Representation of Identity.* Minneapolis: University of Minnesota Press.

King, N.
    1996. "Routinization and Emergence." Manuscript in the author's possession.

Kinsella, J.
    1989. *Covering the Plague: AIDS and the American Media.* New Brunswick, N.J.: Rutgers University Press.

Kiple, K.
    1984. *The Caribbean Slave: A Biological History.* Cambridge: Cambridge University Press.

Kitagawa, E. M., and P. M. Hauser.
    1973. *Differential Mortality in the United States: A Study in Socioeconomic Epidemiology.* Cambridge, Mass.: Harvard University Press.

Kleinman, A.
    1995a. "Medicine, Anthropology of." In *Encyclopedia of Bioethics,* edited by W. T. Reich, pp. 1667–72. New York: Simon & Schuster Macmillan.

———.
    1995b. *Writing at the Margin: Discourse Between Anthropology and Medicine.* Berkeley: University of California Press.

Kleinman, A., V. Das, and M. Lock, eds.
    1997. *Social Suffering.* Berkeley: University of California Press.

Kleinman, A., L. Eisenberg, and B. Good.
    1978. "Culture, Illness, and Care: Clinical Lessons from Anthropologic and Cross-Cultural Research." *Annals of Internal Medicine* 88 (2): 251–58.

Kleinman, A., and J. Kleinman.
    1989. "Suffering and Its Professional Transformation: Toward an Ethnography of Experience." Paper presented at the First Conference of the Society for Psychological Anthropology, 6–8 October, San Diego, Calif.

———.
    1996. "The Appeal of Experience; The Dismay of Images: Cultural Appropriations of Suffering in Our Times." *Dædalus* 125 (1): 1–23.

————.
1997. "Moral Transformations of Health and Suffering in Chinese Soci-
ety." In *Morality and Health,* edited by A. M. Brandt and P. Rozin,
pp. 101–18. New York: Routledge.
Klepp, K., P. M. Biswalo, and A. Talle, eds.
1995. *Young People at Risk: Fighting AIDS in Northern Tanzania.* Oslo: Scan-
dinavian University Press.
Kluegel, J. R., and E. R. Smith.
1986. *Beliefs About Inequality: Americans' View of What Is and What Ought to
Be.* New York: Aldine de Gruyter.
Koenig, E. L., G. Brach, and J. A. Levy.
1987. "Response to K. W. Payne." *Journal of the American Medical Associa-
tion* 258 (1): 46–47.
Koenig, E., J. Pittaluga, M. Bogart, et al.
1987. "Prevalence of Antibodies to Human Immunodeficiency Virus in
Dominicans and Haitians in the Dominican Republic." *Journal of the
American Medical Association* 257 (5): 631–34.
Kopanoff, D. E., D. E. Snider, and M. Johnson.
1988. "Recurrent Tuberculosis: Why Do Patients Develop Disease
Again?" *American Journal of Public Health* 78 (1): 30–33.
Kosa, J.
1969. "The Nature of Poverty." In *Poverty and Health: A Sociological Analy-
sis,* edited by J. Kosa, A. Antonovsky, and I. Zola, pp. 1–34. Cam-
bridge, Mass.: Harvard University Press.
Kosa, J., A. Antonovsky, and I. Zola, eds.
1969. *Poverty and Health: A Sociological Analysis.* Cambridge, Mass.: Har-
vard University Press.
Kraut, A.
1994. *Silent Travelers: Germs, Genes, and the "Immigrant Menace."* New
York: Basic Books.
Krieger, N., and E. Fee.
1994. "Social Class: The Missing Link in U.S. Health Data." *International
Journal of Health Services* 24 (1): 25–44.
Krieger, N., D. Rowley, A. Herman, B. Avery, and M. Phillips.
1993. "Racism, Sexism, and Social Class: Implications for Studies of
Health, Disease, and Well-Being." *American Journal of Preventive
Medicine* 9 (Suppl.): 82–122.
Krieger, N., and S. Zierler.
1995. "Accounting for Health of Women." *Current Issues in Public Health*
1:251–56.
————.
1996. "What Explains the Public's Health? A Call for Epidemiologic The-
ory." *Epidemiology* 7 (1): 107–9.

Kritski, A. L., M. J. Ozorio-Marques, M. F. Rabahi, et al.
1996.   "Transmission of Tuberculosis to Close Contacts of Patients with
         Multidrug-Resistant Tuberculosis." *American Journal of Respiratory &
         Critical Care Medicine* 153:331–35.
Krueger, L. E., R. W. Wood, P. H. Diehr, and C. L. Maxwell.
1990.   "Poverty and HIV Seropositivity: The Poor Are More Likely to Be
         Infected." *AIDS* 4 (8): 811–14.
Krugman, P.
1990.   *The Age of Diminished Expectations: U.S. Economic Policy in the 1990s.*
         Cambridge, Mass.: MIT Press.
Laga, M., M. Alary, N. Nzila, et al.
1994.   "Condom Promotion, Sexually Transmitted Diseases Treatment,
         and Declining Incidence of HIV-1 Infection in Female Zaïrian Sex
         Workers." *Lancet* 344 (8917): 246–48.
Laga, M., A. Manoka, M. Kivuvu, et al.
1993.   "Non-Ulcerative Sexually Transmitted Diseases as Risk Factors for
         HIV-1 Transmission in Women: Results from a Cohort Study." *AIDS*
         7 (1): 95–102.
Laguerre, M.
1982.   *Urban Life in the Caribbean.* Cambridge, Mass.: Schenkman.
———.
1987.   *Afro-Caribbean Folk Medicine.* Granby, Mass.: Bergin and Garvey.
Lange, W. R., and J. Jaffe.
1987.   "AIDS in Haiti." *New England Journal of Medicine* 316 (22):
         1409–10.
Langley, L.
1989.   *The United States and the Caribbean in the Twentieth Century.* 4th ed.
         Athens, Ga.: University of Georgia Press.
Langone, J.
1985.   "AIDS: The Latest Scientific Facts." *Discover,* December, pp. 40–56.
Larson, A.
1989.   "Social Context of Human Immunodeficiency Virus Transmission
         in Africa." *Reviews of Infectious Diseases* 11 (5): 716–31.
Latour, B.
1988.   *The Pasteurization of France.* Translated by A. Sheridan and J. Law.
         Cambridge, Mass.: Harvard University Press.
Lawless, R.
1992.   *Haiti's Bad Press.* Rochester, Vt.: Schenkman Books.
Lederberg, J., R. E. Shope, and S. C. Oaks.
1992.   *Emerging Infections: Microbial Threats to Health in the United
         States.* Institute of Medicine. Washington, D.C.: National
         Academy Press.

Lee, J.

    1995a.   "Beyond Bean Counting." In *Listen Up: Voices from the Next Feminist Generation*, edited by Barbara Findlen, pp. 205–11. Seattle: Seal Press.

    ———.

    1995b.   "Sisterhood May Be Global, But Who Is in That Sisterhood?" In *Women Resisting AIDS: Feminist Strategies of Empowerment*, edited by B. E. Schneider and N. E. Stoller, pp. 205–11. Philadelphia: Temple University Press.

Leibowitch, J.

    1985.   *A Strange Virus of Unknown Origin.* Translated by Richard Howard. New York: Ballantine Books.

Leland, J.

    1996.   "The End of AIDS?" *Newsweek*, 2 December, pp. 64–73.

Lemp, G. F., A. Hirozawa, J. Cohen, et al.

    1992.   "Survival for Women and Men with AIDS." *Journal of Infectious Diseases* 166 (1): 74–79.

Lemp, G. F., A. M. Hirozawa, D. Givertz, et al.

    1994.   "Seroprevalence of HIV and Risk Behaviors Among Young Homosexual and Bisexual Men: The San Francisco/Berkeley Young Men's Survey." *Journal of the American Medical Association* 272 (6): 449–54.

Lerner, B. H.

    1996.   "Does Stress Cause Disease? Revisiting the Tuberculosis Research of Thomas Holmes, 1949–1961." *Annals of Internal Medicine* 124 (7): 673–80.

    ———.

    1997.   "From Careless Consumptives to Recalcitrant Patients: The Historical Construction of Noncompliance." *Social Science and Medicine* 45 (9): 1423–31.

Lerner, M.

    1969.   "Social Differences in Physical Health." In *Poverty and Health: A Sociological Analysis*, edited by J. Kosa, A. Antonovsky, and I. Zola, pp. 69–112. Cambridge, Mass.: Harvard University Press.

Levine, N.

    1964.   Editor's Preface to *Selections from Drake's "Malaria in the Interior Valley of North America."* Urbana: University of Illinois Press.

Levins, R.

    1995.   "Preparing for Uncertainty." *Ecosystem Health* 1:47–57.

Lewis, D. K.

    1995.   "African-American Women at Risk: Notes on the Sociocultural Context of HIV Infection." In *Women Resisting AIDS: Feminist Strategies of Empowerment*, edited by B. E. Schneider and N. E. Stoller, pp. 57–73. Philadelphia: Temple University Press.

Lewis, O.
1969.   "The Culture of Poverty." In *On Understanding Poverty: Perspectives from the Social Sciences*, edited by D. P. Moynihan, pp. 187–200. New York: Basic Books.

Leyburn, J.
1966.   *The Haitian People*. New Haven, Conn.: Yale University Press.

Liautaud, B., et al.
1992.   "Preliminary Data on STDs in Haiti." Poster presented at the Eighth *International Conference on AIDS/Third STD World Congress*, 19–24 July, Amsterdam. Abstract C4302.

Liautaud, B., C. Laroche, J. Duvivier, and C. Péan-Guichard.
1983.   "Le Sarcome de Kaposi en Haïti: Foyer Méconnu ou Récemment Apparu?" *Annals of Dermatological Venereology* 110:213–19.

Liautaud, B., J. W. Pape, and M. Pamphile.
1988.   "Le Sida dans les Caraïbes." *Médecine et Maladies Infectieuses* 18 (Suppl.): 687–97.

Lieban, R.
1976.   "Traditional Medical Beliefs and the Choice of Practitioners in a Philippine City." *Social Science and Medicine* 10 (6): 289–96.

Lief, L.
1990.   "Where Democracy Isn't About to Break Out." *U.S. News and World Report*, 12 February, pp. 34–36.

Lindenbaum, S.
1979.   *Kuru Sorcery: Disease and Danger in the New Guinea Highlands*. Palo Alto, Calif.: Mayfield.

Locher, U.
1984.   "Migration in Haiti." In *Haiti—Today and Tomorrow: An Interdisciplinary Study*, edited by C. Foster and A. Valdman, pp. 325–36. Lanham, Md.: University Press of America.

Lockett, G.
1995.   "CAL-PEP: The Struggle to Survive." In *Women Resisting AIDS: Feminist Strategies of Empowerment*, edited by B. E. Schneider and N. E. Stoller, pp. 32–56. Philadelphia: Temple University Press.

Long, R., B. Maycher, M. Scalcini, and J. Manfreda.
1991.   "The Chest Roentgenogram in Pulmonary Tuberculosis Patients Seropositive for Human Immunodeficiency Virus Type 1." *Chest* 99 (1): 123–27.

Long, R., M. Scalcini, J. Manfreda, et al.
1991.   "Impact of Human Immunodeficiency Virus Type 1 on Tuberculosis in Rural Haiti." *American Review of Respiratory Disease* 143:69–73.

Lowenthal, I.
1984.   "Labor, Sexuality, and the Conjugal Contract in Rural Haiti." In *Haiti—Today and Tomorrow: An Interdisciplinary Study*, edited by C.

Foster and A. Valdman, pp. 15–33. Lanham, Md.: University Press of America.

Lurie, P., P. Hintzen, and R. A. Lowe.

1995. "Socioeconomic Obstacles to HIV Prevention and Treatment in Developing Countries: The Roles of the International Monetary Fund and the World Bank." *AIDS* 9 (6): 539–46.

Lurie, P., and S. M. Wolfe.

1997. "Unethical Trials of Interventions to Reduce Perinatal Transmission of the Human Immunodeficiency Virus in Developing Countries." *New England Journal of Medicine* 337 (12): 853–56.

Lykes, M. B.

1996. "Meaning Making in a Context of Genocide and Silencing." In *Myths About the Powerless: Contesting Social Inequalities,* edited by M. B. Lykes, A. Banuazizi, R. Liem, and M. Morris, pp. 159–78. Philadelphia: Temple University Press.

Lykes, M. B., A. Banuazizi, R. Liem, and M. Morris, eds.

1996. *Myths About the Powerless: Contesting Social Inequalities.* Philadelphia: Temple University Press.

Lynch, J. W., G. A. Kaplan, and J. T. Salonen.

1997. "Why Do Poor People Behave Poorly? Variation in Adult Health Behaviours and Psychosocial Characteristics by Stages of the Socio-economic Lifecourse." *Social Science and Medicine* 44 (6): 809–19.

MacKenzie, W., N. Hoxie, M. Proctor, et al.

1994. "A Massive Outbreak in Milwaukee of *Cryptosporidium* Infection Transmitted Through the Water Supply." *New England Journal of Medicine* 331 (3): 161–67.

Mahmoudi, A., and M. D. Iseman.

1993. "Pitfalls in the Care of Patients with Tuberculosis: Common Errors and Their Association with the Acquisition of Drug Resistance." *Journal of the American Medical Association* 270 (1): 65–68.

Maloney, S. A., M. L. Pearson, M. T. Gordon, R. Del Castillo, J. F. Boyle, and W. R. Jarvis.

1995. "Efficacy of Control Measures in Preventing Nosocomial Transmission of Multidrug-Resistant Tuberculosis to Patients and Health Care Workers." *Annals of Internal Medicine* 122 (2): 90–95.

Mann, J.

1991. "Global AIDS: Critical Issues for Prevention in the 1990s." *International Journal of Health Services* 21 (3): 553–59.

Mann, J., D. Tarantola, and T. Netter, eds.

1992. *AIDS in the World.* Cambridge, Mass.: Harvard University Press.

———.

1996. *AIDS in the World.* 2d ed. Cambridge, Mass.: Harvard University Press.

Marcus, G., and M. Fischer.

1986.   *Anthropology as Cultural Critique: An Experimental Moment in the Human Sciences.* Chicago: University of Chicago Press.

Margono, F., A. Garely, J. Mroueh, and H. Minkoff.

1993.   "Tuberculosis Among Pregnant Women—New York City, 1985–1992." *Morbidity and Mortality Weekly Report* 42 (31): 605–12.

Marmot, M. G.

1994.   "Social Differentials in Health Within and Between Populations." *Dædalus* 123 (4): 197–216.

Marmot, M. G., and G. D. Smith.

1989.   "Why Are the Japanese Living Longer?" *British Medical Journal* 299:1547–51.

Martinez, H.

1980.   *Migraciones Internas en Peru.* Lima: IEP.

Mata, J. I.

1985.   "Integrating the Client's Perspective in Planning a Tuberculosis Education and Treatment Program in Honduras." *Medical Anthropology* 9 (1): 57–64.

Mathai, R., P. V. Prasad, M. Jacob, et al.

1990.   "HIV Seropositivity Among Patients with Sexually Transmitted Diseases in Vellore." *Indian Journal of Medical Research* 91:239–41.

McBarnett, L.

1988.   "Women and Poverty: The Effects on Reproductive Status." In *Too Little, Too Late: Death with the Health Needs of Women in Poverty,* edited by C. Perales and L. Young, pp. 55–81. Binghamton, N.Y.: Harrington Park Press.

McBride, D.

1991.   *From TB to AIDS: Epidemics Among Urban Blacks Since 1900.* Albany: SUNY Press.

McCarthy, S., R. McPhearson, and A. Guarino.

1992.   "Toxigenic *Vibrio Cholera* O1 and Cargo Ships Entering the Gulf of Mexico." *Lancet* 339:624.

McClintock, C.

1984.   "Why Peasants Rebel: The Case of Peru's Sendero Luminoso." *World Politics* 27 (1): 48–84.

McCord, C., and H. Freeman.

1990.   "Excess Mortality in Harlem." *New England Journal of Medicine* 322 (3): 173–77.

McKenna, M. T., E. McCray, and I. Onorato.

1995.   "The Epidemiology of Tuberculosis Among Foreign-Born Persons in the United States, 1986 to 1993." *New England Journal of Medicine* 332 (16): 1071–76.

McKeown, T.
1979.   *The Role of Medicine: Dream, Mirage, or Nemesis?* 2d ed. Princeton, N.J.: Princeton University Press.

McMichael, A.
1995.   "The Health of Persons, Populations, and Planets: Epidemiology Comes Full Circle." *Epidemiology* 6 (6): 633–36.

Mellon, R. L., B. Liautaud, J. W. Pape, W. D. Johnson, Jr.
1995.   "Association of HIV and STDs in Haiti: Implications for Blood Banks and HIV Vaccine Trials." *Journal of Acquired Immune Deficiency Syndrome and Human Retrovirology* 8 (2): 214.

Mellors, J. W., and M. Barry.
1984.   "Malnutrition or AIDS in Haiti?" *New England Journal of Medicine* 310 (17): 1119–20.

Menzies, R., I. Rocher, and B. Vissandjee.
1993.   "Factors Associated with Compliance in Treatment of Tuberculosis." *Tubercle and Lung Disease* 74:32–37.

Merino, N., R. Sanchez, A. Muñoz, G. Prada, C. García, and B. F. Polk.
1990.   "HIV-1, Sexual Practices, and Contact with Foreigners in Homosexual Men in Colombia, South America." *Journal of Acquired Immune Deficiency Syndromes* 3 (4): 330–34.

Métellus, J.
1987.   *Haïti: Une Nation Pathétique.* Paris: Denoël.

Métraux, A.
[1959] 1972. *Haitian Voodoo.* Translated by Hugo Charteris. New York: Schocken.

Michael, J. M., and M. A. Michael.
1994.   "Health Status of the Australian Aboriginal People and the Native Americans—A Summary Comparison." *Asia-Pacific Journal of Public Health* 7 (2): 132–36.

Miller, J.
1993.   " 'Your Life Is on the Line Every Night You're on the Streets': Victimization and Resistance Among Street Prostitutes." *Humanity and Society* 17:422–46.

Miller, S. J.
1996.   "Equality, Morality, and the Health of Democracy." In *Myths About the Powerless: Contesting Social Inequalities,* edited by M. B. Lykes, A. Banuazizi, R. Liem, and M. Morris, pp. 17–33. Philadelphia: Temple University Press.

Mintz, S. W.
1964.   "The Employment of Capital by Market Women in Haiti." In *Capital, Saving, and Credit in Peasant Societies,* edited by R. Firth and B. Yamey, pp. 56–78. Chicago: Aldine.

————.
1977.   "The So-Called World System: Local Initiative and Local Re-
sponse." *Dialectical Anthropology* 2:253–70.
Mitchell, J. L., J. Tucker, P. D. Loftmann, and S. B. Williams.
1992.   "HIV and Women: Current Controversies and Clinical Relevance."
Journal of Women's Health 1 (1): 35–39.
"Money Isn't the Issue; It's (Still) Political Will."
1998.   *TB Monitor* 5 (5): 53.
Moore, A., and R. LeBaron.
1986.   "The Case for a Haitian Origin of the AIDS Epidemic." In *The Social
Dimensions of AIDS: Method and Theory*, edited by D. Feldman and T.
Johnson, pp. 77–93. New York: Praeger.
Moore, M., I. M. Onorato, E. McCray, and K. G. Castro.
1997.   "Trends in Drug-Resistant Tuberculosis in the United States,
1993–1996." *Journal of the American Medical Association* 278 (10): 833–37.
Moore, S. F.
1987.   "Explaining the Present: Theoretical Dilemmas in Processual
Ethnography." *American Ethnologist* 14 (4): 123–32.
Moral, P.
1961.   *Le Paysan Haïtien*. Port-au-Prince: Les Éditions Fardins.
Moreau de Saint-Méry, M. L. E.
1984.   *Description Topographique, Physique, Civile, Politique et Historique de la
Partie Française de l'Isle Saint-Domingue (1797–1798)*. 3 vols. Edited
by B. Maurel and E. Taillemite. Paris: Société de l'Histoire des
Colonies Françaises and Librarie Larose.
Morris, M.
1996.   "Culture, Structure, and the Underclass." In *Myths About the Power-
less: Contesting Social Inequalities*, edited by M. B. Lykes, A. Banuaz-
izi, R. Liem, and M. Morris, pp. 34–49. Philadelphia: Temple Uni-
versity Press.
Morris, M., and J. B. Williamson.
1982.   "Stereotyping and Social Class: A Focus on Poverty." In *In the Eye of
the Beholder: Contemporary Issues in Stereotyping*, edited by A. G.
Miller, pp. 411–65. New York: Praeger.
Morse, S.
1995.   "Factors in the Emergence of Infectious Diseases." *Emerging Infec-
tious Diseases* 1 (1): 7–15.
Moses, P., and J. Moses.
1983.   "Haiti and the Acquired Immune Deficiency Syndrome." *Annals of
Internal Medicine* 99 (4): 565.
Muecke, M. A.
1992.   "Mother Sold Food, Daughter Sells Her Body: The Cultural Conti-
nuity of Prostitution." *Social Science and Medicine* 35 (7): 891–901.

Muir, D., and M. Belsey.
1980.   "Pelvic Inflammatory Disease and Its Consequences in the Developing
World." *American Journal of Obstetrics and Gynecology* 138:913–28.
Murphy, E., P. Figeroa, W. Gibbs, et al.
1989.   "Sexual Transmission of Human T-Lymphotropic Virus Type I
(HTLV-I)." *Annals of Internal Medicine* 111 (7): 555–60.
Murray, C.
1991.   "Social, Economic, and Operational Research on Tuberculosis: Re-
cent Studies and Some Priority Questions." *Bulletin of the Interna-
tional Union Against Tuberculosis and Lung Disease* 66 (4): 149–56.
Murray, C. J., and A. D. Lopez, eds.
1996.   *The Global Burden of Disease.* Cambridge, Mass.: Harvard University
Press.
Murray, C. J., K. Styblo, and A. Rouillon.
1990.   "Tuberculosis in Developing Countries: Burden, Intervention, and
Cost." *Bulletin of the International Union Against Tuberculosis and
Lung Disease* 65 (1): 6–24.
Murray, G.
1976.   "Women in Perdition: Ritual Fertility Control in Haiti." In *Culture,
Natality, and Family Planning,* edited by J. Marshall and S. Polgar,
pp. 59–78. Chapel Hill: Carolina Population Center, University of
North Carolina.
Murray, S.
1986.   "A Note on Haitian Tolerance of Homosexuality." In *Male Homosex-
uality in Central and South America,* edited by S. Murray, pp. 92–100.
Gai Saber Monograph 5.
Murray, S., and K. Payne.
1988.   "Medical Policy Without Scientific Evidence: The Promiscuity Para-
digm and AIDS." *California Sociologist* 11:13–54.
Mushlin, A. I., and F. A. Appel.
1977.   "Diagnosing Potential Noncompliance." *Archives of Internal Medi-
cine* 137:318–21.
Nachman, S.
1993.   "Wasted Lives: Tuberculosis and Other Health Risks of Being Hai-
tian in a U.S. Detention Camp." *Medical Anthropology Quarterly* 7
(3): 227–59.
Nachman, S., and G. Dreyfuss.
1986.   "Haitians and AIDS in South Florida." *Medical Anthropology Quar-
terly* 17 (2): 32–33.
Nader, L.
1997.   "The Phantom Factor: Impact of the Cold War on Anthropology." In
*The Cold War and the University: Toward an Intellectual History of the Post-
war Years,* edited by Andre Schiffrin, pp. 107–46. New York: New Press.

Naik, T. N., S. Sarkar, H. L. Singh, et al.
　1991.　"Intravenous Drug Users—A New High-Risk Group for HIV Infec-
　　　　tion in India." *AIDS* 5 (1): 117–18.
Nardell, E. A., and P. W. Brickner.
　1996.　"Tuberculosis in New York City—Focal Transmission of an Often
　　　　Fatal Disease." *Journal of the American Medical Association* 276 (15):
　　　　1259–60.
Nardell, E. A., J. Salter, D. Boutotte, et al.
　1991.　"HIV Seroprevalence in an Asymptomatic, PPD-Positive Predomi-
　　　　nantly Non-White, Foreign-Born, Inner-City TB Clinic Population."
　　　　American Review of Respiratory Diseases 143:A278.
Nataraj, S.
　1990.　"Indian Prostitutes Highlight AIDS Dilemmas." *Development Forum*
　　　　(November–December): 1, 16.
Nations, M.
　1986.　"Epidemiological Research on Infectious Disease: Quantitative
　　　　Rigor or Rigormortis? Insights from Ethnomedicine." In *Anthropol-
　　　　ogy and Epidemiology*, edited by C. Janes, R. Stall, and S. Gifford,
　　　　pp. 97–124. Dordrecht: D. Reidel.
Navarro, V.
　1990.　"Race or Class Versus Race and Class: Mortality Differentials in the
　　　　United States." *Lancet* 336:1238–40.
Neptune-Anglade, M.
　1986.　"*L'Autre Moitié du Développement: A Propos du Travail des Femmes en
　　　　Haïti*." Pétion-Ville, Haïti: Éditions des Alizés.
Nicholls, D.
　1985.　*Haiti in Caribbean Context: Ethnicity, Economy, and Revolt*. New York:
　　　　St. Martin's Press.
Nightingale, E. O., K. Hannibal, H. J. Geiger, L. Hartmann, R. Lawrence, and J.
Spurlock.
　1990.　"Apartheid Medicine: Health and Human Rights in South Africa."
　　　　Journal of the American Medical Association 164 (16): 2097.
Nyamathi, A., C. Bennett, B. Leake, et al.
　1993.　"AIDS-Related Knowledge, Perceptions, and Behaviors Among Im-
　　　　poverished Minority Women." *American Journal of Public Health* 83
　　　　(1): 65–71.
O'Brien, W., P. Hartigan, D. Martin, et al.
　1996.　"Changes in Plasma HIV-1 RNA and CD4+ Lymphocyte Counts
　　　　and the Risk of Progression to AIDS." *New England Journal of Medi-
　　　　cine* 334 (7): 426–31.
Oldstone, M.
　1998.　*Viruses, Plagues, and History*. New York: Oxford University Press.

Oliver, M., and T. Shapiro.
  1995.   *Black Wealth/White Wealth: A New Perspective on Racial Inequality.*
           London: Routledge.
Olliaro, P., J. Cattani, and D. Wirth.
  1996.   "Malaria, the Submerged Disease." *Journal of the American Medical
           Association* 275 (3): 230–33.
Onoge, O.
  1975.   "Capitalism and Public Health: A Neglected Theme in the Medical
           Anthropology of Africa." In *Topias and Utopias in Health,* edited by S.
           Ingman and A. Thomas, pp. 219–32. The Hague: Mouton.
Oppenheimer, G.
  1988.   "In the Eye of the Storm: The Epidemiological Construction of
           AIDS." In *AIDS: The Burdens of History,* edited by E. Fee and D. Fox,
           pp. 267–300. Berkeley: University of California Press.
Ortner, S.
  1984.   "Theory in Anthropology Since the Sixties." *Comparative Studies of
           Society and History* 26:126–66.
Osborn, J.
  1989.   "Public Health and the Politics of AIDS Prevention." *Dædalus* 118
           (3): 123–44.
———.
  1990.   "Policy Implications of the AIDS Deficit." *Journal of Acquired Im-
           mune Deficiency Syndromes* 3 (4): 293–95.
Osmond, D. H., K. Page, J. Wiley, et al.
  1994.   "HIV Infection in Homosexual and Bisexual Men 18 to 29 Years of
           Age: The San Francisco Young Men's Health Study." *American Jour-
           nal of Public Health* 84 (12): 1933–37.
Ott, K.
  1996.   *Fevered Lives: Tuberculosis in American Culture Since 1870.* Cam-
           bridge, Mass.: Harvard University Press.
Paavonen, J., L. Koutsky, and N. Kiviat.
  1990.   "Cervical Neoplasia and Other STD-Related Genital and Anal Neo-
           plasias." In *Sexually Transmitted Diseases,* edited by K. K. Holmes
           et al., pp. 561–62. New York: McGraw-Hill.
Packard, R.
  1989.   *White Plague, Black Labor: Tuberculosis and the Political Economy of
           Health and Disease in South Africa.* Berkeley: University of California
           Press.
Packard, R., and P. Epstein.
  1991.   "Epidemiologists, Social Scientists, and the Structure of Medical
           Research on AIDS in Africa." *Social Science and Medicine*
           33 (7): 771–94.

Palmer, D. S.
1986.   "Rebellion in Rural Peru: The Origins and Evolution of Sendero Lu-
          minoso." *Comparative Politics* 18 (2): 127–46.
Pan American Health Organization.
1967.   *Reported Cases of Notifiable Diseases in the Americas.* Scientific Publica-
          tion No. 149. Washington, D.C.
Panem, S.
1988.   *The AIDS Bureaucracy.* Cambridge, Mass.: Harvard Univer-
          sity Press.
Pape, J. W., and W. Johnson.
1988.   "Epidemiology of AIDS in the Caribbean." *Baillière's Clinical Tropical
          Medicine and Communicable Diseases* 3 (1): 31–42.

———.
1989.   "HIV-1 Infection and AIDS in Haiti." In *The Epidemiology of AIDS:
          Expression, Occurrence, and Control of Human Immunodeficiency Virus
          Type 1 Infection,* edited by R. A. Kaslow and D. P. Francis,
          pp. 221–30. New York: Oxford University Press.

———.
1993.   "AIDS in Haiti: 1982–1992." *Clinical Infectious Diseases* 17 (Suppl. 2):
          S341–45.
Pape, J. W., B. Liautaud, F. Thomas, J. R. Mathurin, M. M. St Amand, M. Boncy,
V. Péan, M. Pamphile, A. C. Laroche, and W. D. Johnson, Jr.
1983.   "Characteristics of the Acquired Immunodeficiency Syn-
          drome (AIDS) in Haiti." *New England Journal of Medicine* 309 (16):
          945–50.

———.
1984.   "Acquired Immunodeficiency Syndrome in Haiti (Abstract)." *Clini-
          cal Research* 32 (2): 379A.

———.
1986.   "Risk Factors Associated with AIDS in Haiti." *American Journal of
          Medical Sciences* 291 (1): 4–7.
Pape, J. W., B. Liautaud, F. Thomas, J. R. Mathurin, M. M. St Amand, M. Boncy,
V. Péan, M. Pamphile, A. C. Laroche, J. Dehovitz, et al.
1985.   "The Acquired Immunodeficiency Syndrome in Haiti." *Annals of In-
          ternal Medicine* 103 (5): 674–78.
Pappas, G., S. Queen, W. Hadden, and G. Fisher.
1993.   "The Increasing Disparity in Mortality Between Socioeconomic
          Groups in the United States, 1960 and 1986." *New England Journal of
          Medicine* 329 (2): 103–9.
Patel, M.
1987.   "Problems in the Evaluation of Alternative Medicine." *Social Science
          and Medicine* 25 (6): 669–78.

Patterson, O.
1987.　"The Emerging West Atlantic System: Migration, Culture, and Underdevelopment in the U.S. and Circum-Caribbean Region." In *Population in an Interacting World*, edited by W. Alonzo, pp. 227–60. Cambridge, Mass.: Harvard University Press.

Patz, J., P. Epstein, T. Burke, and J. Balbus.
1996.　"Global Climate Change and Emerging Infectious Diseases." *Journal of the American Medical Association* 275 (3): 217–33.

Payne, K. W.
1987.　"Response to Koenig et al." *Journal of the American Medical Association* 258 (1): 46–47.

Pearson, M. L., J. A. Jereb, T. R. Frieden, et al.
1992.　"Nosocomial Transmission of Multidrug-Resistant *Mycobacterium tuberculosis*: A Risk to Patients and Health Care Workers." *Annals of Internal Medicine* 117 (3): 191–96.

Perez, J.
1992.　"Situation and Trend Analysis of AIDS Epidemic in the Dominican Republic." Programa Control Enfermedades Transmission Sexual y SIDA (PROCETS), Dominican Republic. Poster presented at the Eighth International Conference on AIDS/Third STD World Congress, 19–24 July, Amsterdam. Abstract C254.

"Peru: Politics and Violence; Sendero's Strategy from Close Up."
1989.　*Latin America Weekly Report*, 12 October, pp. 4–5.

"Peru's Cut-Rate Fighter Jets Were Too Good to Be True."
1997.　*New York Times*, 30 May, p. 1.

Peterman, T. A., R. L. Stoneburner, J. R. Allen, et al.
1988.　"Risk of Human Immunodeficiency Virus Transmission from Heterosexual Adults with Transfusion-Associated Infections." *Journal of the American Medical Association* 259 (1): 55–58.

Piven, F. F., and R. A. Cloward.
1996.　"Welfare Reform and the New Class War." In *Myths About the Powerless: Contesting Social Inequalities*, edited by M. B. Lykes, A. Banuazizi, R. Liem, and M. Morris, pp. 72–86. Philadelphia: Temple University Press.

Pivnick, A.
1993.　"HIV Infection and the Meaning of Condoms." *Culture, Medicine, and Psychiatry* 17 (4): 431–53.

Pivnick, A., A. Jacobson, K. Eric, et al.
1991.　"Reproductive Decisions Among HIV-Infected, Drug-Using Women: The Importance of Mother-Child Coresidence." *Medical Anthropology Quarterly* 5 (2): 153–69.

Plotnick, R. D.
  1992.　"Changes in Property, Income Inequality, and the Standard of Living During the Reagan Era." *Journal of Sociology and Social Welfare* 19 (1): 29–44.
Plummer, F. A.
  1998.　"Heterosexual Transmission of Human Immunodeficiency Virus Type 1 (HIV): Interactions of Conventional Sexually Transmitted Diseases, Hormonal Contraception, and HIV-1." *AIDS Research and Human Retroviruses* 14 (Suppl. 1): S5–10.
Poinsignon, Y., Z. Marjanovic, and D. Farge.
  1996.　"Maladies Infectieuses Nouvelles et Résurgentes Liées à la Pauvreté." *La Revue du Practicien* 46:1827–38.
Polakow, V.
  1995a.　*Lives on the Edge.* Chicago: University of Chicago Press.
———.
  1995b.　"Lives of Welfare Mothers: On a Tightrope Without a Net." *The Nation*, 1 May, pp. 590–92.
Population Crisis Committee.
  1992.　*The International Human Suffering Index.* Washington, D.C.: Population Crisis Committee.
Porter, J., and K. McAdam.
  1994.　"The Re-Emergence of Tuberculosis." *Annual Review of Public Health* 15:303–23.
Portes, A., and J. Walton.
  1982.　*Labor, Class, and the International System.* New York: Academic Press.
Preston, R.
  1994.　*The Hot Zone: A Terrifying True Story.* New York: Random House.
Price, L.
  1987.　"Ecuadorian Illness Stories: Cultural Knowledge in Natural Discourse." In *Cultural Models in Language and Thought,* edited by D. Holland and N. Quinn, pp. 313–42. Cambridge: Cambridge University Press.
Quinn, N., and D. Holland.
  1987.　"Culture and Cognition." In *Cultural Models in Language and Thought,* edited by D. Holland and N. Quinn, pp. 3–40. Cambridge: Cambridge University Press.
Ramachandran, P., and R. Prabhakar.
  1992.　"Defaults, Defaulter Action, and Retrieval of Patients During Studies of Tuberculous Meningitis in Children." *Tubercle and Lung Disease* 73:170–73.
Reeves, W., W. Rawls, and L. Brinton.
  1989.　"Epidemiology of Genital Papillomaviruses and Cervical Cancer." *Reviews of Infectious Diseases* 11 (3): 426–39.

Reichman, L. B.
1997.   "Tuberculosis Elimination—What's to Stop Us?" *International Journal of Tuberculosis and Lung Disease* 1 (1): 3–11.
Richardson, L.
1997.   "Whites Have More Access to Effective New AIDS Drugs, Survey Shows." *New York Times,* 27 July, p. 25.
Rieder, H. L.
1989.   "Tuberculosis Among American Indians of the Contiguous United States." *Public Health Report* 104 (6): 653–57.
Roizman, B., ed.
1995.   *Infectious Diseases in an Age of Change: The Impact of Human Ecology and Behavior on Disease Transmission.* Washington, D.C.: National Academy Press.
Roseberry, W.
1988.   "Political Economy." *Annual Review of Anthropology* 17:161–85.
———.
1992.   "Multiculturalism and the Challenge of Anthropology." *Social Research* 59 (4): 841–58.
Rosen, G.
1947.   "What Is Social Medicine?" *Bulletin of the History of Medicine* 21:674–733.
Rothenberg, R., M. Woelfel, R. Stoneburner, J. Milberg, R. Parker, and B. Truman.
1987.   "Survival with the Acquired Immunodeficiency Syndrome: Experience with 5833 Cases in New York City." *New England Journal of Medicine* 317 (21): 1297–302.
Rousseau, J.
[1755] 1994. *Discourse on the Origin of Inequality.* Oxford: Oxford University Press.
Rubel, A., and L. Garro.
1992.   "Social and Cultural Factors in the Successful Control of Tuberculosis." *Public Health Reports* 107:626–36.
Rullán, J. V., D. Herrera, R. Cano, et al.
1996.   "Nosocomial Transmission of Multidrug-Resistant *Mycobacterium tuberculosis* in Spain." *Emerging Infectious Diseases* 2 (2): 125–29.
Ryan, F.
1993.   *The Forgotten Plague: How the Battle Against Tuberculosis Was Won—and Lost.* Boston: Little, Brown.
Ryan, W.
1971.   *Blaming the Victim.* New York: Vintage.
———.
1981.   *Equality.* New York: Pantheon.
Saba, J., and A. Ammann.
1997.   "A Cultural Divide on AIDS Research." *New York Times,* 20 September, p. A25.

Sabatier, R.

1988.   *Blaming Others: Prejudice, Race, and Worldwide AIDS.* Philadelphia: New Society Publishers.

Saltus, R.

1997.   "Journal Departures Reflect AIDS Dispute." *Boston Globe,* 16 October, p. A11.

Sampson, J., and J. Neaton.

1994.   "On Being Poor with HIV." *Lancet* 344:1100–101.

Sanford, D.

1996.   "Back to a Future: One Man's AIDS Tale Shows How Quickly Epidemic Has Turned." *Wall Street Journal,* 8 November, pp. 1, A12.

Satcher, D.

1995.   "Emerging Infections: Getting Ahead of the Curve." *Emerging Infectious Diseases* 1 (1): 1–6.

Scalcini, M., G. Carré, M. Jean-Baptiste, et al.

1990.   "Antituberculous Drug Resistance in Central Haiti." *American Review of Respiratory Disease* 142 (3, Suppl.): 508–11.

Scheper-Hughes, N.

1992.   *Death Without Weeping: The Violence of Everyday Life in Brazil.* Berkeley: University of California Press.

————.

1993.   "AIDS, Public Health, and Human Rights in Cuba." *Lancet* 342 (8877): 965–67.

Schneider, B. E., and N. E. Stoller, eds.

1995.   *Women Resisting AIDS: Feminist Strategies of Empowerment.* Philadelphia: Temple University Press.

Schoenbaum, E. E., and M. P. Webber.

1993.   "The Underrecognition of HIV Infection in Women in an Inner-City Emergency Room." *American Journal of Public Health* 83 (3): 363–68.

Schoepf, B. G.

1988.   "Women, AIDS, and the Economic Crisis in Central Africa." *Canadian Journal of African Studies* 22 (3): 625–44.

————.

1993.   "Gender, Development, and AIDS: A Political Economy and Culture Framework." In *Women and International Development Annual,* edited by R. Galin, A. Ferguson, and J. Harper, pp. 53–85. Boulder, Colo.: Westview Press.

Schulzer, M., J. M. Fitzgerald, D. A. Enarson, S. Grzybowski.

1992.   "An Estimate of the Future Size of the Tuberculosis Problem in Sub-Saharan Africa Resulting from HIV Infection." *Tuberculosis and Lung Disease* 73 (1): 52–58.

Selik, R. M., S. Y. Chu, and J. W. Buehler.
1993.   "HIV Infection as Leading Cause of Death Among Young Adults in U.S. Cities and States." *Journal of the American Medical Association* 296 (23): 2991–94.
Sen, A.
1992.   *Inequality Reexamined.* Cambridge, Mass.: Harvard University Press.
Serres, M.
1980.   *Le Passage du Nord-Ouest.* Paris: Éditions de Minuit.
Service d'Hygiène.
1933.   *Notes Bio-bibliographiques: Médecins et Naturalistes de l'Ancienne Colonie Française de Saint-Domingue.* Port-au-Prince: Imprimerie de l'État.
Shears, P.
1988.   *Tuberculosis Control Programmes in Developing Countries.* OXFAM Practical Health Guide No. 4. 2d ed. Oxford: OXFAM.
Shilts, R.
1987.   *And the Band Played On: Politics, People, and the AIDS Epidemic.* New York: St. Martin's Press.
"Significant Drop Seen in AIDS Cases in 1996."
1997.   *Infectious Disease News* 10 (10): 10, 17.
Simonsen, J., P. Plummer, E. Ngugi, et al.
1990.   "HIV Infection Among Lower Socio-economic Strata Prostitutes in Nairobi." *AIDS* 4 (2): 139–44.
Simpson, G.
1942.   "Sexual and Family Institutions in Northern Haiti." *American Anthropologist* 44:655–74.
Singapore Tuberculosis Service/British Medical Research Council.
1988.   "Five-Year Follow-Up of a Clinical Trial of Three 6-Month Regimens of Chemotherapy Given Intermittently in the Continuation Phase in the Treatment of Pulmonary Tuberculosis." *American Review of Respiratory Disease* 137:1147–50.
Singer, M.
1994.   "AIDS and the Health Crisis of the U.S. Urban Poor: The Perspective of Critical Medical Anthropology." *Social Science and Medicine* 39 (7): 931–48.
Slutsker, L., J.-B. Brunet, J. Karon, et al.
1992.   "Trends in the United States and Europe." In *AIDS in the World,* edited by J. Mann, D. Tarantola, and T. Netter, pp. 173–94. Cambridge, Mass.: Harvard University Press.
Small, P., and A. Moss.
1993.   "Molecular Epidemiology and the New Tuberculosis." *Infectious Agents and Disease* 2:132–38.

Small, P., R. Shafer, P. Hopewell, et al.

1993.   "Exogenous Reinfection with Multidrug-Resistant *Mycobacterium tuberculosis* in Patients with Advanced HIV Infection." *New England Journal of Medicine* 328 (16): 1137–44.

Smith, D. K., D. L. Warren, D. Vlahov, P. Schuman, M. D. Stein, B. L. Greenberg, and S. D. Holmberg.

1997.   "Design and Baseline Participant Characteristics of the Human Immunodeficiency Virus Epidemiology Research (HER) Study: A Prospective Cohort Study of Human Immunodeficiency Virus Infection in U.S. Women." *American Journal of Epidemiology* 146 (6): 459–69.

Snider, D.

1989.   "Research Toward Global Control and Prevention of Tuberculosis with an Emphasis on Vaccine Development." *Review of Infectious Diseases* II (S): 335–38.

———.

1992.   "The Impact of Tuberculosis on Women, Children, and Minorities in the United States." *World Congress of Tuberculosis.* Bethesda, Md. Abstract C1.

Snider, D. E., J. Graczyk, E. Bek, and J. Rogowski.

1984.   "Supervised Six-Months Treatment of Newly Diagnosed Pulmonary Tuberculosis Using Isoniazid, Rifampin, and Pyrazinamide With and Without Streptomycin." *American Review of Respiratory Disease* 130:1091–94.

Snider, D. E., G. D. Kelly, G. M. Cauthen, N. J. Thompson, and J. O. Kilburn.

1985.   "Infection and Disease Among Contacts of Tuberculosis Cases with Drug-Resistant and Drug-Susceptible Bacilli." *American Review of Respiratory Disease* 132:125–32.

Snider, D., and W. Roper.

1992.   "The New Tuberculosis." *New England Journal of Medicine* 326 (10): 703–5.

Snider, D. E., Jr., L. Salinas, and G. D. Kelly.

1989.   "Tuberculosis: An Increasing Problem Among Minorities in the United States." *Public Health Report* 104 (6): 646–53.

Solórzano, A.

1992.   "Sowing the Seeds of Neo-Imperialism: The Rockefeller Foundation's Yellow Fever Campaign in Mexico." *International Journal of Health Services* 22 (3): 529–54.

Sontag, D., and L. Richardson.

1997.   "Doctors Withhold H.I.V. Pill Regimen from Some." *New York Times,* 2 March, pp. 1, 31.

Soto-Ramírez, L., B. Renjifo, M. McLane, et al.

1996.   "HIV-1 Langerhans' Cell Tropism Associated with Heterosexual Transmission of HIV." *Science* 271 (5253): 1291–93.

Spence, D., J. Hotchkiss, C. Williams, and P. Davies.
1993.   "Tuberculosis and Poverty." *British Medical Journal* 307:759–61.
Standaert, B., and A. Méheus.
1985.   "Le Cancer du Col Utérin en Afrique." *Médecine en l'Afrique Noire* 32:406–15.
Stanford, J. L., J. M. Grange, and A. Pozniak.
1991.   "Is Africa Lost?" *Lancet* 338:557–58.
Starn, O.
1991.   *"Con Los Llanques Todo Barro"—Reflexiones Sobre Rondas Campesinas, Protesta Rural y Nuevos Movimientos Sociales.* Lima: IEP.
————.
1992.   "Missing the Revolution: Anthropologists and the War in Peru." In *Rereading Cultural Anthropology,* edited by G. Marcus, pp. 99–112. Durham, N.C.: Duke University Press.
The Status and Trends of the Global HIV/AIDS Pandemic Report.
1996.   Eleventh International Conference on AIDS, Vancouver, 7–12 July.
Stein, Z.
1994.   "What Was New at Yokohama—Women's Voices at the 1994 International HIV/AIDS Conference." *American Journal of Public Health* 84 (12): 1887–88.
Stephenson, J.
1996.   "New Anti-HIV Drugs and Treatment Strategies Buoy AIDS Researchers." *Journal of the American Medical Association* 275 (8): 579–80.
St. Louis, M., G. Conway, C. Hayman, et al.
1991.   "Human Immunodeficiency Virus in Disadvantaged Adolescents." *Journal of the American Medical Association* 266 (17): 2387–91.
Stolberg, S. G.
1997.   "The Better Half Got the Worse End." *New York Times,* 20 July, sect. 4, pp. 1, 4.
Strobel, J., Y. François, et al.
1989.   "Le Syndrome d'Immunosuppression Acquise en Guadeloupe." *Médecine Tropicale* 49 (1): 17–20.
Styblo, K.
1989.   "Overview and Epidemiological Assessment of the Current Global Tuberculosis Situation: With an Emphasis on Tuberculosis Control in Developing Countries." *Zeitschrift für Erkrankungen der Atmungsorgane* 173 (1): 6–17.
"Successes Offer Hope on AIDS."
1996.   *Boston Globe,* 7 July, p. 17.
Sumartojo, E.
1993.   "When Tuberculosis Treatment Fails: A Social Behavioral Account of Patient Adherence." *American Review of Respiratory Disease* 147:1311–20.

Syme, S. L., and L. F. Berkman.
1976.   "Social Class, Susceptibility, and Sickness." *American Journal of Epidemiology* 104 (1): 1–8.
Tardo-Dino, F.
1985.   *Le Collier de Servitude: La Condition Sanitaire des Esclaves aux Antilles Françaises du XVIIe au XIXe Siècle.* Paris: Éditions Caribéennes.
Taussig, M.
1980.   "Reification and the Consciousness of the Patient." *Social Science and Medicine* 148 (1): 3–13.
"TB Returns with a Vengeance."
1996.   *Washington Post,* 3 August, p. A19.
Telzak, E. E., K. Sepkowitz, P. Alpert, et al.
1995.   "Multidrug-Resistant Tuberculosis in Patients Without HIV Infection." *New England Journal of Medicine* 333 (14): 907–11.
"Ten Years of Commitment, A Lifetime of Solidarity."
1997.   *PIH Bulletin* 4 (1): 1.
Thiede, M., and S. Traub.
1997.   "Mutual Influences of Health and Poverty: Evidence from German Panel Data." *Social Science and Medicine* 45 (6): 867–77.
Third East African/British Medical Research Council Study.
1980.   "Controlled Clinical Trial of Four Short-Course Regimens of Chemotherapy for Two Durations in the Treatment of Pulmonary Tuberculosis: Second Report." *Tubercle* 61:59–69.
Tomes, N.
1998.   *The Gospel of Germs: Men, Women, and the Microbe in American Life.* Cambridge, Mass.: Harvard University Press.
Treichler, P. A.
1988.   "AIDS, Gender, and Biomedical Discourse: Current Contests for Meaning." In *AIDS: The Burdens of History,* edited by E. Fee and D. Fox, pp. 190–266. Berkeley: University of California Press.
Trouillot, M. R.
1986.   *Les Racines Historiques de l'État Duvaliérien.* Port-au-Prince: Imprimerie Henri Deschamps.
———.
1990.   *Haiti, State Against Nation: The Origins and Legacy of Duvalierism.* New York: Monthly Review Press.
Turner, J.
1987.   "Analytical Theorizing." In *Social Theory Today,* edited by A. Giddens and J. Turner, pp. 156–94. Stanford, Calif.: Stanford University Press.
Turshen, M.
1984.   *The Political Ecology of Disease in Tanzania.* New Brunswick, N.J.: Rutgers University Press.

United Nations.
1949.   *Mission to Haiti: Report of the United Nations Mission of Technical As-sistance to the Republic of Haiti.* Lake Success, N.Y.: United Nations.
United Nations Development Program.
1992.   *Young Women: Silence, Susceptibility, and the HIV Epidemic.* New York: UNDP.
Valentine, C. A.
1968.   *Culture and Poverty: Critique and Counter-Proposals.* Chicago: University of Chicago Press.
Varmus, H., and D. Satcher.
1997.   "Complexities of Conducting Research in Developing Countries." *New England Journal of Medicine* 337 (14): 1003–5.
Viera, J.
1985.   "The Haitian Link." In *Understanding AIDS: A Comprehensive Guide,* edited by V. Gong, pp. 90–99. New Brunswick, N.J.: Rutgers University Press.
Vieux, S.
1989.   *Le Plaçage: Droit Coutumier et Famille en Haïti.* Paris: Éditions Publisud.
Virchow, R.
1848.   *Die Medizinische Reform,* no. 1, p. 182. Berlin: Druck und Verlag von G. Reimer.
Wagner, R.
1975.   *The Invention of Culture.* Englewood Cliffs, N.J.: Prentice-Hall.
Waldholz, M.
1996.   "Precious Pills: New AIDS Treatment Raises Tough Question of Who Will Get It." *Wall Street Journal,* 3 July, p. 1.
Wallace, R.
1988.   "A Synergism of Plagues: 'Planned Shrinkage,' Contagious Housing Destruction and AIDS in the Bronx." *Environmental Research* 47:1–33.
———.
1990.   "Urban Desertification, Public Health, and Public Order: 'Planned Shrinkage,' Violent Death, Substance Abuse, and AIDS in the Bronx." *Social Science and Medicine* 31 (7): 801–13.
Wallace, R., M. Fullilove, R. Fullilove, et al.
1994.   "Will AIDS Be Contained Within U.S. Minority Populations?" *Social Science and Medicine* 39 (8): 1051–62.
Wallace, R., Y. S. Huang, P. Gould, and D. Wallace.
1997.   "The Hierarchical Diffusion of AIDS and Violent Crime Among U.S. Metropolitan Regions: Inner-City Decay, Stochastic Resonance, and Reversal of the Mortality Transition." *Social Science and Medicine* 44 (7): 935–47.

Wallace, R., and D. Wallace.

1995.   "U.S. Apartheid and the Spread of AIDS to the Suburbs: A Multi-
          City Analysis of the Political Economy of Spatial Epidemic Thresh-
          old." *Social Science and Medicine* 41 (3): 333–45.

Wallerstein, I.

1987.   "World-Systems Analysis." In *Social Theory Today*, edited by A. Giddens
          and J. Turner, pp. 309–24. Stanford, Calif.: Stanford University Press.

———.

1994.   "Response to Eric Wolf." *Current Anthropology* 35 (1): 9–12.

———.

1995.   *After Liberalism*. New York: The New Press.

Ward, M. C.

1993.   "Poor and Positive: Two Contrasting Views from Inside the
          HIV/AIDS Epidemic." *Practicing Anthropology* 15 (4): 59–61.

Wardman, A. G., A. J. Knox, M. F. Muers, and R. L. Page.

1988.   "Profiles of Non-Compliance with Antituberculous Therapy."
          British Journal of Diseases of the Chest 82:285–89.

Warner, D. C.

1991.   "Health Issues at the US-Mexican Border." *Journal of the American
          Medical Association* 265 (2): 242–47.

Warsh, D.

1997.   "AIDS: What Went Right?" *Boston Globe*, 13 July, sect. F, pp. 1, 3.

Wasser, S. C., M. Gwinn, and P. Fleming.

1993.   "Urban-Nonurban Distribution of HIV Infection in Childbearing
          Women in the United States." *Journal of Acquired Immune Deficiency
          Syndromes* 6 (9): 1035–42.

Wasserheit, J., S. Aral, and K. K. Holmes, eds.

1991.   *Research Issues in Human Behavior and Sexually Transmitted Diseases in
          the AIDS Era*. Washington, D.C.: American Society for Microbiology.

Waterston, A.

1993.   *Street Addicts in the Political Economy*. Philadelphia: Temple Univer-
          sity Press.

Watts, S.

1998.   *Epidemics and History: Disease, Power, and Imperialism*. New Haven:
          Yale University Press.

Weidman, H.

1978.   *Miami Health Ecology Project Report: A Statement on Ethnicity and
          Health*. Miami: University of Miami.

Weil, D.

1994.   "Drug Supply—Meeting a Global Need." In *Tuberculosis: Back to the
          Future*, edited by J. Porter and K. McAdam, pp. 124–49. Chichester:
          John Wiley.

Weis, S. E., P. C. Slocum, F. X. Blais, et al.

    1994. "The Effect of Directly Observed.Therapy on Rates of Drug Resistance and Relapse in Tuberculosis." *New England Journal of Medicine* 330 (17): 1179–84.

Wiese, H. J. C.

    1971. "The Interaction of Western and Indigenous Medicine in Haiti in Regard to Tuberculosis." Ph.D. diss., Department of Anthropology, University of North Carolina at Chapel Hill.

    ————.

    1974. "Tuberculosis in Rural Haiti." *Social Science and Medicine* 8 (6): 359–62.

Wilentz, A.

    1989. *The Rainy Season: Haiti After Duvalier.* New York: Simon and Schuster.

Wilkinson, R. G.

    1992. "National Mortality Rates: The Impact of Inequality?" *American Journal of Public Health* 82 (8): 1082–84.

    ————.

    1994. "The Epidemiological Transition: From Material Scarcity to Social Disadvantage." *Dædalus* 123 (4): 61–77.

    ————.

    1996. *Unhealthy Societies: The Afflictions of Inequality.* London: Routledge.

Wilson, C.

    1995. *Hidden in the Blood: A Personal Investigation of AIDS in the Yucatán.* New York: Columbia University Press.

Wilson, M.

    1995. "Travel and the Emergence of Infectious Diseases." *Emerging Infectious Diseases* 1 (2): 39–46.

Wilson, R., and M. Pounds.

    1993. "AIDS in African-American Communities and the Public Health Response: An Overview." *Transforming Anthropology* 4:9–16.

Winant, H.

    1994. *Racial Conditions: Politics, Theory, Comparisons.* Minneapolis: University of Minnesota Press.

Wise, P. H.

    1993. "Confronting Racial Disparities in Infant Mortality: Reconciling Science and Politics." *American Journal of Preventive Medicine* 9 (6): 7–16.

Wolf, E. R.

    1982. *Europe and the People Without History.* Berkeley: University of California Press.

    ————.

    1994. "Perilous Ideas: Race, Culture, People." *Current Anthropology* 35 (1): 1–9.

Wong, J. K., M. Hezareh, H. F. Günthard, et al.

1997. "Recovery of Replication-Competent HIV Despite Prolonged Suppression of Plasma Viremia." *Science* 278:1291–95.

Woodson, D.

1997. "*Lamanjay*, Food Security, Sécurité Alimentaire." *Culture and Agriculture* 19 (3): 108–22.

World Bank.

1997. "Confronting the Spread of AIDS." News release 98/1513, 3 November. Available online at *http://rocks.worldbank.org/html/extdr/extme/1513.htm*.

World Health Organization.

1978. "Ebola Hæmorrhagic Fever in Zaïre, 1976. Report of an International Commission." *Bulletin of the World Health Organization* 56:271–93.

———.

1991. *Guidelines for Tuberculosis Treatment in Adults and Children in National Tuberculosis Programmes.* Geneva: World Health Organization.

———.

1992a. "Cholera in the Americas." *Weekly Epidemiological Record* 67:33–39.

———.

1992b. *Global Health Situation and Projections.* Geneva: World Health Organization.

———.

1995a. *Bridging the Gaps: The World Health Report.* Geneva: World Health Organization.

———.

1995b. *Facing the Challenges of HIV/AIDS/STDs: A Gender-Based Response.* Geneva: World Health Organization.

———.

1996. *Groups at Risk: WHO Report on the Tuberculosis Epidemic.* Geneva: World Health Organization.

———.

1997a. *Anti-Tuberculosis Drug Resistance in the World.* Geneva: World Health Organization.

———.

1997b. "New Report Confirms Global Spread of Drug-Resistant Tuberculosis." WHO Press Release 74, 22 October.

———.

1997c. *WHO Report on the Tuberculosis Epidemic.* Geneva: World Health Organization.

———.

1998. *Report on the Global HIV/AIDS Epidemic.* Geneva: World Health Organization.

World Health Organization Global Tuberculosis Programme.

1997.   *TB Treatment Observer,* 24 March, no. 2. (Available at
        http://www.who.int/gtb/publications/treatobserver/issue2.)

Wyatt, G. E.

1995.   "Transaction Sex and HIV Risks: A Woman's Choice?" Paper pre-
        sented at the conference HIV Infection in Women: Setting a New
        Agenda, 22–24 February, Washington, D.C. Abstract WA1-1.

Yeats, J. R.

1986.   "Attendance Compliance for Short Course Tuberculosis
        Chemotherapy at Clinics in Estcourt and Surroundings." *South
        African Medical Journal* 30:265–66.

Zierler, S.

1997.   "Hitting Hard: HIV and Violence." In *Gender Politics of HIV,* edited
        by N. Goldstein and J. Manlowe, pp. 207–21. New York: New York
        University Press.

Zimmerman, T.

1997.   "Fighting TB: A Second Chance to Do It Right." *U.S. News and
        World Report,* 31 March, p. 45.

Zinsser, H.

1934.   *Rats, Lice, and History: The Biography of a Bacillus.* Boston:
        Little, Brown.

Zyporyn, T.

1988.   *Disease in the Popular American Press: The Case of Diphtheria, Typhoid
        Fever, and Syphilis, 1870–1920.* New York: Greenwood Press.

译名对照

译后记

让健康照护的弧线弯向公平与正义的一边

医学是一门社会科学，而政治则不过是大尺度上的医学。医学，作为一门社会科学，作为人类科学，有义务指出问题并尝试理论上的解决方案；政治家，作为实践的人类学家，必须找到实际解决问题的方法……知识如果无法支持行动，那就不是真正的知识；行动如果缺乏理解，那就会带有极大的不确定……如果医学要完成她的伟大使命，那么医学就必须进入政治和社会生活……医生是穷人的自然代理人，而社会问题在很大程度上应该由他们来解决。

鲁道夫·魏尔肖

我想，在中国，太少人知道保罗·法默及其所做过的事情，实在是太过于可惜了，尤其是所有关心健康照护问题的朋友，无论他/她是来自学术界、医疗界，还是公益界，倘使早早地就读过保罗·法默的故事，那么我想，他/她的人生与思考都会因此而发生改变。

保罗·法默的完整故事（至少是大半生的故事）可以在普利策奖得主特雷西·基德尔（Tracy Kidder）为其所做的传记《越过一山，又是一山》（*Mountains Beyond Mountains*）中读到，而保罗·法默自己也在本书的第一章里回顾了自己的人生轨迹，因此我在这里就不再赘述，只是简单地介绍两笔。当然，我自己作为医生，对于他人生轨迹的回溯难免会拿我们这样的普通医生的人生轨迹作为比照，总想着见贤思齐，看看他到底哪里异于常人，又是在怎样的人生节点上走上了少有人走的路。当然，如果你是人类学学者或公共卫生从业者，那可能就会在不同的参照线上学习并敬仰他的人生——虽然短暂却是真正地活过的人生。

法默本科在杜克大学念医学人类学，当时他就开始在海地的医院做志愿者，因此也目睹了海地糟糕的卫生状况与医疗条件，目睹了海地的政治动荡、殖民遗产、跨国流动与社会不公，以及它们对海地人民的健康所产生的各种影响（这在本书及法默其他的民族志写作中已经有了大量生动且悲伤的讲述）。后来，法默到哈佛大学攻读医学博士—人类学博士双学位项目（由凯博文创立，这样的跨学科学术训练机会目前在国内也只有望眼欲穿的份了），这也是可以想见的，因为他一方面想要对海地人民所经历的苦难进行更加批判性且系统性的思考（由人类学提供），另一方面又不想对这些苦难无动于衷（由临床医学提供）。

双博士学位的学习压力固然很大，但法默在此期间仍旧坚持频繁往返于哈佛与海地两地（沿着他所谓的"哈佛—海地轴"往返飞行），继续在海地做医疗志愿者，为海地人民提供紧缺的医疗服务。我还记得，《越过一山，又是一山》里似乎提到，当时的法默很多课都不上，就在海地"支医"，一边"支医"，一边自学，期末就回去考个试。但即便如此，他的成绩也还是不赖，而且由于早早地就独当一面开始临床工作（而且是在最艰苦的环境中），所以他的临床知识和技能要远远超出其他同学。即便到了后来，他进入布莱根妇女医院开始了住院医师培训，他也要求医院允许他部分时间脱产在海地行医，由此也可以看出布莱根妇女医院在住院医师培训方面的灵活性。法默在本书的致谢部分也特别感谢了布莱根妇女医院当时也是很长时间里的住院医师培训项目主任——人称"住院医师培训项目主任中的领袖"的著名医学教育家马歇尔·沃尔夫，倘使布莱根妇女医院没有这样的灵活性，那么或许法默也就不会成为今天的法默。

也正是在哈佛念博士的这段时间，法默认识了金镛（同样在哈佛攻读医学博士—人类学博士双学位项目）和奥菲莉亚·达尔，同时也认识了波士顿慈善家汤姆·怀特，并由后者出资共同创立了后来享誉世界的"健康伙伴"组织（在《当代瘟疫：传染病与不平等》这本书里，法默每每提到"我们"往往指的就是和这三人）。这家组织及其姊妹组织在海地、秘鲁、卢旺达等很多国家建立了多家医院（包括本书里着重介绍的他们在海地建立的第一家医院——好救星诊所，要知道在建立这家医院的时候，法默还只是个博士生），也启动了大量公共健康照护项目（包括本书里介绍的海地农村小型社区卫生计划——Proje Veye Sante），这些所作所为都旨在为海地及其他中低收入国家（或者用法默的话说就是那些"临床荒漠"）——尤其是那里的穷人——带去高质量的医疗照护与公共卫生服务，改善他们的健康结局。

当然，法默在从事医疗服务的同时，作为人类学者，也在不断思考贫穷及其他社会不平等因素给海地这样的国家或地区所带来的健康影响——为什么有些人群会比其他人群更容易罹病？为什么有些人群在罹病后会比其他人群面临更差的健康结局？——并对国际主流观念及公共卫生实践进行批判性的省思，提出替代性的方案，包括这本书的主要论点之一——公共卫生学者往往可能会以成本有效性为理由倡导预防的重要性，认为治疗（在这本书的例子里就是耐多药结核病的治疗）是不符合成本效益的，所以预防的优先级应高于治疗，投资应更多地流向预防而非治疗，但如此一来，那些患者的亲身经历与实际需求却被忽视了，然而，在那些"临床荒漠"，在那些缺医少药的地方，治疗需求是显著且迫切的（如果你要做需求评估，那"他们只会告诉你一件事，那就是他们想要医院"）。如果自行其是，假借某种"政治正确"的名义，却对于真实的需求熟视无睹，那就是在与不公同谋。当然，法默在这本书里也大量批判了当时的人类学学者及主流媒体在分析不同人群的健康差距时"将文化差异与结构性暴力混为一谈"的做法（那些"不恰当的因果论断"），后者往往习惯将健康差距归因于他者的文化陋习，却忽视了更加宏观的社会性力量（法默称之为"结构性暴力"）对于人群健康的影响，也因此出现了视野缺损。

也就是这样，法默走上了一条少有人走的路，他成了一名医生，成了一名人类学学者，成了一名公共卫生实践者。

作为一名医生，他并不满足于自己完全可以过得很安稳的中产阶级生活，而是将自己大半的时间贡献给了为贫病者提供医疗服务的人道主义事业；作为一名医生，他并不满足于贫穷国家的医疗卫生服务现状，而是以人类学的批判性视角去重思健康照护实践的现实；作为一名医生，他也并不满足于只是提供下游的临床干预服务，而是继承了鲁道夫·魏尔肖、莱昂·艾森伯格、凯博文等社会医学实践者的衣钵，去往健康问题的上游，直指社会病理，实现健康照护问题的再脉络化与再社会化。

作为一名人类学学者，他并不满足于枯坐书斋写漂亮的民族志，而是直接介入健康照护的不完美现实，永远与他的研究对象同在，做他们的服务者与倡权者，实践"知行合一"的理念；作为一名人类学学者，他并不满足于对他的研究对象进行文化层面的诠释，而是以政治经济学和社会历史学的眼光去揭露导致健康差距的结构性暴力；作为一名人类学学者，他也并不满足于人类学者所擅长的社会分析，而是对自然科学有着终生的好奇，并试图弥合生物视角与社会视角之间的裂痕，与他在哈佛的同道共同倡导"生物—社会"的分析取径。

作为一名公共卫生实践者，他并不满足于只是进行卫生服务的递送，而同样会对影响服务递送的结构性因素进行历史的、批判的、动态的、系统的检视，更重要的是不落卫生发展主流话语（如本书重点批判的"成本有效性"）的窠臼，而是谦逊地扎根地方世界，切实地回应地方需求。

法默上述所有的身份，任意两个组合起来都是独特的，又何况是所有这些身份的组合。倘使在国外还能找到这样的"异类"（实际上在波士顿的那个社会医学圈子里有很多这样的"异类"），但在国内，又有多少人能做到既是医生，又是人类学者，跨越生物与社会的鸿沟；能做到既是医生，又是公共卫生的实践者，跨越临床与公卫的鸿沟；又或者能做到既是人类学者，又是公共卫生的实践者，跨越知识与行动的鸿沟。这三个鸿沟，许多人知道，其中任何一个要想跨越起来都是非常困难的。

对于法默来说，这些不同的身份并不是割裂的，而是有机地组合成了一个整体。临床医学为法默提供了微观的视角与在微观层面行动的工具，法默可以在切身的临床工作中去聆听患者的故事，并为患者提供必要的照护服务。人类学则进一步为法默的临床聆听提供了更为严谨的方法论，不再只是关注患者的病史，而是将病史放回到患者的生命史及更宏大的社会史中去加以检视，从而使得法默能够跳脱出有时可能过于狭隘的临床框架，以更加宏观的系统视角去省思不同层面的健康照护实践，看到周围，也看到过去。但止于省思——法默显然认为——是不够的，公共卫生实践则为法默提供了在系统层面进行变革的工具。

因此，法默既有了在微观层面重思与行动的工具，又有了在系统层面重思与行动的工具。然而，如果他的重思与行动是失焦的，那么他的所有努力又是否会像今天这样在许多人的回忆中留下如此深刻的印象？归根结底，法默——引用魏尔肖的话说——是在做一名真正的"穷人的自然代理人"。他的临床工作也好，田野研究也好，公共卫生实践也好，焦点是明确的，就是要实现人人享有最高质量的健康照护的目标，哪怕是资源最匮乏地区的资源最匮乏之人也平等地享有健康照护的权利。就像那部有关他的纪录片——《弯曲弧线》（*Bending the Arc*）的名字所暗示的那样，他的所有努力都是在为了让健康照护的弧线能够弯向公平与正义的一边。

只是可惜的话，我们的临床医学、人类学与公共卫生实践到目前为止在很大程度上还是忽视了穷人（及更广义上的弱势边缘人群）的健康问题，更忽视了导致他们出现健康问题的那些压迫与暴力，从而也就辜负了他们。

实际上，在我自己学医的过程中，我所接触到的最大误解之一就是所谓的"富病"与"穷病"的区分。我们在课堂上经常会听到这样的讨论，认为"三高"（高血糖、高血脂、高血压）以及随之而来的心脑血管疾病是"富病"，是富人生活条件太好才得的，甚至像是抑郁症这样的精神心理疾病也会被归入"富病"，认为精神心理疾病都是有闲阶级想太多才得的，而结核病这样的传染性疾病则是"穷病"，主要是穷人得的。固然，社会经济的发展会带来疾病谱的改变，传染性疾病会逐渐被慢性非传染性疾病所取代。但正如法默在这本书里所指出的，这些概念虽然"大体上描述了世界各国目前都在经历的转变过程，但……还是掩盖了很多事实，包括国家内部的发病率和病死率差异"。当我们谈到"富病"和"穷病"的时候，我们总是会误以为"富病"主要是富人得的，而"穷病"则主要是穷人得的，但如果仔细去看看不同国家内部不同疾病的发病率与病死率差异，我们就会发现，其实无论是所谓的"富病"还是"穷病"，许多疾病都会对穷人造成更大的影响。

以抑郁为例，来自"中国健康与养老追踪调查"（CHARLS）的研究（Zeng & Jian，2019）显示，2011 年，中国 45 岁及以上的中老年人里最富裕的五分之一人群的抑郁患病率是 34.16%，而最贫穷的五分之一人群则高达 40.62%，相差了六个百分点；而到了 2015 年，虽然两部分人的抑郁患病率均有所下降（最富裕的五分之一人群为 29.89%，最贫穷的五分之一人群为 38.15%），可是患病率方面的差距却扩大到了八个百分点。以卒中为例，发表在《柳叶刀·公共卫生》(Lancet Public Health) 上的一项英国大型队列研究（Bray et al.，2018）显示，社会经济地位最低人群的卒中发病率是社会经济地位最高人群的两倍，而且发病时间平均要比后者提前七年。同样，其他许多所谓的"富病"（包括糖尿病、高血压、肥胖症、冠心病）也都有相似的发现。除了罹病与否的差异之外，穷人在罹病后的健康结局也往往要比富人更差。同样是来自上述这项英国研究（Bray et al.，2018）的结果发现，社会经济地位更低的人群在罹患卒中后获得的照护质量更差，而且在一年内发生死亡的可能性也要更高，社会经济地位最低人群的一年死亡率是社会经济地位最高人群的 1.26 倍。

　　其实，所有从事社会医学研究的人都清楚地知道，疾病是沿着社会经济梯度（或者用法默的话说就是"社会的断层线"）进行分布的，社会经济地位更为低下的人群总是面临着更大的疾病负担与更差的治疗结局，从而在不同人群之间制造出健康不平等的鸿沟 [这在英国著名社会流行病学家迈克尔·马尔莫爵士（Sir Michael Marmot）的《健康鸿沟》(The Health Gap) 一书中已经有了详细介绍]。而且，正如理查德·威金森（Richard Wilkinson）在他的《公平之怒》(The Spirit Level) 里所说明的，不只是社会经济地位低下会导致更多的疾病，社会经济不平等其自身会给所有人群（无论其社会经济地位高低）的健康都带来显著的影响，无人能够幸免。当然，相比富人，穷人总是背负了更多。也许，许多医生会说，自己对所有人（无论贫富贵贱）都是一视同仁的，这既是医学伦理所要求的，我想也是许多医生正在做的。然而，许多研究却已经表明，作为医生所提供的医疗服务只决定了人群健康的 10%，起到更大作用的是那些所谓的"健康的社会决定因素"，包括性别、收入、种族、职业、环境、住房、教育、行为，也包括更加宏观的卫生及社会政策与体系。这些因素可能会直接地影响人群的健康，也可能会间接地通过影响照护服务可及性与质量从而影响人群的健康。因此，穷人往往不只是背负了更多的疾病，同时也面临着服务可及性与质量方面的不平等，正如法默在本书里反复讲述的那样。他们在罹病以后很有可能就没有机会得到任何的照护服务，所以根本就不会来找医生寻求帮助，即便最终找到了医生，可能也已经拖延了很长时间，出现了许多并发症与合并症，成了医生口中的所谓"烂病人"，于是也就只能得到"烂病人"所能得到的照护服务。

"挑病人"是世界上许多医疗文化里都存在的"风俗"，尤其是在那些诊疗量很大的医院里。床位总是有限的，哪些人会得到优先安排，哪些人则只能继续等待，所有医生在其成长过程中都会经历这门或者可以戏谑地称为"患者质量评定"的隐形课程的学习过程。医生会基于某些因素来评定患者的质量，包括患者是否"干净"（也就是说在主要诊断之外是否还存在很多并发症与合并症，如果并发症与合并症太多，那就不"干净"）、患者的经济条件是否允许、患者是否容易沟通、患者的依从性是不是好、患者有怎样的社会地位等因素，在美国的语境下可能还要加入种族、医保等变量，而在中国的语境下则可能要加入家属、"关系"等变量。基于这些因素，医生会决定（大部分时候可能是无意为之）哪些患者质量比较高，因此可以优先收治，而那些质量很差的患者则可能就会被"弃置"在像是急诊室这样的地方，名义上说是在那里

"等床位"，但他们可能在某份实际上并不存在的等候清单上永远都排在末位。我们自然无法对"坏病人"与"好病人"的社会经济地位进行统计，但倘使要统计的话，那么前者的社会经济地位或许很大概率是要显著低于后者的。

我至今仍旧深刻地记得去年在急诊抢救室轮转时所见到的那一张张陌生而又熟悉的面孔。当时，有一位晚期肺癌的患者，肿瘤已经全身转移，恶病质非常厉害，骨瘦如柴，白蛋白和血色素都已经很低，家属把他送到医院想要寻求最后的治疗，但家里条件也不是很好，又是外地患者，没有本地医保。作为医生，其实我们心里都知道，这样的患者是不大可能会被收治入院的，所以就只好留在抢救室里接受所谓的"姑息治疗"，但抢救室所能提供的"姑息治疗"也就是对症处理处理罢了，如果你去过大医院的抢救室，就知道那里是不大可能有所谓的尊严可言的。于是，这位患者就这么一天天地留在抢救室里，当时他的生命体征其实已经不稳，死亡已经不可避免，但既然家属有要求，我们也就只好"续命药"一瓶接着一瓶地给他用上去，拖延着死亡的到来。最后，他家里实在没钱了，升压药也用不起了，于是就有了以下的对话——

> 家属哀求着问我们："能不能不要再用药了？家里已经没钱了。"
>
> 我们说："不用药，病人就要死了！"
>
> 家属哭着最后说："死了就死了吧……"

关于这个例子，自然可以提出许多的问题，包括：患者自决的问题、过度治疗的问题、协助死亡的问题，其中每个问题都可以写成独立的民族志。但我想说的是，这样的例子在抢救室里并不少见，肿瘤的、心衰的、脑梗的、痴呆的、肝硬化的……这些患者的面孔对我来说是如此的陌生，因为我似乎没有必要——更加没有时间——去了解他们的人生；可是，他们的面孔对我来说又是如此的熟悉，因为他们似乎都有着相似的特征：疾病晚期、合并症多、并发症多、实验室指标"七上八下"，更重要的是他们似乎都有着相似的社会经济地位，都被"弃置"在这个被折叠起来的社会的底层，正如他们被"弃置"在这座同样被折叠起来的"白色巨塔"的底层。在这里，这些穷病人既不会被"捞到"病房里去，自然也无法得到必要的安宁疗护——在国内，安宁疗护的可及性仍旧是很大的挑战。所以，扪心自问，我们是否真的做到了自己所说的"一视同仁"？也许，我们的"一视同仁"只是将"好病人"与"烂病人"分开后分别给予他们的"一视同仁"。可是，这样的归罪又是合理的吗？正如我曾经写过的，医生与患者同样都"在医疗体制这只更大的怪兽的腹中瑟瑟发抖"[1]。如果无法批判性地、系统性地去分析医生与患者之间的互动，那么就可能会做出——用法默的话说——"不恰当的因果论断"，从而将问题归咎于所谓的"医德医风"，却罔顾由更为宏观的结构性困境所造成的防御性反应。实际上，小小的急诊大厅里往往会塞进远大于核定容量的病人，病情又都比较复杂，而医护人员的资源配置又很不成比例，已经无时无刻不处在"战斗"的状态。这种情况下，医护人员所能够提供的照护质量的均值实际上已经在很大程度上被决定了。但是，如果拉远镜头，重新对焦医院或城市，我们还是会发现，似乎有只无形的手在决定着不同社会经济地位的人群在罹病后的不同去向——究竟哪些人可以住进特需病房，哪些人可以住进普通病房，

---

[1] 姚灏：《急诊室琐记：照护危机与关怀革命》，信睿周报，2021-7-1，http://mp.weixin.99.com/s/_YISu4KbMN BolEkenWddSg。

而哪些人又只能留在急诊大厅里，病情永远都不是唯一的变量，就像法默在这本书里引用魏尔肖的话所说的："医学统计学终将成为我们的测量标准：我们将掂量不同生命的轻重，然后去看看到底是哪儿尸横遍野，是在劳动者中，还是在特权者中。"

此外，我们作为医生似乎也忘记了那些虽然罹病却得不到医院照护的人们。法默在这本书里讲述了太多这样的故事，国内亦有，他们甚至都没有机会得到医院照护，而是成了某种形式的"裸命"被"弃置"在所谓的"临床荒漠"之中。现代的医生已经大体上成了医院的雇员，我们的医学也已经大体上成了医院医学的代名词或缩略词。我们只需要顾好那些送到医院里来的病人就够了，那些无法来到医院或来到医院却无法进入的病人的照护问题就与我们无关了，至于说他／她们又是因为什么原因而无法来到医院或来到医院却无法进入，我们自然就更加不会去过问或重估了。这么说，当然是完全可以理解的，因为顾好自己医院里的病人——对于许多资源欠发达地区（包括中国）的医生来说——已经是沉重的负担，又如何能够要求他／她们付出更多？如此想来，法默在波士顿工作的同时能够兼顾海地及其他中低收入国家的医疗援助工作，除了他自己不可否认的毅力之外，是否也代表了他作为波士顿地区白人男性医生群体代表所能享受到的许多"特权"呢？

但法默对此有着深刻的自省，可以说他之所以会选择在波士顿工作的同时还兼顾海地及其他中低收入国家的医疗援助工作［甚至如果要他在波士顿与海地及其他中低收入国家之间做出选择，他也不会——就像他在这本书里所说的——"留在波士顿，这完全不是（他）会做出的选择"］，就是因为他对自己的"特权"有着批判性的解读。在回顾自己的教育经历时，法默曾经自问："我们接受了'极尽奢侈［奢侈到有些荒谬］的教育'［我们真是接受了太多太多］，我们又该如何充分利用它们呢？"他又说："我们自己的特权地位意味着，尽管我们有时会嘲笑'发展圈子'［法默在这本书里着重批判的'发展圈子'］，但我们这些批评者其实也属于我们自己的高傲阶层。"但法默在清楚地认识到自己享有"特权"的同时并没有浪费掉这些似乎已经无法被撤销的"特权"，他说："像我们这样的人或许可以成为输送资源的管道，这些管道里装着一些单向阀门，从而可以让资源逆潮流而动，重新回到我们所研究的那些贫困社区。"如果我们享有了更多的"特权"，那我们是否也享有了更多的赋权于无权者的"特权"？那么，这是否就是我们的使命所在呢？当我们听到那些贫病者被褫夺了享有高质量的照护的权利的时候，我们又会做出怎样的选择呢？

人的价值究竟在哪里？我以为，人的价值只有在那些最需要你的地方才能得到最大的体现。对于法默来说，相比波士顿，显然海地及其他中低收入国家是更加需要他的地方。那么，哪里又是最需要我们的地方呢？在国内，仍旧有许多人无法享受到他们所需要的高质量有尊严的健康照护。对于疾病晚期的患者来说，据《经济学人》的"死亡质量指数"显示，中国人的死亡质量在 80 个国家中仅排在第 71 位（The Economist Intelligence Unit，2015），就像前面的那个故事里所说的，高质量的安宁疗护对于中国的许多疾病晚期患者来说仍旧只是奢求。对于精神障碍患者来说，中国总计只有 40000 多名精神科医师，相当于每十万人只有 2.85 名，而美国的这一比例则是每十万人 12.72 名，是中国的四倍还多；此外，在中国的东西部之间也存在着巨大的资源差距，如果北京的精神科医师人数还能达到每十万人 5.57 名，到了青海则只有 0.85 名，而西藏则几乎没有（史晨辉等，2019）。中国有 4000 多万失能老人，而接受过正式培训的养老服务人员却只有 30 万；而且，由于缺乏系统性的养老筹资制度，所以能负担得起养老服务的老人实际上只占到少数。

"人人享有健康照护"是长期以来全球卫生领域的口号之一。但是，这一理想却还远远没有照进现实。而且，由于世界范围内的社会经济变革，健康照护的不平等还在不断加剧，正日益成为我们这个世界的主要特征。健康照护应该成为基本人权——关于健康照护的讨论，如果缺少了公平与正义的部分，那么就是不完整的。如果我们的目标是为人群服务，是提高全人群全生命周期的健康，那么就应该摆脱医院医学的狭隘框架，去实现医学的再脉络化与再社会化，去省思健康照护的不平等及其社会动因，去服务那些需要照护却又得不到高质量有尊严的健康照护的人。如果我们同意，所有人的生命价值都同等地重要，那么，健康照护的弧线就应该永远地弯向公平与正义的一边。

最后，在我翻译这本书最末几章的时候，法默不幸在卢旺达猝然离世，这位"治愈世界的人"永远地离开了我们。法默在很大程度上影响了我个人的人生观，因此也谨以此文缅怀法默。但同时，就像法默在本书里反复提问"公共卫生领域的'魏尔肖'们究竟在哪里"那样，我也想问，在中国，健康照护领域的"法默"们究竟会在哪里呢？

姚灏

写于上海

2022 年 4 月

参考文献

Zeng J, Jian W. Changes in income-related inequalities of depression prevalence in China: a longitudinal, population study. *Social psychiatry and psychiatric epidemiology*, 2019, 54(9): 1133–1142.

Bray BD, Paley L, Hoffman A, James M, Gompertz P, Wolfe CD, Hemingway H, Rudd AG, SSNAP Collaboration. Socioeconomic disparities in first stroke incidence, quality of care, and survival: a nationwide registry-based cohort study of 44 million adults in England. *The Lancet Public Health,* 2018, 3(4): e185—e193.

The Economist Intelligence Unit. Quality of death index 2015, ranking palliative care across the world. http://www.economistinsights.com/healthcare/analysis/quality-deathindex-2015(accessed Oct 7, 2015).

史晨辉，马宁，王立英，等 . 中国精神卫生资源状况分析 . 中国卫生政策研究，2019，12（2）：51–57.

图书在版编目（CIP）数据

当代瘟疫：传染病与不平等 / (美) 法默著；姚灏译.
— 上海：上海教育出版社，2024.3
（医学人文）
ISBN 978-7-5720-2433-7

Ⅰ.①当… Ⅱ.①法… ②姚… Ⅲ.①传染病防治
Ⅳ.①R183

中国国家版本馆CIP数据核字(2023)第251795号

上海市版权局著作权合同登记号　图字09-2020-055号

责任编辑　储德天
封面设计　高静芳

医学人文
当代瘟疫：传染病与不平等
[美] 保罗·法默　著
姚　灏　译

出版发行　**上海教育出版社有限公司**
官　　网　www.seph.com.cn
地　　址　上海市闵行区号景路159弄C座
邮　　编　201101
印　　刷　上海昌鑫龙印务有限公司
开　　本　890×1240　1/32　印张 16.125
字　　数　401 千字
版　　次　2024年11月第1版
印　　次　2024年11月第1次印刷
书　　号　ISBN 978-7-5720-2433-7/C·0013
定　　价　118.00 元

如发现质量问题，读者可向本社调换　电话：021-64373213